乡镇卫生院卫生技术人员在职培训系列教材

居民健康信息与基层卫生信息分析利用培训指导

主　编　郭建花　席　彪　吕　萍

中国协和医科大学出版社

图书在版编目（CIP）数据

居民健康信息与基层卫生信息分析利用培训指导 / 郭建花，席彪，吕萍主编.
—北京：中国协和医科大学出版社，2014.6
（乡镇卫生院卫生技术人员在职培训系列教材）
ISBN 978-7-5679-0083-7

Ⅰ.①居…　Ⅱ.①郭…②席…③吕…　Ⅲ.①居民-健康状况-信息管理-中国②基层卫生保健-信息管理-中国　Ⅳ.①R199.2

中国版本图书馆CIP数据核字（2014）第083619号

乡镇卫生院卫生技术人员在职培训系列教材
居民健康信息与基层卫生信息分析利用培训指导

主　　编：郭建花　席　彪　吕　萍
责任编辑：吴桂梅

出版发行：**中国协和医科大学出版社**
（北京东单三条九号　邮编100730　电话65260378）
网　　址：www.pumcp.com
经　　销：新华书店总店北京发行所
印　　刷：北京佳艺恒彩印刷有限公司

开　　本：787×1092　1/16开
印　　张：31.25
字　　数：620千字
版　　次：2016年7月第1版　　2016年7月第1次印刷
印　　数：1—3000
定　　价：64.00元

ISBN 978-7-5679-0083-7

序

中国目前有36971个乡镇卫生院，648765个村卫生室，34124个社区卫生服务机构，123.4万乡镇卫生院工作人员（其中执业（助理）医师43.4万人），47.6万社区卫生服务机构人员（其中执业（助理）医师17.4万人），100.5万乡村医生（其中执业（助理）医师29.1万人），乡镇卫生院有病床113.65万张。基层卫生资源在全国卫生资源中占有较大比例，具有巨大的潜在能力，是承担城乡居民基本医疗和基本公共卫生服务和保障广大公众健康的重要力量。

如何充分利用基层医疗卫生资源，使它们发挥出更大更好的作用，不断满足广大公众的健康需求，是需要不断研究探讨的课题，也是需要不断努力的目标。

席彪教授带领的研究团队持续关注和研究农村卫生服务与农村卫生人力资源开发，产生了一系列有价值的成果，这些成果已经并且正在基层医疗卫生服务机构推广应用，取得成效。

我赞赏和支持他们的研究，因为他们的研究有以下值得称赞的特点：

1. 坚持调查，以调查研究为依据。他们每一次研究设计，都要进行一次大数据调查，从1991起，先后开展了5次全国大样本调查。这些资料为研究设计提供了丰富依据。

2. 持续探索，20年研究不间断。他们从1991年世界银行贷款中国农村卫生人力开发项目开始，先后开展过如农村卫生人力规划和服务管理、乡村定向卫生技术人员培养、乡村医生正规化系统化培训、乡镇卫生院卫生技术人员在职培训、农村适宜卫生技术开发与推广、乡镇卫生院胜任岗位培训等一系列研究，积累了丰富的研究经验、

3. 科学研究，运用先进的方法手段。他们确定乡镇卫生院技术区间运用了结构分解方法，建立乡村卫生服务任务数据库运用了工作描述和任务分析方法，设计培训模式运用了实用主义教育理论和布鲁姆教育目标分类，课程设计运用了流行病学和典型案例分析的方法，对创建的培训模式进行至少一个周期的对照试验，构建计算机网络学习系统和终端学习设备运用了最新的计算机技术。只有科学的研究才能产生科学的结果。

4. 大胆实践，研究成果必须经过实践检验。他们的研究工作理论密切联系实

际，通过实践检验得到完善。乡村定向培养模式研究，在3所医学院校进行了为期4年的干预性研究。乡镇卫生院以需求为导向和以胜任岗位为目标的培训模式研究，在6省区的13所乡镇卫生院进行了对照研究。虽然实践验证很艰难，但是，经过实践检验的成果更可靠。

5. 勇于创新，敢于开辟新道路。他们在思想理念上始终能够走在该领域前沿，有敢于创新的精神。他们打破了以往的培训理念，创新了“缺乏什么补充什么、不会什么培训什么、怎么有效怎么培训、有什么资源用什么资源”的个性化、多途径、大平台、广覆盖的实用、适宜培训系统。在培训理念、培训模式、教材制作方面都有新的突破。

《乡镇卫生院卫生技术人员继续医学教育系列教材》，是他们诸多研究成果中的重要一项。该系列教材确定以需求为导向和以胜任岗位为目标的基本原则，把培训内容建立在乡镇卫生院医疗、预防、保健、康复、健康促进、计划生育技术指导与管理、健康管理、全科医疗服务中医药技术等服务技术数据库的基础之上，把职责和任务落实到岗位、落实到个体，从而建立起针对存在问题、针对胜任岗位的培训模式，他们研发的全科医疗团队胜任岗位培训计算机系统可以实现互联网培训、监督、评价，并有望使边远地区或者正在出诊中的工作人员随时通过便携式终端查询学习。

基层卫生是最重要的卫生，公众健康是最重要的健康，我们应该把更多力量投入到提高基层卫生人员服务能力、提高基层卫生服务水平的研究上，深入探索在农村推行全科医疗和社区卫生服务的新模式。

希望更多专家学者参与到基层卫生服务和基层卫生人力资源开发的研究中来，为全科医疗制度、推行全科医疗服务作出贡献。

是为序。

曾益新
中国科学院院士
北京协和医学院教授、校长
中华医学会全科医学分会会长
2015年3月

前 言

这是继《乡镇卫生院卫生技术人员在职培训——基本公共卫生服务项目技术培训指导教材》出版之后，专门针对居民健康档案和基层卫生信息利用不高的现状编写的，也是自国家卫生计生委启动全国乡镇卫生院卫生技术人员在职培训项目以来，为乡镇卫生院量身定制的第六本培训指导教材。

目前，我国居民健康档案建立工作基本完成，基层卫生信息系统建设也卓有成效。现在面临的问题是如何全面、科学、高效地利用这些信息，为优化卫生服务和决策提供依据。根据各地项目检查和有关调研的结果显示，基层卫生服务机构在科学、有效利用居民健康信息和公共卫生信息资源方面深感能力不足，“不是我们不想用，而是我们不会用”。充分说明基层卫生服务机构急需补上居民健康信息与基层卫生信息分析利用这一课。

为此，我们研究了居民健康档案信息的特点以及基层卫生信息的类别，根据目前广大乡镇卫生院信息利用能力和信息平台，设计了从“手工、计算器到计算机”不同方式的信息统计分析方法，按照基层卫生工作人员的认知基础，编写出这本循序渐进、由浅入深、便于操作、适宜实用的培训指导教材。

教材主要特色一是在内容安排上注重与基层实际工作相结合，注意信息的整体性与前后连贯性，分为基层卫生服务信息、基层卫生服务信息分析利用、基层卫生服务信息的计算机处理三大部分。先简要介绍信息种类、概念与来源；然后，指明各具体信息的分析内容、方法、操作步骤、流程与结果解释；最后，引领学习者通过 Excel 软件、计算器、手算等工具实现信息的整理分析与利用，并简单介绍了其他常用统计软件。由浅入深，适合不同深度需要的乡村医务工作者。二是整体注重解决实际问题，特别是应用 Excel 软件完成资料分析。重点在于什么样的问题采用怎么样的方法解决？什么样的实际数据，采用什么样的途径收集？何种统计指标表述该信息？何种统计方法分析该信息？如何合理解释统计分析结果？三是整体注重图与表的使用，每一操作步骤都附有具体详实的流程图，每一操作都附有计算机操作界面截图，使得学习者直接参照着流程图与操作界面截图就能完成某一特定操作。四是结合 Excel 软件操作简单、方便的特点，将常用统计指标的计算与分析制作成模板，为学习者节省了大量统计计算的工作量和时间。五是注重操作方法的适用性与通用性，为学习者举一反三奠定了基础。此外，在附录中列出了 Excel 软件中常用统计指标计算、数据分析的函数公式，以供读者参考。本书不仅可供乡村医务人员充分利用居民健康信息与卫生信息，也可为市县级公共卫生工作者借鉴，且可供无其他统计软件或不熟悉其他统计软件的有关人员参考使用。

该教材努力实现让没有统计学背景的人员能够边看书边完成一般需要的信息分析统计，让有些统计学背景的人能够在更高水平进行信息分析统计，使居民健康信息和基层卫生信息活起来、动起来、用起来，为解决卫生问题、推动医改服务、提高农村卫生服务水平服务。

教材中的缺点、错误，恳请批评指正。

作　者

2015 年 3 月 20 日

目 录

第一部分
基层卫生服务信息

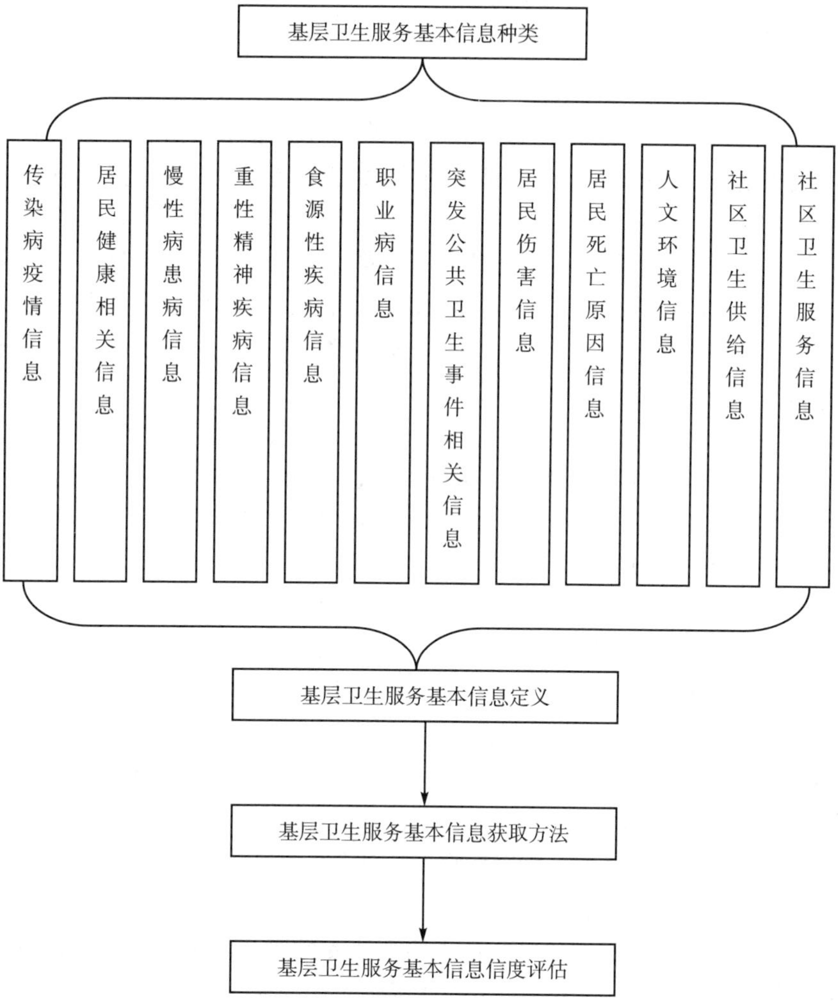

基层卫生服务基本信息内容示意图

乡镇卫生院（社区服务中心）、村卫生室（社区服务站）处于居民健康保健服务的最前沿，是国家卫生服务工作的具体执行者，掌握着大量基础性、原始而实用的居民疾病与健康相关信息。

第一章　基层卫生信息的种类与定义

一、传染病疫情信息

是辖区内法定传染病病人、疑似病人、密切接触者及相关人群的信息总和。该信息可追溯自1950年，是最重要、最基本的疾病信息，也是乡村医生最熟悉、历史最悠久的公共卫生服务信息。

二、居民健康相关信息

居民健康信息是与居民生命全程息息相关的所有健康相关信息，包括个人基本信息、健康体检信息、重点人群健康信息（如60岁以上老年人健康信息、重性精神疾病患者健康信息）等。

1. 个人基本信息　包括个人一般情况和个人健康史，前者包括姓名、性别、出生日期、民族、身份证号、家庭住址、联系电话、血型、文化程度、从事职业、婚姻状况、医疗费用支付方式等；后者包括过敏史及过敏物质、既往慢性病史、手术史、外伤史、输血史、家族史、遗传病史、有无残疾等。

2. 健康体检信息　包括一般情况、生活方式、脏器功能、体格检查、辅助检查、中医体质辨识、现存主要健康问题、主要用药情况、非免疫规划预防接种史等。

3. 重点人群健康信息　指儿童、孕产妇、60岁以上老年人、高血压患者、2型糖尿病患者和重性精神疾病患者等人群的健康信息。

（1）儿童健康信息包括新生儿、1岁以内、1~2岁、3岁儿童健康信息、0~6岁儿童预防接种信息及0~36个月儿童年龄别体重与身长信息。

（2）孕产妇健康信息包括第1次产前（孕12周前）、第2~5次产前、产后（产妇出院后3~7天内）及产后42天健康信息。

（3）高血压患者健康信息包括症状、体征、生活方式、辅助检查、服药依从性、药物不良反应、用药情况等。

（4）2型糖尿病患者健康信息包括症状、体征、生活方式、辅助检查、服药依从性、药物不良反应、用药情况等。

（5）60岁以上老年人健康信息包括生活方式和健康状况信息（包括体育锻炼、饮食、吸烟、饮酒、慢性疾病常见症状和既往所患疾病、治疗及目前用药等情况）、体格检查信息（包括体温、脉搏、呼吸、血压、体重、腰围、臀围、皮肤、淋巴结、心脏、肺部、腹部等检查以及视力、听力和活动能力的一般检查）、辅助检查信息（空腹血糖，有条件的地区建议采集血常规、尿常规、大便潜血、血脂、B超、眼底、肝肾功能、心电图等以及认知功能和情感状态信息）。此外，还包括60岁以上高血压、2型糖尿病等患者的健康信息。

（6）重性精神疾病患者健康信息除居民健康档案个人基本信息外，还包括初次发病时间、既往主要症状、既往治疗情况、诊断情况、自知力、睡眠情况、饮食情况、社会功能情况、用药情况、服药依从性、药物不良反应、实验室检查、治疗效果、患病对家庭社会的影响、关锁情况、康复情况等。

居民健康信息是国家基本公共卫生服务项目的核心内容，是近年来新出现的一大类非常重要的公共卫生服务信息，但由于起步晚，各地发展水平不平衡，仍需规范引导。

三、慢性病患病信息

慢性病全称是慢性非传染性疾病，不是特指某种疾病，而是对一类起病隐匿，病程长且病情迁延不愈，缺乏确切的传染性生物病因证据，病因复杂，且有些尚未完全被确认的疾病的概括性总称。主要指以心脑血管疾病（高血压、冠心病、脑卒中等）、糖尿病、恶性肿瘤、慢性阻塞性肺部疾病（慢性气管炎、肺气肿等）、精神异常和精神病等为代表的一组疾病，具有病程长、病因复杂、健康损害和社会危害严重等特点。本处所指慢性病患病信息仅指国家基本公共卫生服务项目涉及的辖区内 35 岁及以上原发性高血压患者和 2 型糖尿病患者的症状、体征、生活方式、辅助检查、服药依从性、药物不良反应、用药情况等健康相关信息。

四、重性精神疾病信息

重性精神疾病是指以精神分裂症为代表的，临床表现有幻觉、妄想、严重思维障碍、行为紊乱等精神病性症状，且患者社会生活能力严重受损的一组精神疾病。主要包括精神分裂症、分裂情感性精神障碍、偏执性精神病、双相障碍等。本处所指仅为国家基本公共卫生服务项目涉及的辖区内诊断明确、在家居住的重性精神疾病患者健康相关信息。

五、食源性疾病信息

食源性疾病信息就是辖区内食源性疾病发生情况的信息总和，包括食物中毒、食源性疾病监测信息等。相关概念解释如下：

1. 食源性疾病　是指食品中致病因素进入人体引起的感染性、中毒性等疾病。

2. 食物中毒　是指食用了被有毒有害物质污染的食品或者食用了含有毒有害物质的食品后出现的急性、亚急性疾病。

3. 食源性传染病　是指《中华人民共和国传染病防治法》中规定的食源性传染疾病。

4. 食源性疾病（包括食物中毒）事件　是指由于摄入共同食物而出现 2 个或者以上的同源食源性疾病（包括食物中毒）病例，或者食源性疾病（包括食物中毒）引起死亡的事件。

5. 疑似食源性异常病例/异常健康事件　是指应用目前的知识难以解释的、可能与食品有关的疾病或事件，其定义或概念是宽泛而非特定的，涵盖范围可能与食品有关并且具有以下 1 个或数个特征的一些疾病/事件：

（1）疾病的临床表现（如症状、体征）、实验室和辅助检查结果及病程、流行病学特征（人群分布、时间分布和地区分布等）与现有的专业判断或经验明显不符，用现有的临床专业知识和经验无法得到合理解释。

(2) 病情/健康损害严重或导致死亡，无法得到合理解释。

(3) 同一医疗机构接诊的类似病例异常增多，超过既往水平且无法得到合理解释。

(4) 疑似食源性异常健康事件是由1个及以上的个案组成。

6. 不属于疑似食源性异常病例/异常健康事件范畴的情况　国家法定传染病、原因明确的食源性疾病（包括食物中毒）个案或事件、诊断不清的疑难杂症、未经监测点医院或卫生行政部门组织专家会诊确定的异常病例/事件、与食品不相关的异常病例/异常健康事件5种情况不属于该范畴。

六、职业病信息

仅包括辖区内急性职业中毒和农药中毒发生情况的信息。有关概念解释如下：

1. 农药中毒　在农林业等生产活动中使用农药或生活中误用各类农药而发生中毒者。因农业生产而发生中毒者归入职业病报告卡，不统计在此报告卡。

2. 中毒类型　分为生产性和非生产性两类。生产性中毒系因使用农药防治农林病虫草鼠害而发生中毒的；非生产性中毒指误服或自服等生活性中毒，不包括因农药污染食物而引起的食物中毒者。

3. 中毒农药名称　指引起患者中毒的具体农药名称。若患者同时使用两种以上自配农药，或是两种以上的混配制剂农药，如快杀灵含辛硫磷和氰戊菊酯，应填写每一种农药的具体名称。

七、突发公共卫生事件相关信息

指辖区内发生的传染病暴发疫情、食物中毒、职业中毒及其他影响较大的事件的相关信息。

八、居民伤害信息

伤害是指急性暴露于物理能量如机械能、热能、电能、化学能和电离辐射，这些能量与机体发生作用时超过了机体的耐受水平而造成的组织损伤。在一些情况下，伤害是由突然缺乏基本介质如氧气或热量而引起的。

九、居民死亡原因信息

居民病伤死亡原因统计（简称死因统计）是研究居民死亡率、死亡原因及其变动规律的学科。由于死亡界限明确，用死亡率、死亡原因及顺位、潜在减寿年数、期望寿命等指标能够直接反映居民的健康状况和社会卫生水平，反映一个国家或地区的社会经济、文化教育、卫生服务状况等对居民健康的影响。有关概念解释如下：

1. 死亡原因　按照世界卫生组织在《国际疾病分类》中的建议，并已为许多国家所承认的概念为：所有直接导致或间接促进死亡的疾病、病情和损伤，以及造成任何这类损伤的事故或暴力的情况。

2. 直接死亡原因　是指直接引起死亡的原因。如果根本死因不经过中间环节直接引起死亡，则此死因既是根本死因，又是直接死因，也是唯一死因。根本死因没有立即致死，而因其他的继发后果或合并症致死，则后者为直接死因。在法医学中常见的直接死因有感染、出血、栓塞、中毒、全身衰竭等。

3. 根本死亡原因 就是引起死亡的初始原因，是指引起死亡的原发性、自然性疾病或暴力因素。在自然性疾病致死案例中，主要死因与主要疾病一致，如晚期恶性肿瘤致死，冠心病心肌梗死致死，动脉粥样硬化脑动脉突发破裂出血致死，心脏动脉瘤破裂急性心脏压塞致死，空洞型肺结核病致死等。在暴力性死亡中如机械性损伤、机械性窒息、雷电击伤、高低温损伤、外源性毒物中毒等引起的死亡，根本死因是指该项暴力，它可以通过某种机制或通过损伤后继发性病症致死，如扼颈可立即因窒息而死，也可当时不死而引起喉头水肿或继发肺水肿、肺炎而死，则扼颈为根本死因。

4. 辅助死因 是主要死因之外的自然性疾病或损伤，它们本身不会致命，但在死亡过程中起到辅助作用。例如严重脂肪肝患者因酒精中毒死亡，则酒精中毒为主要死因，而脂肪肝为辅助死因。巨大动脉瘤患者被人拳击后动脉瘤破裂死亡，动脉瘤是主要死因而拳击是辅助死因。

5. 诱因 即诱发身体原有潜在疾病恶化而引起死亡的因素，包括各种精神情绪因素、劳累过度、吸烟、外伤、大量饮酒、性交、过度饱食、饥饿、寒冷等。这些因素对健康人一般不会致命，但对某些重要器官有潜在性病变的人，却能诱发疾病恶化而引起死亡。

6. 联合死因 又称合并死因，是两种或两种以上难以区分主次的死因在同一案例中联合在一起引起死亡而共同构成死因。包括病与病联合致死、病与暴力联合致死、暴力与暴力联合致死。

7. 根本死亡原因 ICD 编码 按国际疾病分类第十版（ICD-10）标准对死者根本死亡原因进行编码，由死因统计人员填写。

8. 死前主要疾病的最高诊断单位 一般指死前主要疾病的最后诊断单位，也可填写在居民死亡证明书第Ⅰ部分（a）中报告的疾病的最高一级诊断单位。如省（市）医院，包括相当于省级及以上的各类医院，其他依此类推。

十、人文环境信息

包括政策、法规、制度、规章、纪律、文学、艺术、习俗、服务设施、使用工具和生活用品等。如区域卫生规划、辖区卫生服务覆盖范围、享受医疗保障制度覆盖人群、人均居住面积、灶具类型、厕所类型、安全饮用水人群覆盖率等。

十一、卫生供给信息

是政府、社团为居民提供卫生资源的种类、数量和配置，体现了辖区内卫生资源可得性。包括区域医疗机构数、每十万人救护车数、每十万人各种大型诊疗设备数、每千人病床数、每千人卫生技术人员数、每千人医生数、每千人护士数、医生护士比、职称构成、乡镇卫生院（社区卫生服务中心）覆盖人口数、每千人社区观察床位设置数、乡镇卫生院（社区卫生服务中心）平均日开放时间等。

十二、社区卫生服务信息

是从卫生服务市场供方反映卫生服务利用的信息，包括医生年服务中心门诊人次数、医生年静脉注射治疗观察患者次数、医生年家庭访视次数、观察床使用率、平均一工作日观察床平均周转人次。

第二章　常规卫生信息的获取方法

一、传染病疫情信息

乡镇卫生院（社区卫生服务中心）、村卫生室（社区卫生服务站）首诊医生、个体开业医生在诊疗过程中发现传染病病人、疑似病人后，必须采集传染病疫情信息。

1. 收集传染病病种

（1）法定传染病

甲类传染病：鼠疫、霍乱。

乙类传染病：传染性非典型肺炎、艾滋病、病毒性肝炎、脊髓灰质炎、人感染高致病性禽流感、麻疹、流行性出血热、狂犬病、流行性乙型脑炎、登革热、炭疽、细菌性和阿米巴性痢疾、肺结核、伤寒和副伤寒、流行性脑脊髓膜炎、百日咳、白喉、新生儿破伤风、猩红热、布鲁氏菌病、淋病、梅毒、钩端螺旋体病、血吸虫病、疟疾。

丙类传染病：流行性感冒、流行性腮腺炎、风疹、急性出血性结膜炎、麻风病、流行性和地方性斑疹伤寒、黑热病、包虫病、丝虫病，除霍乱、细菌性和阿米巴性痢疾、伤寒和副伤寒以外的感染性腹泻病。

国家卫计委决定列入乙类（如人感染 H7N9 禽流感）、丙类（如手足口病）传染病管理的其他传染病。

（2）其他传染病：省级人民政府决定按照乙类、丙类管理的其他地方性传染病和其他暴发、流行或原因不明的传染病。

（3）不明原因肺炎病例和不明原因死亡病例等重点监测疾病。

2. 信息收集工具　《中华人民共和国传染病报告卡》（表 1-1）是法定的信息采集工具。该卡格式统一，用 A4 纸印刷，使用钢笔或圆珠笔填写，内容完整、准确，字迹清楚，填报人签名。省级人民政府决定按照乙类、丙类管理的其他地方性传染病和其他暴发、流行或原因不明的传染病也应填写传染病报告卡。

3. 病例分类与分型　乡村医生传染病报告病例分为疑似病例、临床诊断病例、实验室确诊病例、病原携带者四类。需报告病原携带者的病种包括霍乱、脊髓灰质炎、艾滋病及国家卫计委规定的其他传染病。

炭疽、病毒性肝炎、梅毒、疟疾、肺结核分型报告；

炭疽分为肺炭疽、皮肤炭疽和未分型三类；

病毒性肝炎分为甲型、乙型、丙型、戊型和未分型五类；

梅毒分为一期、二期、三期、胎传、隐性五类；

疟疾分为间日疟、恶性疟和未分型三类；

肺结核分为涂阳、仅培阳、菌阴和未痰检四类；

乙型肝炎、血吸虫病应分为急性和慢性。

4. 传染病专项调查、监测信息的报告　国家根据传染病预防控制工作需要开展的专项调查、报告和监测的传染病，按照有关要求执行。

5. 不明原因肺炎病例和不明原因死亡病例的监测和报告　按照《全国不明原因肺炎病例监测实施方案（试行）》和《县及县以上医疗机构死亡病例监测实施方案（试行）》的规定执行。

6. 报告时限　责任报告单位和责任疫情报告人发现甲类传染病和乙类传染病中的肺炭疽、传染性非典型肺炎、脊髓灰质炎的病人或疑似病人时，或发现其他传染病和不明原因疾病暴发时，应于 2 小时内将传染病报告卡通过网络报告；未实行网络直报的责任报告单位应于 2 小时内以最快的通讯方式（电话、传真）向当地县级疾病预防控制机构报告，并于 2 小时内寄送出传染病报告卡。

对其他乙、丙类传染病病人、疑似病人和规定报告的传染病病原携带者在诊断后，实行网络直报的责任报告单位应于 24 小时内进行网络报告；未实行网络直报的责任报告单位应于 24 小时内寄送出传染病报告卡。

7. 信息保存　中华人民共和国传染病报告卡保存 3 年。疫情信息永久保存。

表 1-1　中华人民共和国传染病报告卡

卡片编号：__________报卡类别：1. 初次报告　2. 订正报告（A. 变更诊断；B. 死亡；C. 填卡错误）

患者姓名*：________________________（患儿家长姓名：________________________）
身份证号：□□□□□□□□□□□□□□□□□□□□性别*：□男　□女
出生日期*：________年____月______日（如出生日期不详，实足年龄：________　单位：□岁□月□天）
工作单位或学校或托幼机构*：____________________________联系电话*：________________________
病人属于*：□本县区　□本市其他县区　□本省其他地市　□外省　□港澳台　□外籍
现住址（详填）*：____省______市____县（区）__________乡（镇、街道）________村________（门牌号）
患者职业*：□幼托儿童、□散居儿童、□学生（大中小学）、□教师、□保育员及保姆、□餐饮食品业、□商业服务、□医务人员、□工人、□民工、□农民、□牧民、□渔（船）民、□干部职员、□离退人员、□家务及待业、□其他（________）、□不详
病例分类*：(1) □疑似病例、□临床诊断病例、□实验室确诊病例、□病原携带者 (2) □急性、□慢性（乙型肝炎、丙型肝炎、血吸虫病填写）
发病日期*：__________年______月______日（病原携带者填初检日期或就诊时间）
诊断日期*：__________年______月______日________时
死亡日期：________年____月____日______时
甲类传染病*：□鼠疫、□霍乱

续 表

乙类传染病*：

□传染性非典型肺炎、艾滋病（□HIV 阳性、□艾滋病）、病毒性肝炎（□甲型、□乙型、□丙型、□戊型、□未分型）、□脊髓灰质炎、□人感染高致病性禽流感、□麻疹、□流行性出血热、□狂犬病、□流行性乙型脑炎、□登革热、炭疽（□肺炭疽、□皮肤炭疽、□未分型）、痢疾（□细菌性、□阿米巴性）、肺结核（□涂+、□菌-、□未痰检、□仅培阳）、伤寒（□伤寒、□副伤寒）、□流行性脑脊髓膜炎、□百日咳、□白喉、□新生儿破伤风、□猩红热、□布鲁氏菌病、□淋病、梅毒（□Ⅰ期、□Ⅱ期、□Ⅲ期、□胎传、□隐性）、□钩端螺旋体病、□血吸虫病、疟疾（□间日疟、□恶性疟、□未分型）、□人感染 H7N9 禽流感

丙类传染病*：

□流行性感冒、□流行性腮腺炎、□风疹、□急性出血性结膜炎、□麻风病、□流行性和地方性斑疹伤寒、□黑热病、□包虫病、□丝虫病、□除霍乱、细菌性和阿米巴性痢疾、伤寒和副伤寒以外的感染性腹泻病、□手足口病

其他重点监测传染病*：□非淋菌性尿道炎、□尖锐湿疣、□生殖器疱疹、□水痘、□肝吸虫病、□生殖道衣原体感染、□恙虫病、□森林脑炎、□结核性胸膜炎、□人感染猪链球菌、□人粒细胞无形体病、□不明原因肺炎、□发热伴血小板减少综合征、□AFP

性病报告附卡（报告性病时须加填本栏项目）*

婚姻状况*：□未婚　□已婚有配偶　□离异或丧偶　□不详

文化程度*：□文盲　□小学　□初中　□高中或中专　□大专及以上

接触史（可多选）*：□注射毒品史　□非婚异性性接触史　□配偶/固定性伴阳性　□男男性行为史　□献血（浆）史　□输血/血制品史　□母亲阳性　□职业暴露史　□手术史　□其他（____）　□不详

感染途径*：□注射毒品□异性传播□同性传播□性接触+注射毒品□采血（浆）□输血/血制品　□母婴传播　□职业暴露　□其他　□不详

样本来源*：□术前检测　□受血前检测　□性病门诊　□其他就诊者检测　□婚前检测　□孕前检查　□检测咨询　□阳性者配偶或性伴检测　□女性阳性者子女　□检测职业暴露检测　□娱乐场所人员体检　□有偿供血（浆）人员检测　□无偿献血人员检测　□出入境人员体检　□新兵体检　□强制/劳教戒毒人员检测　□妇教所/女劳收教人员检测　□其他羁押人员体检　□专题调查　□其他（________）

乙肝病例附卡（报告乙肝时需填本栏项目）

HBsAg 阳性时间：○>6 个月　○6 个月内由阴性转为阳性　○既往未检测或结果不详

首次出现乙肝症状和体征时间：_____年_______月　　□不详

本次 ALT [　　　] U/L

抗-HBc IgM 1∶1000 检测结果　○阳性　○阴性　○未测

肝穿刺检测结果　○急性病变　○慢性病变　○未测

恢复期血清 HBsAg 阴转，抗-HBs 阳转　○是　○否　○未测

订正前病名：______________________　退卡原因：______________

报告单位：______________　联系电话：______________

报告医生*：______________　填卡日期*：_____年___月___日

备注：

《中华人民共和国传染病报告卡》填卡说明

卡片编码：摘抄系统自动生成的卡片编号。

患者姓名：填写真实姓名，需与身份证上的姓名一致，注意偏旁部首不能填错。如双胞胎同时患病需注明大双和小双。

家长姓名：14 岁以下的患儿必须填写患者家长姓名。

身份证号：尽可能填写，其中艾滋病、肺结核、麻风病等必须填写。

出生日期：填写公历日期。

实足年龄：对出生日期不详的用户填写年龄。对于新生儿和只有月龄的儿童请注意选择年龄单位，系统默认为岁。

工作单位：学生、幼托儿童、教师、医务人员、工人、民工、干部职员、餐饮服务业等必填。如果无工作单位则填写无；其中学生、幼托儿童工作单位填写其所在的学校（托幼机构）和所在年级班级，民工则填写所在的工地、工厂或建筑队。

联系电话：尽可能填写，其中：14 岁以下的患儿家长联系电话必须填写；需专病管理和随访的所有患者必须填写。

病例属于：是指病人常住地址（居住时间≥6 个月）与就诊医院之间的相对位置。

现住地址：指发病时实际居住的地址，可以是家庭地址，也可以是寄宿地址或宾馆、旅店，应详细填写到具体的乡镇和村民组（门牌号），病例如有多处住址，应填写能随访到的住址。

职　　业：若病人的职业同时符合卡中一种以上选项时，选择原则是：①选择主要职业；②选择与传染病传播关系较密切的职业。如食品厂工人、熟食店售货员都应填写餐饮食品业，而不填工人或商业服务。如患者为警察、飞行员、军人、劳教人员、和尚、道士和乞丐等则选择“其他”，但需在工作单位栏进行说明。学前班的学生，其“职业”选则“幼托儿童”；新生儿破伤风职业的选择：住院分娩选择“其他”，非住院分娩选择“散居儿童”。

病例分类：需报告病原携带者的病种：霍乱、脊髓灰质炎、艾滋病以及国家卫计委规定的其他传染病（伤寒副伤寒、痢疾、梅毒、淋病、白喉、疟疾）；

“阳性检测结果”仅限采供血机构对献血员 2 次初筛 HIV 阳性时才填写。其他病种和单位报告的传染病卡不得选择“阳性检测结果”；

“梅毒”、“淋病”的病例分类只能为“实验室诊断病例”和“疑似病例”；

“尖锐湿疣”、“生殖器疱疹”的病例分类只能为“临床诊断病例”和“实验室诊断病例”；

“生殖道沙眼衣原体感染”的病例分类只能为“实验室诊断病例”和“病原携带者”；

乙肝、丙肝、血吸虫病例须区分急性或慢性。

发病日期：本次就诊出现症状的日期，不明确时填就诊日期。病原携带者填写初次检出日期或就诊日期。

诊断日期：本次诊断日期，必须具体到小时。

死亡日期：因法定传染病死亡时填写。

疾病名称：同一个病人同时患 n 种传染病，应分别填写 n 张传染病卡（一病一卡）。

订正前病名：填上次填报的疾病名称

退卡原因：填写卡片填报不合格的原因。

报告单位：填写报告传染病的单位。

报 告 人：填卡医生设为必填项。

填卡日期：填写本卡日期。

备　　注：填写需特别注明的信息，如输入性病例的感染地、特殊检查结果、就诊情况、传染来源、误报说明等。

注：报告卡带“ * ”部分为必填项目。

二、居民健康相关信息

居民健康相关信息均记录在居民健康档案中（表1-2、表1-3、表1-4、表1-5、表1-6、表1-7、表1-8、表1-9、表1-10、表1-11、表1-12、表1-13、表1-14、表1-15、表1-16、表1-17与图1-1、图1-2、图1-3、图1-4）。通常由社区卫生服务中心（站）、乡镇卫生院或村卫生室医务人员建立，建档方式可采用群体建档和个体分别建档相结合的办法。基本方法是在确定了建档对象后，对所有的建档对象通过个人健康检查、家庭调查等获取基本资料，填入个人健康档案和家庭健康档案信息，对日后新加入的居民则采取个别建档和更新家庭成员基本情况的方式。日常则要把病人每次就诊的情况和随访情况记录进去，通过资料的不断积累使健康档案逐步完善。

1. 信息收集方法

（1）首次建档：居民初次接受周期性健康体检或就诊时，为其建立健康档案并发放居民健康档案信息卡，以备复诊或随访时使用。首次建档建议由社区卫生服务中心或乡镇卫生院医务人员负责，社区卫生服务站或村卫生室医务人员协助完成。

首次建档完成后，可将健康档案分别存放于居民居住地所在社区卫生服务中心（站）、乡镇卫生院或村卫生室。

（2）复诊：复诊居民出示居民个人健康档案信息卡，由医护人员（或导诊人员）根据信息卡信息调取健康档案并转给接诊医生。

日常复诊或随访者（包括一般人群的门诊复诊、慢性病管理对象门诊复诊或随访、妇女或老年人门诊复诊或随访、孕妇或儿童系统保健管理对象门诊复诊或随访等），由导诊人员（医务人员）到健康档案室（或柜）调取复诊或随访者的个人健康档案并转交给接诊医生或责任医生，接诊医生应首先通过阅读健康档案熟悉病人基本情况，了解病人既往病史，然后针对本次就诊情况填写接诊记录、更新健康档案相关内容。最后负责健康档案的归档。如果就诊地点与健康档案保管场所不一致，可以采用社区卫生服务中心、乡镇卫生院与社区卫生服务站、村卫生室开工作例会时将信息双向反馈。

对于需要转、会诊的病人，接诊医生应同时填写转、会诊记录、住院记录（注：需转入上级医院的病人，要填写双向转诊二联单，并将存根粘贴在转诊记录表中）；对于住院的病人，应在病人出院3天后进行随访并补充完整各项记录，放入居民个人健康档案文件袋（夹）中存档。

对周期性健康检查的服务对象，档案的调取与居民日常复诊或随访时相同，须由医护人员（导诊人员）到健康档案室调取随访者的个人健康档案并转交给接诊医生或责任医生。接诊医生或责任医生应根据周期性检查表的内容，为就诊者进行检查，填写新一轮的周期性检查表，同时更新个人生活行为习惯及预防接种情况表，并根据情况补充或更新居民个人健康档案中的主要健康问题目录。接诊完毕，由接诊医生或责任医生将居民健康档案汇总、归档。

（3）随访：确定入户服务或随访对象后，由入户服务的医护人员到健康档案室调取相应服务对象的个人健康档案，按本次随访情况填写相应健康档案内容

（包括补充或更新问题目录）。与管理对象约定下一次随访日期，记入管理随访记录表。

责任医生应每天核查当日应完成的随访对象的个人健康档案，如随访对象没有按期复诊，医生需要按照有关管理规范主动进行随访，保证健康管理的连续性。对无特殊随访要求的人群，责任医生或护士应按年度进行健康风险评估，周期性健康体检应主要由社区卫生服务中心或乡镇卫生院完成。

负责随访的医务人员，原则上要与居民熟悉，工作场所便于开展随访工作。因此，随访工作建议由村医或部分乡镇卫生院、社区卫生服务中心（站）的医务人员完成。社区卫生服务中心或乡镇卫生院负责对随访工作进行管理，要有辖区随访对象目录，并按随访要求对随访责任人进行监督。

（4）通过其他方式对健康档案进行更新：如居民疫苗接种等也应在居民的健康档案中有所体现。

（5）整理：责任医生或护士于每年年底，将所负责的居民的所有健康档案进行核查、补充、更新。

表 1-2 居民健康档案封面

编号□□□□□□-□□□-□□-□□□□□

居民健康档案

姓　　名：______________________________

现 住 址：______________________________

户籍地址：______________________________

联系电话：______________________________

乡镇（街道）名称：________________________

村（居）委会名称：________________________

建档单位：____________________

建 档 人：____________________

责任医生：____________________

建档日期：__________年_____月_____日

表 1-3　个人基本信息表

姓名：　　　　　　　　　　　　　　　　　　　　　　编号□□-□□□□□

性　别	0 未知的性别　1 男　2 女　9 未说明的性别　□			出生日期	□□□□ □□ □□
身份证号			工作单位		
本人电话		联系人姓名		联系人电话	
常住类型	1 户籍　2 非户籍　□		民　族	1 汉族 2 少数民族________　□	
血　型	1 A 型　2 B 型　3 O 型　4 AB 型　5 不详 / Rh 阴性：1 否　2 是　3 不详　□/□				
文化程度	1 文盲及半文盲　2 小学　3 初中　4 高中/技校/中专　5 大学专科及以上　6 不详　□				
职　业	1 国家机关、党群组织、企业、事业单位负责人　2 专业技术人员　3 办事人员和有关人员　4 商业、服务业人员　5 农、林、牧、渔、水利业生产人员　6 生产、运输设备操作人员及有关人员　7 军人　8 不便分类的其他从业人员　□				
婚姻状况	1 未婚　2 已婚　3 丧偶　4 离婚　5 未说明的婚姻状况　□				
医疗费用支付方式	1 城镇职工基本医疗保险　2 城镇居民基本医疗保险　3 新型农村合作医疗　4 贫困救助　5 商业医疗保险　6 全公费　7 全自费　8 其他__________　□/□/□				
药物过敏史	1 无　有：2 青霉素　3 磺胺　4 链霉素　5 其他__________　□/□/□/□				
既往史　疾病	1 无　2 高血压　3 糖尿病　4 冠心病　5 慢性阻塞性肺疾病　6 恶性肿瘤__________　7 脑卒中　8 重性精神疾病　9 结核病　10 肝炎　11 其他法定传染病　12 其他__________ □ 确诊时间　年　月/ □ 确诊时间　年　月/ □ 确诊时间　年　月 □ 确诊时间　年　月/ □ 确诊时间　年　月/ □ 确诊时间　年　月				
既往史　手术	1 无　2 有：名称 1 ________时间 ______/ 名称 2 ________时间________　□				
既往史　外伤	1 无　2 有：名称 1 ________时间 ______/ 名称 2 ________时间________　□				
既往史　输血	1 无　2 有：原因 1 ________时间 ______/ 原因 2 ________时间________　□				
家族史	父　亲	□/□/□/□/□/□_____	母　亲	□/□/□/□/□/□___	
家族史	兄弟姐妹	□/□/□/□/□/□_____	子　女	□/□/□/□/□/□___	
家族史	1 无　2 高血压　3 糖尿病　4 冠心病　5 慢性阻塞性肺疾病　6 恶性肿瘤　7 脑卒中　8 重性精神疾病　9 结核病　10 肝炎　11 先天畸形　12 其他				
遗传病史	1 无　2 有：疾病名称 ____________________　□				
残疾情况	1 无残疾　2 视力残疾　3 听力残疾　4 言语残疾　5 肢体残疾　6 智力残疾　7 精神残疾　8 其他残疾__________　□/□/□/□/□/□				

续　表

填表说明

1. 本表用于居民首次建立健康档案时填写。如果居民的个人信息有所变动，可在原条目处修改，并注明修改时间。

2. 性别　按照国标分为未知的性别、男、女及未说明的性别。

3. 出生日期　根据居民身份证的出生日期，按照年（4 位）、月（2 位）、日（2 位）顺序填写，如 19490101。

4. 工作单位　应填写目前所在工作单位的全称。离退休者填写最后工作单位的全称；下岗待业或无工作经历者须具体注明。

5. 联系人姓名　填写与建档对象关系紧密的亲友姓名。

6. 民族　少数民族应填写全称，如彝族、回族等。

7. 血型　在前一个“□”内填写与 ABO 血型对应编号的数字；在后一个“□”内填写是否为“Rh 阴性”对应编号的数字。

8. 文化程度　指截至建档时间，本人接受国内外教育所取得的最高学历或现有水平所相当的学历。

9. 药物过敏史　表中药物过敏主要列出青霉素、磺胺或者链霉素过敏，如有其他药物过敏，请在其他栏中写明名称，可以多选。

10. 既往史　包括疾病史、手术史、外伤史和输血史。

（1）疾病　填写现在和过去曾经患过的某种疾病，包括建档时还未治愈的慢性病或某些反复发作的疾病，并写明确诊时间，如有恶性肿瘤，请写明具体的部位或疾病名称。对于经医疗单位明确诊断的疾病都应以一级及以上医院的正式诊断为依据，有病史卡的以卡上的疾病名称为准，没有病史卡的应有证据证明是经过医院明确诊断的。可以多选。

（2）手术　填写曾经接受过的手术治疗。如有，应填写具体手术名称和手术时间。

（3）外伤　填写曾经发生的后果比较严重的外伤经历。如有，应填写具体外伤名称和发生时间。

（4）输血　填写曾经接受过的输血。如有，应填写具体输血原因和发生时间。

11. 家族史　指直系亲属（父亲、母亲、兄弟姐妹、子女）中是否患过所列出的具有遗传性或遗传倾向的疾病或症状。有则选择具体疾病名称对应编号的数字，没有列出的请在“______”上写明。可以多选。

表 1-4 健康体检表

姓名：　　　　　　　　　　　　编号□□-□□□□□

体检日期		年　月　日		责任医生		
内容	检　查　项　目					
症状	1 无症状　2 头痛　3 头晕　4 心悸　5 胸闷　6 胸痛　7 慢性咳嗽　8 咳痰　9 呼吸困难　10 多饮　11 多尿　12 体重下降　13 乏力　14 关节肿痛　15 视物模糊　16 手脚麻木　17 尿急　18 尿痛　19 便秘　20 腹泻　21 恶心呕吐　22 眼花　23 耳鸣　24 乳房胀痛　25 其他______　□/□/□/□/□/□/□/□/□/□					
一般状况	体　温	℃	脉　率		次/分	
	呼吸频率	次/分	血　压	左侧	/ mmHg	
				右侧	/ mmHg	
	身　高	cm	体　重		kg	
	腰　围	cm	体质指数			
	臀　围	cm	腰臀围比值			
	老年人认知功能*	1 粗筛阴性 2 粗筛阳性，简易智力状态检查，总分______ □				
	老年人情感状态*	1 粗筛阴性 2 粗筛阳性，老年人抑郁评分检查，总分____ □				
生活方式	体育锻炼	锻炼频率	1 每天　2 每周一次以上　3 偶尔　4 不锻炼 □			
		每次锻炼时间	分钟	坚持锻炼时间	年	
		锻炼方式				
	饮食习惯	1 荤素均衡　2 荤食为主　3 素食为主　4 嗜盐　5 嗜油　6 嗜糖 □/□/□				
	吸烟情况	吸烟状况	1 从不吸烟　2 已戒烟　3 吸烟 □			
		日吸烟量	平均　支			
		开始吸烟年龄	岁	戒烟年龄	岁	
	饮酒情况	饮酒频率	1 从不　2 偶尔　3 经常　4 每天 □			
		日饮酒量	平均　两			
		是否戒酒	1 未戒酒　2 已戒酒，戒酒年龄：_____岁 □			
		开始饮酒年龄	岁	近 1 年内是否曾醉酒	1 是　2 否 □	
		饮酒种类	1 白酒　2 啤酒　3 红酒　4 黄酒　5 其他_____ □/□			
	职业暴露情况	1 无　2 有（具体职业_____从业时间____年） □ 毒物种类　化学品 __________ 防护措施　1 无　2 有____ □ 毒　物 __________ 防护措施　1 无　2 有____ □ 射　线 __________ 防护措施　1 无　2 有____ □				

续 表

脏器功能	口 腔	口唇 1 红润 2 苍白 3 发干 4 皲裂 5 疱疹	□
		齿列 1 正常 2 缺齿 3 龋齿 4 义齿（假牙）	□
		咽部 1 无充血 2 充血 3 淋巴滤泡增生	□
	视 力	左眼 ______ 右眼 ______ （矫正视力：左眼 ________ 右眼 ________）	
	听 力	1 听见 2 听不清或无法听见	□
	运动功能	1 可顺利完成 2 无法独立完成其中任何一个动作	□
查体	皮 肤	1 正常 2 潮红 3 苍白 4 发绀 5 黄染 6 色素沉着 7 其他______	□
	巩 膜	1 正常 2 黄染 3 充血 4 其他______	□
	淋巴结	1 未触及 2 锁骨上 3 腋窝 4 其他______	□
	肺	桶状胸：1 否 2 是	□
		呼吸音：1 正常 2 异常________	□
		啰 音：1 无 2 干啰音 3 湿啰音 4 其他______	□
	心 脏	心率 ________次/分 心律：1 齐 2 不齐 3 绝对不齐	□
		杂音：1 无 2 有__________	□
	腹 部	压痛：1 无 2 有________	□
		包块：1 无 2 有________	□
		肝大：1 无 2 有________	□
		脾大：1 无 2 有________	□
		移动性浊音：1 无 2 有______	□
	下肢水肿	1 无 2 单侧 3 双侧不对称 4 双侧对称	□
	足背动脉搏动	1 未触及 2 触及双侧对称 3 触及左侧弱或消失 4 触及右侧弱或消失	□
	肛门指诊*	1 未及异常 2 触痛 3 包块 4 前列腺异常 5 其他____	□
	乳 腺*	1 未见异常 2 乳房切除 3 异常泌乳 4 乳腺包块 5 其他______	□/□/□/□
	妇科 外阴*	1 未见异常 2 异常________________________	□
	妇科 阴道*	1 未见异常 2 异常________________________	□
	妇科 宫颈*	1 未见异常 2 异常________________________	□
	妇科 宫体*	1 未见异常 2 异常________________________	□
	妇科 附件*	1 未见异常 2 异常________________________	□
	其他*		

续 表

辅助检查	空腹血糖*	______ mmol/L 或 ______ mg/dl
	血常规*	血红蛋白______ g/L　白细胞______ $\times10^9$/L　血小板______ $\times10^9$/L 其他______
	尿常规*	尿蛋白______尿糖______尿酮体______尿潜血______其他______
	尿微量白蛋白*	______ mg/dl
	大便潜血*	1 阴性　2 阳性 □
	肝功能*	血清谷丙转氨酶____U/L　血清谷草转氨酶 ____U/L 白蛋白 ______g/L　总胆红素 ______μmol/L 结合胆红素 ____μmol/L
	肾功能*	血清肌酐______μmol/L　血尿素氮______mmol/L 血钾浓度______mmol/L　血钠浓度______mmol/L
	血　脂*	总胆固醇______mmol/L　甘油三酯______mmol/L 血低密度脂蛋白______mmol/L 血高密度脂蛋白______mmol/L
	糖化血红蛋白*	______%
	乙型肝炎表面抗原*	1 阴性　2 阳性 □
	眼　底*	1 正常　2 异常______ □
	心电图*	1 正常　2 异常______ □
	胸部 X 线片*	1 正常　2 异常______ □
	B 超*	1 正常　2 异常______ □
	宫颈涂片*	1 正常　2 异常______ □
	其　他*	
中医体质辨识*	平和质	1 是　2 基本是 □
	气虚质	1 是　2 倾向是 □
	阳虚质	1 是　2 倾向是 □
	阴虚质	1 是　2 倾向是 □
	痰湿质	1 是　2 倾向是 □
	湿热质	1 是　2 倾向是 □
	血瘀质	1 是　2 倾向是 □
	气郁质	1 是　2 倾向是 □
	特禀质	1 是　2 倾向是 □

续　表

<table>
<tr><td rowspan="7">现存主要健康问题</td><td>脑血管疾病</td><td colspan="4">1 未发现　2 缺血性卒中 3 脑出血 4 蛛网膜下腔出血 5 短暂性脑缺血发作
6 其他＿＿＿＿＿＿＿　□/□/□/□/□</td></tr>
<tr><td>肾脏疾病</td><td colspan="4">1 未发现　2 糖尿病肾病　3 肾功能衰竭　4 急性肾炎　5 慢性肾炎
6 其他＿＿＿＿＿＿＿　□/□/□/□/□</td></tr>
<tr><td>心脏疾病</td><td colspan="4">1 未发现　2 心肌梗死　3 心绞痛　4 冠状动脉血运重建　5 充血性心力衰竭
6 心前区疼痛　7 其他＿＿＿＿＿＿＿　□/□/□/□/□</td></tr>
<tr><td>血管疾病</td><td colspan="4">1 未发现　2 夹层动脉瘤　3 动脉闭塞性疾病　4 其他＿＿＿　□/□/□</td></tr>
<tr><td>眼部疾病</td><td colspan="4">1 未发现　2 视网膜出血或渗出　3 视乳头水肿　4 白内障
5 其他＿＿＿＿＿＿＿＿＿＿　□/□/□</td></tr>
<tr><td>神经系统疾病</td><td colspan="4">1 未发现 2 有 ＿＿＿＿＿＿＿＿＿＿＿　□</td></tr>
<tr><td>其他系统疾病</td><td colspan="4">1 未发现 2 有 ＿＿＿＿＿＿＿＿＿＿＿　□</td></tr>
<tr><td rowspan="6">住院治疗情况</td><td rowspan="3">住院史</td><td>入/出院日期</td><td>原 因</td><td>医疗机构名称</td><td>病案号</td></tr>
<tr><td>/</td><td></td><td></td><td></td></tr>
<tr><td>/</td><td></td><td></td><td></td></tr>
<tr><td rowspan="3">家　庭
病床史</td><td>建/撤床日期</td><td>原 因</td><td>医疗机构名称</td><td>病案号</td></tr>
<tr><td>/</td><td></td><td></td><td></td></tr>
<tr><td>/</td><td></td><td></td><td></td></tr>
<tr><td rowspan="6">主要用药情况</td><td>药物名称</td><td>用法</td><td>用量</td><td>用药时间</td><td>服药依从性
1 规律　2 间断　3 不服药</td></tr>
<tr><td>1</td><td></td><td></td><td></td><td></td></tr>
<tr><td>2</td><td></td><td></td><td></td><td></td></tr>
<tr><td>3</td><td></td><td></td><td></td><td></td></tr>
<tr><td>4</td><td></td><td></td><td></td><td></td></tr>
<tr><td>5</td><td></td><td></td><td></td><td></td></tr>
<tr><td rowspan="4">非免疫规划预防接种史</td><td>名称</td><td>接种日期</td><td colspan="3">接种机构</td></tr>
<tr><td>1</td><td></td><td colspan="3"></td></tr>
<tr><td>2</td><td></td><td colspan="3"></td></tr>
<tr><td>3</td><td></td><td colspan="3"></td></tr>
<tr><td>健康评价</td><td colspan="5">1 体检无异常　　2 有异常　□
异常 1 ＿＿＿＿＿＿＿＿＿＿＿＿
异常 2 ＿＿＿＿＿＿＿＿＿＿＿＿
异常 3 ＿＿＿＿＿＿＿＿＿＿＿＿</td></tr>
<tr><td>健康指导</td><td colspan="2">1 定期随访
2 纳入慢性病患者健康管理
3 建议复查
4 建议转诊
□/□/□/□</td><td colspan="3">危险因素控制：□/□/□/□/□/□
1 戒烟　2 健康饮酒　3 饮食　4 锻炼
5 减体重（目标 ＿＿＿＿＿＿）
6 建议疫苗接种＿＿＿＿＿＿＿
7 其他＿＿＿＿＿＿＿＿＿＿＿＿＿</td></tr>
</table>

续　表

填表说明

1. 本表用于居民首次建立健康档案以及老年人、高血压患者、2 型糖尿病患者和重性精神疾病患者等的年度健康检查。

2. 一般状况

体质指数=体重（kg）/身高的平方（m^2）。

老年人认知功能粗筛方法：告诉被检查者“我将要说三件物品的名称（如铅笔、卡车、书），请您立刻重复”。过 1 分钟后请其再次重复。如被检查者无法立即重复或 1 分钟后无法完整回忆三件物品名称为粗筛阳性，需进一步行“简易智力状态检查量表”检查。

老年人情感状态粗筛方法：询问被检查者“你经常感到伤心或抑郁吗”或“你的情绪怎么样”。如回答“是”或“我想不是十分好”，为粗筛阳性，需进一步行“老年抑郁量表”检查。

3. 生活方式

体育锻炼：指主动锻炼，即有意识地为强体健身而进行的活动。不包括因工作或其他需要而必须进行的活动，如为上班骑自行车、做强体力工作等。锻炼方式填写最常采用的具体锻炼方式。

吸烟情况：“从不吸烟者”不必填写“日吸烟量”、“开始吸烟年龄”、“戒烟年龄”等。

饮酒情况：“从不饮酒者”不必填写其他有关饮酒情况项目。“日饮酒量”应折合相当于白酒“××两”。白酒 1 两折合葡萄酒 4 两、黄酒半斤、啤酒 1 瓶、果酒 4 两。

职业暴露情况：指因患者职业原因造成的化学品、毒物或射线接触情况。如有，需填写具体化学品、毒物、射线名或填不详。

4. 脏器功能

视力：填写采用对数视力表测量后的具体数值，对佩戴眼镜者，可戴其平时所用眼镜测量矫正视力。

听力：在被检查者耳旁轻声耳语“你叫什么姓名”（注意检查时检查者的脸应在被检查者视线之外），判断被检查者听力状况。

运动功能：请被检查者完成以下动作：“两手触枕后部”、“捡起这支笔”、“从椅子上站起，行走几步，转身，坐下。”判断被检查者运动功能。

5. 查体：如有异常请在横线上具体说明，如其他淋巴结部位、个数；心脏杂音描述；肝脾肋下触诊大小等。

足背动脉搏动：糖尿病患者必须进行此项检查。

乳腺：主要询问乳房是否随月经有周期性疼痛，检查外观有无异常，有无异常泌乳及包块。

妇科：外阴　记录发育情况及婚产式（未婚、已婚未产或经产式），如有异常情况请具体描述。

阴道：记录是否通畅，黏膜情况、分泌物量、色、性状以及有无异味等。

宫颈：记录大小、质地、有无糜烂、撕裂、息肉、腺囊肿；有无接触性出血等。

宫体：记录位置、大小、质地、活动度；有无压痛等。

附件：记录有无块物、增厚或压痛；若扪及块物，记录其位置、大小、质地；表面光滑与否、活动度、有无压痛以及与子宫及盆壁关系。左右两侧分别记录。

6. 辅助检查：该项目根据各地实际情况及不同人群情况，有选择地开展。

空腹血糖：老年人健康体检、高血压患者、2 型糖尿病患者和重性精神疾病患者年度健康检查时应免费检查的项目。

尿常规中的“尿蛋白、尿糖、尿酮体、尿潜血”可以填写定性检查结果，阴性填“-”，阳性根据检查结果填写“+”、“++”、“+++”或“++++”，也可以填写定量检查结果，定量结果需写明计量单位。

血钾浓度、血钠浓度为高血压患者年度健康检查时应检查的项目，建议有条件的地区为高血压患者提供该项检查。

糖化血红蛋白为糖尿病患者应检查的项目，建议有条件的地区为糖尿病患者提供该项检查。

眼底、心电图、胸部 X 线片、B 超结果若有异常，具体描述异常结果。其中 B 超写明检查的部位。

续　表

其他：表中列出的检查项目以外的辅助检查结果填写在“其他”一栏。

7. 中医体质辨识

该项由有条件的地区基层医疗卫生机构中医医务人员或经过培训的其他医务人员填写。

体质辨识方法：采用量表的方法，依据中华中医药学会颁布的《中医体质分类与判定标准》进行测评。根据不同的体质辨识，提供相应的健康指导。

8. 现存主要健康问题：指曾经出现或一直存在，并影响目前身体健康状况的疾病。可以多选。

9. 住院治疗情况：指最近1年内的住院治疗情况。应逐项填写。日期填写年月，年份必须写4位。如因慢性病急性发作或加重而住院/家庭病床，请特别说明。医疗机构名称应写全称。

10. 主要用药情况：对长期服药的慢性病患者了解其最近1年内的主要用药情况，西药填写化学名（通用名）而非商品名，中药填写药品名称或中药汤剂，用法、用量按医生医嘱填写。用药时间指在此时间段内一共服用此药的时间，单位为年、月或天。服药依从性是指对此药的依从情况，“规律”为按医嘱服药，“间断”为未按医嘱服药，频次或数量不足，“不服药”即为医生开了处方，但患者未使用此药。

11. 非免疫规划预防接种史：填写最近1年内接种的疫苗的名称、接种日期和接种机构。疫苗名称填写应完整准确。

表 1-5　接诊记录表

姓名：　　　　　　　　　　　　　　　　　　　　　　　　　　　　　　　编号□□-□□□□□

就诊者的主观资料：

就诊者的客观资料：

评估：

处置计划：

医生签字：　　　　　接诊日期：________年____月____日

填表说明

1. 本表供居民由于急性或短期健康问题接受咨询或医疗卫生服务时使用，应以能够如实反映居民接受服务的全过程为目的、根据居民接受服务的具体情况填写。

2. 就诊者的主观资料　包括主诉、咨询问题和卫生服务要求等。

3. 就诊者的客观资料　包括查体、实验室检查、影像检查等结果。

4. 评估　根据就诊者的主、客观资料作出的初步印象、疾病诊断或健康问题评估。

5. 处置计划　指在评估基础上制定的处置计划，包括诊断计划、治疗计划、病人指导计划等。

表 1-6　会诊记录表

姓名：　　　　　　　　　　　　　　　　　　　　　　　　　　编号□□-□□□□□

会诊原因：

会诊意见：

会诊医生及其所在医疗机构：

医疗机构名称	会诊医生签字		
____	____	____	____
____	____	____	____
____	____	____	____
____	____	____	____
____	____	____	____

责任医生：________　　　　　　　　会诊日期：_____年___月___日

填表说明

1. 本表供居民接受会诊服务时使用。

2. 会诊原因　责任医生填写患者需会诊的主要情况。

3. 会诊意见　责任医生填写会诊医生的主要处置、指导意见。

4. 会诊医生及其所在医疗机构：填写会诊医生所在医疗机构名称并签署会诊医生姓名。来自同一医疗机构的会诊医生可以只填写一次机构名称，然后在同一行依次签署姓名。

表 1-7　双向转诊单

存　根

患者姓名__________性别__________年龄______档案编号______________
家庭住址__________________________________联系电话______________
于______年____月____日因病情需要，转入______________________单位
________________________________科室____________________接诊医生

转诊医生（签字）：

年　月　日

双向转诊（转出）单

______________________（机构名称）：

现有患者______性别____年龄____因病情需要，需转入贵单位，请予以接诊。

初步印象：

主要现病史（转出原因）：

主要既往史：

治疗经过：

转诊医生（签字）：

联系电话：

______________________（机构名称）

年　月　日

填表说明

1. 本表供居民双向转诊转出时使用，由转诊医生填写。
2. 初步印象　转诊医生根据患者病情做出的初步判断。
3. 主要现病史　患者转诊时存在的主要临床问题。
4. 主要既往史　患者既往存在的主要疾病史。
5. 治疗经过　经治医生对患者实施的主要诊治措施。

续　表

存　根

患者姓名________性别________年龄_____病案号___________
家庭住址______________________________联系电话___________
于_____年___月___日因病情需要，转回_______________单位
___________________接诊医生。

转诊医生（签字）：

年　月　日

双向转诊（回转）单

___________________（机构名称）：
现有患者____________因病情需要，现转回贵单位，请予以接诊。
诊断结果_________________住院病案号__________________________
主要检查结果：
治疗经过、下一步治疗方案及康复建议：

转诊医生（签字）：　　　　　联系电话：

_________________（机构名称）

年　月　日

填表说明

1. 本表供居民双向转诊回转时使用，由转诊医生填写。
2. 主要检查结果　填写患者接受检查的主要结果。
3. 治疗经过　经治医生对患者实施的主要诊治措施。
4. 康复建议　填写经治医生对患者转出后需要进一步治疗及康复提出的指导建议。

表 1-8　居民健康档案信息卡

姓名		性别		出生日期	年　月　日
健康档案编号				□□-□□□□□	
ABO 血型	□A　□B　□O　□AB			Rh 血型	□Rh 阴性　□Rh 阳性　□不详
慢性病患病情况：□无　□高血压　□糖尿病　□脑卒中　□冠心病　□哮喘 □其他疾病________					
过敏史：					
家庭住址		家庭电话			
紧急情况联系人		联系人电话			
建档机构名称		联系电话			
责任医生或护士		联系电话			
其他说明：					

填表说明

1. 居民健康档案信息卡为正反两面，根据居民信息如实填写，应与健康档案对应项目的填写内容一致。

2. 过敏史　过敏主要指青霉素、磺胺、链霉素过敏，如有其他药物或食物等其他物质（如花粉、酒精、油漆等）过敏，请写明过敏物质名称。

表 1-9　新生儿家庭访视记录表

姓名：　　　　　　　　　　　　　　　　　　　　　　　　　　编号□□-□□□□□

性　别	0 未知的性别 1 男 2 女 9 未说明的性别　□		出生日期	□□□□ □□ □□
身份证号			家庭住址	
父亲	姓名	职业	联系电话	出生日期
母亲	姓名	职业	联系电话	出生日期
出生孕周______周	母亲妊娠期患病疾病情况　1 糖尿病　2 妊娠期高血压　3 其他__________　□			
助产机构名称__________	出生情况　1 顺产　2 头吸　3 产钳　4 剖宫　5 双多胎　6 臀位　7 其他__________　□/□			
新生儿窒息　1 无　2 有　（轻　中　重）　□				
是否有畸形　1 无　2 有________　□				
新生儿听力筛查　1 通过　2 未通过　3 未筛查　□				
新生儿出生体重　____kg	出生身长　____cm	喂养方式　1 纯母乳　2 混合　3 人工　□		
体温　________℃	呼吸频率　________次/分			
脉率　________次/分	面色　1 红润　2 黄染　3 其他__________　□/□			
前囟　________cm×________cm　1 正常　2 膨隆　3 凹陷　4 其他__________　□				
眼　1 未见异常　2 异常__________　□	四肢活动度　1 未见异常　2 异常__________　□			
耳　1 未见异常　2 异常__________　□	颈部包块　1 无　2 有__________　□			
鼻　1 未见异常　2 异常__________　□	皮肤　1 未见异常　2 湿疹　3 糜烂　4 其他__________　□/□			
口腔　1 未见异常　2 异常__________　□	肛门　1 未见异常　2 异常__________　□			
心肺　1 未见异常　2 异常__________　□	外生殖器　1 未见异常　2 异常__________　□			
腹部　1 未见异常　2 异常__________　□	脊柱　1 未见异常 2 异常__________　□			
脐带　1 未脱　2 脱落　3 脐部有渗出　4 其他__________　□				
转诊　1 无　2 有　□ 原因：__________ 机构及科室：__________				
指导　1 喂养指导　2 母乳喂养　3 护理指导　4 疾病预防指导　□/□/□/□				
本次访视日期　　年　　月　　日	下次随访地点			
下次随访日期　　年　　月　　日	随访医生签名			

表 1-10　1 岁以内儿童健康检查记录表

姓名：　　　　　　　　　　　　　　　　　　　　　　　　　编号□□-□□□□□

项目		满月	3 月龄	6 月龄	8 月龄
随访日期					
体重（kg）		上 中 下	上 中 下	上 中 下	上 中 下
身长（cm）		上 中 下	上 中 下	上 中 下	上 中 下
体格检查	面色 1 红润　2 黄染 3 其他				
	皮肤：1 未见异常　2 异常				
	前囟　1 闭合　2 未闭　　cm×　cm				
	眼　1 未见异常　2 异常				
	耳　1 未见异常　2 异常				
	出牙数（颗）	——			
	心肺　1 未见异常　2 异常				
	腹部　1 未见异常　2 异常				
	脐部　1 未见异常　2 异常				
	四肢　1 未见异常　2 异常				
	佝偻病症状：1 无　2 夜惊　3 多汗　4 烦躁	——			
	佝偻病体征：1 无　2 颅骨软化　3 方颅　4 枕秃　5 肋串珠　6 肋外翻　7 肋软骨沟　8 鸡胸　9 手镯征　10 "O" 形腿、11 "X" 形腿	——			
	肛门/外生殖器：1 未见异常　2 异常				——
	血红蛋白值（g/L）	——	——		
户外活动　　h/d					
服用维生素 D　　IU/d		——			
发育评估　1 通过　2 未过					
两次随访间患病情况 1 未患病　2 患病					
其他					
转诊		1 无　2 有 □ 原因： 机构及科室：	1 无　2 有 □ 原因： 机构及科室：	1 无　2 有 □ 原因： 机构及科室：	1 无　2 有 □ 原因： 机构及科室：
指导		1 喂养指导 2 母乳喂养 3 疾病预防	1 喂养指导 2 母乳喂养 3 疾病预防	1 喂养指导 2 母乳喂养 3 疾病预防	1 喂养指导 2 预防意外伤害 3 疾病预防
下次随访日期					
随访医生签名					

表 1-11　1~2 岁儿童健康检查记录表

姓名：　　　　　　　　　　　　　　　　　　　　　　编号□□-□□□□□

项目		12 月龄	18 月龄	24 月龄	30 月龄
随访日期					
体重（kg）		___上 中 下	___上 中 下	___上 中 下	___上 中 下
身长（cm）		___上 中 下	___上 中 下	___上 中 下	___上 中 下
体格检查	面色　1 红润　2 其他				
	皮肤　1 未见异常　2 异常		——	——	——
	前囟　1 闭合　2 未闭			——	——
	眼　1 未见异常　2 异常				
	耳　1 未见异常　2 异常				
	出牙数（颗）				
	心肺　1 未见异常　2 异常				
	腹部　1 未见异常　2 异常				
	四肢　1 未见异常　2 异常				
	步态　1 未见异常　2 异常	——			
	佝偻病体征：1 无　2 颅骨软化　3 方颅　4 枕秃　5 肋串珠　6 肋外翻　7 肋软骨沟　8 鸡胸　9 手镯征　10 "O" 形腿　11 "X" 形腿				
	血红蛋白值（g/L）	——		——	
户外活动　　h/d					
服用维生素 D　　　IU/d					
发育评估　1 通过　2 未过					——
两次随访间患病情况 1 未患病　2 患病					
其他					
转诊		1 无　2 有 □ 原因： 机构及科室：	1 无　2 有 □ 原因： 机构及科室：	1 无　2 有 □ 原因： 机构及科室：	1 无　2 有 □ 原因： 机构及科室：
指导		1 喂养指导 2 意外伤害 3 预防疾病	1 喂养指导 2 意外伤害 3 预防疾病	1 膳食指导 2 意外伤害 3 预防疾病	1 膳食指导 2 意外伤害 3 预防疾病
下次随访日期					
随访医生签名					

表 1-12　3 岁儿童健康检查记录表

姓名：　　　　　　　　　　　　　　　　　　　　　　编号□□-□□□□□

随访日期	______年_____月______日	
体格发育	体重 ______kg（上　中　下）	身长 ______cm（上　中　下）
体格发育评价	1 正常　2 低体重　3 消瘦　4 发育迟缓　5 肥胖　□	
体格检查	面色　□　1 红润　　2 异常__________	步态　□　1 正常　　2 异常__________
	眼　□　1 未见异常　2 异常__________	耳　□　1 未见异常　2 异常__________
	心肺　□　1 未见异常　2 异常__________	肝脾　□　1 未见异常　2 异常__________
发育评估	行为　□　1 通过　　2 未过__________	社交　□　1 通过　　2 未过__________
幼儿期患病情况	1 无　2 肺炎 _____次　3 麻疹　4 贫血　5 营养不良　6 佝偻病 7 因腹泻住院_____次　8 因外伤住院_____次　9 其他_____ □/□/□/□/□/□/□/□/	
过敏史	1 无　2 有 ______________________________　□	
其他		
转诊	1 无　　2 有　□ 原因：______________________________ 机构及科室：__________________________	
指导	1 膳食指导　2 预防意外伤害　3 疾病预防　________　□/□/□	
随访医生签名		

表 1-13　预防接种卡

姓名：　　　　　　　　　　　　　　　　　　　　　　　　　　　编号□□-□□□□□

性别：______　出生日期：___年___月___日

监护人姓名：___________与儿童关系：___________联系电话：___________

家庭现住址：______县（区）______乡镇（街道）

户籍地址：1 同家庭地址　2 ___省___市___县（区）___乡镇（街道）

迁入时间：___年__月__日　迁出时间：___年__月__日　迁出原因：_______

疫苗异常反应史：________________________________

接种禁忌：________________________________

传染病史：________________________________

建卡日期：_________年___月___日　　　　　　　　　　建卡人：_______________

疫苗与剂次		接种日期	接种部位	疫苗批号	有效日期	生产企业	接种医生	备注
乙肝疫苗	1							
	2							
	3							
卡介苗								
脊灰疫苗	1							
	2							
	3							
	4							
百白破疫苗	1							
	2							
	3							
	4							
白破疫苗								
麻风疫苗								
麻风腮疫苗	1							
	2							
麻腮疫苗								
麻疹疫苗	1							
	2							
A 群流脑疫苗	1							
	2							
A + C 群流脑疫苗	1							
	2							
乙脑（减毒）活疫苗	1							
	2							
乙脑灭活疫苗	1							
	2							
	3							
	4							
甲肝减毒活疫苗								
甲肝灭活疫苗	1							
	2							
二类疫苗								

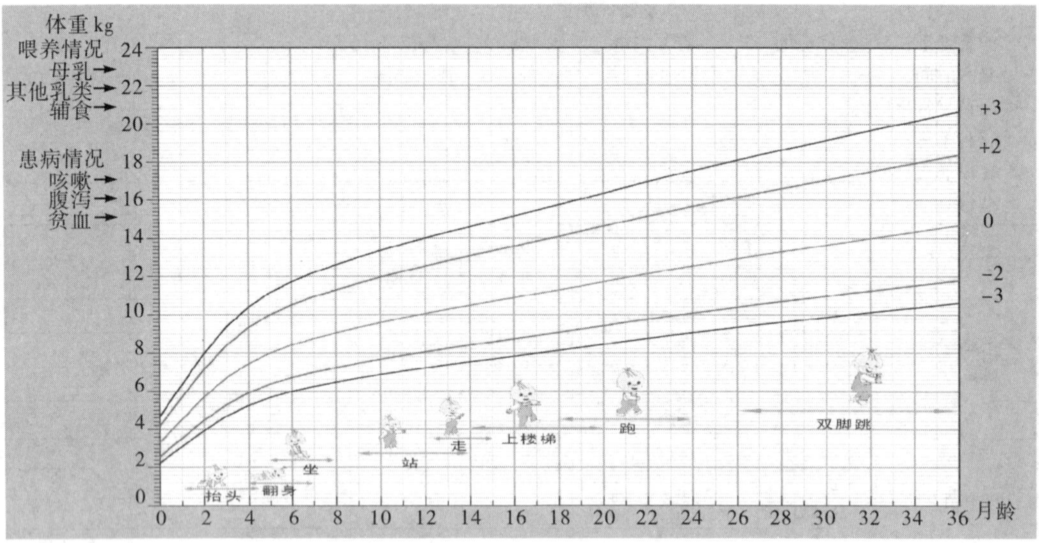

图 1-1　男童年龄别体重

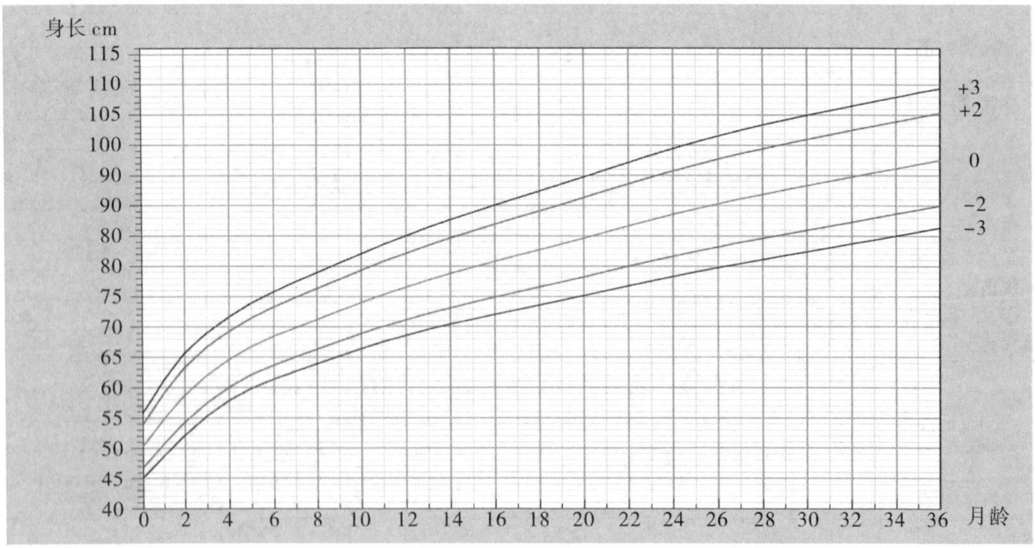

图 1-2　男童年龄别身长

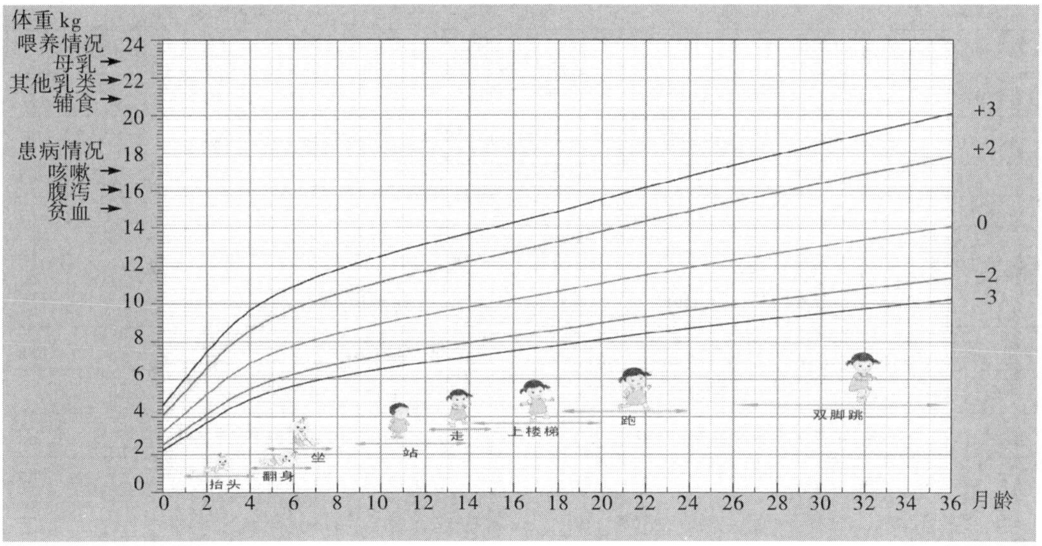

图 1-3　女童年龄别体重

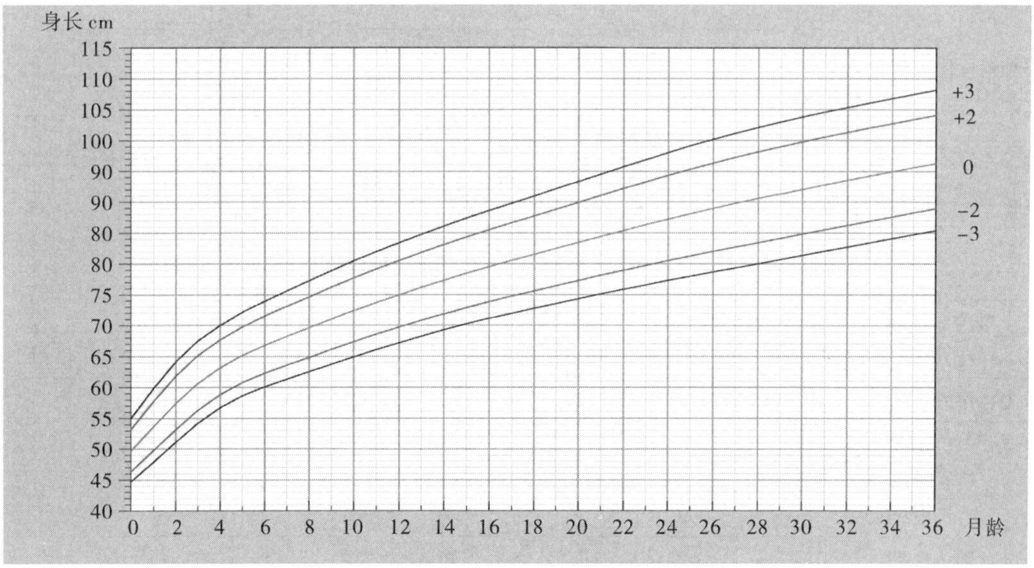

图 1-4　女童年龄别身长

表 1-14　第 1 次产前随访服务记录表

姓名：　　　　　　　　　　　　　　　　　　　　　　　　　编号□□-□□□□□

填表日期	年　月　日		填表孕周	周	
丈夫姓名		丈夫年龄		丈夫电话	
孕　次			产　　次		
末次月经	年　月　日	预 产 期	年　月　日		
既往史	1 无　2 心脏病　3 肾脏疾病　4 肝脏疾病　5 高血压　6 贫血　7 糖尿病 8 其他________________ □/□/□/□/□/□/□				
家族史	1 遗传性疾病史　2 精神疾病史　3 其他________ □/□/□				
妇科手术史	1 无　2 有________ □				
孕产史	1 流产________2 死胎________3 死产________4 新生儿死亡________				
身　高	cm		体重	kg	
体质指数			血压	/　mmHg	
听　　诊	心脏：1 未见异常　2 异常______ □		肺部：1 未见异常　2 异常________ □		
妇科检查	外阴：1 未见异常　2 异常______ □		阴道：1 未见异常　2 异常________ □		
	宫颈：1 未见异常　2 异常______ □		子宫：1 未见异常　2 异常________ □		
	附件：1 未见异常　2 异常________ □				
辅助检查	血常规	血红蛋白________g/L　白细胞________$\times 10^9$/L 血小板________$\times 10^9$/L　其他________			
	尿常规*	尿蛋白________尿糖________尿酮体________尿潜血________ 其他________			
	肝功能*	血清谷丙转氨酶____U/L　血清谷草转氨酶____U/L 白蛋白________g/L　总胆红素______μmol/L 结合胆红素____μmol/L			
	肾功能*	血清肌酐______μmol/L　血尿素氮______mmol/L 血钾浓度______mmol/L　血钠浓度______mmol/L			
	阴道分泌物*	1 未见异常　2 滴虫　3 霉菌　4 其他________ □/□/□			
	梅毒血清学试验*	1 阴性　2 阳性 □			
	HIV 抗体检测*	1 阴性　2 阳性 □			
总体评估	1 未见异常　2 异常________________________ □				
转诊　1 无　2 有 □ 原因：________________ 机构及科室：____________________					
下次随访日期	年　月　日		随访医生签名		

表 1-15　第 2~5 次产前随访服务记录表

姓名：

编号□□-□□□□□

项　　目		第 2 次	第 3 次	第 4 次	第 5 次
随访日期					
孕周（周）					
主　　诉					
体重（kg）					
产科检查	宫底高度（cm）				
	腹围（cm）				
	胎心率（次/分）				
血压（mmHg）		/	/	/	/
血红蛋白（g/L）					
尿蛋白*					
其他检查*			B 超	血糖筛查	
分　　类		1 未见异常　□ 2 异常 ________	1 未见异常　□ 2 异常 ________	1 未见异常　□ 2 异常 ________	1 未见异常　□ 2 异常 ________
指　　导		1 个人卫生 2 膳食 3 心理 4 运动	1 个人卫生 2 膳食 3 心理 4 自我监护 5 母乳喂养	1 个人卫生 2 膳食 3 心理 4 分娩准备 5 母乳喂养	1 个人卫生 2 膳食 3 心理 4 分娩准备 5 母乳喂养
转　　诊		1 无　2 有　□ 原因：________ 机构及科室： ________	1 无　2 有　□ 原因：________ 机构及科室： ________	1 无　2 有　□ 原因：________ 机构及科室： ________	1 无　2 有　□ 原因：________ 机构及科室： ________
下次随访日期					
随访医生签名					

表 1-16　产后访视记录表

姓名：　　　　　　　　　　　　　　　　　　　　　　编号□□-□□□□□

随访日期	年　月　日
体温	℃
一般健康情况	
一般心理状况	
血压	/　　mmHg
乳　房	1 未见异常　2 异常________ □
恶　露	1 未见异常　2 异常________ □
子　宫	1 未见异常　2 异常________ □
伤　口	1 未见异常　2 异常________ □
其　他	
分　类	1 未见异常　2 异常________ □
指　导	1 个人卫生　2 心理　3 营养　4 母乳喂养　5 新生儿护理与喂养 □/□/□/□/□
转　诊	1 无　2 有 □ 原因：________ 机构及科室：________
下次随访日期	
随访医生签名	

表 1-17　产后 42 天健康检查记录表

姓名：　　　　　　　　　　　　　　　　　　　　　　　　　　编号□□-□□□□□

随访日期	年　　月　　日
一般健康情况	
一般心理状况	
血　压	/　　mmHg
乳　房	1 未见异常　2 异常________ □
恶　露	1 未见异常　2 异常________ □
子　宫	1 未见异常　2 异常________ □
伤　口	1 未见异常　2 异常________ □
其　他	
分　类	1 已恢复　2 未恢复________ □
指　导	1 性保健 2 避孕 3 纯母乳喂养 6 个月 4 其他________ □/□/□/□/□
处　理	1 结案 2 转诊 原因：________ 机构及科室：________ □
随访医生签名	

2. 居民健康档案建档途径

（1）结合健康体检，建立健康档案。以社区或村居为单元，主要依托社区卫生服务中心（站）、乡、村两级卫生机构，可由辖区卫生机构协助，在居民自愿基础上开展居民健康检查，建立个人健康档案和家庭健康档案，筛选个人和家庭的主要健康问题，确定辖区内妇女、儿童、残疾人、60 岁以上老人等人群为重点服务对象。

（2）结合日常门诊，针对重点人群建立健康档案。在社区卫生服务中心（站）、乡镇卫生院或村卫生室的门诊工作中逐步开展首次就诊时即建立健康档案，病人再次就诊可以实行连续性跟踪记录；针对高血压、糖尿病患病率逐年升高的趋势，对 35 岁以上就诊患者首诊测血压，对 45 岁以上就诊患者首诊检测血糖，对发现的高血压和糖尿病等慢性非传染性疾病患者建立随访表，制定慢性病随访管理计划，进行系统管理；妇幼健康档案的建立与妇幼保健系统管理结合起来；对 60 岁以上老年人全部建档，随时掌握他们病情的动态变化。该方法目标人群明确，针对性强，把日常工作和建档工作结合起来，较易操作，把疾病诊疗与预防保健结合起来，体现防治结合的特色，健康档案可以及时更新，提高利用率。

（3）结合入户调查，建立健康档案。主要由社区卫生服务中心（站）、乡镇卫生院或村卫生室等卫生机构，派专职人员完成该项工作，作为结合日常门诊和体检方式建档的补充。

3. 通俗易懂的信息采集工具　可参考以下语言通俗、居民易懂的信息采集用表（表 1-18、表 1-19、表 1-20、表 1-21、表 1-22、表 1-23）。此外，老年人认知功能信息采集时，可用下述方法：告诉被检查者“我将要说三件物品的名称（如铅笔、卡车、书），请您立刻重复”。过1分钟后请其再次重复。如被检查者无法立即重复或1分钟后无法完整回忆三件物品名称为粗筛阳性，需进一步行“简易智力状态检查量表”检查。老年人情感状态信息采集时，可以用下述方法：询问被检查者“你经常感到伤心或抑郁吗”或“你的情绪怎么样”。如回答“是”或“我想不是十分好”，为粗筛阳性，需进一步行“老年抑郁量表”检查。

表 1-18　居民健康档案（信息采集用表）

居民编码：□□□□□□□□□□□□□□□□□□□□（19位）
1. 一般信息
1.1 姓名
1.2 性别　①男　②女　□
1.3 出生日期　□□□□年□□月□□日
1.4 证件号码（身份证、　　）　□□□□□□□□□□□□□□□□□□
1.5 家庭地址
1.6 联系电话（固定电话、手机）
2. 慢病病史及慢病知晓治疗情况
2.1 在本次测量血压前，您是否了解自己的血压情况？　□
①患有高血压　②血压正常　③测过但不清楚　④从未测过
2.1.1 您记得以前测过的最高一次血压值是多少吗？　收缩压□□□mmHg
舒张压□□□mmHg
2.2.2 您近2周内是否服用降压药？①是　②否　□
2.2 在本次测量血糖前，您是否了解自己的血糖情况？　□
①患有糖尿病　②患空腹血糖受损或糖耐量受损　③血糖正常　④测过但不清楚　⑤从未测过
2.2.1 您近2周内是否使用治疗糖尿病的药物？①是　②否　□
2.3 在本次测量血脂前，您是否了解自己的血脂情况？　□
①血脂异常　②血脂正常　③测过但不清楚　④从未测过
2.4 您知道自己目前的体重吗？①知道　②不知道　□
2.5 您是否曾被告知患有以下其他慢病？
2.5.1 冠心病　①是　②否　□
2.5.2 脑卒中　①是　②否　□
2.5.3 慢性阻塞性肺疾病　①是　②否　□
2.5.4 癌症　①是　②否　□
3. 吸烟
3.1 到目前为止，合计起来您是否吸足100支烟或3两烟叶？　□
①是　②否
3.2 过去30天，您是否吸过1支以上卷烟？（可以代换为烟叶）　□
①是　②否
3.3 过去一周中，总共有多少天有人当着您的面吸烟？　□
①没有　②1~2天　③3~4天　④5~6天　⑤7天
3.4 过去一周中，您平均每天有多长时间处于其他人吸烟的烟雾中？　□
①没有　②0~15分钟　③16~30分钟　④31~60分钟　⑤61分钟至2小时　⑥2小时以上
4. 体格检查
4.1 身高：　□□□. □cm
4.2 体重：　□□□. □kg
4.2.1 如果是育龄女性，是否处于孕期　①是　②否　□
4.3 腰围：　□□□cm
4.4 血压（两次均值）　收缩压□□□mmHg　舒张压□□□mmHg
5. 实验室检查
5.1 空腹血糖（FBG）：　□□. □□mmol/L 或□□□mg/dl
5.2 血总胆固醇（TC）：　□□. □□mmol/L 或□□□mg/dl
5.3 血甘油三酯（TC）：　□□. □□mmol/L 或□□□mg/dl
信息收集人签名：　收集日期：□□□□年□□月□□日

表 1-19　膳食信息采集用表

一、就餐习惯

1. 您家通常在一起就餐的人数　□

1.1 其中 6 岁及以下的人数　□

2. 你早餐通常在哪里吃？①家里　②食堂　③餐馆　④不吃　□

3. 你午餐通常在哪里吃？①家里　②食堂　③餐馆　④不吃　□

4. 你晚餐通常在哪里吃？①家里　②食堂　③餐馆　④不吃　□

二、各类食物摄入情况

5. 您平均每天吃多少主食（米、面、杂粮等）？　□□. □两

6. 您平均每天吃多少新鲜蔬菜？　□□. □两

7. 您平均每天吃多少水果？　□□. □两

8. 您平均每天饮水量是多少？（1 杯＝250ml）　□□杯

9. 您通常食用猪牛羊及禽肉的次数？　□

①每天 1～2 次　②每周 5～6 次　③每周 3～4 次　④每周 1～2 次

⑤每月 1～3 次　⑥每年 6～11 次　⑦基本不吃或不吃

9.1 您平均每天吃多少猪牛羊肉及禽肉？　□□. □两

10. 您通常食用水产品的次数？　□

①每天 1～2 次　②每周 5～6 次　③每周 3～4 次　④每周 1～2 次

⑤每月 1～3 次　⑥每年 6～11 次　⑦基本不吃或不吃

10.1 您平均每次吃多少水产品？　□□. □两

①每天 2 次及以上　②每天 1 次　③每周 3～5 次　④每周 1～2 次　□

⑤每月 1～3 次　⑥基本不吃或不吃

11.1 您平均每次吃多少蛋类？　□□. □个

12. 您通常食用奶及奶制品的次数？　□

①每天 1 次及以上　②每周 5～6 次　③每周 3～4 次　④每周 1～2 次

⑤每月 1～3 次　⑥基本不吃或不吃

12.1 您平均每次吃多少奶及奶制品？（折合成鲜奶）　□□□□. □克

13. 您通常食用干豆类的次数？　□

①每天 1～2 次　②每周 5～6 次　③每周 3～4 次　④每周 1～2 次

⑤每月 1～3 次　⑥每年 6～11 次　⑦基本不吃或不吃

13.1 您平均每次吃多少干豆类？　□□. □两

14. 您通常食用豆制品的次数？　□

①每天 1～2 次　②每周 5～6 次　③每周 3～4 次　④每周 1～2 次

⑤每月 1～3 次　⑥每年 6～11 次　⑦基本不吃或不吃

14.1 您平均每次吃多少豆制品？　□□. □两

三、调味品

以下信息以家庭为单位回答（15～20）

15. 您家通常每个月吃多少斤植物油？　□□. □斤/月

16. 您家通常每个月吃多少斤动物油？　□□. □斤/月

17. 您家通常每个月吃多少两盐？　□□. □两/月

18. 您家通常每个月吃多少斤酱油？　□□. □斤/月

19. 您家通常每个月吃多少斤酱？　□□. □斤/月

20. 您家通常每个月吃多少两咸菜？　□□. □两/月

表 1-20　身体活动信息采集用表

请你以周为单位，回忆平均每天的身体活动情况（没有填“0”）：
1. 您的工作主要属于以下何种活动　□
①以坐位的读写为主，上下肢活动很少，如文秘、管理、操作电脑等
②以需要上肢或下肢参与，但用力不多的活动为主，如缝纫、售货等
③含有较多中等强度体力活动内容，如搬举轻物、快步走路、装修工、瓦工、保洁等
④含有较多重体力活动内容，如搬运重物、人力挖掘和装卸等
2. 通常情况下，您使用以下交通工具上下班、上下学、购物等的时间（只计算每次持续 10 分钟以上的活动）
2.1 自行车　□天/周；平均每天□□小时□□分钟
2.2 步行　□天/周；平均每天□□小时□□分钟
2.3 乘车或开车　□天/周；平均每天□□小时□□分钟
3. 以一周计算，您进行以下体育锻炼的时间是（只计算每次持续 10 分钟以上的活动）
3.1 大强度体育锻炼，如中速跑步、中速游泳、足球、篮球、羽毛球等 □天/周；平均每天□□小时□□分钟
3.2 中等强度体育锻炼，如快走、慢跑、慢速游泳、太极拳、木兰拳、乒乓球、扇子舞、交谊舞、秧歌等 □天/周；平均每天□□小时□□分钟
3.3 快速步行锻炼　□天/周；平均每天□□小时□□分钟
4. 以一周计算，您在家进行家务劳动的时间是（只计算每次持续 10 分钟以上的活动）
4.1 重度家务劳动，如搬运重物、挑水、劈柴、自制蜂窝煤等 □天/周；平均每天□□小时□□分钟
4.2 中度家务劳动，如擦窗户、手洗衣服、拖地板、看护孩子（背抱、游戏走动） □天/周；平均每天□□小时□□分钟
5. 闲暇时，您每天坐着、靠着或躺着（如看电视、电脑、阅读、写字、 吃饭、打麻将、打牌、下棋等，请减去睡眠时间）的累计时间是　□□小时□□分钟
6. 您每天白天和晚上合计睡眠的时间是　□□小时□□分钟

表 1-21　吸烟信息采集用表

1. 您通常每天吸多少支卷烟?	□□支/天（烟叶可以代换为卷烟）
2. 您早晨醒来后多长时间吸第一支烟?	□□分钟
3. 你认为哪支烟你最为愿意放弃?	□
①其他时间　②早上第一支烟	
4. 你早上醒来后第一个小时是否比其他吸烟时间多?	□
①是　②否	
5. 你卧病在床时仍旧吸烟吗?	□
①是　②否	
6. 你是否在许多不准吸烟的场所很难控制吸烟的需求?	□
①是　②否	

表 1-22　饮酒信息采集用表

请你回忆在过去一年里的饮酒情况，填写下表。

酒　类	是否饮酒 1-是 2-否	平均饮酒次数（选择其中一列填写）				平均每次饮酒量
		次/天	次/周	次/月	次/年	
1. 高度白酒（>40 度）						两
2. 中度白酒（20~40 度）						两
3. 葡萄酒、黄酒、米酒						两
4. 啤酒（250 毫升/杯）						杯

表 1-23 慢病高危个体和患者管理所需其他信息用表

一、一般信息

1. 户籍类型①常驻 ②非常驻 □
2. 民族（应包括 56 个民族、外国血统中国籍人士等选项） □
3. 工作单位
4. 家庭地址
5. 联系电话（固定电话、手机）
6. 目前职业 □

①国家机关、党群组织、企业、事业单位负责人 ②专业技术人员
③办事人员和有关人员 ④商业、服务业人员 ⑤农、林、牧、渔、水利业生产人员
⑥生产、运输设备操作人员及有关人员 ⑦军人 ⑧不便分类的其他从业人员 ⑨婴幼儿、学龄前儿童 ⑩学生 ⑪家务 ⑫无业或待业

7. 文化程度 □

①研究生 ②大学本科 ③大学专科和专科学校
④中专或中技 ⑤技工学校 ⑥高中
⑦初中 ⑧小学 ⑨文盲半文盲 ⑩其他

8. 婚姻状况 □

①未婚 ②已婚 ③丧偶 ④离婚 ⑤不详

9. 家庭其他成员

姓　名	性别	出 生 年 月 日	与本人关系

10. 指定联系人　　联系电话（多个）□□□□□□□□□□□□□
11. 基层医生姓名　　联系电话□□□□□□□□□□□□□
12. 基层护士姓名　　联系电话□□□□□□□□□□□□□

二、家族史

	父亲	母亲	兄弟姐妹	子女
高血压	□	□	□	□
糖尿病	□	□	□	□
冠心病	□	□	□	□
脑卒中	□	□	□	□
肥胖	□	□	□	□
癌症（注明疾病名称）	□（ ）	□（ ）	□（ ）	□（ ）

三、过敏史

过敏史：1 无 2 不详 3 有（青霉素、链霉素、磺胺、射线、其他： ） □
特殊职业者：1 无 2 不详 3 有（油漆、农药、射线、其他： ） □
手术史（注明名称时间）：
生育史：孕 次、产 次、流 次
月经史：初潮 岁、行经 天、周期 天、绝经 岁
建档医生： 负责医生： 活动状态：

四、既往史

高血压病：确认时间 年　冠心病：确认时间 年
脑卒中：确认时间 年　糖尿病：确认时间 年
高血脂病：确认时间 年　精神病：确认时间 年
恶性肿瘤：确认时间 年　肺心病：确认时间 年

4. 居民健康档案填写基本要求

（1）档案填写一律用钢笔或圆珠笔，不得用铅笔或红色笔书写。字迹要清楚，书写要工整。数字或代码一律用阿拉伯数字书写。数字和编码不要填出格外，如果数字填错，用双横线将整笔数码划去，并在原数码上方工整填写正确的数码，切勿在原数码上涂改。

（2）在居民健康档案的各种记录表中，凡有备选答案的项目，应在该项目栏的“□”内填写与相应答案选项编号对应的数字，如性别为男，应在性别栏“□”内填写与“1 男”对应的数字 1。对于选择备选答案中“其他”或者是“异常”这一选项者，应在该选项留出的空白处用文字填写相应内容，并在项目栏的“□”内填写与“其他”或者是“异常”选项编号对应的数字，如填写“个人基本信息表”中的既往疾病史时，若该居民曾患有“腰椎间盘突出症”，则在该项目中应选择“其他”，既要在“其他”选项后写明“腰椎间盘突出症”，同时在项目栏“□”内填写数字 12。对各类表单中没有备选答案的项目用文字或数据在相应的横线上或方框内据情填写。

（3）涉及疾病诊断名称时，应遵循国际疾病分类标准 ICD-10 填写，涉及到疾病中医诊断病名及辨证分型时，应遵循《中医病证分类与代码》（GB/T15657-1995，TCD）。

（4）统一为居民健康档案进行编码，采用 16 位编码制，以国家统一的行政区划编码为基础，以乡镇（街道）为范围，村（居）委会为单位，编制居民健康档案唯一编码。同时将建档居民的身份证号作为统一的身份识别码，为在信息平台下实现资源共享奠定基础。

第一段为 6 位数字，表示县及县以上的行政区划，统一使用《中华人民共和国行政区划代码》（GB2260）。

第二段为 3 位数字，表示乡镇（街道），按照国家标准《县以下行政区划代码编码规则》（GB/T10114-2003）编制。

第三段为 2 位数字，表示村民委员会或居民委员会，根据当地有关部门确定的编码规则进行编制。

第四段为 5 位数字，表示居民个人序号，由建档机构根据建档顺序编制。

在填写健康档案的其他表格时，必须填写居民健康档案编号，但只需填写后 7 位编码。

（5）各类检查报告单据及转诊记录粘贴：服务对象在健康体检、就诊、会诊时所做的各种化验及检查的报告单据，都应该粘贴留存归档。可以有序地粘贴在相应健康体检表、接诊记录表、会诊记录表的后面。

双向转诊（转出）单存根与双向转诊（回转）单可另页粘贴，附在相应位置上与本人健康档案一并归档。

（6）各类表单中涉及的日期类项目，如体检日期、访视日期、会诊日期等，按照年（4 位）、月（2 位）、日（2 位）顺序填写。

（7）各类表单中带有 * 号的项目，建议有条件的地区进行检查。

5. 纸质健康档案的保管和存放　纸质居民健康档案所包括的资料较多，排列顺序一般为个人一般情况、主要健康问题目录、周期性检查记录、接诊记录或重点管理人群的随访记录、会诊和转诊记录、辅助检查资料等。这些资料最好装成合订本，合订本的最后应留有空白页，供辅助检查资料的粘贴。

健康档案的存放和保管可根据其规模、人员编制和人员素质情况而定，原则上由分管居住辖区的社区卫生服务中心（站）、乡镇卫生院或村卫生室保管，社区卫生服务中心（站）、乡镇卫生院可以设立档案室/处（可与挂号室合并），由挂号人员兼管。为了便于使用，也可存放在门诊室，由医生和护士保管。存放档案的柜子要符合防尘、防火的要求，档案应按编号顺序排放。每次使用完毕，要准确地放回原处，并定时进行整理，保持档案摆放的整齐有序。

三、慢性病患病信息

信息来源于居民健康档案的表 1-2、表 1-3、表 1-4、表 1-5、表 1-6、表 1-7、表 1-8 和高血压患者健康管理随访表（表 1-24）、2 型糖尿病患者随访服务记录表（表 1-25）等。乡镇卫生院（社区卫生服务中心）、村卫生室（社区卫生服务站）负责辖区内 35 岁及以上原发性高血压患者和 2 型糖尿病患者管理工作。建立门诊“首诊测血压”制度，对辖区内 35 岁及以上常住居民，每年在其第一次到乡镇卫生院、村卫生室、社区卫生服务中心（站）就诊时为其测量血压，并将血压值登记到“成人首诊测量血压登记本”和居民健康档案中。通过电话预约、入户、流动测血压等方式，为辖区 35 岁以上未就诊居民测量血压，并将血压值记录到居民健康档案中。高血压高危人群每半年至少测量 1 次血压，2 型糖尿病高危人群每年至少测量 1 次空腹血糖和 1 次餐后 2 小时血糖。对原发性高血压患者和 2 型糖尿病患者，每年要提供至少 4 次面对面的随访，每季度至少随访一次。

表 1-24　高血压患者健康管理随访表

姓名：　　　　　　　　　　　　　　　　　　　　　　编号□□-□□□□□

随访日期		年　月　日	年　月　日	年　月　日	年　月　日
随访方式		1 门诊　2 家庭 3 电话　□	1 门诊　2 家庭 3 电话　□	1 门诊　2 家庭 3 电话　□	1 门诊　2 家庭 3 电话　□
症状	1 无症状 2 头痛头晕 3 恶心呕吐 4 眼花耳鸣 5 呼吸困难 6 心悸胸闷 7 鼻出血不止 8 四肢发麻 9 下肢水肿 10 视物模糊	□/□/□/□/□/□/□/□	□/□/□/□/□/□/□/□	□/□/□/□/□/□/□/□	□/□/□/□/□/□/□/□
		其他：	其他：	其他：	其他：

续　表

体征	血压（mmHg）	/	/	/	/
	体重（kg）				
	体质指数				
	心　　率	/	/	/	/
	其　　他				
生活方式指导	日吸烟量（支）	/	/	/	/
	日饮酒量（两）	/	/	/	/
	运　　动	次/周　分钟/次 次/周　分钟/次	次/周　分钟/次 次/周　分钟/次	次/周　分钟/次 次/周　分钟/次	次/周　分钟/次 次/周　分钟/次
	摄盐情况（g/d）	/	/	/	/
	心理调整	1 良好　2 一般　3 差 □	1 良好　2 一般　3 差 □	1 良好　2 一般　3 差 □	1 良好　2 一般　3 差 □
	遵医行为	1 良好　2 一般　3 差 □	1 良好　2 一般　3 差 □	1 良好　2 一般　3 差 □	1 良好　2 一般　3 差 □
辅助检查*					
服药依从性		1 规律　2 间断 3 不服药　□	1 规律　2 间断 3 不服药　□	1 规律　2 间断 3 不服药　□	1 规律　2 间断 3 不服药　□
药物不良反应		1 无　2 有________ □	1 无　2 有________ □	1 无　2 有________ □	1 无　2 有________ □
此次随访分类		1 控制满意　2 控制不满意　3 不良反应 4 并发症　□	1 控制满意　2 控制不满意　3 不良反应 4 并发症　□	1 控制满意　2 控制不满意　3 不良反应 4 并发症　□	1 控制满意　2 控制不满意　3 不良反应 4 并发症　□
用药情况	药物名称 1				
	用法	每日　次 | 每次　mg	每日　次 | 每次　mg	每日　次 | 每次　mg	每日　次 | 每次　mg
	药物名称 2				
	用法	每日　次 | 每次　mg	每日　次 | 每次　mg	每日　次 | 每次　mg	每日　次 | 每次　mg
	药物名称 3				
	用法	每日　次 | 每次　mg	每日　次 | 每次　mg	每日　次 | 每次　mg	每日　次 | 每次　mg
	其他药物				
	用法	每日　次 | 每次　mg	每日　次 | 每次　mg	每日　次 | 每次　mg	每日　次 | 每次　mg
转诊	原　因				
	机构及科别				
下次随访日期					
随访医生签名					

续 表

填表说明

1. 本表为高血压患者在接受随访服务时由医生填写。每年的综合评估后填写居民健康档案的健康体检表。

2. 体征　体质指数=体重（kg）/身高的平方（m^2），如有其他阳性体征，请填写在“其他”一栏。体重和心率斜线前填写目前情况，斜线后下填写下次随访时应调整到的目标。

3. 生活方式指导　在询问患者生活方式时，同时对患者进行生活方式指导，与患者共同制定下次随访目标。

日吸烟量：斜线前填写目前吸烟量，不吸烟填“0”，吸烟者写出每天的吸烟量“××支”，斜线后填写吸烟者下次随访目标吸烟量“××支”。

日饮酒量：斜线前填写目前饮酒量，不饮酒填“0”，饮酒者写出每天的饮酒量相当于白酒“××两”，斜线后填写饮酒者下次随访目标饮酒量相当于白酒“××两”。白酒 1 两相当于葡萄酒 4 两，黄酒半斤，啤酒 1 瓶，果酒 4 两。

运动：填写每周几次，每次多少分钟。即“××次/周，××分钟/次”。横线上填写目前情况，横线下填写下次随访时应达到的目标。

摄盐情况：斜线前填写目前摄盐量，根据患者的饮食情况计算出每天的摄盐量“×g/d”，斜线后填写患者下次随访目标摄盐量。

心理调整：根据医生印象选择对应的选项。

遵医行为：指患者是否遵照医生的指导去改善生活方式。

4. 辅助检查：记录患者在上次随访到这次随访之间到各医疗机构进行的辅助检查结果。

5. 服药依从性：“规律”为按医嘱服药，“间断”为未按医嘱服药，频次或数量不足，“不服药”即为医生开了处方，但患者未使用此药。

6. 药物不良反应：如果患者服用的降压药物有明显的药物不良反应，具体描述哪种药物，何种不良反应。

7. 此次随访分类：根据此次随访时的分类结果，由责任医生在 4 种分类结果中选择一项在“□”中填上相应的数字。“控制满意”意为血压控制满意，无其他异常；“控制不满意”意为血压控制不满意，无其他异常；“不良反应”意为存在药物不良反应；“并发症”意为出现新的并发症或并发症出现异常。如果患者同时并存几种情况，填写最严重的一种情况，同时结合上次随访情况确定患者下次随访时间，并告知患者。

8. 用药情况：根据患者整体情况，为患者开具处方，填写患者即将服用的降压药物名称，写明用法。

9. 转诊：如果转诊要写明转诊的医疗机构及科室类别，如××市人民医院心内科，并在原因一栏写明转诊原因。

10. 随访医生签名：随访完毕，核查无误后随访医生签署其姓名。

表 1-25　2 型糖尿病患者随访服务记录表

姓名：　　　　　　　　　　　　　　　　编号□□-□□□□□

随访日期		年　月　日	年　月　日	年　月　日	年　月　日
随访方式		1 门诊　2 家庭 3 电话　□	1 门诊　2 家庭 3 电话　□	1 门诊　2 家庭 3 电话　□	1 门诊　2 家庭 3 电话　□
症状	1 无症状 2 多饮 3 多食 4 多尿 5 视物模糊 6 感染 7 手脚麻木 8 下肢浮肿	□/□/□/□/□/□/□/□ 其他：	□/□/□/□/□/□/□/□ 其他：	□/□/□/□/□/□/□/□ 其他：	□/□/□/□/□/□/□/□ 其他：
体征	血压（mmHg）	/	/	/	/
	体重（kg）				
	体质指数				
	足背动脉搏动	1 未触及　2 触及　□	1 未触及　2 触及　□	1 未触及　2 触及　□	1 未触及　2 触及　□
	其　他				
生活方式指导	日吸烟量	/　支	/　支	/　支	/　支
	日饮酒量	/　两	/　两	/　两	/　两
	运　动	次/周　分钟/次 次/周　分钟/次	次/周　分钟/次 次/周　分钟/次	次/周　分钟/次 次/周　分钟/次	次/周　分钟/次 次/周　分钟/次
	主食（g/d）	/	/	/	/
	心理调整	1 良好　2 一般　3 差　□	1 良好　2 一般　3 差　□	1 良好　2 一般　3 差　□	1 良好　2 一般　3 差　□
	遵医行为	1 良好　2 一般　3 差　□	1 良好　2 一般　3 差　□	1 良好　2 一般　3 差　□	1 良好　2 一般　3 差　□
辅助检查	空腹血糖值	______mmol/L	______mmol/L	______mmol/L	______mmol/L
	其他检查*	糖化血红蛋白____% 检查日期：__月__日	糖化血红蛋白____% 检查日期：__月__日	糖化血红蛋白____% 检查日期：__月__日	糖化血红蛋白____% 检查日期：__月__日
服药依从性		1 规律　2 间断 3 不服药　□	1 规律　2 间断 3 不服药　□	1 规律　2 间断 3 不服药　□	1 规律　2 间断 3 不服药　□
药物不良反应		1 无　2 有　□	1 无　2 有　□	1 无　2 有　□	1 无　2 有　□
低血糖反应		1 无　2 偶尔　3 频繁 □	1 无　2 偶尔　3 频繁 □	1 无　2 偶尔　3 频繁 □	1 无　2 偶尔　3 频繁 □

续 表

此次随访分类		1 控制满意 2 控制不满意 3 不良反应 4 并发症 □	1 控制满意 2 控制不满意 3 不良反应 4 并发症 □	1 控制满意 2 控制不满意 3 不良反应 4 并发症 □	1 控制满意 2 控制不满意 3 不良反应 4 并发症 □
用药情况	药物名称 1				
	用 法	每日 次 | 每次 mg	每日 次 | 每次 mg	每日 次 | 每次 mg	每日 次 | 每次 mg
	药物名称 2				
	用 法	每日 次 | 每次 mg	每日 次 | 每次 mg	每日 次 | 每次 mg	每日 次 | 每次 mg
	药物名称 3				
	用 法	每日 次 | 每次 mg	每日 次 | 每次 mg	每日 次 | 每次 mg	每日 次 | 每次 mg
	胰岛素				
转诊	原 因				
	机构及科别				
下次随访日期					
随访医生签名					

填表说明

1. 本表为2型糖尿病患者在接受随访服务时由医生填写。每年的综合评估填写居民健康档案的健康体检表。

2. 体征 体质指数=体重（kg）/身高的平方（m^2）。如有其他阳性体征，请填写在“其他”一栏。体重斜线前填写目前情况，斜线后下填写下次随访时应调整到的目标。

3. 生活方式指导 询问患者生活方式的同时对患者进行生活方式指导，与患者共同制定下次随访目标。

日吸烟量：斜线前填写目前吸烟量，不吸烟填“0”，吸烟者写出每天的吸烟量“××支”，斜线后填写吸烟者下次随访目标吸烟量“××支”。

日饮酒量：斜线前填写目前饮酒量，不饮酒填“0”，饮酒者写出每天的饮酒量相当于白酒“××两”，斜线后填写饮酒者下次随访目标饮酒量相当于白酒“××两”。白酒1两相当于葡萄酒4两，黄酒半斤，啤酒1瓶，果酒4两。

运动：填写每周几次，每次多少分钟。即“××次/周，××分钟/次”。横线上填写目前情况，横线下填写下次随访时应达到的目标。

主食：根据患者的实际情况估算主食（米饭、面食、饼干等淀粉类食物）的摄入量。为每天各餐的合计量。

心理调整：根据医生印象选择对应的选项。

遵医行为：指患者是否遵照医生的指导去改善生活方式。

4. 辅助检查 为患者进行空腹血糖检查，记录检查结果。若患者在上次随访到此次随访之间到各医疗机构进行过糖化血红蛋白或其他辅助检查，应如实记录。

5. 服药依从性 “规律”为按医嘱服药，“间断”为未按医嘱服药，频次或数量不足，“不服药”即为医生开了处方，但患者未使用此药。

6. 药物不良反应 如果患者服用上述药物有明显的药物不良反应，具体描述哪种药物，何种不良反应。

7. 低血糖反应 根据上次随访到此次随访之间患者出现的低血糖反应情况。

8. 此次随访分类 根据此次随访时的分类结果，由随访医生在4种分类结果中选择一项在“□”中填上相应的数字。“控制满意”意为血糖控制满意，无其他异常；“控制不满意”意为血糖控制不满意，无其他异常；“不良反应”意为存在药物不良反应；“并发症”意为出现新的并发症或并发症出现异常。如果患者并存几种情况，填写最严重的一种情况，同时结合上次随访情况，决定患者下次随访时间，并告知患者。

9. 用药情况 根据患者整体情况，为患者开具处方，填写患者即将服用的降糖药物名称，写明用法。胰岛素具体写明胰岛素的种类、时间、剂量。

10. 转诊 如果转诊要写明转诊的医疗机构及科室类别，如××市人民医院心内科，并在原因一栏写明转诊原因。

11. 随访医生签名 随访完毕，核查无误后随访医生签署其姓名。

四、重性精神疾病信息

主要来源于居民健康档案个人基本信息（表 1-3）、重性精神疾病患者个人信息补充表（表 1-26）、重性精神疾病患者随访服务记录表（表 1-27）等。通过建立居民健康档案和每年至少随访 4 次的形式收集此类信息。

表 1-26　重性精神疾病患者个人信息补充表

姓名：　　　　　　　　　　　　　　　　　　　　　　　　编号□□-□□□□□

监护人姓名			与患者关系	
监护人住址			监护人电话	
辖区村（居）委会联系人、电话				
初次发病时间				
既往主要症状		1 幻觉　2 交流困难　3 猜疑　4 喜怒无常　5 行为怪异　6 兴奋话多　7 伤人毁物　8 悲观厌世　9 无故外走　10 自语自笑　11 孤僻懒散　12 其他________ □/□/□/□/□/□/□/□/□/□/□/□		
既往治疗情况	门诊	1 未治　2 间断门诊治疗　3 连续门诊治疗　□		
	住院	曾住精神专科医院/综合医院精神专科____次		
最近诊断情况		诊断________确诊医院________确诊日期________		
最近一次治疗效果		1 痊愈　2 好转　3 无变化　4 加重　□		
患病对家庭社会的影响		1 轻度滋事____次　2 肇事____次　3 肇祸____次　4 自伤____次　5 自杀未遂____次　6 无		
关锁情况		1 无关锁　2 关锁　3 关锁已解除　□		
填表日期		年　月　日	医生签字	

填表说明

1. 对于重性精神疾病患者，在建立居民健康档案时，除填写个人基本信息表外，还应填写此表。在随访中发现个人信息有所变更时，要及时修订。

2. 监护人姓名　法律规定的、目前行使监护职责的人。

3. 监护人住址及监护人电话　填写患者监护人目前的居住地址及可以随时联系的电话。

4. 初次发病时间　患者首次出现精神症状的时间。

5. 既往主要症状　根据患者从第一次发病到填写此表之时的情况，填写患者曾出现过的主要症状。

6. 既往治疗情况　根据患者接受的门诊和住院治疗情况填写。若未住过精神专科医院或综合医院精神科，填写“0”，住过院的填写次数。

7. 最近诊断情况　填写患者最近一次所患精神疾病的诊断名称，并填写医院名称和确诊日期。

8. 患病对家庭社会的影响　根据患者从第一次发病到填写此表时的情况，若未发生过，填写“0”；若发生过，填写相应的次数。

轻度滋事：指公安机关出警但仅作一般教育等处理的案情，例如患者打、骂他人或者扰乱秩序，但没有造成生命财产损害的，属于此类。

肇事：指患者的行为触犯了我国《治安管理处罚法》但未触犯《刑法》，例如患者有行凶伤人毁物等，但未导致被害人轻、重伤的。

肇祸：指患者的行为触犯了《刑法》，属于犯罪行为的。

9. 关锁情况　关锁指出于非医疗目的，使用某种工具（如绳索、铁链、铁笼等）限制患者的行动自由。

表 1-27　重性精神疾病患者随访服务记录表

姓名：　　　　　　　　　　　　　　　　　　　　　　　　　　　　编号□□-□□□□□

随访日期	________年____月____日		
目前症状	1 幻觉　2 交流困难　3 猜疑　4 喜怒无常　5 行为怪异　6 兴奋话多　7 伤人毁物　8 悲观厌世　9 无故外走　10 自语自笑　11 孤僻懒散　12 其他__________________		□/□/□/□/□/□/□/□/□/□/□/□
自知力	1 自知力完全　2 自知力不全　3 自知力缺失		□
睡眠情况	1 良好　2 一般　3 较差		□
饮食情况	1 良好　2 一般　3 较差		□
社会功能情况	个人生活料理	1 良好　2 一般　3 较差	□
	家务劳动	1 良好　2 一般　3 较差	□
	生产劳动及工作	1 良好　2 一般　3 较差　9 此项不适用	□
	学习能力	1 良好　2 一般　3 较差	□
	社会人际交往	1 良好　2 一般　3 较差	□
患病对家庭社会的影响	1 轻度滋事________次　2 肇事________次　3 肇祸________次　4 自伤________次　5 自杀未遂________次　6 无		
实验室检查			
服药依从性	1 规律　2 间断　3 不服药		□
药物不良反应	1 无　2 有________________		□
治疗效果	1 痊愈　2 好转　3 无变化　4 加重		□
此次随访分类	1 稳定　2 基本稳定　3 不稳定		□
是否转诊	1 否　2 是 原因：____________________ 机构及科室：________________________		□
用药情况	药物 1：	用法：每日（月）　次	每次剂量　mg
	药物 2：	用法：每日（月）　次	每次剂量　mg
	药物 3：	用法：每日（月）　次	每次剂量　mg
康复措施	1 生活劳动能力　2 职业训练　3 学习能力　4 社会交往　5 其他________		□/□/□
下次随访日期	____________年____月____日	随访医生签名	

续 表

填表说明

1. 目前症状 填写从上次随访到本次随访期间发生的情况。

2. 自知力 是患者对其自身精神状态的认识能力。

自知力完全：患者精神症状消失，真正认识到自己有病，能透彻认识到哪些是病态表现，并认为需要治疗。

自知力不全：患者承认有病，但缺乏正确认识和分析自己病态表现的能力。

自知力缺失：患者否认自己有病。

3. 患病对家庭社会的影响 填写从上次随访到本次随访期间发生的情况。若未发生过，填写“0”；若发生过，填写相应的次数。

轻度滋事：指公安机关出警但仅作一般教育等处理的案情，例如患者打、骂他人或者扰乱秩序，但没有造成生命财产损害的，属于此类。

肇事：指患者的行为触犯了我国《治安管理处罚法》但未触犯《刑法》，例如患者有行凶伤人毁物等，但未导致被害人轻、重伤的。

肇祸：指患者的行为触犯了《刑法》，属于犯罪行为的。

4. 实验室检查 记录最近一次（3个月内）的实验室检查结果，包括在上级医院或其他医院的检查。

5. 服药依从性 “规律”为按医嘱服药；“间断”为未按医嘱服药，服药频次或数量不足；“不服药”即为医生开了处方，但患者未使用此药。

6. 药物不良反应 如果患者服用的药物有明显的药物不良反应，应具体描述哪种药物，以及何种不良反应。

7. 此次随访分类 根据从上次随访到此次随访期间患者的总体情况进行选择。

8. 是否转诊 根据患者此次随访的情况，确定是否要转诊，若给出患者转诊建议，填写转诊医院的具体名称。

9. 用药情况 根据患者的总体情况，填写患者即将服用的抗精神病药物名称，并写明用法。

10. 康复措施 根据患者此次随访的情况，给出应采取的康复措施，可以多选。

11. 下次随访日期 根据患者的情况确定下次随访时间，并告知患者和家属。

五、食源性疾病信息

首诊医生在诊疗过程中发现食物中毒、疑似食物中毒、相关食源性疾病病人时，按照《疑似食源性异常病例/异常健康事件报告卡》（表1-28），收集异常病例/异常健康事件信息；按照食源性疾病（包括食物中毒）事件信息收集表（表1-29），采集事件相关信息。

1. 疑似食源性异常病例/异常健康事件 是以发现病例/事件的医疗机构为单位进行个案/事件报告，报告流程为：

（1）病例到乡镇卫生院（社区卫生服务中心）、村卫生室（社区卫生服务站）就诊，接诊医生发现可能与食品相关的异常病例/异常健康事件。

（2）医生填写纸质《疑似食源性异常病例/异常健康事件报告卡》。

（3）交给乡镇卫生院（社区卫生服务中心）专门负责此类信息搜集、汇总的人员。

（4）专管人员组织单位内部专家会诊，确诊是否为疑似食源性异常病例/异常健康事件。

（5）专管人员将会诊确认的疑似食源性异常病例/异常健康事件报告辖区县级疾病预防控制中心，并且附上该患者全部病历的复印件。

（6）乡镇卫生院（社区卫生服务中心）协助所在地卫生计生部门进行调查确认。

（7）接受上级相关单位的信息反馈，并存档。

2. 食源性疾病（包括食物中毒）

（1）乡镇卫生院（社区卫生服务中心）、村卫生室（社区卫生服务站）在日常诊疗中一旦发现疑似食源性疾病的个案或事件，立即上报当地卫生计生部门。

（2）乡镇卫生院（社区卫生服务中心）、村卫生室（社区卫生服务站）协助当地卫生计生部门进行个案或事件处置。

（3）接受上级相关单位的信息反馈，并存档。

表 1-28　疑似食源性异常病例/异常健康事件报告卡

报告卡编号：____________

<table>
<tr><td>姓名：</td><td>性别：</td><td>出生时间：　年　月</td></tr>
<tr><td>证件类型：</td><td colspan="2">证件号码：</td></tr>
<tr><td colspan="2">现住址：　省　市　区/县</td><td>固定电话：</td></tr>
<tr><td colspan="2">户口地址：　省　市　区/县</td><td>移动电话：</td></tr>
<tr><td colspan="2">患者发病时间：　年　月　日</td><td>患者就诊时间：　年　月　日</td></tr>
<tr><td colspan="3">主要症状：
发热□　瘙痒□　胸闷□　恶心□　头痛□　复视□　寒战□　烧灼感□　胸痛□
呕吐□　眩晕□　视物模糊□　乏力□　皮疹□　心悸□　腹痛□　昏迷□　眼睑下垂□
脱水□　出血点□　气短□　腹泻□　抽搐□　肢体麻木□　水肿□　黄疸□　便秘□
惊厥□　末梢感觉障碍□　面色潮红□　瘫痪□　针刺感□　面色苍白□　言语困难□
精神失常□　呼吸短促□　尿量减少□　吞咽困难□　咯血□　背部/肾区疼痛□　感觉异常□
呼吸困难□　尿中带血□　其他____________</td></tr>
<tr><td colspan="3">主要体征：</td></tr>
<tr><td colspan="3">实验室检查结果：</td></tr>
<tr><td colspan="3">辅助检查结果（B 超、CT 或核磁等）：</td></tr>
<tr><td colspan="3">主要诊断：</td></tr>
<tr><td colspan="3">可疑病因：（可多选）□与食品有关　□与饮用水有关　□与环境污染有关　□职业　□辐射　□不详
□其他____________</td></tr>
<tr><td colspan="3">如果疑似与食品有关，请列出可疑食品名称：
____________</td></tr>
<tr><td colspan="3">上报原因（报告病例需要与某种可疑食品有关）：□ 疾病的临床表现及流行病学特征，用现有的专业知识及临床经验无法合理解释；□ 病情/健康损害严重，临床少见并且无法合理解释；□ 同一医院接诊类似的病人数异常增多，超出既往水平并且无法合理解释；□ 存在上述一个或数个特征，疑似与进食某种食品有关。</td></tr>
</table>

续　表

填表说明 1. 报告卡编号　监测医院、区（县）级和地（市）级 CDC 无需填写。报告卡编码由报告系统自动生成，由医院编码、填报时间和病例序号三部分组成，报告卡编码的原则及方法如下： 医院编码：系统为每一家监测医院提供的唯一编码。在网络填报时，填报人只需选择监测医院，系统将自动提供一个编码。 填报时间：填报人在网络填写报告卡时，由系统自动赋予的时间。该填报时间比区（县）级或地（市）级 CDC 从监测医院接收纸质报告卡的时间晚一个工作日。 病例序号：为 4 位，是填报人在网络填写报告卡时，报告系统根据记录自动提供的该监测医院最新病例序号，该序号不会与监测医院曾经记录的病例序号重复。 2. 姓名　必填内容，应该与身份证上登记的姓名一致，新生儿没有姓名，应以父母亲姓名命名之，为“某某之女”或“某某之子”。 3. 出生年月　必填内容，按公历计算，如果为农历，请注明。 4. 性别　必填内容。 5. 证件类型和证件号码　必填内容，以身份证为最佳，新生儿没有身份证，则采用父母亲的身份证号。 6. 现住址和户口地址　至少填写一项，记录能找到本人或监护人的地址。 7. 固定电话和移动电话　至少填写一项，记录能找到本人或监护人的座机号码及手机号码。 8. 患者发病时间和就诊时间　必填内容。 9. 主要症状、体征、实验室检查结果和辅助检查结果（B 超、CT、核磁等）　应记录接诊医生认为有助于疾病诊断的所有症状、体征、实验室检查结果和辅助检查结果，该部分内容要求与患者病历记载的内容一致。接诊医生在记录患者临床表现时，请参考症状字典，并在相应症状后面的方框内画“√”，如果患者出现的主要症状在字典中没有或不全，请在相应栏目中补充完善。主要体征、实验室检查结果和辅助检查结果应记录异常的检查发现。 10. 主要诊断结果　必填内容，为初步诊断结果。 11. 可疑病因信息　必选内容。 12. 上报原因　必填内容。 13. 医院名称、填报人、填报日期　必填内容。

医院名称：__________________　填报人：__________________　填报日期：__________________

表 1-29 食源性疾病（包括食物中毒）事件信息收集表

监测点：__________ 监测点所属区域：__________ 报告用户：__________

发生日期：__________ 报告日期：__________ 发生地区：__________

发生场所类型：

□学校食堂 □单位食堂 □宾馆饭店 □街头摊点 □食品超市 □家庭

□快餐店 □送餐 □其他 □不明

发生场所具体名称：____________________

引发事件原因：

产生环节：□养殖 □生产加工 □运输 □储存 □销售 □其他_____

因素：□加工不当 □存储不当 □交叉污染 □误食误用 □原料变质

□加工人员污染 □设备污染 □投毒 □原料污染 □原因不明 □其他_________

发病人群：

	暴露人数	男性	发病人数	男性	住院人数	男性	死亡人数	男性	人均医疗费用（元）
0~5 岁									
6~15 岁									
16~60 岁									
>60 岁									
总计									

罹患率：____________________% 病死率：____________________%

发病详情：

中毒症状：

恶心：__________人	金属味：__________人	苍白：__________人
色素沉着：__________人	虚脱：__________人	脱皮：__________人
肥皂/咸味：__________人	口渴：__________人	指甲出现白带：__________人
呕吐：__________人	贫血：__________人	肿胀：__________人
发绀：__________人	脱水：__________人	唾液过多：__________人
面部潮红：__________人	足/腕下垂：__________人	

肠道感染症状：

腹痛：__________人	腹泻：__________人	寒战：__________人
便秘：__________人	发热：__________人	里急后重：__________人

一般感染症状：

咳嗽：__________人	淋巴结肿胀：__________人	乏力：__________人
尿量减少：__________人	背部/肾区疼痛：__________人	浮肿：__________人
头痛：__________人	黄疸：__________人	食欲减退：__________人
不适：__________人	肌肉痛：__________人	出汗：__________人
颈部关节僵硬：__________人		

局部感染症状：

耳：__________人	眼：__________人	痒：__________人
口：__________人	皮疹：__________人	皮肤破损：__________人

神经疾病症状：

视物模糊：__________人	眼睑下垂：__________人	麻木：__________人
瘫痪：__________人	针刺感：__________人	昏迷：__________人
抽搐：__________人	谵妄：__________人	言语困难：__________人
吞咽困难：__________人	呼吸困难：__________人	晕眩：__________人
复视：__________人		

其他症状：

具体描述：________________________________

其他：__________人

时间信息：

首发时间：________________　　末发时间：________________

潜伏期最短：__________小时　潜伏期最长：__________小时　潜伏期中值：__________小时

时间：	0~12 小时	12~24 小时	1~2 天	2~7 天	1~2 周	2~4 周	1 个月以上
人数：							

病程最短：____________小时　病程最长：____________小时　病程中值：____________小时

可疑食品与样品检测信息：

可疑食品信息：

食品所属分类：________________　　食品描述：________________

产品商业名：________________（包括家庭自制食品）

生产商：________________（包括家庭自制食品）

自制食品名称：________________　　食品原料：________________

食品销售方法：________________　　食品加工方法：________________

食品消费地点：________________　　食品污染源地点：________________

食品采购时间：________________　　食品运输手段：________________

食品样品检测信息：

食品样品名称：________________

送检实验室名称：________________

病人生物样本 1：	数量：	阳性数：
病人生物样本 2：	数量：	阳性数：
病人生物样本 3：	数量：	阳性数：
病人生物样本 4：	数量：	阳性数：
健康人生物样本 1：	数量：	阳性数：
健康人生物样本 2：	数量：	阳性数：
健康人生物样本 3：	数量：	阳性数：

续 表

健康人生物样本 4：	数量：	阳性数：
食品加工者生物样本 1：	数量：	阳性数：
食品加工者生物样本 2：	数量：	阳性数：
食品加工者生物样本 3：	数量：	阳性数：
食品加工者生物样本 4：	数量：	阳性数：
环境样本 1：	数量：	阳性数：
环境样本 2：	数量：	阳性数：
环境样本 3：	数量：	阳性数：
环境样本 4：	数量：	阳性数：

* 生物样本名称填写：腹泻物/呕吐物/血样/肛拭子/尿液

诊断信息：
原因食品分类：______________
原因食品名称：______________
致病因素：______________ 诊断名称：______________
用药：______________ 给药方式：______________
其他处理：______________
填报信息：
填报人：______________ 填报日期：______________

六、职业病信息

乡镇卫生院（社区卫生服务中心）将首诊的急性职业病（主要是急性职业中毒）和急性农药中毒病人，按照《职业病报告卡》（限于急性职业病内容）（表 1-30）和（或）《农药中毒报告卡》（表 1-31）内容，经“中国疾病预防控制信息系统”于 2 小时内进行网络报告。未实行网络直报的责任报告单位应于 24 小时内寄送出报告卡，由辖区疾病预防控制机构代报。

表 1-30 职业病报告卡

（不含尘肺病、放射性疾病）

身份证号：

<table>
<tr><td>卡片序号</td><td colspan="4">省（自治区、直辖市） 地（市） 县 乡镇
□□□□□□□□□□□□□□□□□□□□□□□□□</td></tr>
<tr><td rowspan="6">用人单位基本信息</td><td colspan="4">名称 □□□□□□□□□-□</td></tr>
<tr><td colspan="4">通讯地址 邮编</td></tr>
<tr><td colspan="4">联系人 电话</td></tr>
<tr><td colspan="4">经济类型</td></tr>
<tr><td colspan="4">行业</td></tr>
<tr><td colspan="4">企业规模 1 大型□ 2 中型□ 3 小型□ 4 不详□</td></tr>
<tr><td colspan="3">报告类别 新病例□ 死亡病例□</td><td colspan="2">病人来源 体检机构□ 诊断机构□ 其他□</td></tr>
<tr><td colspan="2">姓名</td><td>性别 男□ 女□</td><td colspan="2">出生日期 年 月 日</td></tr>
<tr><td colspan="3">职业病种类：</td><td colspan="2">具体病名</td></tr>
<tr><td colspan="3">中毒事故编码</td><td colspan="2">同时中毒人数</td></tr>
<tr><td colspan="5">接触时间 天 小时 分 （适用于专业工龄不足 1 个月者的急性职业病患者）</td></tr>
<tr><td colspan="3">统计工种</td><td colspan="2">专业工龄 年 月 日</td></tr>
<tr><td colspan="3">发生日期 年 月 日</td><td colspan="2">诊断日期 年 月 日</td></tr>
<tr><td colspan="3">死亡日期 年 月 日</td><td colspan="2">诊断单位</td></tr>
<tr><td colspan="5">死因 本病 □ 其他 □ ______________________________死因不明 □</td></tr>
</table>

报告单位（盖章）： 单位负责人： 报告人： 报告日期：__________年______月 ______日

表 1-31　农药中毒报告卡

表　　号：卫统 36-4 表
制定机关：卫生部
批准机关：国家统计局
批准文号：国统制［2012］184 号
有效期至：2014 年 12 月

卡片序号	省（自治区、直辖市）　地、市　　县　　乡（镇）　村 □□□□□□□□□□□□□□□□□□□□□□□□	
身份证号＊		姓名
性别　　1 男□　2 女□		年龄　　岁
中毒农药名称		中毒农药种类
中毒类型　　1 生产性自用□　　2 生产性受雇□ 3 生活性误服（用）□　　4 生活性自服□		
转归　1 治愈 □　　2 好转□　　3 死亡□　　4 其他□_________		
诊断日期　　年　　月　　日		死亡日期　　年　　月　　日

诊断单位（盖章）：　　　　　　单位负责人：

填表人：　　　　　　填表日期：________年____月____日

填报说明： 1. 本表填报单位为最初接诊农药中毒患者的医疗卫生机构。

2. 统计范围为在农、林业等生产活动中使用农药或生活中误用各类农药而发生中毒者（不包括食物农药残留超标和属于刑事案件的中毒患者）。本报告卡不包括生产农药而发生中毒者。

3. 本表为半年报。最初接诊农药中毒患者的医疗卫生机构，在患者确诊后 24 小时内填卡通过“健康危害监测信息系统”上报。各机构应于同年度的 7 月 10 日前和下一年度的 1 月 10 日前完成审核并上报至省级卫生行政部门。

4. ＊非必填项。

七、突发公共卫生事件相关信息

指辖区内发生的传染病暴发疫情、食物中毒、职业中毒及其他影响较大的事件的相关信息。主要来源于接诊信息、常规监测信息及主动搜索获取的信息等，通过《突发公共卫生事件相关信息报告卡》（表 1-32）采集具体信息内容。

1. 信息报告种类、时限与程序　乡镇卫生院（社区卫生服务中心）日常接诊中发现突发公共卫生事件相关信息，应当在 2 小时内以电话或传真等方式向当地县级卫生行政部门指定的专业机构报告，具备网络直报条件的同时进行网络直报。

（1）发生 1 例疑似病例即达到突发公共卫生事件相关信息报告标准的传染病：鼠疫、霍乱、传染性非典型肺炎、人感染高致病性禽流感、肺炭疽。

（2）病例短期内累计到一定数量符合突发公共卫生事件相关信息

炭疽：1 周内，同一学校、幼儿园、自然村寨、社区、建筑工地等集体单位发生 3 例及以上皮肤炭疽或肠炭疽病例；或 1 例及以上职业性炭疽病例。

甲肝/戊肝：1 周内，同一学校、幼儿园、自然村寨、社区、建筑工地等集体单位发生 5 例及以上甲肝/戊肝病例。

伤寒（副伤寒）：5 例及以上伤寒（副伤寒）病例，或出现 2 例及以上死亡。

细菌性和阿米巴性痢疾：3 天内，同一学校、幼儿园、自然村寨、社区、建筑工地等集体单位发生 10 例及以上细菌性和阿米巴性痢疾病例，或出现 2 例及以上死亡。

麻疹：1 周内，10 例及以上麻疹病例。

风疹：1 周内，同一学校、幼儿园、自然村寨、社区等集体单位发生 10 例及以上风疹病例。

流行性脑脊髓膜炎：3 天内，同一学校、幼儿园、自然村寨、社区、建筑工地等集体单位发生 3 例及以上流脑病例，或者有 2 例及以上死亡。

登革热：1 周内，一个县（市、区）发生 5 例及以上登革热病例；或首次发现病例。

流行性出血热：1 周内，同一自然村寨、社区、建筑工地、学校等集体单位发生 5 例（高发地区 10 例）及以上流行性出血热病例，或者死亡 1 例及以上。

钩端螺旋体病：1 周内，同一自然村寨、建筑工地等集体单位发生 5 例及以上钩端螺旋体病病例，或者死亡 1 例及以上。

流行性乙型脑炎：1 周内，同一乡镇、街道等发生 5 例及以上乙脑病例，或者死亡 1 例及以上。

疟疾：以行政村为单位，1 个月内，发现 5 例（高发地区 10 例）及以上当地感染的病例；或在近 3 年内无当地感染病例报告的乡镇，以行政村为单位，1 个月内发现 5 例及以上当地感染的病例；在恶性疟流行地区，以乡（镇）为单位，1 个月内发现 2 例及以上恶性疟死亡病例；在非恶性疟流行地区，出现输入性恶性疟继发感染病例。

血吸虫病：在未控制地区，以行政村为单位，2 周内发生急性血吸虫病病例 10 例及以上，或在同一感染地点 1 周内连续发生急性血吸虫病病例 5 例及以上；在传播控制地区，以行政村为单位，2 周内发生急性血吸虫病 5 例及以上，或在同一感染地点 1 周内连续发生急性血吸虫病病例 3 例及以上；在传播阻断地区或非流行区，发现当地感染的病人、病牛或感染性钉螺。

流感：1 周内，在同一学校、幼儿园或其他集体单位发生 30 例及以上流感样病例，或 5 例及以上因流感样症状住院病例，或发生 1 例及以上流感样病例死亡。

流行性腮腺炎：1 周内，同一学校、幼儿园等集体单位中发生 10 例及以上流行性腮腺炎病例。

感染性腹泻（除霍乱、痢疾、伤寒和副伤寒以外）：1 周内，同一学校、幼儿园、自然村寨、社区、建筑工地等集体单位中发生 20 例及以上感染性腹泻病例，或死亡 1 例及以上。

猩红热：1 周内，同一学校、幼儿园等集体单位中，发生 10 例及以上猩红热病例。

水痘：1 周内，同一学校、幼儿园等集体单位中，发生 10 例及以上水痘病例。

输血性乙肝、丙肝、HIV：医疗机构、采供血机构发生 3 例及以上输血性乙肝、丙肝病例或疑似病例或 HIV 感染。

新发或再发传染病：发现本县（区）从未发生过的传染病或发生本县近 5 年从未报告的或国家宣布已消灭的传染病。

不明原因肺炎：发现不明原因肺炎病例。

食物中毒：一次食物中毒人数 30 人及以上或死亡 1 人及以上；学校、幼儿园、建筑工地等集体单位发生食物中毒，一次中毒人数 5 人及以上或死亡 1 人及以上；地区性或全国性重要活动期间发生食物中毒，一次中毒人数 5 人及以上或死亡 1 人及以上。

职业中毒：发生急性职业中毒 10 人及以上或者死亡 1 人及以上的。

其他中毒：出现食物中毒、职业中毒以外的急性中毒病例 3 例及以上的事件。

环境因素事件：发生环境因素改变所致的急性病例 3 例及以上。

意外辐射照射事件：出现意外辐射照射人员 1 例及以上。

群体性预防接种反应：一个预防接种单位一次预防接种活动中出现群体性疑似异常反应；或发生死亡。

群体预防性服药反应：一个预防服药点一次预防服药活动中出现不良反应（或心因性反应）10 例及以上；或死亡 1 例及以上。

医源性感染事件：医源性、实验室和医院感染暴发。

群体性不明原因疾病：2 周内，一个医疗机构或同一自然村寨、社区、建筑工地、学校等集体单位发生有相同临床症状的不明原因疾病 3 例及以上。

2. 农村学校主动向乡镇卫生院报告的相关信息

（1）在同一宿舍或者同一班级，1 天内有 3 例或者连续 3 天内有多个学生（5 例以上）患病，并有相似症状（如发热、皮疹、腹泻、呕吐、黄疸等）或者有共同用餐、饮水史时，学校疫情报告人应当在 24 小时内报出相关信息。

（2）当学校和托幼机构发现传染病或疑似传染病病人时，学校疫情报告人应当立即报出相关信息。

（3）个别学生出现不明原因的高热、呼吸急促或剧烈呕吐、腹泻等症状时，学校疫情报告人应当在 24 小时内报出相关信息。

（4）学校发生群体性不明原因疾病或者其他突发公共卫生事件时，学校疫情报告人应当在 24 小时内报出相关信息。

3. 报告内容　信息报告主要内容包括事件名称、事件类别、发生时间、地点、涉及的地域范围、人数、主要症状与体征、可能的原因、已经采取的措施、事件的发展趋势、下步工作计划等。

表 1-32　突发公共卫生事件相关信息报告卡

初步报告 进程报告（次）结案报告

填报单位（盖章）：________________________填报日期：________年____月____日

报告人：　　　　　　　　　　　　　　　　　　联系电话：

事件名称：________________________________

信息类别：1. 传染病；2. 食物中毒；3. 职业中毒；4. 其他中毒事件；5. 环境卫生；6. 免疫接种；7. 群体性不明原因疾病；8. 医疗机构内感染；9. 放射性卫生；10. 其他公共卫生突发事件

等级：1. 特别重大；2. 重大；3. 较大；4. 一般；5. 未分级；6. 非突发事件

初步诊断：初步诊断时间：________年____月____日

订正诊断：订正诊断时间：________年____月____日

确认分级时间：________年____月____日 订正分级时间：________年____月____日

报告地区：省 市 县（区）

发生地区：省 市 县（区）乡（镇）

详细地点：____

事件发生场所：1. 学校；2. 医疗卫生机构；3. 家庭；4. 宾馆饭店写字楼；5. 餐饮服务单位；6. 交通运输工具；7. 菜场、商场或超市；8. 车站、码头或机场；9. 党政机关办公场所；10. 企事业单位办公场所；11. 大型厂矿企业生产场所；12. 中小型厂矿企业生产场所；13. 城市住宅小区；14. 城市其他公共场所；15. 农村村庄；16. 农村农田野外；17. 其他重要公共场所；18. 如是医疗卫生机构，则：（1）类别：①公办医疗机构；②疾病预防控制机构；③采供血机构；④检验检疫机构；⑤其他及私立机构；（2）感染部门：①病房；②手术室；③门诊；④化验室；⑤药房；⑥办公室；⑦治疗室；⑧特殊检查室；⑨其他场所；19. 如是学校，则类别：（1）托幼机构；（2）小学；（3）中学；（4）大、中专院校；（5）综合类学校；（6）其他

事件信息来源：1. 属地医疗机构；2. 外地医疗机构；3. 报纸；4. 电视；5. 特服号电话 95120；6. 互联网；7. 市民电话报告；8. 上门直接报告；9. 本系统自动预警产生；10. 广播；11. 填报单位人员目睹；12. 其他

事件信息来源详细：____

事件波及的地域范围：__________________________

新报告病例数：　　　　　　新报告死亡数：　　　　　　排除病例数：

累计报告病例数：　　　　　累计报告死亡数：

事件发生时间：　　　年　月　日　时　分

接到报告时间：　　　年　月　日　时　分

首例病人发病时间：　年　月　日　时　分

末例病人发病时间：　年　月　日　时　分

主要症状：1. 呼吸道症状；2. 胃肠道症状；3. 神经系统症状；4. 皮肤黏膜症状；5. 精神症状；6. 其他（对症状的详细描述可在附表中详填）

主要体征：（对体征的详细描述可在附表中详填）

主要措施与效果（见附表中的选项）：

八、居民伤害信息

基层居民伤害信息主要来源于门急诊接诊的伤害病人、伤害专项监测、居民死亡原因监测等，其中专项监测信息通过《全国伤害监测报告卡》（表 1-33）采集。乡镇卫生院（社区卫生服务中心）及时收集、报告门急诊接诊伤害病人、伤害专项监测、居民死亡原因监测等途径收集的居民伤害信息，内容主要包括伤害患者一般信息，如姓名、性别、年龄、身份证号码、户籍、文化程度、职业等；伤害事件的

基本情况、如伤害发生的时间、患者就诊的时间、伤害发生的地点、原因、意图、伤害发生时的活动等；伤害临床信息，如伤害的严重程度、结局、临床诊断、性质、部位等。

表 1-33　伤害监测报告卡

编号____________________

Ⅰ. 患者一般信息

姓名：____________________　　性别：1 □男　2 □女　　年龄：__________岁

户籍：1 □本市　　2 □本省　　3 □外省　　4 □外籍

居住地址：________________区________________小区________________号楼______单元______室

文化程度：

1 □文盲或半文盲　2 □小学　3 □初中　4 □高中/中专　5 □大专/本科以上

职业状况：

1 □学龄前儿童　2 □在校学生　3 □家务　4 □待业　5 □离退休人员　6 □专业技术人员　7 □办事人员和有关人员　8 □商业、服务业人员　9 □农牧渔水利生产人员　10 □生产运输设备操作人员　11 □军人　12 □其他/不详

Ⅱ. 伤害事件的基本情况

伤害发生时间：_________年______月______日______时（24 小时制）

患者就诊时间：_________年______月______日______时（24 小时制）就诊医院__________

伤害发生原因：

1 □机动车车祸　2 □非机动车车祸　3 □跌倒坠落　4 □钝器伤　5 □火器伤　6 □刀/锐器伤　7 □烧烫伤　8 □窒息/悬吊　9 □溺水　10 □中毒　11 □动物伤　12 □性侵犯　13 □其他__________　14 □不清楚

伤害发生地点：

1 □家中　2 □公共居住场所　3 □学校和公共场所　4 □体育和运动场所　5 □公路/街道　6 □贸易和服务场所　7 □工业和建筑场所　8 □农场/农田　9 □其他__________　10 □不清楚

伤害发生时活动：

1 □体育活动　2 □休闲活动　3 □有偿工作　4 □家务/学习　5 □乘驾交通工具　6 □其他__________

是否故意：

1 □非故意伤害（意外事故）　2 □自残/自杀　3 □故意（暴力/攻击）　4 □不清楚

Ⅲ. 伤害临床信息

伤害性质：（选择最严重的一种）

1 □骨折　2 □扭伤/拉伤　3 □钝器伤、咬伤　4 □挫伤/擦伤　5 □烧烫伤　6 □脑震荡/脑挫裂伤　7 □器官系统损伤　8 □其他　9 □不清楚

伤害部位：（选择最严重的伤害部位）

1 □头部　2 □上肢　3 □下肢　4 □躯干　5 □多部位　6 □全身广泛受伤　7 □呼吸系统　8 □消化系统　9 □神经系统　10 □其他　11 □不清楚

受伤程度：1 □轻度　2 □中度　3 □重度

伤害临床诊断：____

伤害结局：1 □诊疗后回家　2 □观察/住院/转院　3 □死亡　4 □其他：______________

填报人：______________　　填卡时间：______年____月____日

注：此卡不作为医学证明

九、居民死亡原因信息

乡村医生通过《居民死亡医学证明书》第二联（表 1-34）采集该类信息。信息来源于乡镇卫生院（社区卫生服务中心）发生的死亡个案（包括到达医院时已死亡，院前急救过程中死亡、院内诊疗过程中死亡）、家庭或其他场所死亡个案、涉法死亡个案等。请注意：各级各类医疗机构医务人员、乡村医生及个体开业者均为居民死亡信息的报告人，但具有职业医师资格的医疗卫生人员方可填报《居民死亡医学证明书》。

1. 报告流程

（1）医疗卫生机构死亡个案：凡在乡镇卫生院（社区卫生服务中心）发生的死亡个案（包括到达医院时已死亡，院前急救过程中死亡、院内诊疗过程中死亡），均应由具有职业医师资格的诊治医生做出诊断并逐项认真填写《居民死亡医学证明书》。不明原因肺炎和死亡原因不明者必须将死亡者生前的症状、体征、主要的辅助检查结果及诊治经过记录在《居民死亡医学证明书》第二联背面的调查记录栏内。

（2）家庭或其他场所死亡个案：在家中或其他场所死亡者，由死者所在地乡村医生（社区医生）定期向民政部门、公安部门及其相关部门、居委会（村委会）、或消息灵通人士了解本社区居民死亡情况，补充死亡信息，及时进行入户调查，将死亡信息定期报告至乡镇卫生院（社区卫生服务中心），乡镇卫生院（社区卫生服务中心）防保医生根据死者家属或其他知情人提供的死者生前病史、体征和/或医学诊断，对其死因进行推断，填写《居民死亡医学证明书》，或《居民死亡原因调查表》（内容同《居民死亡医学证明书》第二联）。

（3）涉法死亡个案：凡非正常死亡或不能确定是否属于正常死亡，需公安司法部门介入的死亡个案，由公安司法部门判定死亡性质并出具死亡证明，辖区乡镇卫生院（社区卫生服务中心）填写《居民死亡医学调查表》。

2. 报告内容

（1）《居民死亡医学证明书》/《居民死亡原因调查表》的内容包括：

一般项目：死者的姓名、年龄、性别、民族、主要职业及工种、身份证号、户口地址、现住址、生前工作单位、出生日期和死亡日期、实足年龄、婚姻状况、文化程度、死亡地点、疾病最高诊断单位及诊断依据、可以联系的家属姓名及住址或工作单位、联系电话。

致死的主要疾病诊断：按照其导致死亡的顺序（直接死因、间接死因）分别填写在第Ⅰ部分，其他重要医学情况填写在第Ⅱ部分。

其他项目：住院号、医师签名、单位盖章、填报日期。

注：《死亡医学证明书》共分四联，加盖单位公章。第一联为乡镇卫生院（社区卫生服务中心）存根，第二联由乡镇卫生院（社区卫生服务中心）直接寄（送）至所在县（区）疾病预防控制中心，第三联为户籍管理部门注销户口凭据，第四联为殡葬火化凭据。

（2）5 岁以下儿童死因登记报告副卡：5 岁以下儿童死亡个案除填写《居民死亡医学证明书》/《居民死亡原因调查表》外，还应填写 5 岁以下儿童死因登记报告副卡。

（3）孕产妇死因登记报告副卡：孕产妇死亡个案除填写《居民死亡医学证明书》/

《居民死亡原因调查表》外，还应填写孕产妇死因登记报告副卡。

3. 报告方式、程序和时限

（1）死因信息报告方式：《居民死亡医学证明书》/《居民死亡原因调查表》及副卡通过《中国疾病预防控制信息系统》平台上的《全国死因登记报告信息系统》进行网络直报。

（2）报告程序和时限：村卫生室（社区卫生服务站）医生每月 5 日前将上月填写的《居民死亡医学证明书》/《居民死亡原因调查表》报送辖区乡镇卫生院（社区卫生服务中心）并做好交接记录，同时建立村卫生室/社区卫生服务站死因信息登记报告台账。

乡镇卫生院（社区卫生服务中心）防保医生将收集到的《死亡医学证明书》/《居民死亡原因调查表》在 15 天内完成审核，并通过网络进行报告。没有条件进行网络直报的乡镇卫生院（社区卫生服务中心），填写和审核《居民死亡医学证明书》/《居民死亡原因调查表》后及时报送属地县（区）疾病预防控制中心。

已完成网络报告的《居民死亡医学证明书》/《居民死亡原因调查表》第二联，于每月 20 日前报送所属县（区）疾病预防控制中心并做好交接记录，同时建立本乡镇/社区死因信息登记报告台账。

4. 人口学信息的收集

（1）出生信息的来源：各地户口管理部门负责辖区内居民的出生登记工作，是提供出生资料的法定部门；计划生育、妇幼保健部门掌握的出生资料是补充的来源。乡镇卫生院（社区卫生服务中心）应及时、准确、完整地收集当地的出生个案信息，以选择漏报最少的资料为准。

（2）人口信息的收集：乡镇卫生院（社区卫生服务中心）由专人负责每年到辖区乡镇（街道）公安部门和/或统计部门获得当年的分地区、分年龄、分性别人口数资料，以及分地区、分性别的出生、死亡人口数。

表 1-34　居民死亡医学证明书

编号	调查记录
死者姓名 ｜ 性别 1男　2女□ ｜ 如果是女性，其属于哪种情况：1. 死前一年内没有怀孕　2. 死时怀孕　3. 死时未怀孕，但死前42天内曾怀孕　4. 死时未怀孕，但死前43天至一年内曾怀孕　5. 不清楚死前一年内是否曾怀孕　□	
民族　　主要职业及工种　　身份证号码	死者生前病史及状体征：
户口所在地　　省　　市　　区（县）　　街道（乡）　　村（居委会）	
生前常住地址　　省　　市　　区（县）　　街道（乡）　　村（居委会）	
婚姻状况　1 未婚　2 已婚　3 丧偶　4 离婚　9 不详　□	
文化程度　1 大学及以上　2 中学　3 小学　4 文盲或半文盲　9 不详　□	
生前工作单位	
出生日期　年　月　日　　死亡时间　年　月　日　　实足年龄	
死亡地点　1 医院病房　2 急诊室　3 家中　4 赴医院途中　5 外地及其他　9 不详　□	
可以联系的家属姓名　　联系电话	
家属住址或工作单位	
致死的主要疾病诊断（请填写具体病名，勿填症状体征） ｜ 发病到死亡的时间间隔	
Ⅰ* (a) 直接导致死亡的疾病或情况：______ ｜ ______ (b) 引起 (a) 的疾病或情况：______ ｜ ______ (c) 引起 (b) 的疾病或情况：______ ｜ ______ (d) 引起 (c) 的疾病或情况：______ ｜ ______	
Ⅱ* 其他疾病诊断（促进死亡，但与导致死亡无关的其他重要情况）：	被调查者姓名
死者生前上述疾病最高诊断单位： 1 省级医院　2 地市级医院　3 县区级医院　4 卫生院　5 村卫生室　6 未就诊　9 其他及不详　□	与死者的关系
生前上述疾病最高诊断依据： 1 尸检　2 病理　3 手术　4 临床+理化　5 临床　6 死后推断　9 不详　□	联系地址或工作单位
住院号　　医师签名	电话号码
医疗单位盖章 填报日期　年　月　日	死因推断 调查者签名
根本死亡原因：　　ICD 编码：	调查日期： 年　月　日
备注：	

十、人文环境信息

主要源于辖区内人文环境建设程度与公共卫生服务执行程度。

十一、卫生供给信息

来源于乡镇卫生院（社区卫生服务中心）的日常具有的卫生资源信息统计。

十二、社区卫生服务信息

来源于乡镇卫生院（社区卫生服务中心）、村卫生室（社区卫生服务站）的日常服务信息统计。

第三章　信度评估

一、传染病疫情信息

乡镇卫生院（社区卫生服务中心）疫情管理人员每日上网报告、浏览辖区内的传染病信息，对误报、重报信息应及时删除。在同一乡镇卫生院（社区卫生服务中心）发生报告病例诊断变更、已报告病例死亡或填卡错误时，应由该机构及时进行订正报告，并重新填写传染病报告卡，卡片类别选择订正项，并注明原报告病名。对报告的疑似病例，应及时进行排除或确诊。转诊病例发生诊断变更、死亡时，由转诊医疗机构填写订正卡并向病人现住址所在地县级疾病预防控制机构报告。对于调查核实现住址查无此人的病例，应由核实单位更正为地址不详。责任报告单位发现本年度内漏报的传染病病例，应及时补报。

此外，传染病疫情信息的信度评估除由乡镇卫生院开展外，县、市、省、国家也在对其信息进行定期审核、查重、订正、删除、漏报调查、质量分析等评估工作，以确保传染病信息的准确性与正确性。

二、居民健康相关信息

乡镇卫生院（社区卫生服务中心）、村卫生室（社区卫生服务站）必须按月、年整理、核查、更新、统计、报告辖区内慢性病患病信息，内容包括患者总数、建档人数、管理人数、管理率、规范管理人数、规范管理率等，特别要注意档案信息的准确性和完整性。此外，还可以由上级业务指导机构或第三方抽查其信度。

三、慢性病和重性精神疾病患病信息

这两类信息的信度评估同居民健康相关信息。

四、食源性疾病、职业病、突发公共卫生事件相关信息

这三类信息的信度评估方式相同，都是通过现场核实的方法确认信息的准确性与正确性。

五、居民死亡与伤害信息

这两类信息的信度评估相同。

1. 死亡信息的审核　乡镇卫生院（社区卫生服务中心）的死亡报告管理人员对收到的《居民死亡医学证明书》/《居民死亡原因调查表》进行错项、漏项、逻辑错误等检查，对有疑问的《死亡医学证明书》/《死亡原因调查表》必须及时向诊治（填写）医生进行核实。

2. 死亡信息的订正　对已审核确认的报告信息，如发生报告死亡病例死因诊断变更或填卡、编码错误时，应及时报告县（区）疾病预防控制中心，由后者负责订正。

3. 死亡信息的补报　乡镇卫生院（社区卫生服务中心）定期与辖区公安、殡葬、计生等部门核对死亡资料，发现漏报及时补报；乡村医生（社区医生）定期了解辖区内居民死亡情况，发现漏报及时补报。

4. 死亡信息的保存与使用　乡镇卫生院（社区卫生服务中心）妥善保存死因登记信息原始资料和填报的《死亡医学证明书》第一联和/或《死亡原因调查表》。定期下载个案数据和储存本单位网络上报的原始数据库，并采取有效方式进行数据的长期备份。不得擅自公布居民死亡信息。

六、人文环境、卫生供给与社区卫生服务信息

根据其日常记录的完整性可初步进行信度评估；此外，可以其他权威信息为参照，判断这三类信息的真实性。

第二部分

基层卫生服务信息分析利用

乡镇卫生院（社区卫生服务中心）、村卫生室（社区卫生服务站）参照第一部分内容，收集掌握了大量卫生服务信息。需明确的是，收集这些信息不是最终目的，对这些信息进行分析利用、深入挖掘其内涵，为疾病防控、卫生保健、卫生事业发展规范提供科学依据、评价卫生工作效果、促进居民健康才是终极目标。本部分详细介绍如何分析利用基层各类卫生服务信息。

第一章　基层疾病流行病学分析简介

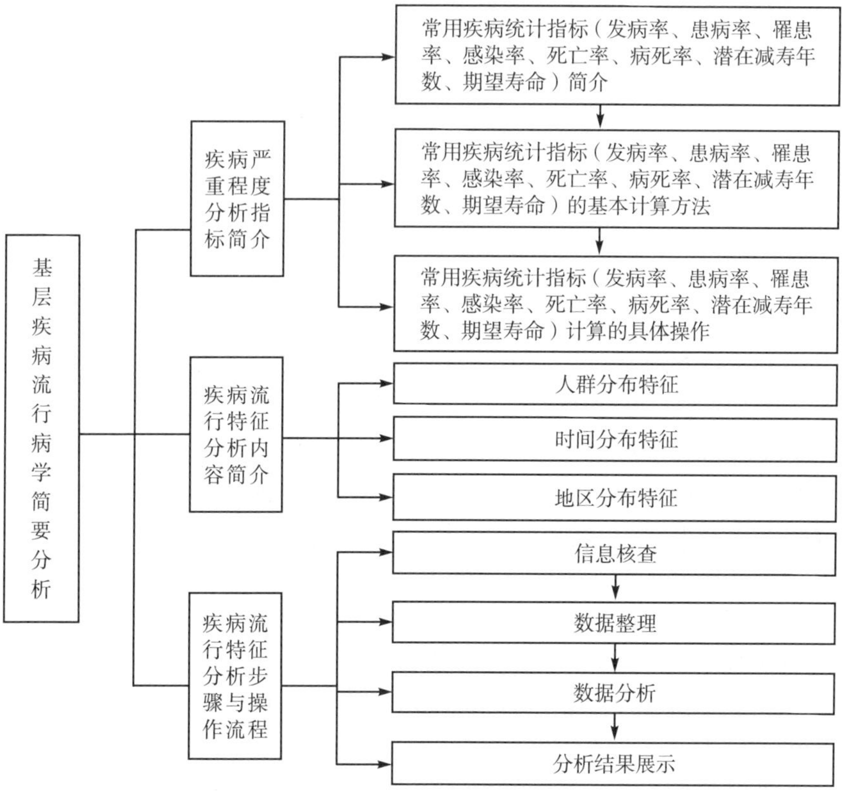

基层疾病流行病学简要分析示意图

对于乡村级而言，流行病学分析主要是分析疾病的严重程度与流行特征。前者主要是计算一些常用疾病统计指标，后者分析疾病在特定的人群、时间、空间的表现形式。

第一节　疾病严重程度分析

一、常用疾病统计指标简介

1. 发病率　表示在一定期间内，一定人群中某病新发生的病例出现的频率。是反映疾病对人群健康影响和描述疾病分布状态的一项测量指标。

（1）计算公式

发病率=(某时期内某人群中某病新病例人数/同时期内暴露人口数)×K

K 为比例系数，K=100%、1000‰、10000/万或100000/10万等。

观察时间单位可根据所研究的疾病病种及研究问题的特点决定，通常以年表示。

（2）分子的确定：分子是某时期（年度、季度、月份）内的新发病人数。若在观察期内一个人多次发病时，则应分别记为新发病例数，如流感。对发病时间难以确定的一些疾病可将初次诊断时间作为发病时间，如恶性肿瘤等。

（3）分母的确定：分母是同时期暴露人口数。暴露人口指观察地区内可能发生该病的人群，对那些不可能再发生该病的人（如已经感染了传染病或因接种疫苗而获得免疫力的人），如已患麻疹者或有效接种麻疹疫苗者，理论上不应计入分母内，但实际工作中却难以把这部分人分辨出来。

当描述某地区的某病发病率时，分母多为该地区该时间内的平均人口，这时应注明分母是平均人口。如观察时间以年为单位时，可用年初人口与年终人口相加再除以2，或以当年年中（7月1日零时）的人口数表示。

（4）发病率可按不同特征分别计算：如年龄、性别、职业、民族、婚姻状况、种族、病因等，称之为发病专率。由于发病率的准确度受很多因素影响，所以在对比不同资料时，应考虑年龄、性别等的构成，进行发病率的标化。

（5）应用：可用来反映疾病对人群健康的影响，发病率高说明疾病对健康影响大，发病率低说明疾病对健康影响较小。还可用于描述疾病的分布，它能反映疾病发生的频率，它的变化意味着病因因素的变化。这种变化既可能是某些自然发生的波动，也可能是采用某些有效预防措施的结果。常通过比较不同人群的某病发病率来确定可能的病因，探讨发病因素，评价防治措施的效果。发病率的准确性取决于疾病报告、登记制度以及诊断的正确性。

2. 患病率　也称现患率。指某特定时间内总人口中某病新旧病例所占比例。

按观察时间的不同，分为期间患病率和时点患病率两种。后者较常用。患病率时点在理论上是无长度的，一般不超过1个月。而期间患病率所指的是特定的一段时间，通常多超过1个月。

（1）计算公式

$$时点患病率=\frac{某一时点一定人群中现患某病新旧病例数}{该时点人口数(被观察人数)}\times K$$

K=100%、1000‰、10000/万或100000/10万等。

$$期间患病率=\frac{某观察期间一定人群中现患某病的新旧病例数}{同期的平均人口数(被观察人数)}\times K$$

K=100%、1000‰、10000/万或100000/10万等。

期间患病率实际上等于某一特定期间开始时患病率加上该期间内的发病率。

（2）影响发病率升高的因素：病程延长；未治愈者的寿命延长；新病例增加（即发病率增高）；病例迁入；健康者迁出；易感者迁入；诊断水平提高；报告率提高。

（3）影响发病率降低的因素：病程缩短；病死率高；新病例减少（发病率下降）；健康者迁入；病例迁出；治愈率提高。

（4）患病率与发病率、病程的关系：患病率取决于发病率和病程。患病率的变化反映出发病率的变化或疾病结果的变化或两者兼有。患病率水平（所有病例）随着发病率（新病例）增高而增高，并随着疾病恢复的加速或死亡的加速而下降。某地某病发病率和该病的病程在长时间内保持稳定时，患病率=发病率×病程。

（5）应用：患病率通常用来表示病程较长的慢性病的发生或流行情况。如冠心病、肺结核等。可为医疗设施规划、估计医院床位周转、卫生设施及人力的需要量、医疗质量的评估和医疗费用的投入等提供科学的依据。

（6）患病率与发病率的区别：患病率的分子为特定时间一定人群中某病新旧病例数，不管它是新发病还是旧病，只要是特定时间内疾病尚未痊愈，就记为病例数。发病率的分子为一定期间暴露人群中新病例人数，暴露人群中任何人新发生某疾病都称为“新病例”。

患病率是由横断面调查获得的疾病频率，通常用来反映病程较长的慢性病的流行情况及其对人群健康的影响程度。而发病率是由发病报告或队列研究获得的疾病频率，通常用来反映新发病例的出现情况。

3. 罹患率　该指标和发病率一样，也是测量人群新病例数的指标。通常多指在某一局限范围，短时间内的发病率。

（1）计算公式

$$罹患率=\frac{观察期内的新发病例数}{同期暴露人口数}\times 100\%$$

观察时间可以日、周、旬、月为单位。

（2）应用：适用于局部地区疾病的暴发，如食物中毒、传染病及职业中毒等暴发流行情况。其优点是可以根据暴露程度精确的测量发病概率。

4. 感染率　是指在某个时间内能检查的整个人群样本中，某病现有感染者人数所占的比例。感染率的性质与患病率相似。

（1）计算公式

$$感染率=\frac{受检者中阳性人数}{受检人数}\times K$$

$K=100\%$

（2）应用：是评价人群健康状况常用的指标。可通过检出某病的病原体的方法来发现感染者，也可用血清学或其他方法证明人群处于感染状态。常用于研究某些传染病或寄生虫病的感染情况和分析防治工作的效果，估计某病的流行势态，为制定防治措施提供依据。公共卫生服务工作中对这一指标的应用极为广泛，特别是对那些隐性感染、病原携带及轻型和不典型病例的调查较为有用。如乙型肝炎、乙型脑炎、脊髓灰质炎、结核、寄生虫等。

5. 死亡率　是指在一定时期内，在一定人群中，死于某病（或死于所有原因）的频率，即某一地区一段时间内的死亡人数与该时期平均总人数之比，又称总死亡率或粗死亡率。一般按每千人平均计算。

（1）计算公式

$$死亡率=\frac{某期间内(因某病)死亡总数}{同期平均人口数}\times 1000‰$$

该公式表示在一定时期，每千人中发生的死亡数。总人口数采用平均人口数或期中人口数。

死亡率一般按年计算。如果死亡人数统计期不满一年或超过一年要换算成年率。换算方法是将按实际统计期计算的死亡率乘以年时数（1 年、12 个月或 365 日）与实际统计时数之比。例如，以 90 天统计的死亡人数计算的死亡率换算成全年死亡率应为：

$$\frac{90天死亡人数}{平均人口数}\times\frac{365}{90}\times 1000‰$$

如果实际统计的死亡人数是 5 年内当地的死亡人数，则年均死亡率为：

$$\frac{5年死亡人数}{平均人口数}\times\frac{1}{5}\times 1000‰$$

（2）几个特殊死亡率：按性别、年龄、死亡原因分别计算的死亡率，称为特殊死亡率。按性别计算的称为性别死亡率；按年龄组计算的称年龄别死亡率；按死亡原因计算的称死亡专率。性别死亡率和年龄别死亡率同总死亡率一样，也常用千分率表示。

计算年龄组死亡率在分析人口死亡状况时有重要意义。男女和不同年龄的死亡率与不同死亡原因死亡率有很大差别，在婴儿和儿童时期死亡率较高，男性高于女性，中青年时死亡率较低，在 8~15 岁达最低点，以后渐次增高，直至全部死亡。

新生儿死亡率是指妊娠28周后出生的活产儿，从出生到生后28天之内死亡人数同出生人数的比率，常用新生儿死亡人数同每万出生人数之比。

婴儿死亡率是指婴儿出生后不满周岁死亡人数同出生人数的比率。一般以年为计算单位，常以千分比表示。

孕产妇死亡率是指从妊娠开始到产后42天内，因各种原因（除意外事故外）造成的孕产妇死亡均计在内。由于其比例较小，因而分母多以万或十万计。即每万例活产或每十万例活产中孕产妇的死亡数为孕产妇死亡率。需注意的是，计算孕产妇死亡率的分母与其他死亡率计算公式的分母不一样，其分母是活产婴儿数。

死亡原因别死亡率一般按10万分比表示，即每10万人中某种死亡原因的死亡频率。计算公式：

$$\text{某病死亡率}=\frac{\text{某地区某年因某病死亡的人口数}}{\text{同年该地平均人口数}}\times 100000/10\text{万}$$

（3）影响因素：人口年龄、营养水平、饮食和居住所、干净饮用水的可及程度、医疗水平、传染病程度、暴力犯罪程度、战争与冲突、医疗条件与医生数量等。

（4）应用：死亡率是用于衡量某一时期，一个地区人群死亡危险性大小的一个指标。反映人口死亡的程度，适用于进行空间、时间上的对比、城市饱和度的计算。同时，该指标也是衡量人口健康状况的重要指标，在一定程度上反映了一个地区医疗水平及居民健康水平的高低。通常情况下，在生产力水平低下、医药卫生条件差的地方，死亡率较高。除对一个地区的总死亡率研究外，还可根据某种需要分年龄、分地区、分部门考察死亡率。对不同地区死亡率进行比较时，须注意不同地区人口构成是否存在差异。为消除人口构成不同造成的影响，需将死亡率进行标化后进行比较。另外，死亡率也可为该地区卫生保健工作需求和规划、人口增长情况提供科学依据，对社会发展和计划生育的影响至关重要。

6. 病死率　表示一定时期内，因患某种疾病死亡的人数占患病人总数的比例。一定时期对于病程较长的疾病可以是一年，病程短的可以是月、天。

（1）计算公式

$$\text{病死率}=\frac{\text{某时期内因某病死亡人数}}{\text{同期患某病的病人数}}\times 100\%$$

（2）病死率与死亡率的区别：病死率与死亡率之间的主要区别在于病死率用于描述某种特定疾病严重程度，而死亡率则指某时间死于某病的频率。二者的分母不同。死亡率的分母是可能发生死亡事件的总人口（往往使用年平均人口），包括正常人；病死率的分母是同期患某病的所有人数，仅为患某病者。

（3）病死率与死亡率的关系：如果某病的发病和病程处于稳定状态时，病死率与死亡率有以下关系：

$$\text{病死率}=\frac{\text{某病死亡率}}{\text{某病发病率}}\times 100\%$$

（4）应用：病死率表示确诊疾病的死亡概率，因此可反映疾病的严重程度，也可反映诊治能力等医疗水平，通常多用于急性传染病，较少用于慢性病。但是在比较不同医院的病死率时，须格外小心。因为医疗设备好，规模较大的医院接受危重型病人比较小的医院要多，因而大医院有些疾病的病死率可能高于小医院。所以用病死率作为评价不同医院的医疗水平时，要注意可比性。

7. 潜在减寿年数（PYLL） 是某病某年龄组人群死亡者的期望寿命与实际死亡年龄之差的总和。是指由死亡所造成的寿命损失。潜在减寿年数是人群中疾病负担测量的一个直接指标，也是评价人群健康水平的一个重要指标，可用于衡量某种死因对一定年龄组人群的危害程度，即能够反映该死亡原因对各年龄组人群的危害大小。目前，国外多用于综合估计导致某人群早死的各种死因的相对重要性，为确定不同年龄组重点疾病提供了科学手段。

（1）原理：潜在减寿年数是在考虑死亡数量的基础上，以期望寿命为基准，进一步衡量死亡造成的寿命损失，强调了早亡对健康的损害。潜在减寿年数是根据死亡年龄对期望寿命有明显影响，平均死亡年龄大时，对期望寿命影响较小；反之，当平均死亡年龄小时，对期望寿命的影响则较大这一原理提出的。用潜在减寿年数来评价疾病对人群健康影响的程度，可消除死亡者年龄构成的不同对预期寿命损失的影响。

该指标不仅考虑到死亡率水平的高低，且考虑到死亡发生时的年龄估计对预期寿命的影响。可用来计算不同疾病或不同年龄组死者总的减寿年数。

（2）计算方法

$$PYLL = \sum_{i=1}^{e} a_i d_i$$

式中：e：预期寿命（岁）；i：年龄组（通常计算其年龄组中值）；a_i：剩余年龄，$a_i = e-(i+0.5)$，其意义为：当死亡发生于某年龄（组）时，至活到 e 岁时，还剩余的年龄，由于死亡年龄通常以上一个生日计算，所以尚应加上一个平均值 0.5 岁；d_i：某年龄组的死亡人数。

（3）应用：可用于计算每个病因引起的寿命减少年数，并比较各种不同原因所致的寿命减少年数。不仅可用于了解居民过去和现在的卫生健康水平，还可用于将某一地区（县）和另一标准地区（或省）相比较。在卫生事业管理中，筛选确定重点卫生问题或重点疾病时，潜在减寿年数是一个很有用的指标，同时也适用于防治措施效果的评价和卫生政策的分析。

其优点是计算简便、易于理解、结果直观。每种疾病的平均死亡年龄不同，潜在减寿年数亦不同。在对同一种疾病的死因构成与潜在减寿年数构成进行比较时，其顺位也常有差异。例如，由于各类事故死亡的平均年龄较小，所以潜在减寿年数构成比值明显高于死亡构成比值，潜在减寿年数构成顺位上升。心脏病、肿瘤等疾病的平均死亡年龄较高，潜在减寿年数构成比值明显低于死亡构成比值，潜在减寿年数构成顺位下降。

8. 期望寿命　亦称平均预期寿命，指在一定年龄组的死亡率水平下，该年龄组的一批人从出生到死亡平均可能生存的年（岁）数。通常所说的期望寿命是指刚出生的一批人平均一生可能存活的年数。假设有10万人同时出生，把这10万人从1岁开始，逐年存活下来的人年数加起来，除以10万，得出这批人出生时的平均预期寿命。

（1）计算方法：寿命表。

（2）应用：该指标综合反映了各年龄别人群的死亡率水平、一个地区疾病水平和卫生服务水平，对人口分析和人口预测具有非常重要的作用，国际上通常把它作为衡量一个国家或地区居民生活质量和医疗卫生水平的重要指标。期望寿命与某一时期死亡人口的实际平均年龄是完全不一样的。

二、发病率的基本计算方法与具体操作

1. 计算步骤与流程　由公式：发病率=（某时期内某人群中某病新病例人数/同时期内暴露人口数）×K，可知，发病率计算的基本步骤与流程见图2-1-1-1。

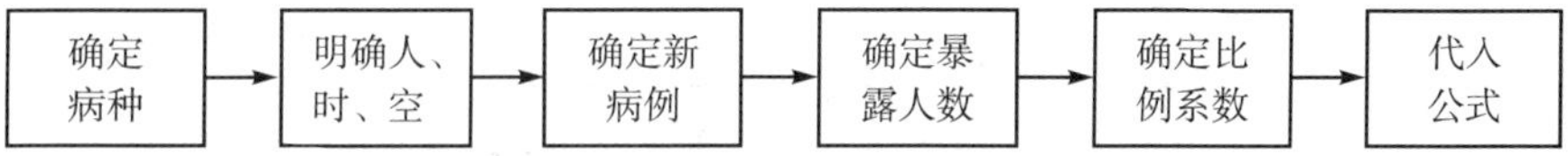

图2-1-1-1　发病率计算的基本步骤与流程

（1）确定病种，即计算哪种或哪几种疾病的发病率。

（2）确定计算发病率的特定时间、特定区域和特定人群。

（3）明确公式的分子，即特定区域的特定人群在某时期内，出现了多少例特定疾病的新发病例。

（4）明确公式的分母，即某时期内，该特定区域内，共有多少人可能发生这种特定的疾病。一般以该地区该时间内的平均人口为分母，这时应注明分母是平均人口。如观察时间以年为单位时，可为年初人口与年终人口相加再除以2，或以当年年中（7月1日零时）的人口数表示。

（5）确定比例系数K，如100%、100000/10万等。

（6）将分子、分母、比例系数代入计算公式，获得某地某时期某病在某人群中的发病率。

2. 实例

例2-1-1：试计算某乡2012年5岁以下儿童手足口病发病率。已知信息：该乡卫生院传染病疫情信息报告2012年共发生手足口病280例，其中273例为5岁以下儿童病例；2012年7月1日该乡人口登记部门常住人口中共有5岁以下儿童20108人。

本例：

（1）首先弄清楚需要计算发病率的疾病是手足口病。

（2）弄清楚要计算的是2012年某乡镇5岁以下儿童手足口病发病率，其中2012

年就是特定的时间范围，该乡镇是特定的地理区域，5 岁以下儿童是特定的人群，5 岁及以上人群中的病例不纳入计算。

（3）确定发病率计算公式中的分子，即特定区域的特定人群在某时期内，出现了多少例特定疾病的新发病例；具体到本例题，则为该乡镇 2012 年 5 岁以下儿童中新发生的 273 例手足口病病例，即分子是 273。

（4）明确公式的分母，即某时期内，该特定区域内，共有多少人可能发生这种特定的疾病。具体到本例题，则为 2012 年该乡镇所有 5 岁以下儿童，即分母是 20108。

（5）确定比例系数 K，本例取 $K=100\%$。

（6）将分子、分母、比例系数代入计算公式，获得某地某时期某病在某人群中的发病率；本例某乡镇 2012 年 5 岁以下儿童手足口病发病率＝2012 年 5 岁以下儿童中的手足口新病例人数/同时期内暴露人口数×K＝273/20108×100%＝1.36%。

三、患病率的基本计算方法与具体操作

1. 计算步骤与流程　尽管患病率分为时点患病率和期间患病率，计算公式也不同，但计算步骤基本相同，见图 2-1-1-2。

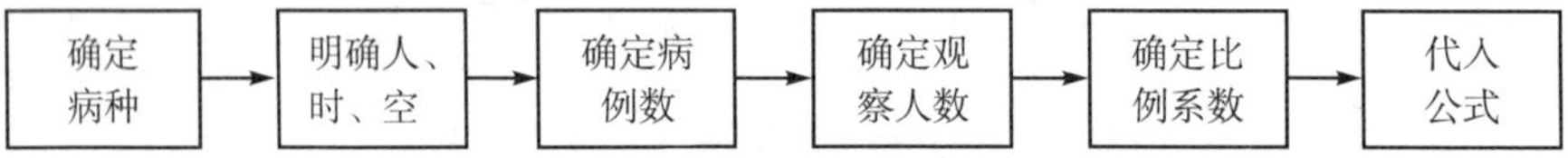

图 2-1-1-2　患病率计算的基本步骤与流程

（1）确定病种，即计算哪种或哪几种疾病的患病率。

（2）确定特定时间、特定区域和特定人群。

（3）明确公式的分子，即在某时点或某时期内，特定区域的特定人群中，共有多少例目前患有某病的病例数，包括新发病例和原有的旧病例（即新病人数与老病人数之和）。

（4）明确公式的分母，即该时点或某时期内，该特定区域内，共有多少人可能患有这种特定的疾病。具体而言，时点患病率的分母是该时点的人口数（被观察人数）。期间患病率一般以该地区该时期内的平均人口数（被观察人数）为分母；如观察时间以年为单位时，可为年初人口与年终人口相加再除以 2，或以当年年中（7 月 1 日零时）的人口数表示。

（5）确定比例系数 K，如 100%、100000/10 万等。

（6）将分子、分母、比例系数代入计算公式，获得某地、某人群在某时点的患病率或某时期内的患病率。

2. 实例

例 2-1-2：某乡镇拟于 2011～2013 年实现全乡居民健康档案建档率 100% 的目标，其中甲村卫生室在 2012 年为所有常住村民建立了健康档案，试根据某村居民健康档案信息计算该村常住人口的高血压患病率。已知信息：村医在 2012 年 12 月 31 日清点本村村民健康档案时发现，本村共有高血压患者 71 人，其中 8 例为当年新发现的，其余为 2012 年之前的患者；2012 年 7 月 1 日，该村常住人口为 3054 人。

本例：

（1）首先清楚需要计算患病率的疾病是高血压。

（2）弄清楚要计算的是 2012 年某乡镇甲村常住居民的高血压患病率，其中 2012 年就是特定的时间范围，该村是特定的地理区域，常住村民是特定的人群。

（3）确定患病率计算公式中的分子，即特定区域的特定人群在某时期内，共有多少例特定疾病的新旧病例；具体到本例题，截止到 2012 年 12 月 31 日甲村常住居民中共有 71 例高血压病例（包括新病人和老病人），即分子为 71。

（4）明确公式的分母，即某时期内，该特定区域内，共有多少人可能患有这种特定的疾病。具体到本例题，则为 2012 年 7 月 1 日甲村常住居民总数，即分母是 3054。

（5）确定比例系数 K，本例取 $K=100\%$。

（6）将分子、分母、比例系数代入计算公式，获得某地某时期某人群中某病的患病率。甲村 2012 年常住村民高血压患病率＝某时期内某人群中现患高血压的新旧病例人数/同期内平均人口数×K＝71/3054×100%＝2.32%。

四、罹患率的基本计算方法与具体操作

1. 计算步骤与流程　该指标和发病率一样，也是人群新发病例数的指标。通常用于某一局限范围（如学校、幼儿园、厂矿、工地等），短时间内（如日、周、旬、月）的发病率。计算步骤、流程与发病率的相同，包括确定病种、确定特定时间、特定区域和特定人群、明确公式的分子与分母、确定比例系数 K 及将分子、分母、比例系数代入计算公式 6 个步骤。

2. 实例

例 2-1-3：2013 年 5 月 8 日下午 5 点，某乡卫生院接到该乡中心小学报告：从 5 月 8 日中午至下午 5 点，该校共出现 50 例疑似某食物中毒（如毒蘑菇、豆角、亚硝酸盐等）学生。假设该校为寄宿制小学，共有学生 180 人，均在学校食堂就餐，试初步计算该小学疑似食物中毒的罹患率。

本例：

（1）首先弄清楚需计算罹患率的事件是疑似某食物中毒。

（2）弄清楚该事件发生的时间段，本例时间范围为 5 月 8 日中午至下午 5 点。

（3）弄清楚该事件发生的地点，本例地点为某乡中心小学。

（4）确定罹患率计算公式中的分子，即观察期内的新发病例数；具体到本例题，则为从 5 月 8 日中午至下午 5 点，该乡中心小学校共出现了 50 例疑似某食物中毒学生，即分子为 50。

（5）明确公式的分母，即某时期内，该局限范围内，共有多少人可能发生这种特定的疾病（同期暴露人口数）。具体到本例题，则为该小学的 180 名学生，即“180”为分母。

（6）确定比例系数 K，本例取 $K=100\%$。

（7）将分子、分母、比例系数代入计算公式，获得某局限范围短时期内某人群某病的罹患率。本例，该小学疑似食物中毒罹患率=该校5月8日中午至下午5点疑似食物中毒新发病例数/同期暴露人口数×K=50/180×100%=27.78%。

五、感染率的基本计算方法与具体操作

1. 计算步骤与流程　与患病率的计算步骤与流程基本相同，见图2-1-1-3。

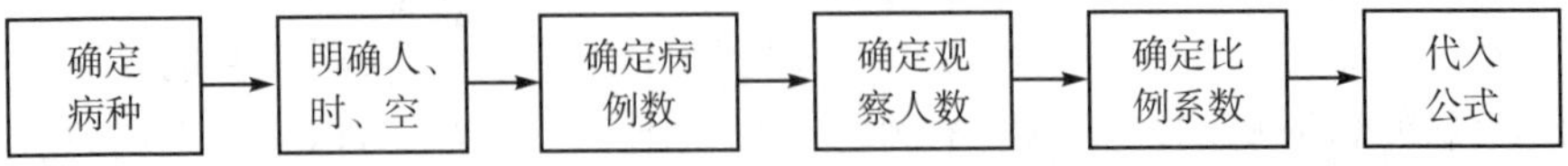

图2-1-1-3　感染率计算的基本步骤与流程

（1）确定病种，即计算哪种或哪几种疾病的感染率。

（2）确定受检时间与人群。

（3）明确公式的分子，即在受检时间内，特定区域的特定人群中，共有多少例感染者，其性质与患病率相似，无论是新感染病例，还是原有的旧感染病例都包括在分子中（即新感染人数与原有感染者人数之和）。

（4）明确公式的分母，即受检人数。具体而言，就是一次具体的检测活动中，共有多少人接受了这项特定的检测。

（5）确定比例系数K，通常取100%。

（6）将分子、分母、比例系数代入计算公式，获得某个时间内受检人群中，某病所有感染者人数所占的比例。

2. 实例

例2-1-4：2012年9月某乡镇开展儿童蛔虫感染情况调查，采集全乡1800名儿童的粪便标本进行镜检，30份标本检出蛔虫。试计算其感染率。

本例：

（1）首先清楚需要计算感染率的疾病是蛔虫感染。

（2）弄清楚要计算的是该乡镇在2012年9月这次调查中发现的蛔虫感染情况。

（3）确定感染率计算公式中的分子，即某次检测活动，发现了多少名感染者；具体到本例题，本次调查，通过镜检发现30名儿童感染了蛔虫，即分子为30。

（4）明确公式的分母，即某次检测活动的所有受检者。具体到本例题，则为2012年9月该乡镇的1800名受检儿童，即分母是1800。

（5）确定比例系数K，K=100%。

（6）将分子、分母、比例系数代入计算公式，获得某个时间内某受检人群的特定检测项目的感染率。本例，该乡镇2012年9月儿童蛔虫感染率=本次检测发现的蛔虫感染人数/受检人数×K=30/1800×100%=1.67%。

六、死亡率的基本计算方法与具体操作

1. 计算步骤与流程　死亡率是测量人群死亡危险最常用的指标。计算步骤流程见图2-1-1-4。

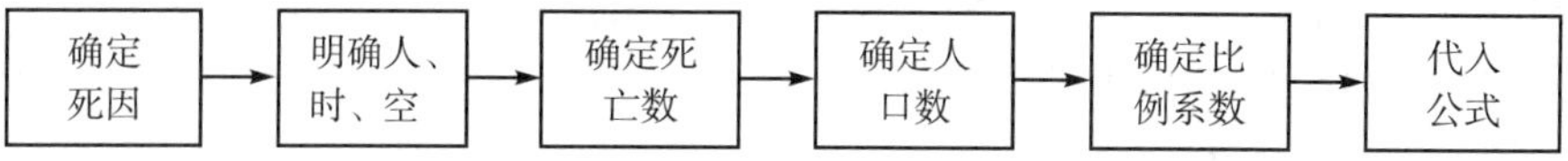

图 2-1-1-4　死亡率计算的基本步骤与流程

（1）首先明确的是需要计算人群中死于所有原因的死亡率（即粗死亡率），还是按不同人群特征，如年龄、性别、职业、民族、种族、婚姻状况及病因等计算死亡率（即死亡专率）。

（2）确定需计算死亡率的发生时间范围、区域与人群。

（3）明确死亡率计算公式中的分子，即某时期内、某区域内、某人群（是全人群，还是具体某特征人群）的死亡总数（是全死亡原因的死亡总数，还是特定死亡原因的死亡人数）。

（4）明确死亡率计算公式的分母，该分母为可能发生死亡事件的总人口数，通常以区域内当年年中（7 月 1 日零时）的人口数表示；或以区域内年初与年终人口数之和的平均数表示，即区域内年平均人口数 =（年初人口数+年终人口数）/2。计算时应注意除孕产妇死亡率外，其他各种死亡率计算公式中的分母必须是与分子相对应的人口。

（5）确定比例系数 K，$K=100\%$，1000/千，10000/万，或 100000/10 万，……

（6）将分子、分母、比例系数代入计算公式，获得预计算的死亡率。

2. 实例

例 2-1-5：某乡卫生院的公共卫生医师在 2013 年 1 月整理分析上一年度辖区内居民死亡情况时，发现 2012 年全乡共有死亡人数 236 人，其中男性 116 人；恶性肿瘤导致的死亡人数为 27 人。已知该乡镇 2012 年 7 月 1 日的常住人口为 35487 人，男性居民为 17065 人。试计算该乡镇的死亡率（粗死亡率）、男性居民死亡专率及恶性肿瘤死亡率。

本例：

（1）首先清楚需要计算的死亡率有 3 个，包括 1 个粗死亡率（即全人群全死因死亡率）和 2 个死亡专率（男性居民死亡率及恶性肿瘤死亡率）。

（2）弄清楚要计算的是该乡镇 2012 年全年常住居民的死亡严重程度。

（3）确定死亡率计算公式中的分子，即死亡人数；本例，2012 年全乡共有死亡人数 236 人，则粗死亡率的分子是 236；其中男性死亡人口数为 116 人，则男性居民死亡率的分子是 116；其中恶性肿瘤导致的死亡人数为 27 人，则恶性肿瘤死亡率的分子是 27。

（4）明确死亡率计算公式的分母，即可能发生死亡事件的人口总数。具体到本例，该乡镇年中常住人口为 35487 人，则粗死亡率的分母是 35487；男性居民为 17065 人，则男性居民死亡率的分母为 17065；同时，该乡镇常住人口中，任何人都有可能死亡于恶性肿瘤，故恶性肿瘤死亡率的分母为该乡镇年中常住人口数，即 35487。

（5）确定比例系数 K，$K=100000/10$ 万。

（6）将分子、分母、比例系数分别代入对应的计算公式，分别得到其对应的死亡率。本例，2012 年该乡镇常住人口死亡率=2012 年全乡累计死亡人数/同期该乡镇年中常住人口数×K=236/35487×100000/10 万=665. 03/10 万；2012 年该乡镇男性常住人口死亡率=2012 年全乡男性累计死亡人数/同期该乡镇年中男性常住人口数×K=116/17065×100000/10 万=679. 75/10 万；2012 年该乡镇恶性肿瘤死亡率=2012 年该乡镇恶性肿瘤死亡人数/同期该乡镇年中常住人口数×K=27/35487×100000/10 万=76. 08/10 万。

例 2-1-6：某乡镇卫生院的公共卫生医师在整理 2008~2012 年辖区孕产妇保健资料时，发现 5 年死亡孕产妇 3 例。该医师拟计算该乡镇年均孕产妇死亡率。

请注意：孕产妇死亡率的计算与其他死亡率的计算不同（图 2-1-1-5），首先要清楚孕产妇死亡率是指从妊娠开始到产后 42 天内，因各种原因（除意外事故外）造成的孕产妇死亡均计在内；再则要注意计算孕产妇死亡率的分母是当地同期的活产婴儿数，不是全部孕产妇。因此，该医师需要找到当地同期的活产婴儿数，假设同期当地有 1753 名活产婴儿。

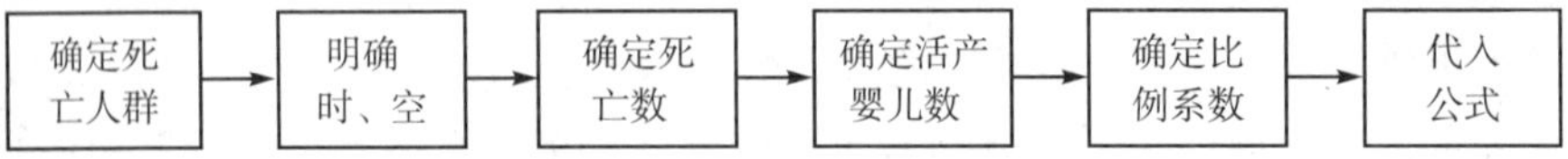

图 2-1-1-5　孕产妇死亡率计算的基本步骤与流程

（1）首先清楚需要计算死亡率的人群为孕产妇。

（2）弄清楚要计算的时间范围、区域是 2008~2012 年 5 年间该乡镇孕产妇年均死亡严重程度。因此，此处要计算孕产妇 5 年的年均死亡率。

（3）确定孕产妇死亡率计算公式中的分子，即孕产妇死亡数；具体到本例题，2008~2012 年全乡共有 3 名孕产妇死亡，则分子是 3。

（4）明确死亡率计算公式的分母，即当地同期的活产婴儿数。具体到本例题，2008~2012 年 5 年间该乡镇的 1753 名活产婴儿，则分母是 1753。

（5）确定比例系数 K，通常取 K=100000/10 万。

（6）将分子、分母、比例系数分别代入对应的计算公式，得出孕产妇死亡率。本例，2008~2012 年该乡镇孕产妇死亡率=同期全乡累计死亡孕产妇数/同期该乡镇活产婴儿数×K=3/1753×100000/10 万=171. 14/10 万。

（7）计算孕产妇年均死亡率，孕产妇年均死亡率=2008~2012 年该乡镇孕产妇死亡率/5=171. 14/100000/5=34. 23/10 万。

七、病死率的基本计算方法与具体操作

1. 计算步骤与流程　见图 2-1-1-6。

（1）确定病种，即计算哪种或哪几种疾病的病死率。

（2）确定计算的区域、时间范围与人群。

（3）明确公式的分子，即在某时期内，特定区域的特定人群中，共有多少例患某

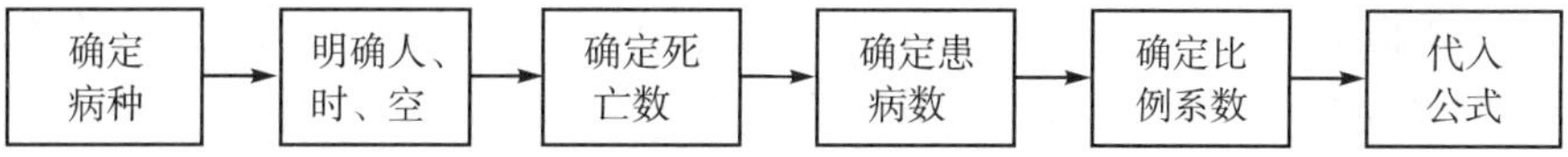

图 2-1-1-6 病死率计算的基本步骤与流程

种疾病的人死于该病。

（4）明确公式的分母，即在某时期内，特定区域的特定人群中，共有多少人患该特定疾病。

（5）确定比例系数 K，通常取 100%。

（6）将分子、分母、比例系数代入计算公式，获得一定时期内，某病病死率。

2. 实例

例 2-1-7：2012 年某乡镇共报告肾综合征出血热病例 18 例，其中死亡 4 例。试计算其病死率。

本例：

（1）首先清楚需要计算病死率的疾病是肾综合征出血热。

（2）弄清楚要计算的是 2012 年该乡镇居民中，因患肾综合征出血热而死亡的比例。

（3）确定病死率计算公式中的分子，即 2012 年该乡镇居民中，因患肾综合征出血热而死亡的病例数；本例，2012 年该乡镇居民中，有 4 人因患肾综合征出血热而死亡，则分子为 4。

（4）明确公式的分母，即 2012 年该乡镇居民中，发生肾综合征出血热的病例总数。本例，2012 年该乡镇共报告肾综合征出血热病例 18 例，则分母是 18。

（5）确定比例系数 K，通常 $K=100\%$。

（6）将分子、分母、比例系数代入计算公式，获得一定时期内，某病病死率。本例，该乡镇 2012 年肾综合征出血热病死率＝2012 年因肾综合征出血热死亡人数/同期患肾综合征出血热的病人数×$K=4/18\times100\%=22.22\%$。

八、潜在减寿年数（PYLL）的基本计算方法与具体操作

1. 计算步骤与流程 见图 2-1-1-7。

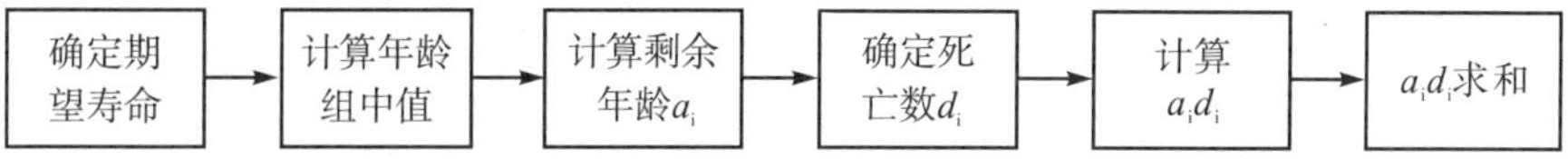

图 2-1-1-7 潜在减寿年数（PYLL）计算的基本步骤与流程

（1）确定当地的居民期望寿命（岁）e，这是必需的，如果当地无该资料，可以借鉴其他地区的资料，如全国的、全省的、全市的等。

（2）计算年龄组 i，通常计算其年龄组中值。

（3）计算剩余年龄 a_i，$a_i=e-(i+0.5)$，其意义为：当死亡发生于某年龄（组）时，至活到 e 岁时，还剩余的年龄。由于死亡年龄通常以上一个生日计算，所以尚应加上一个平均值 0.5 岁。

（4）确定某年龄组的死亡人数 d_i。

（5）分别计算各年龄组的潜在减寿年数 $a_i d_i$。

（6）对各年龄组的 $a_i d_i$ 求和。

2. 实例

例 2-1-8：2012 年某乡镇死亡人数为 385 人，已知该乡镇尚无居民期望寿命资料，当地设区市的居民平均期望寿命为 75.43 岁。试计算其潜在减寿年数（PYLL）。

本例：

（1）首先当地的居民期望寿命 e，本例以其所在设区市的居民平均期望寿命代替该乡镇居民期望寿命，则 $e=75.43$（岁）。

（2）计算各年龄组居民的年龄组中值 i，见表 2-1-1 第 3 列，如 0～岁组的组中值 $i=(0+1)/2=0.5$（岁），1～岁组的组中值 $i=(1+5)/2=3$（岁）。

（3）计算剩余年龄 a_i，$a_i=e-(i+0.5)$，见表 2-1-1 第 4 列，如 0～岁组的剩余年龄 $a_i=75.43-(0.5+0.5)=74.43$（岁），1～岁组的剩余年龄 $a_i=75.43-(3+0.5)=71.93$（岁）。

（4）确定某年龄组的死亡人数 d_i；见表 2-1-1 第 5 列，如 0～岁组的死亡人数是 1 人，1～岁组的死亡人数是 2 人。

（5）计算各年龄组的 $a_i d_i$；见表 2-1-1 第 6 列，如 0～岁组的潜在减寿年数 $a_i d_i=74.43\times1=74.43$（岁），1～岁组的潜在减寿年数 $a_i d_i=71.93\times2=143.86$（岁）。

（6）对各年龄组的 $a_i d_i$ 求和；将表 2-1-1 第 6 列各行的 $a_i d_i$ 加起来，PYLL=74.43+143.86+67.43+…+334.35+143.37=5269.33（岁），见表 2-1-1 第 6 列第 20 行交叉处单元格显示数据“5269.33”，即该乡镇居民因死亡导致的寿命损失年数为 5269.33 岁。

表 2-1-1　2012 年某乡镇居民潜在减寿年数（PYLL）

年龄组（岁）	期望寿命（岁）	年龄中值（岁）	剩余年龄（岁）	死亡人数	PYLL（岁）
0～	75.43	0.5	74.43	1	74.43
1～	75.43	3.0	71.93	2	143.86
5～	75.43	7.5	67.43	1	67.43
10～	75.43	12.5	62.43	1	62.43
15～	75.43	17.5	57.43	0	0.00
20～	75.43	22.5	52.43	0	0.00
25～	75.43	27.5	47.43	1	47.43
30～	75.43	32.5	42.43	1	42.43
35～	75.43	37.5	37.43	10	374.30

续　表

年龄组（岁）	期望寿命（岁）	年龄中值（岁）	剩余年龄（岁）	死亡人数	PYLL（岁）
40～	75.43	42.4	32.53	26	845.78
45～	75.43	47.5	27.43	19	521.17
50～	75.43	52.5	22.43	54	1211.22
55～	75.43	57.5	17.43	54	941.22
60～	75.43	62.5	12.43	37	459.91
65～	75.43	67.5	7.43	45	334.35
70～	75.43	72.5	2.43	59	143.37
75～	75.43	77.5		35	
80岁及以上	75.43			39	
合计				385	5269.33

九、期望寿命的基本计算方法与具体操作

1. 计算步骤与流程（图2-1-1-8）　以编制寿命表计算期望寿命。寿命表是根据某一人群的年龄别死亡率计算出来，因此表中各项指标不受人口年龄构成影响，具有良好的可比性。寿命表是假定有同时出生的一代人，按年龄别死亡率先后死去，直至死完为止。计算这一代人不同年龄组的死亡概率、死亡人数、死亡人年数、生存人年数和期望寿命。年龄间隔1岁一组的称完全寿命表；0～岁和1～4岁各为一组，以后每5岁为一年龄组，85岁以上合并为最高年龄组的称为简略寿命表。

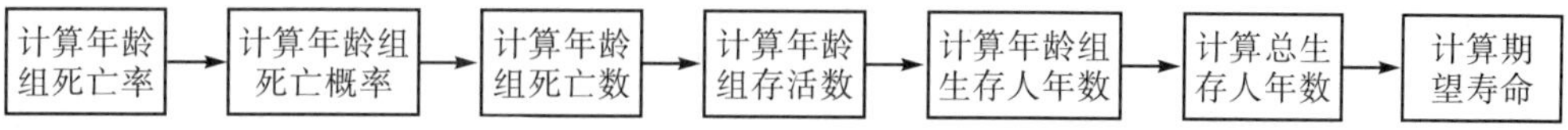

图2-1-1-8　期望寿命计算的基本步骤与流程

（1）步骤与流程详解

第一步，将人口数按照不同年龄进行分组，分成0～岁、1～4岁，5～9岁，……。并利用当地当年户籍人口数和构成情况，以及死亡资料，计算出各年龄组的死亡率（${}_nm_x$）。计算公式：

$$ {}_nm_x = {}_nD_x / {}_nP_x $$

第二步，根据各年龄组死亡率求得年龄组死亡概率（${}_nq_x$）。说明 X 岁尚存者在今后一年内的死亡概率。计算公式：

$$ {}_nq_x = 2\,{}_nm_x / (2 + {}_nm_x) $$

第三步，假定 0 岁组的尚存人数为 10 万，计算各年龄组的死亡人数（d_x）和尚存人数（l_x）。计算公式：${}_nd_x = l_x \times {}_nq_x$；$l_{x+1} = l_x - {}_nd_x$

第四步，计算各年龄组的生存人年数（L_x）以及生存总人年数（T_x）。生存人年数表示 X 岁尚存者在今后一年（或 n 年）内的生存人年数。计算公式：${}_nL_x = n/2\ (l_x + l_{x+1})$；$T_x = \sum {}_nL_x$

第五步，计算平均预期寿命（e_x）。计算公式：

$$e_x = T_x / l_x$$

（2）上述公式中的符号解释：X：实足年龄；n：年龄组距；$X-X_{+n}$：年龄组限；${}_nm_x$：年龄组死亡率；${}_nq_x$：年龄组死亡概率（关键指标）；${}_nl_x$：尚存人数；${}_nd_x$：死亡人数；${}_nL_x$：生存人年数；T_x：生存总人年数；e_x：平均预期寿命。

2. 实例

例 2-1-9：某地欲计算 2012 年当地居民的期望寿命。

采用编制简略寿命表的方法计算期望寿命。

基本思想：编制简略寿命表要有分年龄组的平均人口数${}_nP_x$ 及死亡人数${}_nD_x$，或者是死亡率${}_nm_x$。这些资料来源于人口与死亡统计，开展居民死亡原因监测网络直报的地区，直接从中国疾病预防控制系统的“居民死亡原因监测系统”导出即可。没有开展这项工作的，需从当地公安部门找到这些资料。假设已经获得该地分年龄组的平均人口数${}_nP_x$ 及死亡人数${}_nD_x$（表 2-1-2）。

表 2-1-2　2012 年该地居民的期望寿命

年龄组（岁）	平均人口数（${}_nP_x$）	实际死亡人数（${}_nD_x$）	死亡率（${}_nm_x$）	死亡概率（${}_nq_x$）	尚存人数（l_x）	死亡人数（${}_nd_x$）	生存人年数（${}_nL_x$）	生存总人年数（T_x）	预期寿命（e_x）
0～	30005	429	0.014298	0.014298	100000	1430	98785	6878299	68.78
1～	86920	105	0.001208	0.004820	98570	475	393331	6779515	17.24
5～	102502	81	0.000790	0.003943	98095	387	489508	6386184	13.05
10～	151494	113	0.000746	0.003723	97708	364	487632	5896676	12.09
15～	182932	157	0.000858	0.004282	97345	417	485680	5409044	11.14
20～	203107	215	0.001059	0.005279	96928	512	483359	4923364	10.19
25～	190289	221	0.001161	0.005790	96416	558	480684	4440004	9.24
30～	147076	181	0.001231	0.006134	95858	588	477819	3959320	8.29
35～	99665	160	0.001605	0.007995	95270	762	474444	3481501	7.34
40～	90891	234	0.002575	0.012790	94508	1209	469518	3007057	6.40
45～	105382	417	0.003957	0.019591	93299	1828	461927	2537539	5.49
50～	86790	602	0.006936	0.034090	91471	3118	449561	2075612	4.62

续　表

年龄组（岁）	平均人口数（$_nP_x$）	实际死亡人数（$_nD_x$）	死亡率（$_nm_x$）	死亡概率（$_nq_x$）	尚存人数（l_x）	死亡人数（$_nd_x$）	生存人年数（$_nL_x$）	生存总人年数（T_x）	预期寿命（e_x）
55～	69368	909	0.013104	0.063442	88353	5605	427752	1626051	3.80
60～	51207	1328	0.025934	0.121775	82748	10077	388548	1198298	3.08
65～	39112	1691	0.043235	0.195088	72671	14177	327913	809750	2.47
70～	20509	1561	0.076113	0.319726	58494	18702	245715	481837	1.96
75～	9301	1126	0.121062	0.464675	39792	18490	152734	236122	1.55
80～	4297	900	0.209448	0.687338	21302	14641	69905	83388	1.19
85岁及以上	2723	1345	0.493941	1.000000	6660	6660	13484	13484	1.00

本例：

（1）将人口数按照不同年龄进行分组，分成0～、1～4、5～9、……。并利用当地当年户籍人口数和构成情况，以及死亡资料，计算出各年龄组的死亡率（$_nm_x$）。如0～岁组死亡率$_nm_x={}_nD_x/{}_nP_x=429/30005=0.014298$，见表2-1-2第4列。

（2）根据各年龄组死亡率求得年龄组死亡概率（$_nq_x$）。说明X岁尚存者在今后一年内的死亡概率。通常以0～岁组死亡率代替其死亡概率，最后一年龄组的死亡概率为1，其他年龄组的按照死亡概率公式计算。如：1～岁组死亡概率$_nq_x=2_nm_x/(2+{}_nm_x)=2\times4\times0.014298/(2+4\times0.014298)=0.004820$；5～岁组死亡概率$_nq_x=2_nm_x/(2+{}_nm_x)=2\times5\times0.014298/(2+5\times0.014298)=0.003943$；见表2-1-2第5列。

（3）计算各年龄组的死亡人数（d_x）和尚存人数（l_x）。通常假定0岁组的尚存人数为10万，则0岁组的死亡人数$_nd_x=l_x\times{}_nq_x=100000\times0.014298=1430$；1～岁组尚存人数$l_{x+1}=100000-1430=98570$，死亡人数$_nd_x=l_x\times{}_nq_x=0.004820\times98570=475$；见表2-1-2第6、7列。

（4）计算各年龄组的生存人年数（L_x）以及生存总人年数（T_x）。生存人年数表示X岁尚存者在今后一年（或n年）内的生存人年数。如：0～岁组生存人年数$L_0=l_1+0.15d_0=98570+0.15\times1430=98785$；1～岁组生存人年数$l_{x+1}={}_nL_x=n/2(l_x+l_{x+1})=0.5\times4\times(98095+98570)=393331$；5～岁组生存人年数$l_{x+1}={}_nL_x=n/2(l_x+l_{x+1})=0.5\times5\times(98095+97708)=489508$；$T_x=\sum{}_nL_x=98785+393331+489508+\cdots+13484=6878299$；见表2-1-2第8、9列。

（5）计算期望寿命（e_x）。居民期望寿命以0～岁组出生居民的平均期望寿命表示，因此，2012年居民期望寿命$e_x=T_x/l_x=6878299/100000=68.78$（岁）；见表2-1-2第10列。

第二节　疾病流行特征分析内容简介

流行特征是病因在特定的人群、时间、空间中，隐蔽而不断地得以实现的结果，是流行过程的可见形式。疾病的流行特征通过疾病在人群中的人群、时间、地区分布得以表现。对于病因已知疾病，流行特征是判断和解释病因的根据；对于病因未明疾病，流行特征是病因的外在表现，是形成病因假设的重要来源。所以，不论是对疾病进行描述，还是深入分析，最初的着眼点都在于疾病的流行特征。离开流行特征，不可能进行疾病及健康相关信息的分析利用。分析疾病流行特征就是对其人群、时间、空间分布（三间分布）进行探索、描述、分析，为形成病因假设、判断和解释病因提供依据。分析内容一般包括以下几方面。

一、人群分布特征

与疾病有关的一些人群特征可成为疾病的危险因素，信息包括：年龄、民族、性别、职业、收入等。

（一）年龄　年龄与疾病之间的关联比其他因素的作用都强，几乎所有的发病率均显示与年龄有关。随着年龄不同，大部分疾病的发生频率显著不一。有些疾病几乎特异地发生在一个特殊的年龄组中。一般来说，慢性病有随年龄增长而发病率随之增加的趋势；急性传染病随年龄的增加发病率有减少的趋势。婴幼儿易患急性呼吸道传染病。母亲体内的抗体在胚胎时期可传给胎儿，直到出生后头 6 个月都可使其具有预防传染病的可能，到学龄时，其水平达最低。在传染病预防接种之前，某些急性呼吸道传染病如麻疹、百日咳、腮腺炎等主要发生于婴幼儿中，由于在人群中预防接种的程序不断发展，免疫形式也在发生变化，感染的年龄模式随之不断变化。如麻疹虽是学龄前儿童的主要疾病，但近年来发病高峰发生拖后，在 5~15 岁的大龄儿童，甚至在新入学的大学生、新入伍的战士中都有发生，且症状往往比年幼者重或不典型；风疹则常见于青年人中。年龄不仅与传染病发病频率有关，而且与疾病的严重程度有关。新生儿和老年人对病原微生物（如链球菌）特别敏感，而这些病原微生物对其他年龄的人来说并不是致病性的。

不同国家人群女性乳腺癌年龄别发病专率从 30 岁开始增高，美国人可上升到 70 岁及以上，日本发病率 50 岁达高峰，以后即下降（图 2-1-2-1）。这说明绝经前后乳腺癌的发病率不同。有人认为，停经前发生的乳腺癌主要受卵巢功能和遗传的影响，而绝经后发生的乳腺癌主要受社会生活环境及肾上腺分泌的影响。

对某些疾病的发生频率来说，年龄效应特别明显，如随年龄增长糖尿病的患病率增加明显，见图 2-1-2-2。

1. 研究疾病年龄特征的目的　分析研究疾病的不同年龄特征，可帮助提供重点保护对象及发现高危人群，为今后有针对性地开展防治工作提供依据；有助于观察人群免疫状况的变化、确定预防接种对象和预防接种措施的实施，以保证预防接种效果；有助于深入探索致病因素，为病因研究提供线索。

2. 年龄特征出现差异的原因

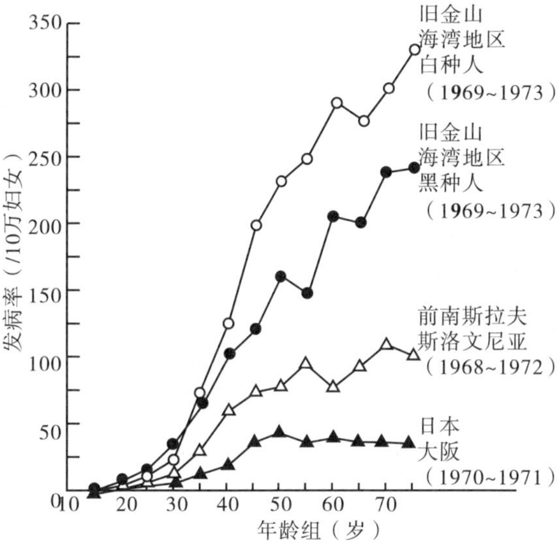

图 2-1-2-1 四组不同人群女性乳腺癌年龄别发病专率

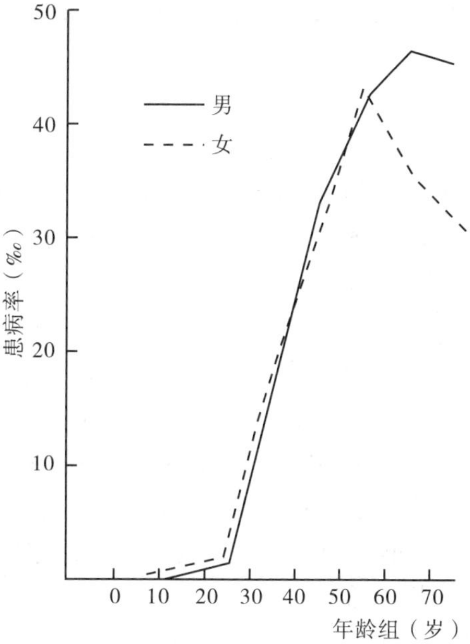

图 2-1-2-2 十三省市各年龄组合计糖尿病患病情况

（1）免疫水平状况：胎儿可经胎盘得到来自母体的现成抗体，获得被动免疫，所以 6 个月以内新生儿数量增多，可降低人群易感性，很少发生麻疹、白喉、猩红热等病。反之，成人免疫水平低下母体也可缺乏免疫，致使新生儿也成了易感者。同样，在边远的山区和农村，由于人口密度小，交往少，受感染的机会也少，一旦有传染源进入，成人也可患儿童多见病。例如，2006 年某市一个边远山村麻疹暴发，在此之前该村数年没有发生麻疹，人群易感性较高。此次暴发中，从 6 个月以上的婴儿到 65 岁的老人几乎都有发病，罹患率高达 65%。感染后机体产生免疫力的时间及其持久性也影响疾病的年龄分布，如流感等病由于缺乏巩固的病后免疫力，各年龄组发病率趋于一致，不存在明显差异，呈隐性感染的疾病成人少见，但儿童发病高。

（2）暴露病原因子的机会不同：不同年龄的人暴露或接触感染因子或其他致病因子的程度不同。如水痘可见于同在一起学习或玩耍的小学生或幼儿园中的婴幼儿；非传染性疾病的年龄分布差异主要取决于暴露致病因子的机会，如食管癌高发区随年龄增高其发病率和死亡率也随之升高。由于致病因素需要较长时间积累，才可致疾病发生，所以通常发病年龄较晚，如慢性非传染病性疾病多发生在中老年人。

（3）有效的预防接种可改变某些疾病固有的发病特征：如麻疹在普遍接种麻疹疫苗前主要发生于幼儿及学龄儿童中，但推行扩大计划免疫后，发病年龄发生很大变化，多见于大龄儿童、少年及青年。

3. 疾病年龄特征的分析方法 包括横断面分析和出生队列分析，前者主要分析同一时期不同年龄组的发病率、患病率和死亡率，多用于传染病分析；最大的缺点是不能正确显示致病因子与年龄的关系。后者是对同一时期出生的人随访若干年，以观察其结局情况。

（二）性别　许多疾病的发生存在着明显的性别差异，通常女性发病率较高。疾病分布出现性别差异的原因包括：

1. 男女两性暴露或接触致病因素的机会不同　如对传染病来说，男女发生率不同是因感染机会不同所致，如以往森林脑炎多见于伐木工人、地质勘探人员、狩猎者、在林区的放蜂者，这些人多以男性为主，因此发病多见于男性。但由于妇女儿童采集野菜、木耳、蘑菇者逐渐增多，森林脑炎患者也可见于女性。在血吸虫病流行区过去以男性发病为主，现在女性参加农业劳动的机会增多，两性发病的差别在逐渐消失。对慢性非传染性疾病来说，如肺癌，男女分布频率不同是由于男性吸烟者所占的比例多于女性。男性肝硬化多于女性是因为男性饮酒的机会多于女性的缘故。

2. 与两性解剖、生理特点及内分泌代谢等生物性差异有关　内分泌或生理因素可使不同性别易患疾病或者被得以保护而不患病。如男性冠心病患病率高于女性，有人推测这可能是由于某些重要的内分泌因素对两性在起作用。或可能女性在停经前受到雌激素的保护所致，不能完全用血脂浓度、高血压、吸烟、糖尿病、肥胖等危险因素在两性中的差异来解释。此外，胆囊炎、胆结石、伤寒慢性携带者多见于女性，可能均与此有关。地方性甲状腺肿女性多于男性，可能与碘缺乏而不能满足女性较多的需求有关。

3. 男女职业中毒发生率不同是由于妇女较男性更少受雇于从事一些危险性很大的职业有关。

4. 两性生活方式、嗜好不同　在进行人群中不同性别的发生率与死亡率比较时应注意到不同年龄组男女比例不同，应分别对不同年龄组进行标化后再比较。

（三）职业　不同职业对健康及其某些疾病的发病率、死亡率分布有较大影响和显著联系。职业暴露于不同的物理因素、化学因素、生物因素及职业性精神紧张均可导致疾病分布的不同。在石棉工人易患间皮瘤、肺癌及胃肠癌；矿工、翻砂工易患尘肺；饲养员、屠宰工人、畜牧业者易患布鲁氏菌病；矿工、建筑工人及农民均有较高的发生意外伤害和死于外伤的比率。相反，从事某些职业对预防某些疾病的发生也有关，如从事某些体力劳动有起到预防冠心病的作用，反之脑力劳动者易患冠心病。神经高度紧张的强脑力劳动和严重消耗性体力劳动均可导致心血管、神经系统的早期功能失调和病理变化。

在研究职业与疾病的关系时应考虑以下几方面：疾病的职业分布不同与感染机会或暴露于致病因素的机会不同有关；暴露机会的多少与劳动条件有关；职业反映了劳动者所处的社会经济地位和卫生文化水平；不同职业的体力劳动强度和精神紧张程度不同，在疾病的种类上也有不同的反映。此外，在分析不同职业人群慢性病发病情况时还应注意到以往可能引起各种疾病的职业，应注意职业的分布虽然取决于暴露概率的大小，但同样可以人为地改变这种情况以降低其分布频率。

（四）民族　不同民族和种族之间在疾病发病频率、严重性等方面可有明显差异。

这与遗传因素、社会经济状况、风俗习惯、生活习惯、饮食习惯、居住地理环境、自然条件及社会条件及医疗卫生质量和水平等有关。适合于较大区域的人群，如不同国家、省市等；对于社区（乡村）这种区域的基本单元而言，很少涉及此类分析。

（五）宗教　不同人群因宗教信仰不同，其生活方式也有明显差异，对疾病发生、分布规律可产生一定影响，使疾病分布频率出现显著差别。对于社区（乡村）这种区域的基本单元而言，很少涉及此类分析。而宗教有时可成为少数民族的一个标志，所以政治、经济、文化背景与宗教信仰有很强的联系。因此，在讨论宗教对疾病的影响时还应兼顾到不同民族的生活条件、居住环境、饮食卫生习惯、风俗习惯及心理状态等因素的影响。

（六）婚姻与家庭　不同婚姻状况的人健康也存在很大差别。如离婚者全死因死亡率最高，丧偶及独身者次之，已婚者最低，可见离婚、丧偶对精神、心理和生活的影响尤为明显，是导致发病或死亡高的主要原因。

婚姻状况对女性健康有明显影响，婚后性生活、妊娠、分娩、哺乳等对女性健康均有影响，如已婚妇女宫颈癌多见，单身妇女则多见乳腺癌。

近亲婚配势必会导致先天性畸形、遗传性疾病增加，造成流产、早产和子女夭折早亡。

家庭是社会组成的一部分，随着社会的发展、时代的进步，家庭的组成形式及其成员也在变化，进而影响疾病在家庭内的分布。通过疾病的家庭聚集现象，可了解遗传因素与环境因素在发病中所起的作用。

（七）流动人口　流动人口对疾病的暴发流行起到加剧的作用，成为近年来疾病防治工作的新问题。流动人口对疾病分布的影响在于：

1. 流动人口是传染病暴发流行的高危人群。在大型工地、城乡结合部，聚集着为数众多的民工，那里卫生防病条件差，极易发生传染病的暴发流行。

2. 流动人口是疫区与非疫区间传染病的传播纽带　疟疾、霍乱、鼠疫等的暴发和大流行不少是因流动人口的带入性和输入性病例引起的。

3. 流动人口对传播性传播疾病起到不可忽视的作用　供销、采购、边境贸易、国际交流、服务行业等流动人口成为性传播疾病的高危人群，在我国性传播疾病传播中起到举足轻重的作用。

4. 流动人口给儿童计划免疫的落实增加难度，使计划免疫适龄儿童预防接种出现免疫空白。

二、时间分布特征

时间表现了事物变化的持续性。疾病发生的时间形式常常是一个能提供信息资料的极有意义的描述性特征。从时间方面来看，疾病现象都不是恒定的，而是经常随着时间发生变动。随着时间推移，病因种类或分布也发生变化，围绕人群的环境也在发生变化，势必影响到个体发育、成熟和衰老，改变人群的易感性。疾病的时间分布是流行过程的重要表现形式，背后隐藏着影响和决定疾病发生过程的各种情况。时间分布特征分析的深层次目的，是透视时间分布所隐藏的病因线索，反映疾病病因的动态变化，有助于验证可疑的致病因素及其与疾病的关系。

不同疾病的时间分布不同，同一疾病也可表现为时间分布上的多种特征。对于急性传染病、急性中毒等病因作用强烈的疾病，时间分布的意义明显而肯定，能提供关于病因、传播途径等问题的重要信息。对于心脑血管疾病、非职业性肿瘤等尚未发现明显致病因素的疾病，时间分布意义多是不明确的、不肯定的，在叙述和分析中，需要有较多推测。

分析疾病的时间分布常包括以下几方面：

（一）短期波动　短期波动是以日、周、月计数的短期观察数据的汇总。常见的传染病疫情日、周、月分析就是分析传染病的短期变化。短期波动的含义与暴发相近，区别在于暴发是在少量人群中（即一个局部地区或集体单位中），而短期波动常用于较大数量的人群。

短期波动或暴发系因人群中大多数人在短时间内接触或暴露同一致病因素所致。因致病因素的特性不同，可导致潜伏期的长短不一致，接触致病因素的数量和期限也不同，可使疾病发病时间出现先后之别，从暴露至最早发病的时间相当于最短潜伏期，反之为最长潜伏期。短潜伏期者先发病，长潜伏期者后发病，但多数病例发生于该病的最长潜伏期与最短潜伏期之间。同时可根据发病时间推算出潜伏期，从而可推测暴发原因及推知暴露时间。

传染病常表现有暴发或短期波动，如食物中毒的暴发，多因大量人群同时食用相同的被污染食物引起，其潜伏期短，发病可在几天或几小时内达高峰。传染病的流行曲线多呈对数正态分布，曲线达高峰的速度与流行期限、传染性、潜伏期长短、人群中易感者比例及易感人群密度等因素有关，如疟疾发病曲线的升高与蚊子数量、外潜伏期长短等有关。

非传染病也表现出短期波动或暴发现象，如 1972 年 7~10 月，上海市桑毛虫皮炎的暴发，有的单位罹患率可达 50%以上。1952 年 12 月伦敦大雾仅 1 周，支气管炎死亡人数就较前 1 周超出 9.3 倍。而自然灾害、人为环境污染等也会引起短期波动或暴发。

短期波动或暴发的原因很容易查明，应不失时机地进行调查研究以便采取相应的防制措施。

（二）季节性　疾病每年在一定季节内呈现发病率升高的现象称季节性。图 2-1-2-3 显示石家庄市手足口病高发季节为夏季。

季节性升高是很重要的流行病学特征，流行季节病人数可占全年的绝大部分，很多传染病可表现有以下几种明显的季节性特点：

1. 严格的季节性　传染病发病多集中在少数几个月内，这种严格的季节性多见于虫媒传播的传染病，如乙脑、登革热。

2. 季节性升高　虽一年四季均发病，但仅在一定月份发病升高，如肠道传染病，呼吸道传染病，全年均有发生，只是肠道传染病的发生多见于夏秋季，而呼吸道传染病在冬春季升高。

非传染病也有季节性升高的现象。如克山病在东北、西北病区，多集中出现在冬季，11~2 月为高峰，其中多发月份为 12~1 月；而西南病区却以 6~8 月为高峰。出生缺陷也表现有季节性波动，如北京、天津地区研究报告中枢神经系统缺陷以 9~10 月出

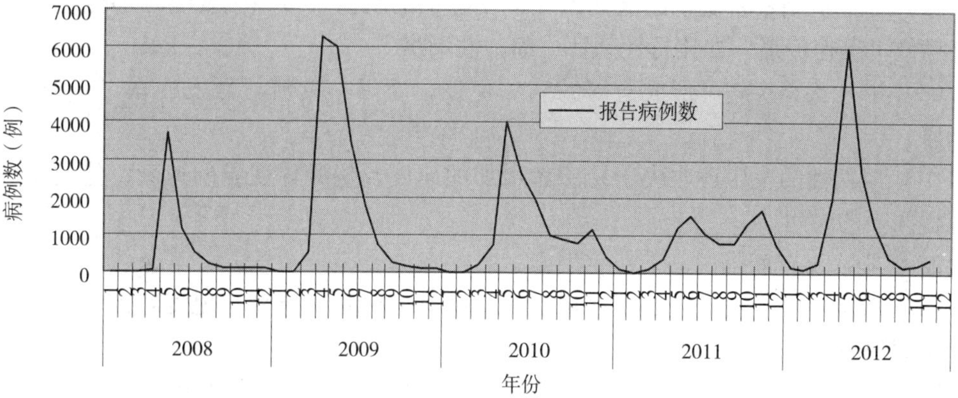

图 2-1-2-3　石家庄市手足口病发病时间分布

现明显的高峰。

季节性升高的原因较为复杂，分析时应因病、因时、因地而异，常见原因包括：

（1）病原体的生长繁殖受气候条件影响，因季节而异。

（2）媒介昆虫的吸血活动、寿命、活动力及数量的季节消长均受到温度、湿度、雨量的影响。

（3）与野生动物的生活习性及家畜的生长繁殖等因素有关，如在北方，冬季不发生人间黄鼠型鼠疫，因黄鼠需要冬眠。又如，布鲁氏菌病以 2~5 月发病率最高，是因春季动物产仔最多，流产也多集中于这一季节，所以该季节是动物和人群同时发病率最高的季节，又因该季节是动物的哺乳期，致使感染动物经乳汁排菌的机会增加，人因接触此类乳汁而被感染的可能性也加大。

（4）受人们生活方式、生产、劳动条件、营养、风俗习惯及医疗卫生水平变化的影响。

（5）与人们暴露接触病原因子的机会及其人群易感性的变化有关。

（三）周期性　周期性是指疾病发生频率经过一个相当规律的时间间隔，呈现规律性变动的状况。通常每隔几年发生一次流行。某病 3、5、10、20 年流行特征分析主要就是分析其周期性变化，如图 2-1-2-3 石家庄市手足口病在 2008~2012 年的发病率变化情况。对于有有效预防措施的疾病，这种周期性的规律也会发生改变，如我国麻疹疫苗引进普及应用前，城市中每隔 1 年麻疹流行 1 次，1965 年对易感者进行普种疫苗后，发病率降低，周期性流行规律也不复存在。

了解疾病的周期性变化规律，不仅对致病因素的探讨至关重要，同时对预测疾病的流行及制订相应的防治对策也非常重要。

1. 疾病周期性常见原因及疾病出现周期性的必备条件

（1）多见于人口密集，交通拥挤的大中城市，那里存在着传染源及足够数量的易感人群，特别是新生儿的增加提供了相应数量的易感者。当无有效的预防措施时，周期性便可发生。

(2) 传播机制容易实现的疾病，人群受感染的机会较多，只要有足够数量的易感者疾病便可迅速传播，如流行性感冒、细菌性痢疾。

(3) 由于这类疾病可形成稳固的病后免疫，所以一度流行后发病率可迅速下降，如麻疹。

(4) 周期性的发生还取决于易感者增加的速度及病原体变异的速度，他们也决定着流行间隔的时间。

2. 传染病流行间隔时间的决定因素：

(1) 取决于前一次流行后所遗留下的易感者人数：易感者与免疫者人数的比例越小，则间隔时间越长。

(2) 取决于新的易感者补充积累的速度：速度越快，间隔则越短。

(3) 取决于人群免疫持续时间：若免疫水平持续越久，则其周期间隔亦越长。

在进行周期性的分析时还应注意，周期性并不是固定不变的，任何疾病的周期性都可以在一定程度上人为地进行改变。

(四) 长期趋势　长期趋势亦称长期变异或长期变动，是对疾病动态的连续数年乃至数十年的观察；在这个长时间内观察探讨疾病的临床表现、发病率、死亡率的变化或它们同时发生的变化情况，如有些疾病可表现出有经过几年或几十年的持续发病上升或下降的趋势。这种变化不仅在传染病中可观察到，在非传染病中也同样可观察到。如对流感流行的情况进行长期的观察发现其先后出现 H1N1、H2N2、H3N2、新 H1N1 等亚型的流行。

猩红热在我国 20 世纪 20 年代以重型病例多见，病死率高达 15%~20%，以后的数十年发病率明显降低，几乎未见病死者；但 2011 年，其发病率突然升高，并出现死亡病例。这种变化与病原体的菌种、毒力、致病力的变异，机体免疫状况，诊治条件，药物疗效及病原体与宿主之间的相互关系发生变化等因素的改变有关。除此之外还与防治工作情况、是否采取有效的预防措施及应用新的治疗方法、手段等因素有关。

出现长期趋势的原因主要有：

1. 病因或致病因素发生了变化，这为病因探讨提供了线索和依据。

2. 病原体抗原型别、毒力、致病力变异和对机体免疫状况的改变，这是传染病产生长期趋势的主要原因。

3. 诊断能力的改变、医生诊断经验和诊断技术的提高、新的诊断技术方法的引进及普及应用。

4. 诊治条件、药物疗效及新的治疗方法、手段的进步和防疫措施的采取等因素对长期变异也起到重要作用。

5. 登记报告及登记制度是否完善、疾病的诊断标准及分类是否发生改变。如观察期间内该病的诊断标准和报告标准发生了变化，致使最终统计结果也发生了变化。

6. 由于人口学资料的变化，如长期观察人群中随着时间迁移，其年龄分布也在发生改变，疾病的发生频率出现改变。

三、地区分布特征

各种疾病包括传染病，非传染病及原因未明的疾病均具有地区分布的特点。这与周围的环境条件有关，反映出致病因子在地区作用上的差别，所以说疾病的地区分布不同，往往是一种表面现象，根本原因是致病危险因素分布和致病条件不同造成的。几乎没有一种地区性高发的疾病只发生在某个高发区，而在其他地区见不到，只要条件适宜任何地区均可发生该病。

了解疾病的地区分布，不仅有助于为寻找病因提供线索，还有助于拟订区域防治策略，以便有效控制、降低、消除疾病。

一般来说，特殊地理位置、地形及环境条件，如平原、山区、荒漠、林区、沼泽地、海拔高度、水源、土壤中微量元素等；气象条件，如温度、湿度、降雨量等；人群的特殊风俗习惯及其遗传特征；社会文化背景，如交通条件、文化水平等均可影响疾病的地区分布。

（一）不同地区的疾病分布不同　传染病、非传染病、伤害均可见明显的地区分布特点，甚至是同一乡镇不同村庄之间也不同。如我国血吸虫病仅限于南方的一些省份，鼻咽癌最多见于广东，食管癌以河南林县为高发，肝癌以江苏启东为高发，原发性高血压北方多于南方。疾病的这种分布的不均一性可能与某些地区存在着较强的致病因素，外环境的某些理化特点（如碘、氟含量的高低，可使某些疾病集中于一定的地区）、生物媒介分布及自然、社会因素有关。

（二）城乡分布不同　城市与农村由于生活条件、卫生状况、人口密度、交通条件、工业水平、动植物的分布等情况不同，疾病的分布也出现差异。

城市人口多、密度大、居住面积狭窄、交通拥挤，青壮年所占比例较多，出生率保持在一定水平，人口流动性较大，使得城市始终保持一定数量的某些传染病的易感人群，可使某些传染病常年发生，并出现周期性，这些也多见于托幼机构。

城市工业较集中，车辆多，空气、水、环境受到严重污染，慢性病患病率明显升高，如高血压，城市高于农村。空气污染可引起呼吸系统疾病患病率升高，空气中致癌物质的含量较高，肺癌及其他肿瘤以城市多见。与空气污染或噪音有联系的职业性因素所致的病害，也多见于城市，而且疾病频率消长与环境有密切关系。

城市的供水、排水设施完善，管理健全，饮用水的卫生水平较高，因此肠道传染病的流行受到限制，经饮水传播的传染病暴发流行较少见。

城市医疗卫生水平高，设施好，医疗保健及疫情控制均较及时、有力，自然疫源性疾病、虫媒传染病也较农村少。

农村由于人口密度低，交通不便，与外界交往不频繁，呼吸道传染病不易流行，可是一旦有传染病传入，便可迅速蔓延，引起暴发，而且发病年龄也有后延现象。由于卫生条件较差，肠道传染病较易流行。虫媒传染病、自然疫源性疾病，如疟疾、流行性出血热、钩端螺旋体病等均高于城市。一些地方病如地方性甲状腺肿、氟骨症等也高于城市。

近年来，乡镇企业迅速发展，但其防护条件和劳动条件较差，职业中毒和职业伤害也不断发生。而人口流动频繁也将农村常见传染病带入了城市，把城市常见传染病带回农村，出现“肝炎下了乡，疟疾进了城”的现象。

（三）疾病的地区聚集性　发病、患病频率高于周围地区或高于平时的情况称为聚集性。如近年来，我们经常提及某乡镇、村庄、幼儿园的手足口病聚集性疫情。分析疾病的地区聚集性有两方面的意义：可提示一个感染因子的作用；可提示局部环境污染的存在，特别是当聚集发生在局部地区某些被怀疑的污染源时，如垃圾场或工厂。

（四）地方性疾病　某些疾病常存在于某一地区或某一人群，不需要从外地输入时称地方性。地方性疾病也称地方病，是指局限于某些特定地区内相对稳定并经常发生的疾病。从广义上看，各种原因所致的具有地区性发病特点的疾病均属地方病。在我国地方病指与当地水土因素，生物学因素有密切关系的疾病，其病因存在于发病地区的水、土壤、粮食中，通过食物和饮水作用于人体而致病，如地方性氟中毒、地方性甲状腺肿大等。

判断一种疾病是否属于地方性疾病的依据是：

1. 该地区的各类居民比其他地区的居民发病率均高。
2. 在其他地区居住的相似的人群中该病的发病频率均低，甚至不发病。
3. 迁入该地区的人经一段时间后，其发病率和当地居民一致。
4. 人群迁出该地区后，发病率下降或患病症状减轻或自愈。
5. 除人之外，当地的易感动物也可发生同样的疾病。

符合上述标准的条数越多，说明该病与该地区的有关致病因素越密切。

第三节　基层疾病流行病学分析步骤与操作流程

一、基本步骤与具体操作流程图

原则上，流行特征的数据分析基本步骤包括以下 6 步，见图 2-1-3-1，其中明确分析目的是数据分析的首要任务，是后续工作的基础与依据。

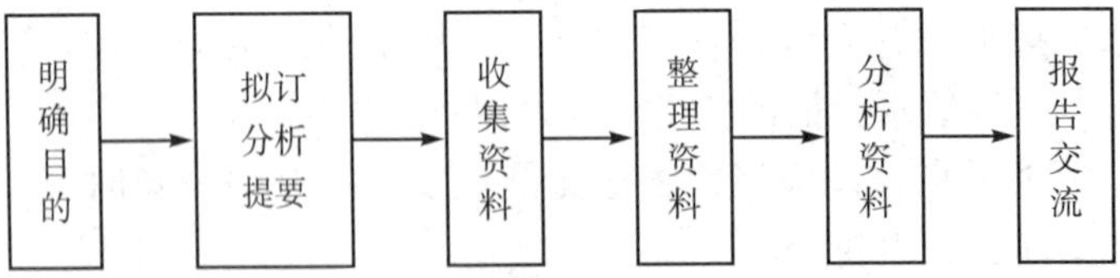

图 2-1-3-1　数据分析基本步骤

实际工作中，对已获得的某种疾病或健康相关信息进行具体流行特征分析时，通常通过 8 步骤完成（图 2-1-3-2）。

信息来源详见第一、二章相关章节，简单而言，传染病信息和居民死亡信息主要来自国家疾病控制信息系统，慢性非传染性疾病信息主要来自居民健康档案，卫生供

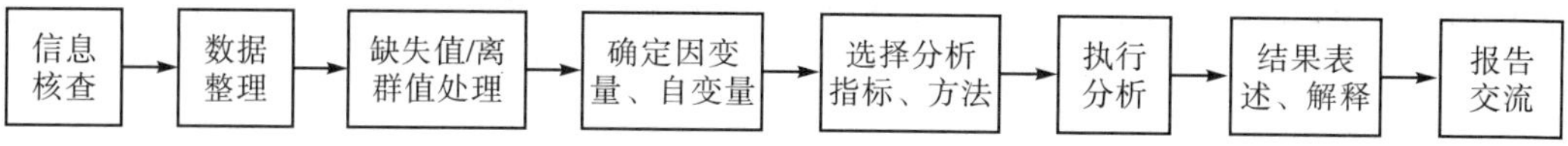

图 2-1-3-2　流行特征分析具体操作流程

给、服务信息来自日常诊疗工作记录。

二、信息核查

收集到基础数据后，首先，也是最基础、最重要的一步是核查信息的正确性与完整性。检查、修正原始记录，保证资料完整（预定的观察单位有无遗漏、重复、调查项目填写有无空缺）、正确（调查项目填写有无错误）。核查信息有无错误，一般从两方面进行，一是逻辑检查，即根据调查项目的性质及其相互关系，检查所获信息有无矛盾，如时间顺序是否合理，发病时间、死亡时间等不能早于出生日期；年龄不能是负数或大得离谱，如特定疾病仅限于特定人群，男性不可能被诊断为子宫肌瘤；某地报告了当地罕有疾病，如某乡村医生在传染病报告卡中填写：某人所患传染病是鼠疫等。二是计算检查，即验算某计算项目有无错误，“发病时间”减“出生时间”应等于“发病的实足年龄”。如果信息不准确、不正确，流行特征分析结果无论多么完美、漂亮，也不过是空中楼阁。

目前，几乎所有的原始信息都被录入数据库，这些数据库有网络版的，国家疾病控制信息系统就是最有代表性的网络版数据库；有非网络版的，如有些地方的居民健康档案信息库是 Excel、Access 版。同样数据录入时发生错误，无论采用什么统计方法都不能得出正确结论。因此，为了防止、减少计算机录入错误带来的信息不正确，常要检查录入信息是否准确。对于网络版数据库，如国家疾病控制信息系统，其信息核查从开始的网络直报用户核查纸质报告卡，到各级疾病预防控制机构专业人员逐级审核、查重，已建立了一套成熟完善的信息核查流程。非网络版数据库核查则通过以下措施检查信息是否存在问题。

1. 录入前，建立数据录入文件的同时编制核查文件，建议使用专门的数据库软件，如 Access、FoxPro、Epidata，这些软件具有完善的数据管理、查询、修改功能，并且能够设计出与调查表格一致的屏幕格式。如设置某些变量的取值范围，如“年龄”的取值范围限定为“0~120”；设置某些变量间的跳跃，如对某问题的回答是否定的，则直接由此问题跳至另一问题；利用数据间的关系，编制相应逻辑核查程序。

2. 录入时，尽可能减少录入工作量，用数字表示汉字，如“1”表示男性，“2”表示女性；一项任务的信息最好录入一个数据库文件，且格式相同；同一任务资料采用双人重复录入的方法，然后应用程序对两个数据库进行比对，如录入结果不符，则核查，找出错误所在。

3. 录入后，抽查部分数据，了解录入质量；核对数据库的数据编号与原始数据的编号是否一致；利用统计分析软件，做些简单描述，如列频数表，发现异常值；做散点图，发现异常点等；利用逻辑核查程序，检查数据间的逻辑关系是否合理等。

三、数据整理

1. 先对数据进行分组，数值变量可以按照实际的生理、病理或临床意义进行分组；其他分类资料，可按其原有分类进行分组。接着对变量的录入进行设置，对于计量资料，如身高、体重都有确切的数值，按照数值型字段直接将具体数字输入计算机。对于计数资料和等级资料，如性别（男、女）、结局（生、死）等，最好以数字代替汉字输入计算机，如男性输入“1”、女性输入“2”，存活为“1”，死亡为“2”，以便资料分析。

2. 对缺失值和离群值的处理　在资料收集过程中，不可避免地会有些缺失数据，但缺失值应控制在数据记录总量的10%以内。将缺失值与“0”区分开来，前者是该数据未填或未收集，后者是数据已收集到，表示该事件未发生，具有确切含义。在一般数据库中，用“.”表示缺失值，统计分析时，软件可自动将其删除，或采用一些统计方法对其进行估计填补。

有时，会遇到一些超出数据通常变化范围的特大、特小值，称之为离群值。用频数表或直方图可以初步判断一个数值是不是离群值，也可用箱式图来判断，如果是正态分布（略呈钟形，对称分布）资料，采用均数±2.58倍标准差判断较简单。对于离群值的处理要慎重，实在无法解释又无法核实的可删除；如果数据无明显错误，以异常值检验的结果确定是否保留该数据，如经异常值检验，认为该数值不属于异常值，则保留；此外，可采用一些统计学方法来减少离群值对结果的影响。

3. 确定拟分析的因变量和自变量　因变量是指反映疾病的发生或健康状况分布的变量，是结果变量，如结局（生存、死亡）、患病情况（是糖尿病、不是糖尿病），即因变量是在自变量的作用下产生反应的变量。那些影响疾病或健康状况的变量则称为自变量，是原因变量，即自变量是导致因变量变化的变量，如高盐饮食、不运动、传染病病原体等。

四、数据分析

（一）分析方法的选择步骤

第一，因变量是单变量、双变量还是多变量。

第二，分析资料是计量资料、计数资料还是等级资料。

第三，设计类型是完全随机设计、配对设计，或者是其他设计类型。

第四，自变量是单因素还是多因素。

第五，资料是单一样本、两组样本还是多组样本。

第六，资料是否符合拟使用方法的运用条件。

（二）分析思路/程序及方法选择　基础统计资料统计分析思路/程序及方法选择见图2-1-3-3、图2-1-3-4、图2-1-3-5。

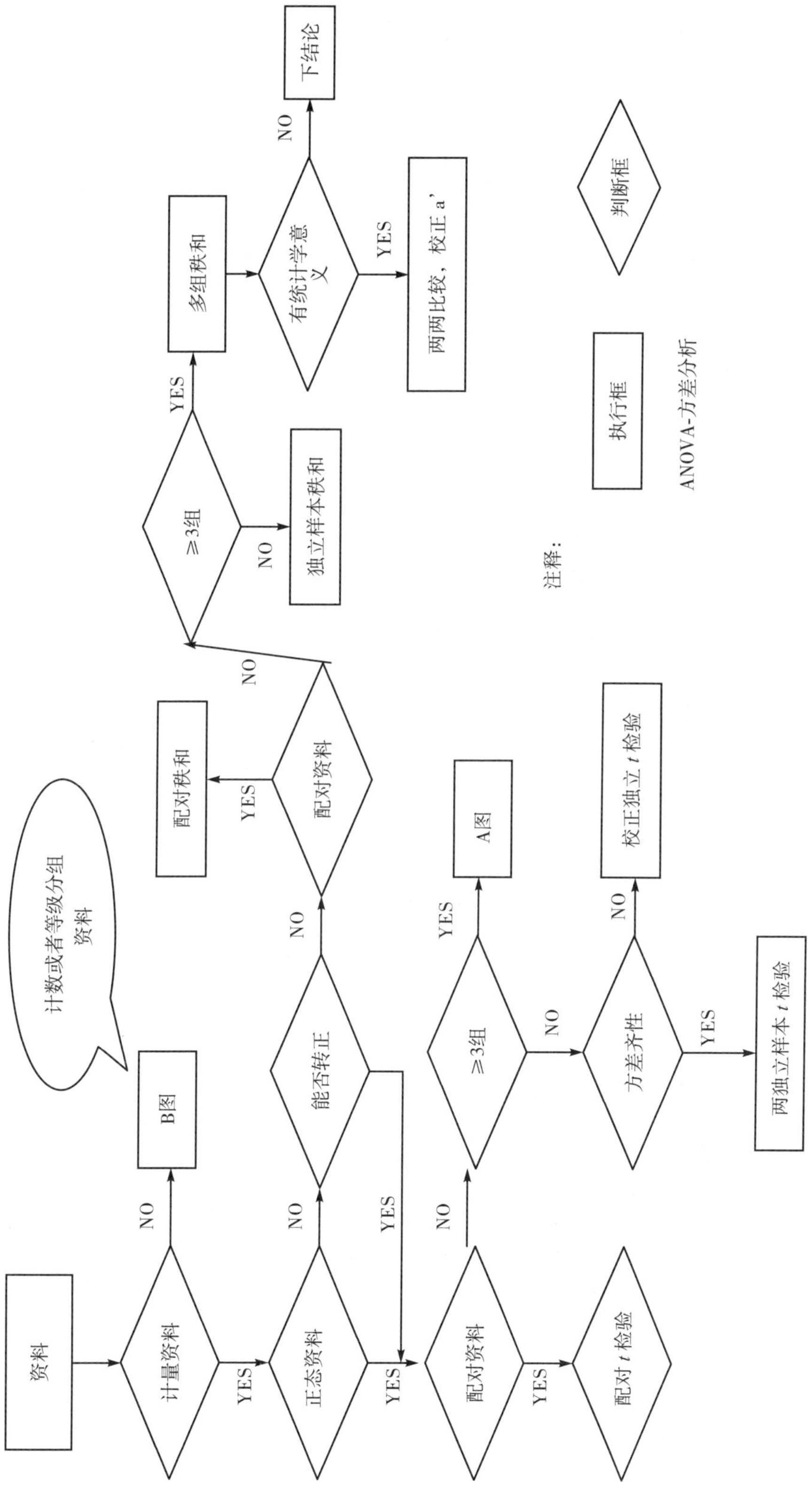

图2-1-3-3　基础统计分析综合思路/程序及方法选择示意图

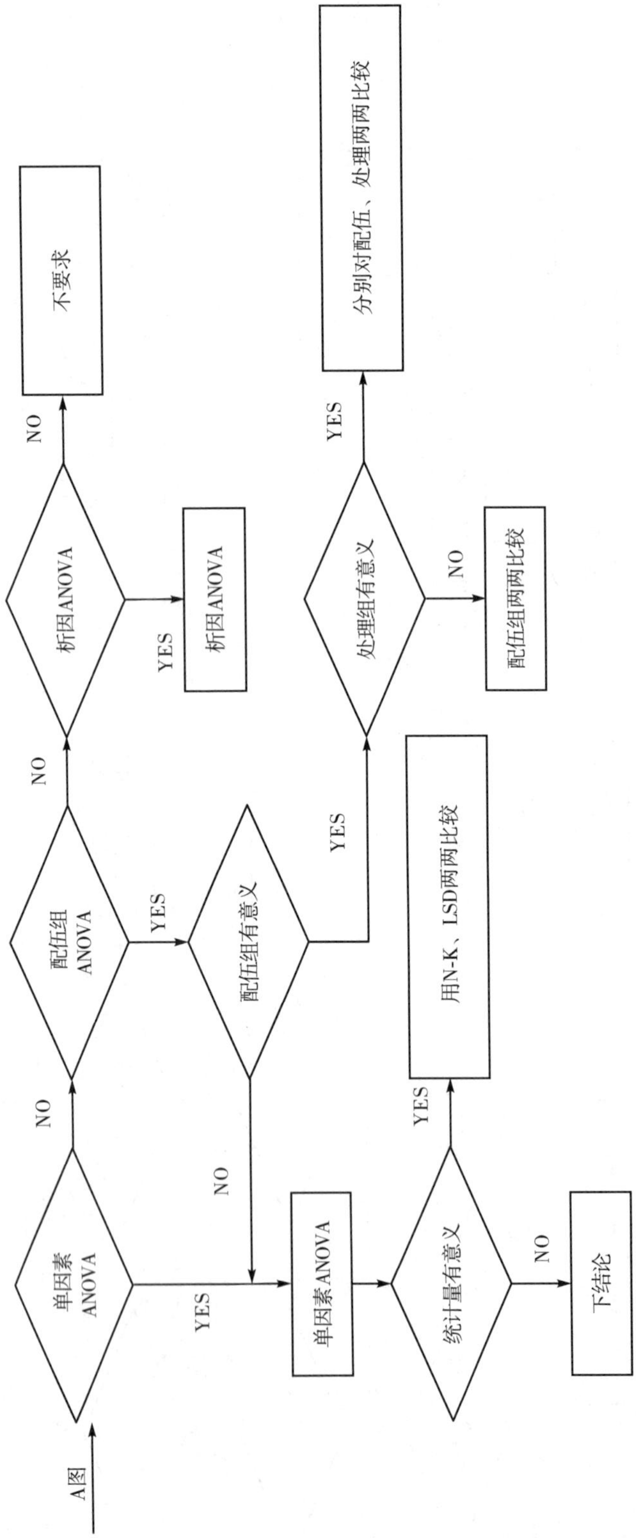

图2-1-3-4　方差分析思路/程序及方法选择示意图

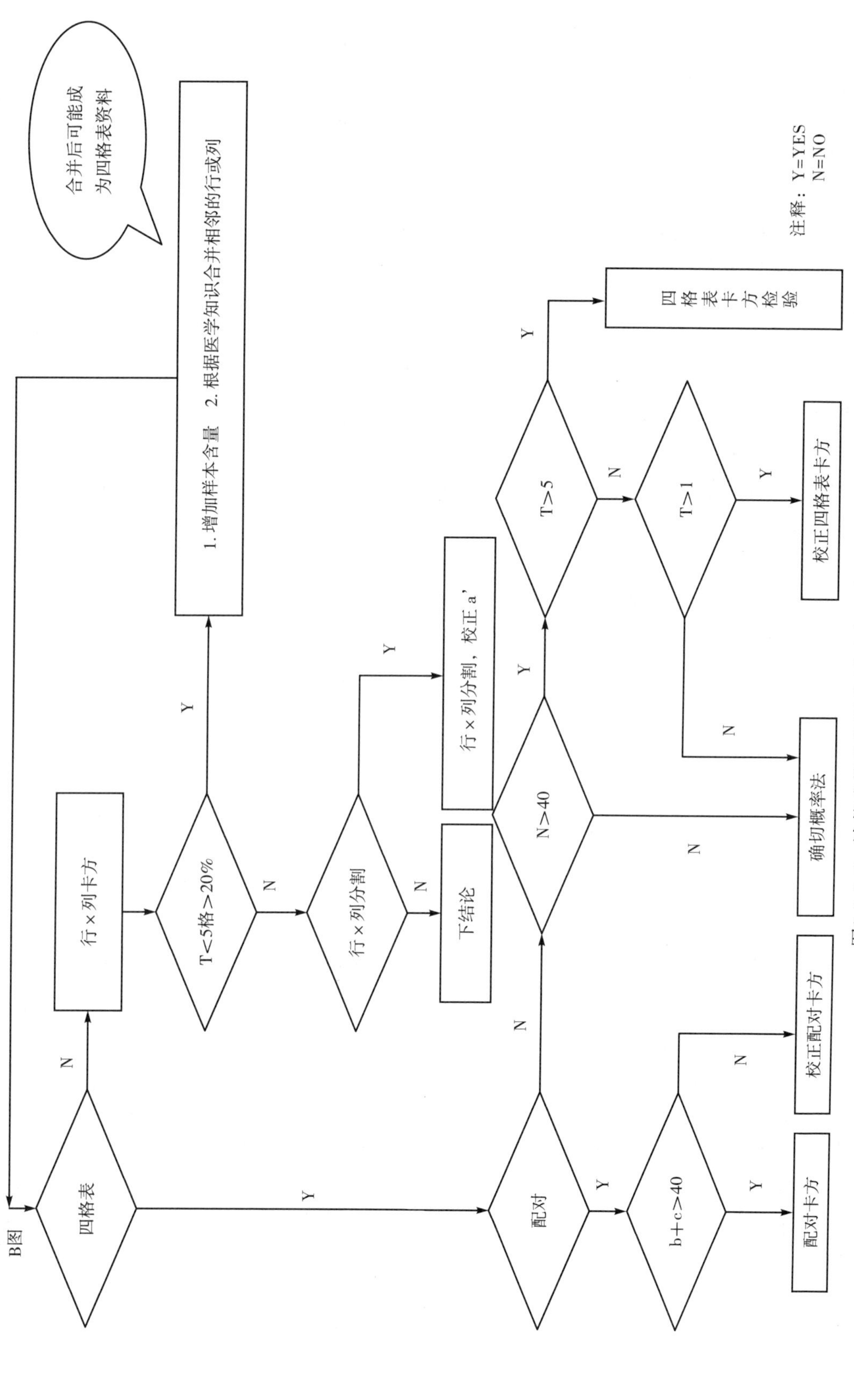

图2-1-3-5 计数或等级资料分析思路/程序及方法选择示意图

需要说明的是，上述分析思路/程序及方法均是针对抽样调查资料的，如果是普查资料（特定区域内的所有个体），则无需依据上述流程、资料类型、分析方法进行资料的统计分析，仅简单计算一些率、比、构成比即可。如果两个及以上区域资料进行比较时，则需按照统一的资料结构进行标化，然后比较标化结果；必要时进行统计检验。

（三）信息类型　包括计量资料、计数资料和等级资料3类。

计量资料就是有度量衡单位的资料（比如身高、体重、血压、血脂等），亦称连续型资料。换句话说，在测量精度无限制的情况下，一个区间中的任意值都可以是可能的观察值。

计数资料表示互不相容的类别或属性，就是先按类或属性一一清点每一类的观察单位数，按类汇总清点结果，这种汇总后的资料就是计数资料，如某乡镇现有高血压病人数（以每个居民为观察单位，检查结果可以是高血压，也可以不是高血压）、人群中A、B、AB和O型血型情况（以每个人为观察单位，血型可能结果为A、B、AB和O型的任一种）等，各类之间没有数值大小上的联系。

等级资料就是计量资料与计数资料的中间状态，不仅表示互不相容的类别而且表示各类的等级顺序，具有"半定量"意义。也是先按类或属性一一清点每一类的观察单位数，按类汇总清点结果，根据类别顺序将汇总结果排列出来的资料为等级资料。例如患者治疗的可能结果有治愈、好转、有效、无效或者死亡，从治疗效果评价的角度上考察，这些分类是优劣等级的区别，因此这样的资料是有序分类的。

有些观察指标，例如白细胞计数，其取值虽然是整数（如某人的白细胞数量是以"个"记数的，不可能出现半个白细胞的现象），但不具有分类的性质，通常把这类观察指标的资料作为较为特殊的计量资料。

上述三种信息类型不是一成不变的，可以互相转换。信息类型不同，描述方法、分析方法也不同。

（四）常见信息描述方法　最常用的基层卫生信息描述工具有数字和简单的统计表、图。

1. 数字　数字是信息整理和计算结果（统计指标）的最初表现形式，是最熟悉、最常用的结果表述工具，包括绝对数和相对数。

通俗地讲，以自然数表示的数就是绝对数，是对某个指标进行直接测量、清点、计算出来的数字，如我们清点了近期某乡镇各个村庄麻疹的发病人数，计算了整个乡镇的麻疹累计发病人数，这些发病人数就是绝对数；门诊大夫用血压计测量就诊者血压获得的血压值是绝对数；社区体检获得的居民身高值、体重值也是绝对数。

相对数是由两个有联系的指标对比计算出来的，用以反映客观现象之间数量联系程度的综合指标。计算相对数的基本公式是：

$$相对数=\frac{比较数值(比数)}{基础数值(基数)}$$

分母是用作对比标准的指标数值，简称基数；分子是用作与基数对比的指标数值简称比数。相对数的表现形式，通常以系数、倍数、成数、百分数或千分数表示。常用的相对数有比、率、比例等。

（1）率：是指在某一确定人群中某些事件发生的频率。一个率由分子（发生数）、分母（可能发生的总数）、事件发生的特定时间和乘数组成。乘数将分数和小数转换成整数。大多数率是构成比，分子是分母的一部分。例如：某病病死率是某病死亡数除以某特定时期内的患某病病人数，结果用百分数、千分数表示。分子和分母代表的应该是同一人群。如果分子被限定在某一年龄、性别或种族组内，分母也应该有同样的限定。

（2）比：是两个变量的数值之商。表示分子和分母之间的数量关系，而不管分子和分母所来自的总体如何。分子和分母是两个彼此分离的互不相重叠或包含的量。分子和分母本身可以是绝对数，也可以是率、比例或比。比的分子不一定是分母的一部分，例如：孕产妇死亡比的计算是在某一特定人群中孕产妇死亡数除以活产数，而不管妊娠的结局如何（如宫外孕、死胎、活产等）。这种疾病频率的度量是比，而不是率，因为分子的孕产妇死亡数不是分母的一部分。确切地说，孕产妇死亡率的分母中应该包括所有妊娠数（不只是活产数）。实际上，在人群中计算所有的妊娠数是困难的，所以用孕产妇死亡比作为较准确的孕产妇死亡率的近似表示。

简单地说，比就是一个数除以另一个数的值。所以，率也是比，但是比不一定是率。例如：一个常用的比是病人数比非病人数，这个比称为疾病的比数比。

（3）比例：是表示同一事物局部与总体之间数量上的比值，分子和分母的单位相同，而且分子包含与分母之中。常用 $P_i=a_i/\sum a_i$ 来表示。

比例有两类，一类是反映事物静止状态内部构成成分占全体的比重，通常也称构成比例，它是可以反映某种概率的数值。另一类是与动态的发生变化概率密切相关的，也称发生频率比例，它反映在一定时间内，发生某种变化者占全体的比例。该指标总是和时间区间联系在一起，是动态发生变化者占原来全体的频率，反映了在该时间区间内发生某种变化的概率。

应注意，率和发生比例都是用来描述变量随时间变化的动态指标。区别是前者可以取任何值，是反映动态过程的一个参数，而后者取值仅在 0~1 之间，是变量在一定期间内发生变化的概率。两者既不相同又互相联系。

2. 统计表　将资料整理的数字或计算的结果（统计指标），用表格形式有逻辑性的排列、表达出来，称为统计表。用统计表描述统计结果，简明扼要，避免文字重复陈述，便于阅读和比较。

例 2-1-3-1：某乡村医生在表述 2011 年 1~12 月该乡镇手足口病发病情况时，用文字表述为 2011 年 1~12 月某乡镇手足口病发病人数依次为 12、4、9、35、121、153、106、70、34、28、9、16，全年共发病 597 例。用统计表（表 2-1-3-3）描述上述结果则简明扼要。

表 2-1-3-3　某乡 2011 年手足口病月发病情况

月份	发病数	构成比（%）
1	12	2.01
2	4	0.67
3	9	1.51
4	35	5.86
5	121	20.27
6	153	25.63
7	106	17.76
8	70	11.73
9	34	5.70
10	28	4.69
11	9	1.51
12	16	2.68
合计	597	100.00

实际上，数据收集用调查表、数据资料的整理表、数据资料计算的统计计算表、数据在报告和杂志中陈述的统计结果表都统称为统计表，但一般情况下，仅将数据在报告和杂志中陈述的统计结果表称之为统计表。

（1）统计表的基本表式（图 2-1-3-6）。

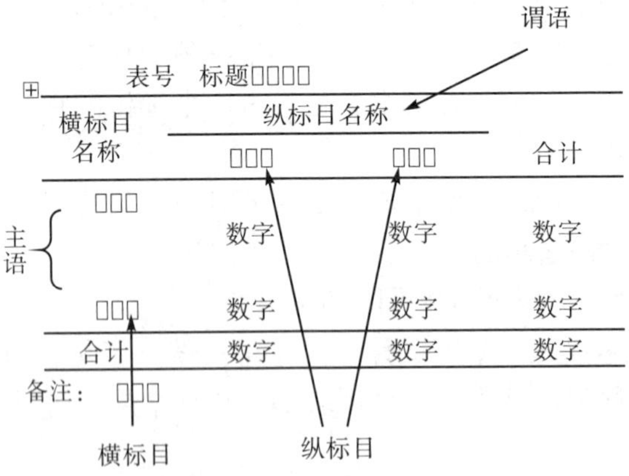

图 2-1-3-6　统计表基本表式

（2）制表的基本要求：标题，是表格的总名称，简明阐述表的内容，写在表的上端。标目，根据位置有横标目和纵标目，前者安排比较组的分组标志；后者安排说明比较组统计结果的内容（如例数、阳性数、阳性率、均数等）；横标目和纵标目用于说明不同组别与纵标目指标的关系，横标目相当于一个句子的主语，纵标目相当于谓语，二者连起来应该是一句通顺的话。线条，不宜过多，一般由上面的顶线、下面的底线、纵标目与数字间的横线3条线即可，简称三线表；必要时，合计上面可以有横线；表的左上角无斜线。数字，一律用阿拉伯数字表示，同一列的小数位数一致，位次对齐。备注，可有或无，写在表下方。

以表2-1-3-3为例，2-1-3-3就是表的序号；“某乡2011年手足口病月发病情况”即表的标题；“月份”是横标目名称，“1、2、3、……、11、12”是具体横标目（比较组名称），是主语；“发病数”、“构成比（%）”为纵标目名称，是谓语；二者相结合就是一个通顺的句子，比如：某乡2011年1月手足口病发病12例，占全年的2.01%。

3. 统计图　统计表内数字较多时，用统计图表示则更直观，能快速获得信息。统计图就是用图形（面积大小、线条的高低等）的变化表示比较组数据在数量的大小和相互的关系。

（1）统计图的一般图式和构造（图2-1-3-7）

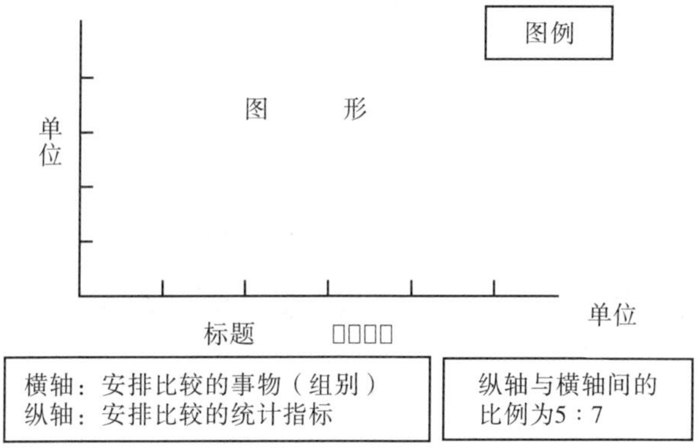

图2-1-3-7　统计图图式与构造

（2）制图的基本要求：按资料类型性质和分析目的选用合适的图形。要有标题，扼要说明资料内容，图题列在图的下面。直条图和线图都有纵轴和横轴。纵轴尺度自下而上，横轴尺度从左到右，数值一律由小到大，并需用等距离标明。纵横轴应有标目（题目，如发病率、年度），注明单位。二者间的比例一般为5：7。要附图例。

（3）常用统计图的选择

直条图：用相等宽度条的高度，对比比较组某统计指标（绝对数、率、平均数）的数值大小。适用于比较分组标志（X轴）为相互独立事物。

基层常使用的是单式直条图，即一个分组因素的直条图，如2012年某乡镇不同月份痢疾发病率（图2-1-3-8），每个月为一组，每组一个直条，代表该月。

需注意的是直条图的纵轴尺度必须从0开始；各直条间应有相等的间隙，其宽度一般与直条的宽度相等或直条宽度的一半。

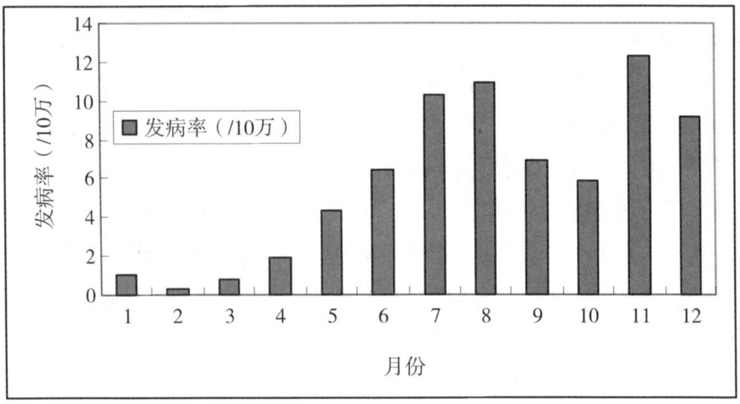

图 2-1-3-8　2012 年某乡镇不同月份菌痢发病率

圆图：用面积大小对比和表达统计指标（百分构成比）的大小，即一个事物内部百分构成的对比。适用于表示全体中各部分占的比重，其分组标志间相互独立。如 2012 年某乡镇某种职业死亡居民数占全部死亡居民的比重（图 2-1-3-9）。

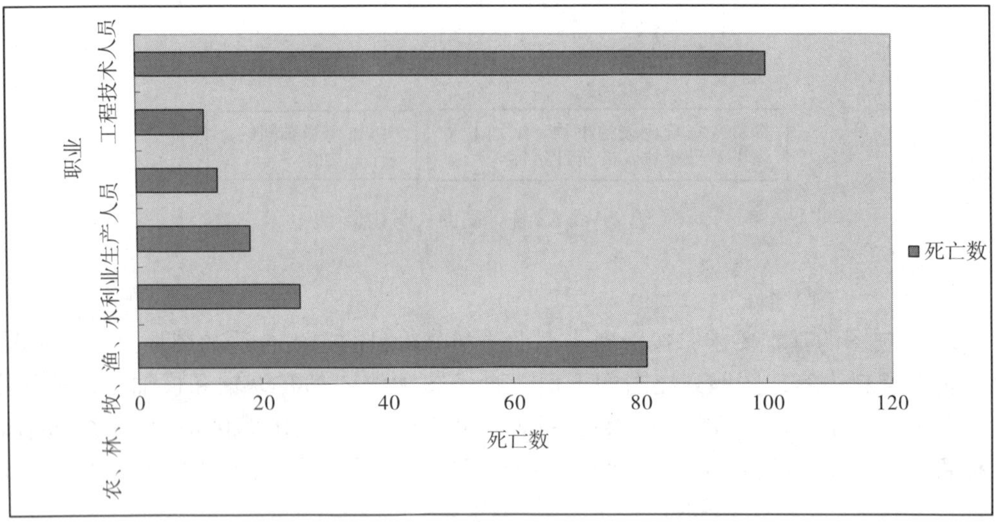

图 2-1-3-9　2012 年某乡镇死亡居民职业分布

普通线图：用线段的上升和下降来表示某事物在时间上的发展变化（反映变化的趋势），或某现象随另一现象变迁的情况。分组标志是连续性资料（如年、月、周、日、计量资料等）。如将 2012 年某乡镇菌痢发病情况的月变化趋势（图 2-1-3-10）。

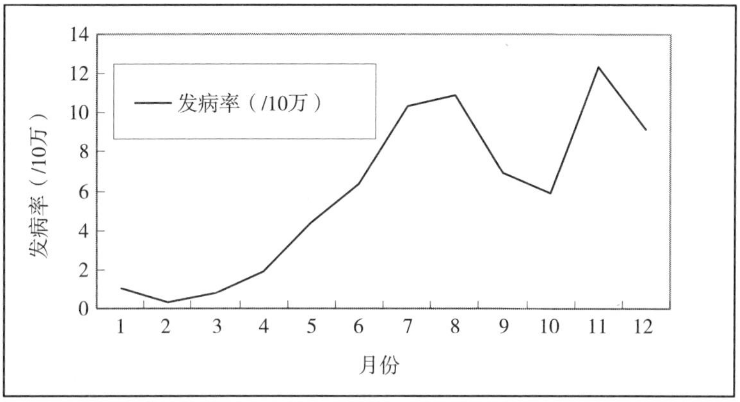

图 2-1-3-10　2012 年某乡镇菌痢月发病情况

需注意的是，普通线图的纵横轴都是算数尺度。

（五）统计分析　统计分析分为统计描述和统计推断，前者是后者的基础，二者相辅相成。

1. 计量资料集中水平描述　通常用平均数表示一组相同性质计量数据集中趋势的位置和平均水平，是一组计量数据平均水平的代表值，可作为不同组间的比较值。常用的平均数指标有算术均数、几何均数、中位数。

（1）算术均数：简称均数，用 $\bar{x}$ 表示，指在一组数据中所有数据之和再除以数据的个数。设各数据为 $X1$、$X2$、$X3$、…、Xn−1、Xn，算术均数基本公式：

例数较少用，

$$\bar{x} = \frac{\sum X}{n}$$

例 2-1-3-2：4 个手足口病儿童的年龄分别是 1、3、5、7 岁，则这 4 个儿童的平均年龄是〔（1+3+5+7）/4〕=4（岁）。

例数较多用（频数表资料），

$$\bar{x} = \frac{\sum fX}{\sum f}$$

式中 X 为所在组段的组中值，X=（下限+上限）/2。

例 2-1-3-3：某乡镇为 160 名成年女性检测了血清三酰甘油（mmol/L），结果为 0. 54、0. 61、1. 26、1. 32、0. 98、0. 87、0. 74、0. 65、……、1. 67、179、1. 01、1. 53、1. 47、1. 11。试计算该乡镇 160 名成年女性血清三酰甘油的平均值。

表 2-1-3-4　160 名正常成年女性血清三酰甘油分布

组段	频数（f）	组中值（X）	fX
0.5～	3	0.55	1.65
0.6～	9	0.65	5.85
0.7～	12	0.75	9.00
0.8～	13	0.85	11.05
0.9～	17	0.95	16.15
1.0～	18	1.05	18.90
1.1～	20	1.15	23.00
1.2～	18	1.25	22.50
1.3～	17	1.35	22.95
1.4～	13	1.45	18.85
1.5～	9	1.55	13.95
1.6～	8	1.65	13.20
1.7～	3	1.75	5.25
合计	160	—	182.30

频数表法计算步骤：

1）求全距：找出原始测量值中的最大值与最小值，其差值即为全距，用 R 表示。本例的最大值是 1.79，最小组为 0.54，全距 $R=1.79-0.54=1.25$。

2）确定组段和组距：根据样本含量的大小确定“组段”数，一般设 8～15 个组段，观察单位较少时组段数可相对少些，观察单位较多时组段数可相对多些，常用全距的 1/10 取整做组距，以便于汇总和计算。本例全距 R 的 $1/10=1.25/10=0.125$，取整 0.1 为组距。第一组段应包括全部观察值中的最小值，最末组段应包括全部观察值中的最大值，并且同时写出其下限与上限。各组段的起点和终点分别称为下限和上限，某组段包含下限，但不包含上限，其组中值为该组段的（下限+上限）/2，例如本例的 0.5～组段，0.5 为下限，无限接近 0.6 的观察值为上限。相邻两组段的下限之差称为组距，本例组距$=0.6-0.5=0.1$。

3）列表划记：确定组段界限，列成表 2-1-3-4 第 1 列的形式，采用计算机或用划记法将原始数据汇总，得出各组段的观察例数，即频数，表中的第 1 列（组段）、第 2 列（频数）构成了最简单的频数表。

4）计算组中值、组中值与频数的乘积：$X=$（下限+上限）/2，如本例“0.5～”组段的组中值 $X=(0.5+0.6)/2=0.55$，组中值与频数的乘积 $\Sigma fX=0.55\times3=1.65$；“0.6～”组段的组中值 $X=(0.6+0.7)/2=0.65$，$\Sigma fX=0.65\times9=5.85$。

5）计算均值。本例

$$\bar{X}=\frac{\Sigma fX}{\Sigma f}=\frac{3\times0.55+9\times0.65+12\times0.75\cdots+3\times1.75}{3+9+12\cdots+3}=\frac{182.3}{160}=1.14$$

结论：该乡镇 160 名成年女性血清三酰甘油平均水平为 1.14mmol/L。

（2）几何均数：是用于反映一组经对数转换后呈对称分布的变量值在数量上的平均水平，在医学研究中常适用于免疫学的指标。

对于变量值呈倍数关系或呈对数正态分布（正偏态分布），如抗体效价及抗体滴度、某些传染病的潜伏期、细菌计数等，宜用几何均数表示其平均水平。计算公式可用直接法和加权法。

例数较少时，$\bar{x}_G = \lg^{-1}(\frac{\sum \lg X_i}{n})$

例数较多时（频数表资料）$\bar{x}_G = \lg^{-1}(\frac{\sum f\lg X_i}{\sum f})$

实际工作中，乡村医生计算较多数据几何均数的可能性较小，这里仅演示例数较少时的简单计算。

例 2-1-3-4：7 名输血后感染乙肝患者从输血至出现症状的时间分别为 30、47、54、69、78、109、194 天，试估计输血感染出现症状的平均时间。

$$\bar{x}_G = \lg^{-1}(\frac{\sum \lg X_i}{n}) = \lg^{-1}(\lg 30 + \lg 47 + \cdots \lg 194)/7 = 70.5$$

输血感染出现症状的平均时间：$\bar{x}_G = 83(d)$

（3）中位数：用 M 表示，适用于描述偏态分布资料的平均水平。将一组变量值由小到大依次排列，居以中间位置的观察值即为中位数，即为这组数据的平均数。当变量值的项数 n 为奇数时，处于中间位置的变量值即为中位数；当 n 为偶数时，中位数则为处于中间位置的 2 个变量值的平均数。

先将资料从小到大排队，记为 $X1$，$X2$，…，Xn

当 n 为偶数时，

$$M = \frac{1}{2}(X_{(\frac{n}{2})} + X_{(\frac{n}{2}+1)})$$

当 n 为奇数时，

$$M = X_{(\frac{n+1}{2})}$$

例 2-1-3-5：如资料为 3、5、8、9、7。则从小到大排队后为 3、5、7、8、9。

$n=5$，$\frac{n+1}{2} = \frac{5+1}{2} = 3$，即中位数 $M=7$。

例 2-1-3-6：如资料为 3、5、8、9、7、10。则从小到大排队后为 3、5、7、8、9、10。$n=6$，$\frac{n}{2} = \frac{6}{2} = 3$，$\frac{n}{2} + 1 = \frac{6}{2} + 1 = 4$，中位数 $M = \frac{7+8}{2} = 7.5$。

当资料较多时，采用频数表法计算中位数。公式为：

$$M = L + \frac{i}{f_M}(\frac{n}{2} - \sum f_L)$$

式中：L、i、f_M 分别为中位数（M）所在组段的下限、组距和频数；$\sum f_L$ 为小于 L 的各组段的累计频数。

例 2-1-3-7：某乡卫生院于 2012 年对来院就诊的 102 名 1~7 岁儿童进行了甲肝抗体水平含量（μg/ml）检测，资料见表 2-1-3-5。计算其中位数。

表 2-1-3-5　102 名 1~7 岁儿童甲肝抗体水平含量（μg/ml）

组段	频数	累计频数	位次范围
0~	29	29	1~29
15~	32	61	30~61
30~	18	79	62~79
45~	14	93	80~93
60~	4	97	94~97
75~	0	97	97
90~	0	97	97
105~	2	99	98~99
120~	1	100	100
135~	2	102	101~102
合计	102	—	—

中位数频数表计算步骤：

1）求全距：找出观察值（即原始测量值）中的最大值与最小值，其差值即为全距，用 R 表示。

2）确定组段和组距：根据样本含量的大小确定“组段”数，一般设 8~15 个组段，观察单位较少时组段数可相对少些，观察单位较多时组段数可相对多些，常用全距的 1/10 取整做组距，以便于汇总和计算。第一组段应包括全部观察值中的最小值，最末组段应包括全部观察值中的最大值，并且同时写出其下限与上限。各组段的起点和终点分别称为下限和上限，某组段包含下限，但不包含上限，其组中值为该组段的（下限+上限）/2，例如本例的 0~组段，0 为下限。相邻两组段的下限之差称为组距。

3）列表划记：确定组段界限，列成表 2-1-3-5 第 1 列的形式，采用计算机或用划记法将原始数据汇总，得出各组段的观察例数，即频数，表中的第 1 列（组段）、第 2 列（频数）构成了最简单的频数表。

4）计算 $\frac{n}{2}$ 的大小，本例 $\frac{n}{2}=102/2=51$。

5）在频数表上按所划分组段由小到大计算累计频数，记录各组段的位次范围。频数就是某数据出现的次数。累积频数就是将各组的频数逐级累加起来的和。本例，0~组的频数是29，该组是最低组段，累计频数只能是29；15~组的频数是32，该组段的上一组段是0~组，则累计频数为本组段频数32与上一组段频数29的和，即32+29=61；依次类推，135~组段的频数是2，累计频数为上面各组段累计频数100与本组段频数2的合计，即100+2=102。

6）确定中位数 M 所在组段。累计频数中大于 $\frac{n}{2}$ 的最小数值所在的组段即为 M 所在的组段。本例大于 $\frac{n}{2}$ 的最小累计频数为61，则61所在组段为中位数 M 所在组段。

7）确定公式中的下限值（L）、组距（i）、频数（f）、累计频数（Σf_L）。本例 $L=15$，$i=15-0=15$，$f=32$，$\Sigma f_L=29$。

8）代入公式计算中位数。本例 $M = L + \frac{i}{f_M}(\frac{n}{2} - \sum f_L) = 15+15/32\ (102/2-29) = 25.31$。

结论：某乡102名1~7岁儿童甲肝抗体水平含量的中位数为25.31（μg/ml）。

2. 计量资料离散趋势描述　描述计量数据间离散程度的指标主要有全距、四分位数、方差、标准差等。其中标准差最常用，用 s 表示。

（1）标准差：是表示一组数据的变异程度大小的统计指标，当比较组单位相同时，标准差 s 越大，表示一组数据间离散程度越大。反之越小。其计算公式为：

当资料例数较少时，有公式：

$$s = \sqrt{\frac{\sum (X - \bar{x})^2}{n - 1}} = \sqrt{\frac{\sum X^2 - (\sum X)^2/n}{n - 1}}$$

当资料例数较多（频数表资料）时，有公式：

$$s = \sqrt{\frac{\sum fX^2 - (\sum fX)^2/\sum f}{\sum f - 1}}$$

（2）四分位数间距：将数据由小到大排队，名次位于前25%处的数值为下四分位数，名次位于前75%处的数值为上四分位数。上、下四分位数之差为四分位数间距，该值越大表明数据越离散。

如果资料近似呈中间高、两侧低、略呈“钟形”的对称分布（即正态分布），则用均数±标准差描述其平均水平和离散趋势。

如果资料呈偏态分布，则用中位数与四分位数描述其平均水平和离散趋势。

3. 统计推断　是根据带随机性的观测数据（样本）以及问题的条件和假定（模型），而对未知事物作出的，以概率形式表述的推断。常见的计量资料推断方法有 t 检验、方差分析等，计数资料推断方法有卡方检验等，等级资料推断方法有秩和检验等。

随着计算机技术和软件开发技术的发展，目前绝大多数统计描述、统计推断都可用软件完成，甚至必须借助计算机与专用统计软件完成。常用的专业统计软件有 SPSS、Stata、SAS 等，而 Excel 办公软件是最易得的基本使用工具。Excel 提供了完整的算术运算符，如+（加）、-（减）、*（乘）、/（除）、%（百分比）、^（指数）和丰富的函数，如 SUM（求和）、CORREL（求相关系数）、STDEV（求标准差），供用户对数据执行各种形式的计算操作，在 Excel 帮助文件中可以查到各类算术运算符和函数的完整使用说明。鉴于 Excel 办公软件的普及程度及易掌握的特点，本书第三部分将详细演示用 Excel 办公软件实现基层卫生服务信息分析利用的具体操作。

五、分析结果展示

展示分析结果，获得结论，是最后分析过程的最后一步，也是对之前工作的总结。通常以分析报告的形式展示分析结果。报告时要注意以下基本事项：

（一）报告顺序　一般先报告分析对象的人口学数据及描述分析的数据，接着报告单因素分析结果，最后报告多因素分析结果。当然，也可按照分析对象的特点依一定的逻辑顺序进行报告，或按照个人生活方式因素、家族遗传因素、社会心理因素、实验室及体格检查结果等顺序进行报告。

（二）根据数据类型选择报告指标

1. 正态分布（略成“钟”形）资料　如常见的身高、体重、细胞计数、血压、血脂等，报告均数、标准差。

2. 非正态分布数据　如血铅，可以报告中位数、最小值及最大值，也可以报告中位数、25%分位数、75%分位数、最小值及最大值；也可以报告均值、中位数再配合以上的变异指标。对于进行变量转换的数据，可以报告原始值，也可以报告其转换值。

（三）数据表达与报告中图、表及文字的使用　要合理使用图、表和文字，能用图表说明的尽量不要用文字进行大篇幅叙述。报告的数据生动活泼、简洁明了，易于让读者看懂并理解。文字叙述则要根据报告阅读对象进行必要的调整，对于非专业人士，要尽量少用专业术语；对于专业人士，要尽量少用白话。

（四）报告框架与基本内容　包括题目、前言、方法、流行特征分析结果、措施建议等。

第二章　利用传染病疫情信息进行传染病流行病学分析

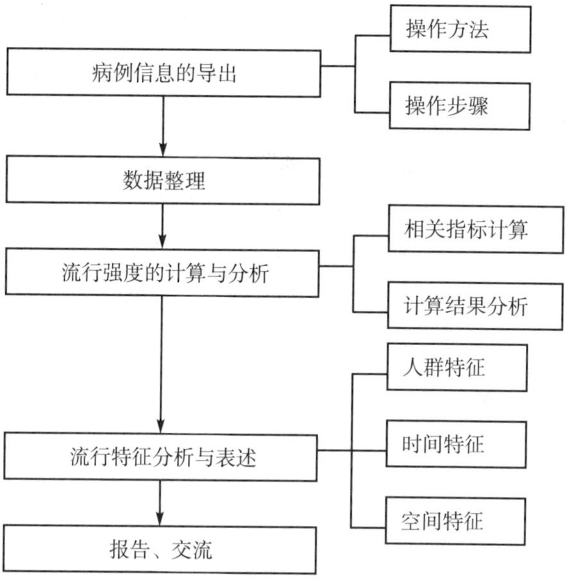

利用传染病疫情信息进行传染病流行病学分析示意图

本章以手足口病为例，介绍利用中国疾病预防控制信息系统的传染病信息进行传染病流行病学分析。

例 2-2-1：手足口病是严重影响儿童健康的一种常见传染病，某乡镇医师对该乡镇 2012 年报告的手足口病病例进行了流行病学分析，以为科学防控手足口病提供依据。病例来源于国家疾病监测网络直报信息系统，包括出生日期（年龄）、性别、家庭地址、单位、职业、发病时间等信息。2012 年共报告手足口病患者 280 例，其中 16 例年龄超过 5 岁，其他均为 5 岁以下儿童；男、女病例数分别为 170、110 例，155 例为散居儿童，114 例为托幼儿童，还有小学生 11 例，1~12 月各月报告病例数依次为 5、2、4、35、82、70、59、13、4、1、2、3 例，全乡的村 1~13 各村均有病例报告，依次为 8、13、4、6、82、67、33、2、4、6、15、19、21 例。人口数为当年度全乡年中户籍人口数，145243 人。

一、分析流程图

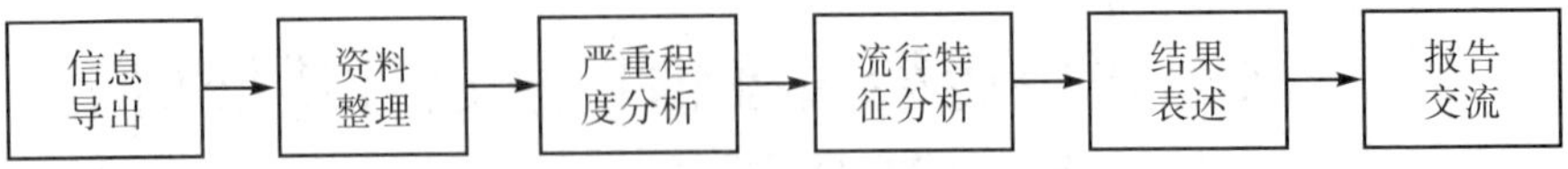

图 2-2-1　传染病流行病学分析流程图

对该乡手足口病信息进行流行特征分析时，需从国家疾病控制信息系统的传染病信息报告子系统中将本乡镇 2012 年的手足口病个案信息导出来，并命名保存，如文件名为“手足口病 2012”。

二、病例信息的导出操作方法与步骤

1. 启动计算机，点击电脑桌面的网络浏览器（如 Internet、360、QQ、遨游等）。

2. 在浏览器网址栏输入中国疾病预防控制信息系统的网址（如 http://www.cdpc.chinacdc.cn/UVSSERVER2.0、http://10.249.1.170，等），弹出该网址界面（图 2-2-2）。如经常使用该系统，建议将网址添加到收藏夹，随时使用，可随时打开。

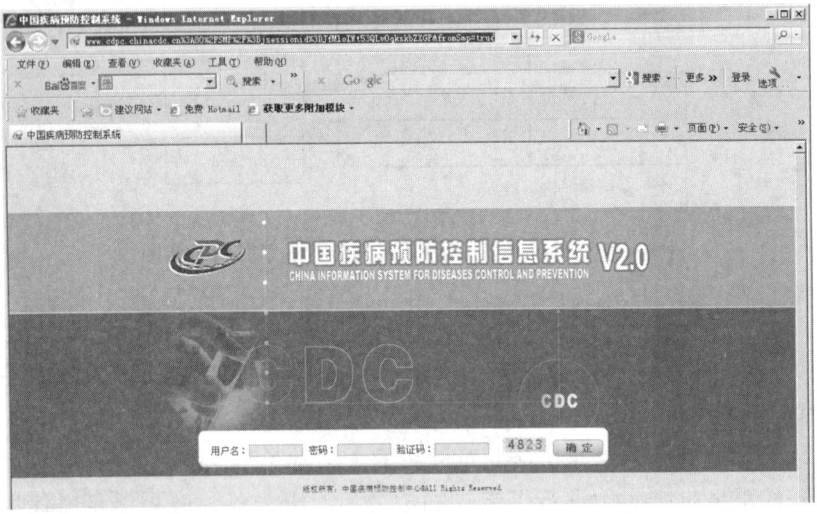

图 2-2-2　传染病疫情信息导出步骤之一

3. 在用户名、密码、验证码中分别输入自己的用户名、密码及系统自动显示的验证码，点击“确定”按钮。进入“疾病监测信息报告管理系统”主页（图 2-2-3）。

4. 导出数据信息　在主页面选择起始时间为 2012-01-01，终止时间为 2012-12-31，疾病名称为“4000，手足口病”，审核状态选择“已审核”，见图 2-2-4；点击“查询”按钮，主页面显示当地全年手足口病病例个案信息，每行代表 1 例病例，见图 2-2-5；点击个案信息下方的“导出 EXCEL”按钮（图 2-2-6）；弹出“文件下载”对话框（图 2-2-7）；点击保存，则得到 2012 年当地手足口病个案信息。

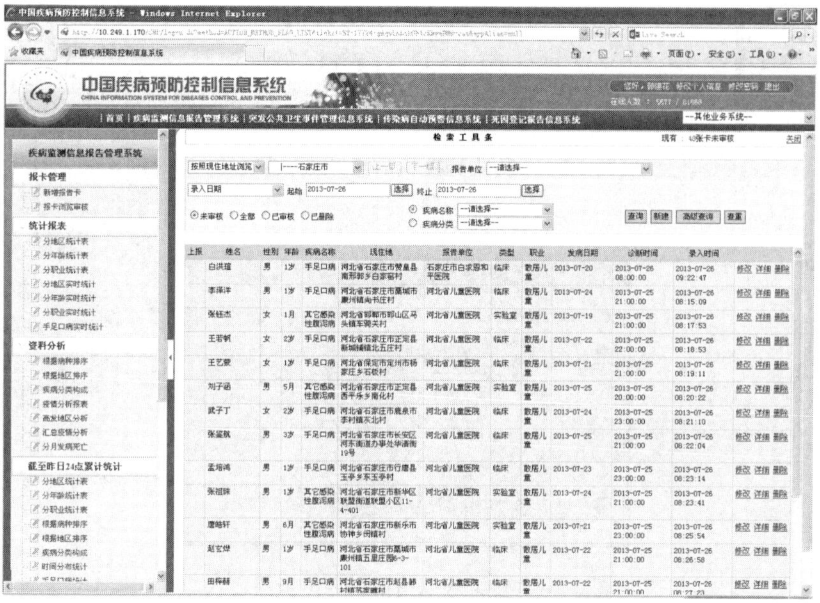

图 2-2-3　传染病疫情信息导出步骤之二

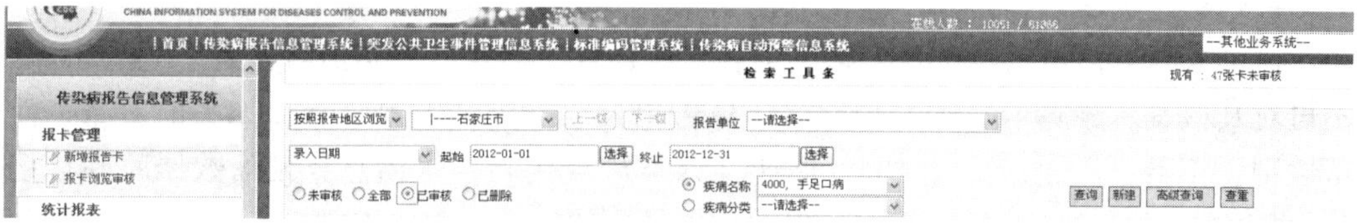

图 2-2-4　传染病疫情信息导出步骤之三

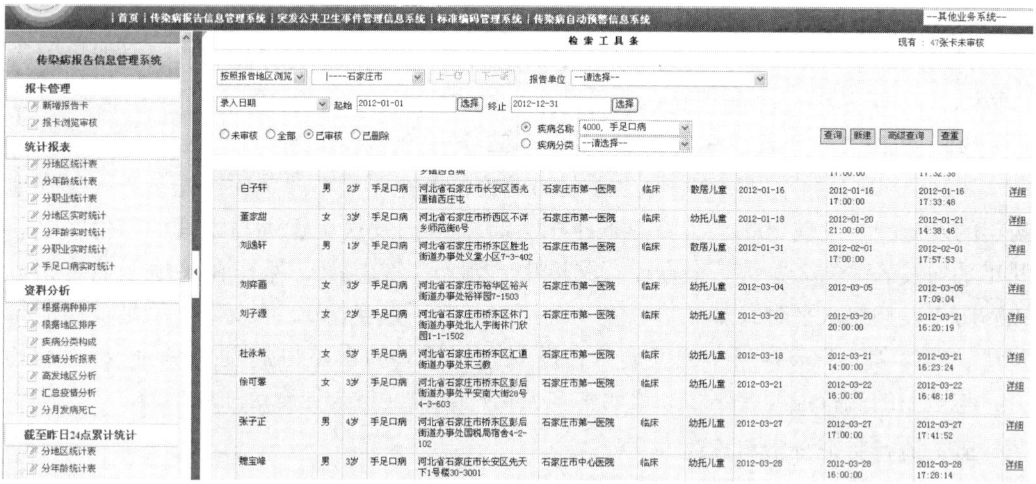

图 2-2-5　传染病疫情信息导出步骤之四

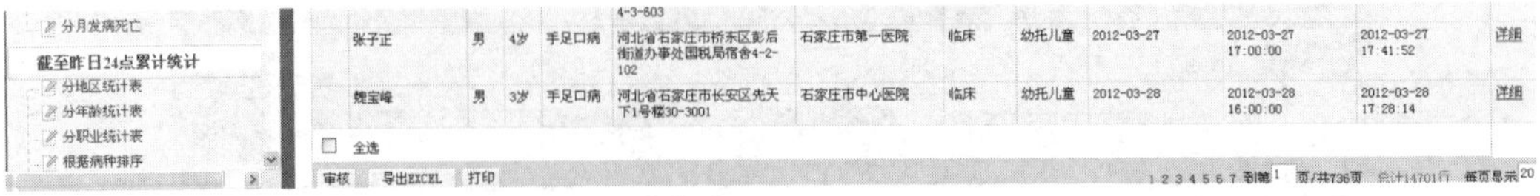

图 2-2-6　传染病疫情信息导出步骤之五

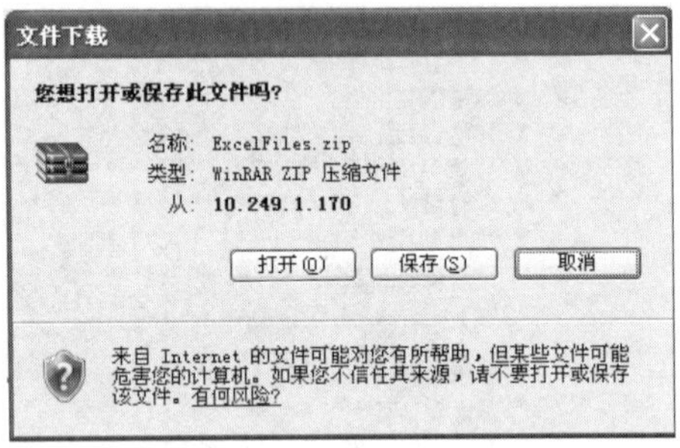

图 2-2-7　传染病疫情信息导出步骤之六

三、数据整理

传染病报告信息已经过报告单位及县、市、省、国家级疾病预防控制中心的审核，不再对其核查。删除卡片编号、姓名、报告单位、报告医生等与分析无关的变量，保留性别、年龄、住址、发病时间、职业（人群分类代码）等信息。删除数据库中标记为“删除”的信息，使每例病人只保留1条最全的记录，避免重复。

四、流行强度的计算与分析

通过计算发病率，并与当地前几年的发病率或全国、全省、全市、全县及其他乡镇等的发病率进行比较，判断该乡镇2012年手足口病疫情严重程度。

利用发病率计算公式：发病率=一定期间内某人群中某病新病例数/同时期暴露人口数×K，计算该乡2012年手足口病发病率。通常取K=100000/10万。

该乡镇2012年手足口病发病率=280/145243×100000/10万=192.78/10万。

192.78/10万的年发病率，该乡手足口病疫情究竟严重不严重呢？先参考一下当地历年的发病率，发现2008~2012年5年中，2012年的发病率远远高于其他年份，是前几年平均发病率的2.5倍。根据流行强度中“流行”的定义，某病在某地区显著超过该病历年发病率水平时（如2倍以上）为流行，判断该乡2012年发生了手足口病流行疫情。再参考一下全县当年的发病率，发现同年全县的手足口病发病率为187.13/10万，与该乡的流行强度差不多，说明本乡疫情严重程度与全县疫情强度相当。

五、流行特征分析与表述

分析疾病或健康事件的流行特征就是从人、时、空三个方面，计算、描述、分析病例的分布情况。

（一）人群特征分析与表述

1. 年龄特征　首先对年龄进行分析，需找到年龄最大者和最小者，计算平均年龄。

找年龄的最大值和最小值的方法很多，数值较少时，一眼便可发现最大值与最小值；数值较多时，可将所有数值按照从小到大或从大到小的顺序来排序确定最大值、最小值。排序结果为最小的1岁，最大的7岁。

根据算术平均数公式计算平均年龄，数值个数较少时，可将各个年龄值相加，再除以数值个数即可；数值个数较多时，最好采用频数表方法计算，参见第二部分第一章第三节均数计算部分。本例平均年龄为2.23岁。

因此，对年龄特征的描述为：2012年该乡镇手足口病病例的平均年龄为2.23岁，最小的1岁，最大的7岁。

2. 性别特点　一般是计算发病人数的男女性别比。用男性病例数除以女性病例数即可，本例男女性别比=170/110=1.55。对性别特征的描述为：2012年该乡镇手足口病中男性170例，女性110例，性别比为1.55∶1。

3. 职业特征　一般是计算各种职业的构成比，发现患病人群的主要职业。用各职业病例数除以病例总数，本例散居儿童构成比=155/280×100%=55.36%；同理，托幼儿童和学生的构成比分别为40.71%、3.93%。对职业特征的描述为：2012年该乡镇手足口病病例以散居儿童为主，占全部病例的55.36%；其次为托幼儿童，学生最少。

（二）时间特征分析与表述　一般是分析疾病严重程度随时间的升降情况。根据时间长短，可按日、周、月、年等周期进行分析。

本例按月分析疾病的时间特征，基本思路是清点每月的手足口病数量，汇总到统计表中（表2-2-1）。该表清楚地描述了该乡镇手足口病1年四季均有病例发生，但主要集中在4~7月，换句话说，4~7月是该乡镇手足口病的发病高峰。尽管统计表清楚展示了各月的发病数量变化，但不够直观。为了直观显示疾病的时间特征，通常以统计图（流行曲线）的形式展示时间分布特征，直方图、直条图、折线图最常用。本例采用条图表述发病数量随时间的变化特征（图2-2-8）。第二部分第十一章和第三部分相关章节将分别详细介绍如何手工绘制该流行曲线和借助Excel软件制作该统计图。

表2-2-1　某乡镇2012年手足口病月发病情况

月份	病例数
1	5
2	2
3	4
4	35
5	82
6	70
7	59
8	13
9	4
10	1
11	2
12	3
合计	280

该例宜采用文字简要描述与统计图相结合的形式表述时间特征，文字可简要描述为：该乡镇手足口病一年

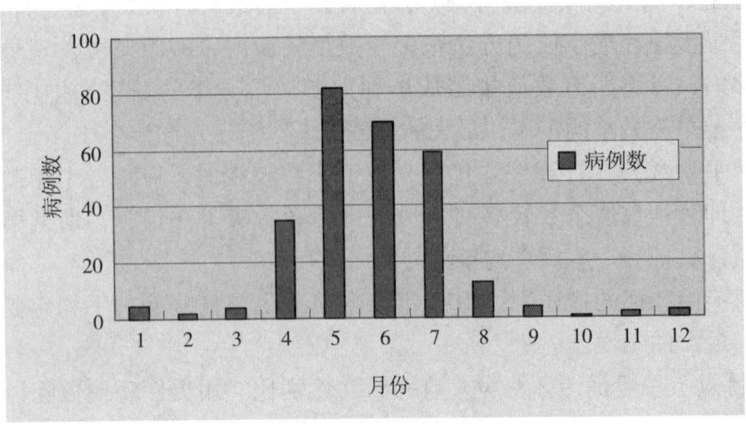

图 2-2-8　某乡镇 2012 年手足口病发病月分布

四季均有病例发生，但 4 月份病例突然升高，发病高峰为 5 月份，从 6 月份开始病例逐渐减少，8 月份发病数突然减少，即 4~7 月是该乡镇手足口病的发病高峰时间，提示该乡手足口病发病具有明显季节性（图 2-2-8）。

（三）地区特征分析与表述　即疾病的空间特征分析。对于乡镇级别的行政区域，疾病的地区特征分析以简单分析各个村庄（或居委会）发病数构成比为主，以发现病例是否有聚集现象，如有，聚集在哪个或哪几个村庄（居委会）。

本例分析手足口病的村庄分布。清点各村庄病例数，汇总到统计表中（表 2-2-2），该表清楚的描述了该乡镇手足口病的村庄分布特点，各村庄都有病例发生，村庄 5、6、7 的发病数较多，即病例主要集中在村庄 5、6、7。

尽管表 2-2-2 清楚地描述了该乡镇手足口病的村庄分布特征，但不够直观。为了直观显示该特征，通常以统计图的形式展示其分布特征。其中，统计地图、圆图、条图等较常用。本例采用圆图表达地区特征（图 2-2-9）。第三章将详细介绍如何绘制该地区分布图。

本例的地区分布特点宜以简要文字描述与统计图相结合的方式表述，

表 2-2-2　某乡镇各村庄 2012 年手足口病发病情况

村庄	病例数
1	8
2	13
3	4
4	6
5	82
6	67
7	33
8	2
9	4
10	6
11	15
12	19
13	21
合计	280

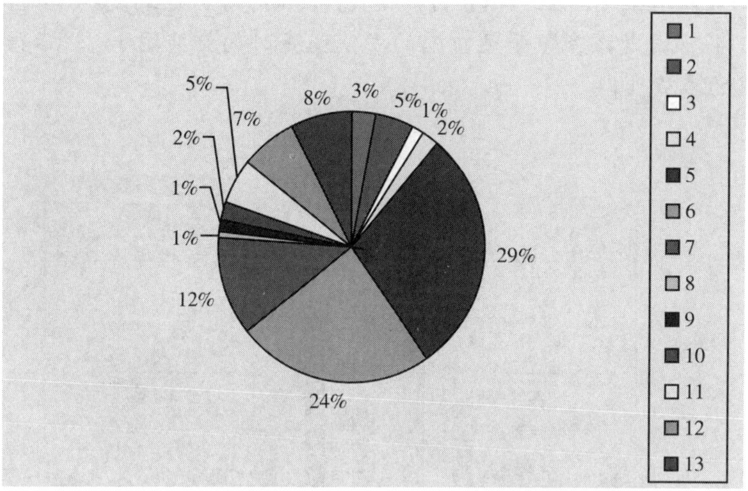

图 2-2-9 某乡镇 2012 年手足口病的村庄分布情况

文字可简要描述为：该乡镇各村庄都有手足口病病例发生，村庄 5、6、7 的发病数较多，即病例主要集中在村庄 5、6、7，占全乡病例总数的 65%，提示该乡镇手足口病发病具有明显的区域分布（图 2-2-9）。

六、撰写报告、交流

完成流行特征分析后，进入撰写分析报告环节，总结疾病流行特征，提出有针对性的疾病防控策略措施。基本报告内容包括题目、前言、方法、流行特征分析结果、措施建议等。要注意报告顺序、资料的表达形式。本例分析报告如下：

某乡镇 2012 年手足口病流行特征分析

手足口病是严重影响儿童健康的一种常见传染病，为了解和掌握其发病规律，及早谋划 2013 年手足口病的防控策略，依据该乡镇 2012 年网络报告手足口病信息，对该乡镇 2012 年手足口病病例进行了流行特征分析。现报告如下。

一、流行特征

2012 年我乡镇共报告手足口病病例 280 例，报告发病率为 192.78/10 万。是 2008~2012 年年均发病率的 2.5 倍；与同年全县手足口病发病率相近（187.13/10 万），说明本乡镇疫情严重程度与全县疫情强度相当，提示今年全县手足口病疫情较为严重。

报告病例平均年龄 2.23 岁，最小的 1 岁，最大的 7 岁，主要为 5 岁及以下儿童，占全部病例的 94.29%。男性病例 170 人，女性病例 110 人，男女性别比为 1.55∶1。散居儿童、托幼儿童、学生分别占全部病例的 55.36%（155 例）、40.71%（114 例）、

3.93%（11例）。

2012年四季均有病例发生，但4月病例突然升高，5月达到发病高峰，8月发病数骤然下降，即4~7月是该乡镇手足口病的发病高峰时间，见图1；提示该乡手足口病发病具有明显的季节性。

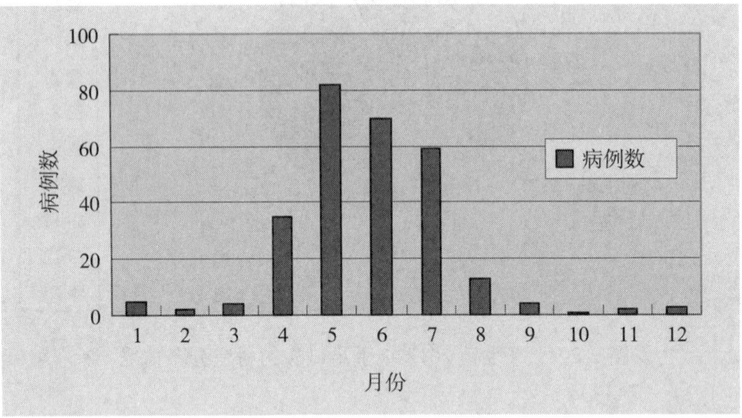

图1　2012年某乡镇手足口病发病月分布

各村庄都有病例发生，村庄5、6、7的发病数较多，占病例总数的65%，见图2；提示该乡镇手足口病发病具有明显的村庄分布。

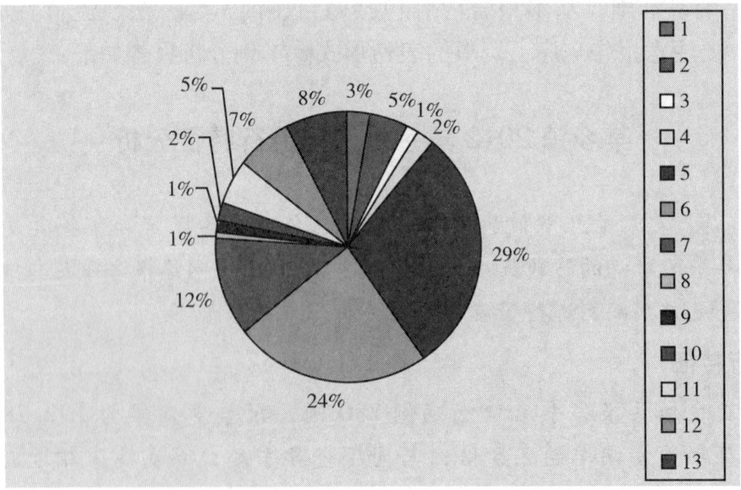

图2　2012年某乡镇手足口病的地区分布

二、防控措施建议（本处简写）

1. 开展流行因素调查。
2. 加强手足口病监测。
3. 强化 5 岁以下儿童家庭健康教育。
4. 引导患者及时规范就诊。
5. 严格控制院内感染。
6. 强化病例管理。

第三章　利用传染病疫情信息进行传染病预测

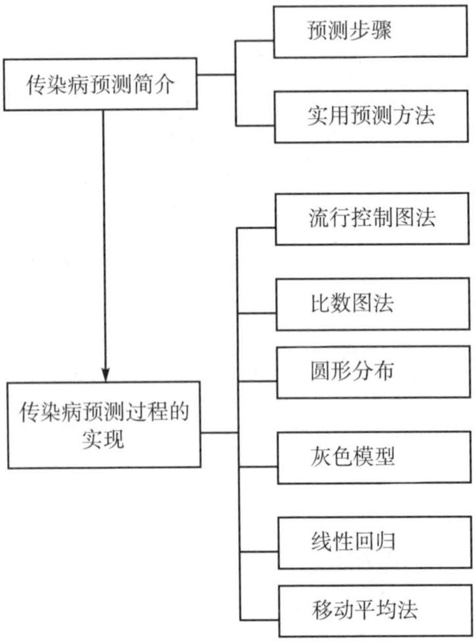

利用传染病疫情信息进行传染病预测示意图

传染病预测是指根据传染病的发生、发展规律及有关因素，用分析判断、数学模型等方法对传染病的发生、发展和流行趋势进行预测的一种方法，为传染病防控提供科学依据。

传染病预测的主要原理是根据过去一段时间、一定空间内监测变量值的大小，利用统计模型，拟合数据，以此预测未来监测变量值的大小。

第一节　传染病预测简介

一、预测步骤

预测步骤实质上是对疾病监测资料的再加工，是一个反复分析、研究、综合循环往复的过程（图 2-3-1-1）。在确定了对某疾病影响程度较大的几个因素后，需要收集相关监测资料并结合专业知识确定用做该病预测的数学模型，然后用相应统计方法求出模型的参数估计值。建立数学模型并评估其预测质量，根据评价结果再对原模型进行

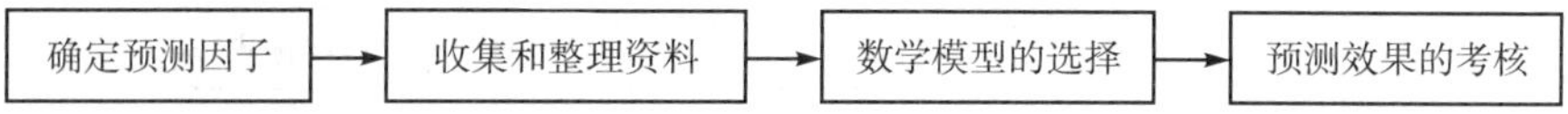

图 2-3-1-1 疾病预测的步骤

修正完善。

（一）确定预测因子 预测过程中，分析影响预测质量的主要因素、确定预测因子是至关重要的。这一步本身就是一项反复分析、研究、综合的过程，是一项极其重要的准备工作，涉及理论和实践的分析研究。比如，对流行性出血热的年发病率做预测，首先要研究其主要影响因素。经查阅专业文献及研究者的经验认为人群免疫接种情况、流行前期鼠密度及鼠带毒率等为主要影响因素，可作为特定预测因素。

（二）收集和整理资料 根据可能选用的预测方法和预测指标，把有关的历史和现在的数据资料尽可能地收集齐全。并进一步分析、整理，去伪存真，统一标准。一个有应用价值的统计预测，应首先满足以下的条件：

1. 用于预测的样本含量足够大，可靠性强 以减少抽样误差，提高预测的精度。

2. 变量应包括影响预报变量的主要因素 例如传染病的某些流行条件、非传染病的一些较稳定的影响因素等。这样使预测有事实依据，避免失真。

3. 资料变化极差的覆盖面要宽 例如，在传染病疫情流行趋势的预测中，资料应包括大流行年与散发年的范围，至少有一个这样的周期，只要预测结果未超过这个极差，在应用上可以看成是内插，而不是外延，如果有关因素的情况稳定，预测的结果会较为可靠。

（三）数学模型的选择 首先用自变量与因变量绘制散点图，观察其变化趋势和结构形式，并结合专业知识选择数学模型。当模型确定后，用相应的统计方法求出其参数估计值。为了考察数学模型的预测效果，可以留下几个数据资料用于检验模型的组外回代效果，用其余资料建立预测方程。通过比较预测值与实测值的大小来评价模型预测误差的大小。也可对同一资料用不同的数学模型来加以预测，从中择优选用预测精度高的模型。

（四）预测效果的考核 可用剩余误差和预测符合率来评估预测质量的好坏，但需要经过组外回代的检验。由于预测方程中各参数是根据数学模型建立时所用的资料获得的，而不同地区有不同情况，只有符合这些具体情况时，才会取得较好的预测效果，所以不同地区应用同一预测模型往往效果不佳。其原因不是由于数学模型不对，而是因为各地的模型参数不同。因此在应用时，需要用该地的资料来确定其预测方程参数。总之，数学模型在不同地区间是可以借鉴的，但具体的预测方程则要用当地的资料来建立。

二、基层实用传染病预测方法

传染病预测方法分类方法各异，种类较多。常用分类方法见图 2-3-1-2。

（一）定性预测 是根据一定的理论和实践经验，在对事物发展的历史和现状作出

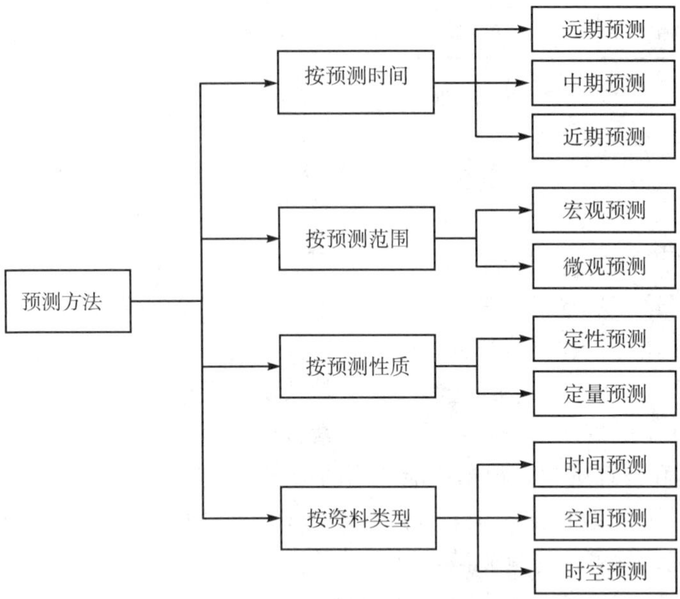

图 2-3-1-2 常用预测方法分类

解释、分析和判断的基础上，指出事物未来发展趋势的一种或多种可能性。因此，定性预测主要是运用经验或推理分析判断的方法，依靠专家进行。预测精度在很大程度上取决于预测专家的技术、技巧和经验。专家咨询法（Delphi 法）、社会需求调查法、相互影响分析法等常用方法工作量大、耗时长，并不适合基层日常工作用；流行控制图法、比数图法则是基于历史信息的定性预测方法，简单、工作量小、耗时少，适合基层使用。

1. 流行控制图法　用某病过去数年月发病率的最大值、最小值和中位数绘制半对数图。横轴为月份，用算术刻度；纵轴为月发病率，用对数尺度。图中共有三条线，以每月发病率最大值、最小值和中位数值分别划出上限线、下限线和中位数线。根据该流行曲线来判断或推测疾病发生或流行的趋势或强度。本法多用于对有明显季节性的传染病的预测。根据资料的分布类型，选用不同的统计量作图。当同期发病率呈正态分布时，可以用算术均数±3 倍标准差为上下控制线绘图；当同期发病率呈对数正态分布时，可用几何均数与几何标准差来作图。

2. 比数图法　是绘制某病的比数与时间的线图。比数是指某月某病的发病指标与近 5 年该病的该月与该月前后 2 个月的发病指标（共 15 个观察值）的均值之比。

$$比数(R)的计算:R = A/\overline{X}$$

A 为预测当月某病的发病数，$\overline{X}$为当月、当月前 1 个月、当月后 1 个月的发病数或发病率的均数。通常以比数（R）的 95%容许范围上限为预警线，超过预警线即发出预警信号。然后用下式计算比数的95%可信限：$1 \pm \frac{1.96S/\sqrt{n}}{\bar{X}}$，式中 S 为观察值的标准差，n 为观察值的个数，$\bar{X}$ 为观察值的均数。若所得比数小于该可信限的下限，说明该病有下降趋势；若介于可信限的上下限之间，说明该病的发展趋势稳定；若大于可信限的上限，说明有流行趋势。或简单用 $\bar{X}+2s$ 为预警线。

本法适合发病指标服从正态分布的传染病，当分布明显偏态或有周期性时，应用流行控制图法或其他非参数统计方法。

（二）定量预测方法　定量预测是借助数学手段，利用原始资料建立恰当的数学模型进行预测，其预测精度与可靠性取决于数据的准确性和模型的科学性，根据自变量的多少又分为时间序列分析与多因素分析两大类。

1. 圆形分布　在医学上，经常有表示一个圆周上位置的记录，称为圆形分布资料。原始数据为时间，全部数据限于一天或一年，主要分析事件的发生是否集中于一天的某一时刻或一年的某一月份；或者是呈周期性变化的资料适合用圆形分布预测。例如，婴儿的出生时刻、老年人的死亡时刻、疾病的季节性等。资料的具体单位要换算为角度，如1小时相当于15°，1分钟相当于0.25°或15′。

2. 回归模型　回归模型预测是近年来医学界使用较多的统计预测方法。可用于回归预测的现象有两种：一种是变量间存在非常明显的相关关系，如传染病周期性发生、传染范围等的预测；另一种是变量间存在非确定性关系，但有相关或回归关系，如吸烟、肥胖、不良生活习惯等多种因素所致慢性病的发生及死亡与时间之间有联系，但又非确定关系，它们之间有随机性，又有约束性及规律性，因此可用回归模型进行预测。若预测对象随时间变化而呈现某种上升或下降的趋势，又无明显的季节波动，且能找到一条合适的曲线反映这种变化趋势，可用时间作自变量，时间序列数值作因变量，建立回归模型。当有理由认为这种趋势能够延伸到未来时，可赋予自变量所需要的值，得到相应时刻的时间序列未来值。常用的回归模型有直线回归、对数曲线、反函数曲线、二次曲线、三次曲线、幂函数曲线、S形曲线、生长曲线、指数曲线、Logistic曲线、渐进回归曲线等。

资料特征不同，适用的模型也不同。例如，有些传染病因已有行之有效的对策，其年发病率的时间序列呈单调下降，而下降的速度又往往与其当时的发病率呈正比，对于这一类型疾病的预测方程，可采用指数曲线法。此外，对于一组资料，可通过拟合多种模型，选择预测精度最高的模型进行预测。模型的拟合与预测精度指标的计算均可通过相应的软件完成。

相对而言，直线回归、对数曲线、指数曲线、二次或三次曲线、移动平均法、指数平滑法等方法相对更实用。

3. 灰色模型　该模型充分利用已知的信息并尽量考虑未知信息来处理灰色系统。它以颜色的深浅表示系统信息的完备程度：白色系统代表各种信息完全清楚，黑色系统指结构信息未知或未确知，包含已知或未确知信息的系统称为灰色系统。该系统被越来越多地应用于疾病预测。灰色模型具有减少时间序列随机性、提高预测精度、无需典型概率分布、所需样本小等优点，在医学领域有广泛的应用前景。它对于稳定上升的资料预测效果较好；而对于波动性较大、流行因素变化较大及采取新防控措施的疾病预测效果差。

4. 时间序列预测方法　时间序列又称时间数列，是指观察或记录到的一组按时间顺序排列的数据，展示了研究对象在一定时期内的发展变化过程。基本思路是分析时间序列的变化特征，选择适当的模型，确定相应参数，利用模型进行趋势外推预测，最后对模型预测值进行评价和修正，得到预测结果。该方法假设预测对象的变化仅与时间有关联。时间序列中的每一个数据都反映了当时许多因素综合作用的结果，整个时间序列则反映了外部因素综合作用下预测对象的变化过程。因此，预测对象仅与时间有关的假设是对外部因素复杂作用的简化，使预测研究更为直接和简便。自回归模型、移动平均模型、自回归平均移动模型、Box-Jenkins 模型、时间序列平滑法、季节变动预测法及 Markov 法是常用的时间序列预测方法。但后几种方法对计算机软件的依赖性较高。

5. 多元线性回归　客观事物之间常存在着某种数量依从关系，如糖尿病与遗传、饮食、生活习惯等因素的关系。这种数量依从关系往往无法用精确的数学表达式来描述，只有通过对大量观察数据的统计处理，才能找到它们之间的联系规律。多元线性回归分析是通过对观察数据的统计分析和处理，研究与确定事物间相关关系，建立回归模型进行预测的方法。其特点是将影响预测对象的因素分解，在考察各个因素的变动中，估计预测对象未来的数量状况。适用于多元正态分布的资料，样本例数与因素个数的比例最好不小于 10∶1。可用于描述某些因素与某一医学现象间的数量关系，如气温、湿度与某疾病发病率的关系。多元线性回归有助于从大量因素中把对某一医学现象作用显著的因素筛选出来，因此在病因探讨、疗效分析、预报预测中有着广泛的应用，可以将自变量代入回归方程，估计因变量的波动范围。如已知某病各影响因素的取值，可对其发病率进行预测。

第二节　传染病预测过程的实现

即便最简单的传染病疫情预测过程的实现，手工或借助计算器计算也是较为复杂的，建议在 Excel 软件中完成。

一、流行控制图法预测传染病疫情

例 2-3-1：某乡镇现有 2001～2010 年婴幼儿腹泻月发病率（1/10 万）资料，试绘制流行控制图，并据此判断该地 2011 年 10 月婴幼儿腹泻月发病率 8.35/10 万是否异常。

第一步，确定流行病学年。流行病学年以某病最低发病月为起始月，12 个月为一流行病学年，该地婴幼儿腹泻最低发病月为 4 月，故从每年 4 月到次年 3 月为婴幼儿腹泻的流行病学年。

第二步，明确发病率的分布类型。经检验同期资料不服从正态分布或对数正态分布，故选用最大值、最小值和中位数表示月发病率的数值，见表 2-3-2-1。

表 2-3-2-1　某乡镇 2001~2010 年婴幼儿腹泻月发病率（/10 万）

月份	最小值	中位数	最大值
4	0.03	0.23	0.52
5	0.10	0.21	0.42
6	0.12	0.65	1.06
7	1.14	2.13	3.89
8	2.01	2.36	4.02
9	2.17	3.28	5.48
10	3.04	5.65	7.41
11	3.66	5.63	8.21
12	4.58	7.58	10.47
1	5.21	7.85	12.35
2	5.36	16.32	25.21
3	2.13	5.62	8.56

第三步，绘图（图 2-3-2-1）。以横坐标为月份，用普通尺度，纵坐标为婴幼儿腹泻月发病率，用对数尺度。图中的最小值、中位数、最大值为婴幼儿腹泻月发病下限线、中位数线和上限线 3 条警示线。

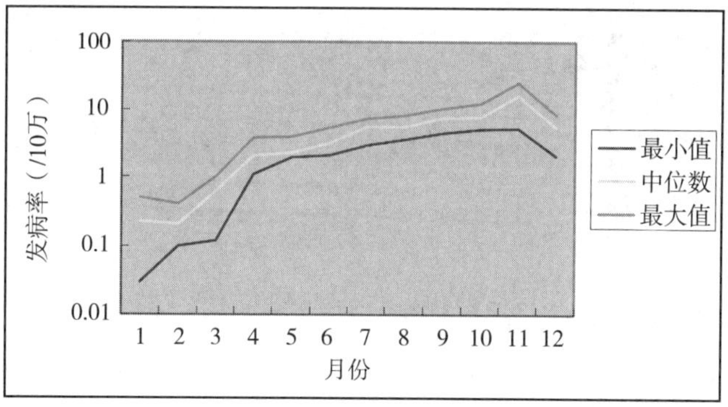

图 2-3-2-1　某乡镇婴幼儿腹泻月发病率流行控制图

第四步，预测。以警示线为依据，如果该地某月的发病率超过中位线，则提示该地婴幼儿腹泻发病率高于往年同期水平，应予以关注；如果超过上限线，则警示该地可能出现了婴幼儿腹泻疫情流行或集体单位的暴发疫情，需采取有效措施控制疫情的进一步上升。本例，2011 年 10 月该地婴幼儿腹泻月发病率为 8.35/10 万，超过了中位线，但未超过上限值，应予以必要关注。

二、比数图法预测传染病疫情

例 2-3-2：当前为 2011 年 12 月，某乡卫生院医师在月度总结时，发现当地 11 月婴幼儿（5 岁以下儿童）腹泻发病数为 209 例，欲知该月婴幼儿腹泻月发病数与往年同期相比是否异常。

1. 基本思路　在传染病疫情分析中，通常以前五年（不足 5 年的，可选前 3 年）历史同期疫情水平为基线，判断当前疫情情况是否异常。

2. 资料来源　中国疾病预防控制信息系统的“疾病监测信息报告管理系统”中 2006~2010 年各年 10~12 月。

获取资料的操作步骤：

第一步，启动网络浏览器（如 Internet、QQ、360、遨游等）。

第二步，登陆 IP 地址：http://10.249.1.170，进入中国疾病预防控制信息系统登陆页面（图 2-3-2-2）。

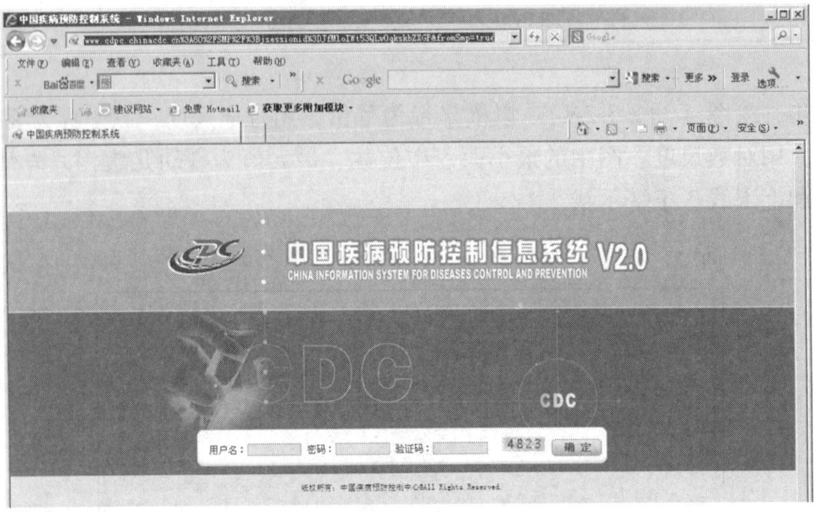

图 2-3-2-2　中国疾病预防控制信息系统数据导出步骤之一

第三步，输入用户名、密码和验证码，点击按钮“登陆”，进入“疾病监测信息报告管理系统”主页（图 2-3-2-3）。

第四步，在“疾病监测信息报告管理系统”主页左侧功能菜单的报卡管理中点击“报卡浏览审核”。

第五步，编辑查询条件。选择“按照现住地址浏览”和“终审日期，”起始时间选“2010-10-1”，终止时间选“2010-10-31”，疾病名称选“感染性腹泻”，报卡类型选择“已审核”，之后点击“查询”，显示出 2010 年 10 月该地腹泻的报告病例一览表（图 2-3-2-4）。

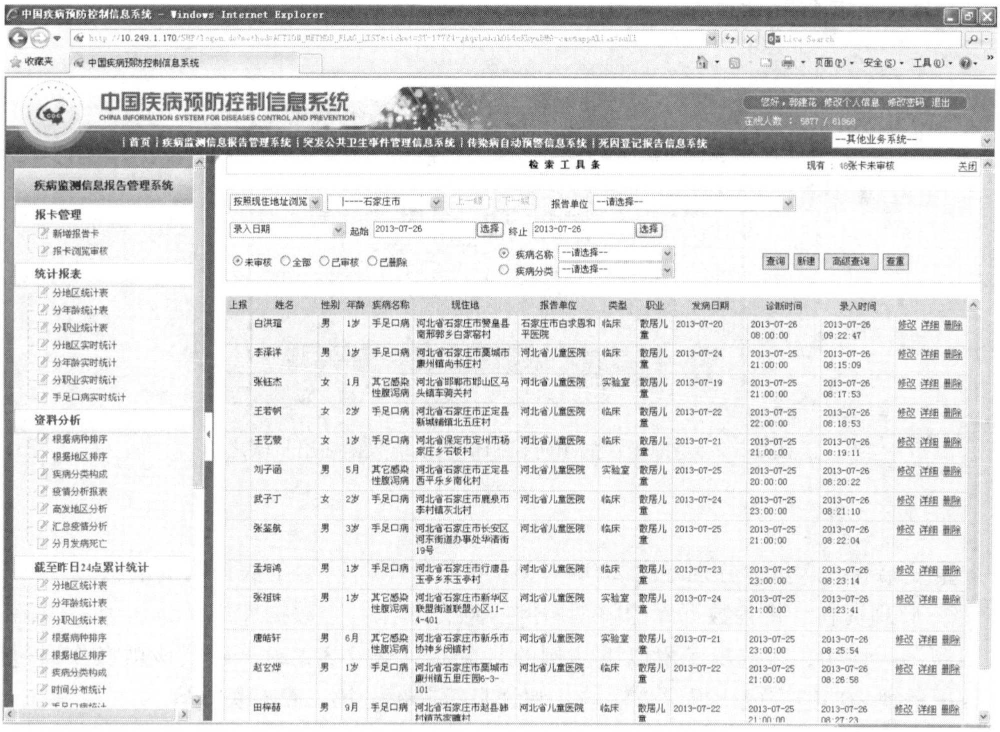

图 2-3-2-3　中国疾病预防控制信息系统数据导出步骤之二

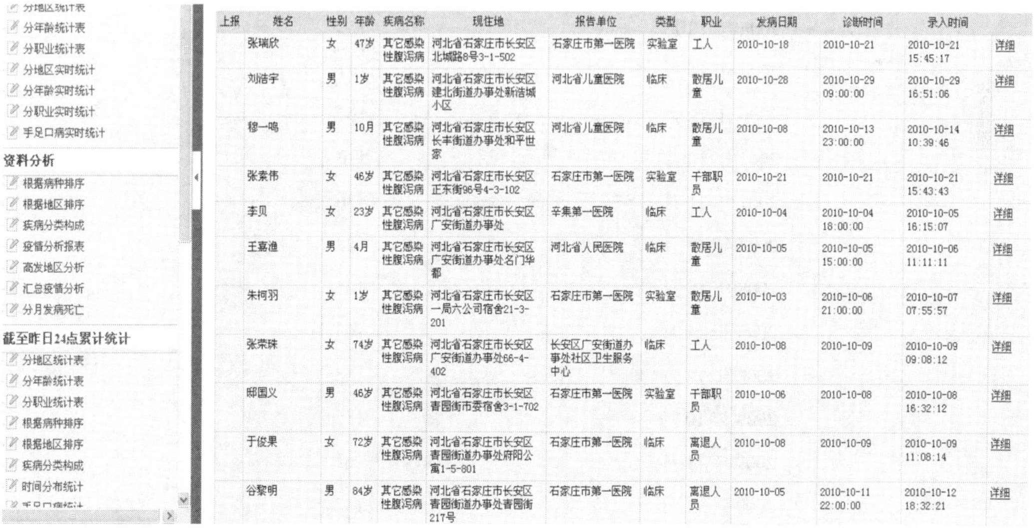

图 2-3-2-4　中国疾病预防控制信息系统数据导出步骤之三

第六步，导出 Excel 表。点击底部的“导出 Excel”按钮，弹出文件下载对话框，见图 2-3-2-5。选择保存目录，保存文件。

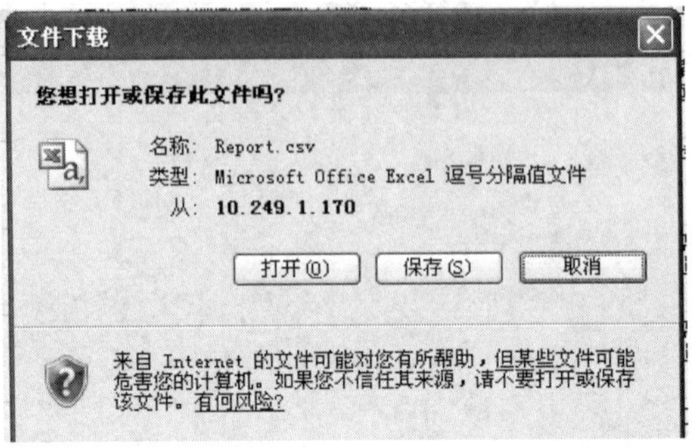

图 2-3-2-5　中国疾病预防控制信息系统数据导出步骤之四

重复第五、六步，分别导出 2006~2010 年各年 10~12 月的腹泻病例信息。

3. 整理资料　将各数据库的腹泻病例信息合并在一个数据库中，命名为“腹泻”。在“腹泻”库中，挑选出 5 岁以下病例的月分布（表 2-3-2-2）。建议该项操作通过建立数据透视表功能完成，操纵方法与步骤详见第三部分第二章有关内容。

表 2-3-2-2　某乡镇 2006~2010 年婴幼儿腹泻月发病数

年月	发病数
2006 年 10 月	153
2006 年 11 月	171
2006 年 12 月	165
2007 年 10 月	113
2007 年 11 月	136
2007 年 12 月	128
2008 年 10 月	165
2008 年 11 月	163
2008 年 12 月	158
2009 年 10 月	185
2009 年 11 月	161
2009 年 12 月	142
2010 年 10 月	117
2010 年 11 月	159
2010 年 12 月	137

4. 根据研究目的和具体数据资料采取合适的预测方法　本例，欲与历史同期水平比较，且掌握了5年历史同期发病数，适合采用比数图法。

5. 比数图法预测

第一步，计算2006~2010年婴幼儿腹泻10~12月发病数的平均值。将15个发病数值相加后除以15即得其均值“150.2”。

第二步，计算2006~2010年婴幼儿腹泻10~12月发病数的标准差。按照标准差公式，求得15个数值的标准差为“20.58”。

第三步，计算比数R。比数R=预警当月发病数A/该月及前后各1个月3个月的平均发病数。本例比数依次为1.05、1.08、1.01、0.99、1.15、1.09。

第四步，计算预警线。利用均数+2倍标准差为预警值，得出11月的预警发病数为“191.36”，预警比数为“1.18”（比数的均值与标准差的计算方法参见发病数均值与标准差的计算）。

第五步，绘图。为了显示比数图预警与病例数预警的区别，本例以年度为横坐标，以病例数和比数分别为主、次纵坐标轴，绘制两轴线图（图2-3-2-6）。当然，也可仅绘制以比数为纵坐标轴的线图。

第六步，预测。以预警线为依据，如果该地某月的发病情况超过上限线，则警示该地可能出现了婴幼儿腹泻疫情流行或集体单位的暴发疫情，需采取有效措施控制疫情的进一步上升。2011年11月该地婴幼儿腹泻发病数为209例，超过了191例的病例数预警值；但其比数为1.09，未超过1.18的上限值；可认为2011年11月该地婴幼儿腹泻疫情与往年同期相比，未见异常，但需引起密切关注；一旦发现异常，需采取必要的防控措施。

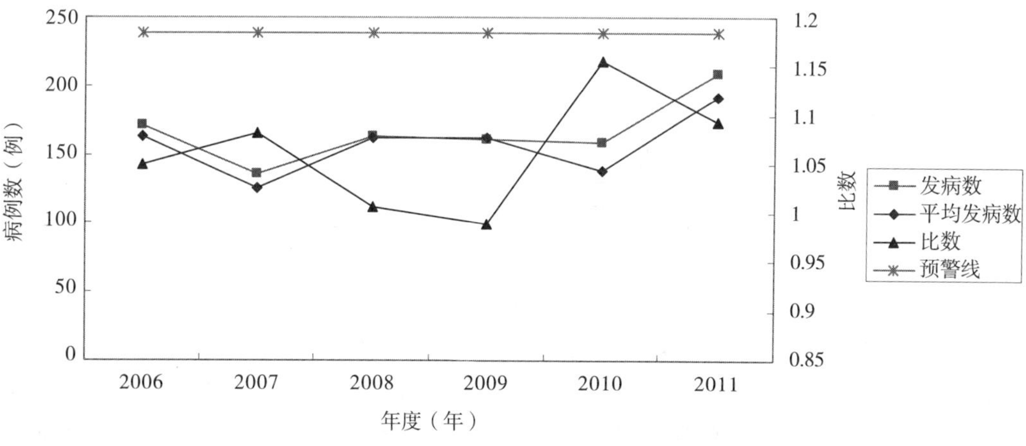

图2-3-2-6　某乡镇2006~2010年婴幼儿腹泻比数图

三、圆形分布预测传染病疫情

圆形分布中的角度，指的都是圆心角，其特点是周而复始，没有真正的零点，也没有大小之分。习惯上把正北方向定为“0”，一昼夜中的正午夜（0 点 0 分）也定为“0”，一年中的 1 月 1 日午夜也定为“0”，但这完全是人为规定的。

1. 计算步骤　先将 12 个月（按 365 天计算）转换成 360°，一天相当于 0.9863°（反过来，0°~0.9863°为 1 年的第一天（即 1 月 1 日），0.9863°~1.9726°为 1 年的第二天（即 1 月 2 日），以此类推，359.0137°~360°为 1 年的最后一天（即 12 月 31 日），以每个月的月中值作为组中值（α_i），折算成度，分别为 15°、45°，余类推。再按下列步骤计算：

（1）计算 $\cos\alpha_i$ 及 $\sin\alpha_i$ 的均值，分别以 X 和 Y 表示。

$X=(\sum f_i\cos\alpha_i)/n$，$Y=(\sum f_i\sin\alpha_i)/n$，$f_i$ 为频数，n 为总数。

（2）计算角度离散程度指标 γ 值：$\gamma=\sqrt{X^2+Y^2}$

（3）计算平均角的正弦及余弦。$\sin\alpha=Y/\gamma$，$\cos\alpha=X/\gamma$，由上述结果推算 α 值。

（4）计算角离差 S：$S=\frac{180°}{\pi}\sqrt{-2\ln\gamma}$ 或 $S=122.9548°\sqrt{-\lg\gamma}$。

（5）检验方法采用雷氏 Z 值检验。$Z=n\gamma^2$，$Z>Z_{0.05}$，表示有统计学意义。

2. 实例

例 2-3-3：某乡卫生院 2006~2010 年预防接种门诊记录每月人群因狗咬伤接种狂犬病疫苗信息见表 2-3-2-3，试预测其接种高峰。

表 2-3-2-3　某乡卫生院 2006~2010 年人群因狗咬伤接种狂犬病疫苗信息

年度	1 月	2 月	3 月	4 月	5 月	6 月	7 月	8 月	9 月	10 月	11 月	12 月
2006	25	37	29	49	54	56	43	51	28	31	25	17
2007	19	27	35	54	69	58	61	58	46	35	29	26
2008	30	43	43	55	67	69	62	45	51	41	44	52
2009	47	31	44	51	49	57	72	62	55	35	30	27
2010	33	37	42	50	55	65	77	74	80	58	47	34
合计	154	175	193	259	294	305	315	290	260	200	175	156

本例：计算出接种高峰日为一年中的第 183.43 天，即 7 月 3 日。

众所周知，狗咬人事件一年四季都有发生，随之而来的是狂犬病疫苗接种的发生。本例由圆形分布预测结果可知，角度离散程度指标 γ 值较小，角离差 S 值较大，说明狂犬病疫苗接种季节高峰平缓，即狗咬人事件的发生没有明显的季节性，但存在着狗咬伤狂犬病疫苗接种的高峰月日，即 7 月 3 日。而各年以六七月最高，可能与夏天人的衣着较少，暴露机会大有关；可能在酷暑时节，狗性情狂躁有关，提示我们在高峰期间要加强疫苗供应及其他药品的配备，加强动物管理，加大动物致伤及狂犬病预防的宣传力度，提高人民群众的防范意识，规范处理致伤者，切实保障人民群众身体健康。

四、灰色模型预测传染病疫情

灰色模型（GM）是以时间序列进行研究分析，用数列建立方程，将无规律的原始数列经过转换，使之成为较有规律的生成数列后再建模的一种预测方法。是目前常用的一种简单趋势预测方法。

1. 操作步骤

（1）设原始数列排成时间数列 X_t（t=0，1，2，…，n），其中 X_t 表示第 t 时刻的原始数列。

（2）将原始数据累加生成数列 Y_t。计算公式：

$$Y_t=\sum_{t=0}^{t}X_t(t=0,1,2\cdots,n)$$

（3）对累加生成数据 Y_t 作移动平均数生成 Z_t。计算公式：

$$Z_t=\frac{1}{2}(Y_t+Y_{t-1})(t=1,2\cdots,\mathrm{n})$$

（4）建立模型 GM（1，1）。计算公式：$Y_t=(x_0-u/a)\ e^{-at}+u/a$　（t=0，1，2，…，n），其中 α、μ 为特定系数。

$$\alpha=[(\sum_{t=1}^{n}X_t)(\sum_{t=1}^{n}Z_t)-n(\sum_{t=1}^{n}Z_tX_t)]/D$$

$$\mu=[(\sum_{t=1}^{n}Z_t^2)(\sum_{t=1}^{n}X_t)-(\sum_{t=1}^{n}Z_t)(\sum_{t=1}^{n}Z_tX_t)]/D$$

$$\text{其中 } D=n(\sum_{t=1}^{n}Z_t^2)-(\sum_{t=1}^{n}Z_t)^2$$

（5）求预测值。$X_t=Y_t-Y_{t-1}$（t=1，2，…，n）

虽然该方法具有思路简单、数据单纯、运算简便等特点，但若用手工完成，工作量还是相当大的，且易出差错。建议在 Excel 工作表中预测乙脑发病趋势。

2. 实例

例 2-3-4：某乡镇卫生院医生看见媒体报道某省暴发了流行性乙型脑炎疫情后，欲根据本乡镇每年报告的流行性乙型脑炎病例数（表 2-3-2-4）估计今后 5 年的流行趋势，为该病防控提供科学依据。

表 2-3-2-4　某乡镇 1996~2010 年流行性乙型脑炎发病情况

年份	病例数
1996	16
1997	16
1998	17
1999	18
2000	18

续 表

年份	病例数
2001	18
2002	19
2003	20
2004	20
2005	20
2006	18
2007	19
2008	19
2009	20
2010	20

基本思路：估计当地今后5年流行性乙型脑炎的流行趋势，就是对该病今后5年的发病情况进行预测。对于只有年发病数这种有限的基线信息资料，符合灰色模型预测条件。

资料来源：1996~2004年网络直报之前的数据信息来源档案资料中的年报；之后的可来自档案资料中的年报，也可从国家疾病监测信息报告管理系统导出。

本例：预测2011~2015年该乡镇流行性乙型脑炎的发病例数依次为20、19、21、21、21例，与往年基本持平。因此，应继续做好现有的流行性乙型脑炎防控工作，避免疫情加重。预测过程中相关指标结果见图2-3-2-7。

	A	B	C	D	E	F	G	H	I	J
1	表3-2-4 某乡镇流行性乙型脑炎发病情况									
2	年度	t	X_t	Y_t	Z_t	Z^2_t	Z_tX_t	y_t	$\bar{x}_t$	残差（q）
3	1996	0	16	16				16		
4	1997	1	16	32	24	576	384	33.0834	17	-1
5	1998	2	17	49	41	1640	689	50.3954	17	0
6	1999	3	18	67	58	3364	1044	68.98	19	-1
7	2000	4	18	85	76	5776	1368	87.8273	19	-1
8	2001	5	18	103	94	8836	1692	105.8724	18	0
9	2002	6	19	122	113	12656	2138	124.159	18	1
10	2003	7	20	142	132	17424	2640	143.7881	20	0
11	2004	8	20	162	152	23104	3040	163.6946	20	0
12	2005	9	20	182	172	29584	3440	182.7554	19	1
13	2006	10	18	200	191	36481	3438	202.0714	19	-1
14	2007	11	19	219	210	43890	3981	219.331	17	2
15	2008	12	19	238	229	52212	4342	240.3097	21	-2
16	2009	13	20	258	248	61504	4960	260.3963	20	0
17	2010	14	20	278	268	71824	5360	281.9565	22	-2
18	合计		278		2006	368872	38514			1.032914
19			s	D	a	b	C			
20			1.266647	1509044	-0.0133	16.7572	0.815471			
21	2011	15						279.7312	20	
22	2012	16						298.7786	19	
23	2013	17						319.648	21	
24	2014	18						340.7969	21	
25	2015	19						362.2289	21	

图2-3-2-7 灰色模型预测结果

五、线性回归预测传染病疫情

线性回归是最简单的一种回归预测方法。只要时间与观察值间存在线性关系就可使用该方法。

1. 操作步骤

（1）利用历史数据拟合线性回归方程 $\hat{y} = a + bx$，得出截距 a 与回归系数 b。

（2）将因变量值 x 代入回归方程，得出预测值 y。

2. 实例

例 2-3-5：2011 年 7 月，某乡镇卫生院医生连续数日接诊多例菌痢患者，该医生很好奇，今年的菌痢疫情是否高于往年。

资料来源：该医生从档案资料中找到 1996~2010 年的传染病疫情年报，获得 15 年的菌痢年发病数（表 2-3-2-5）。当然，2005~2010 年的数据来源还可源自国家疾病控制信息报告管理系统。

表 2-3-2-5　某乡镇 1996~2010 年菌痢发病情况

年份	发病率（/10 万）
1996	385. 12
1997	343. 22
1998	298. 61
1999	281. 05
2000	255. 27
2001	257. 18
2002	267. 11
2003	241. 95
2004	230. 03
2005	238. 66
2006	220. 39
2007	194. 32
2008	181. 33
2009	179. 58
2010	186. 01

线性回归方程为 $\hat{y} = 350.3 - 12.456x$，由此预测 2011 年该乡镇菌痢的发病率为 151. 00/10 万。线性回归预测菌痢的发病水平可能下降。菌痢疫情下降，与近年来卫生设施改善、居民素质逐渐提高不无关系，因此要继续做好环境卫生、饮食卫生、食品卫生、防蝇灭蝇、健康教育等工作。

六、移动平均法预测传染病疫情

移动平均法是预测长期趋势的基本方法，基本原理是对时间序列按照一定的项数逐项移动计算平均值，消除循环因素，预测其长期发展趋势。常用的是历史移动平均法和中心移动平均法。

历史移动平均法是直接将过去数值的平均值作为当前的预测值做平均移动，计算公式为：

$$M_t = 1/K\sum_{j=1}^{K} y_{t-j}$$

M_t 是 t 期前的 K 个时期数值的平均值，K 为平均移动项数。

中心移动平均法是将所有按照时间排列的数值以当前数值为中心依次做 K 项的移动平均。当移动长度 K 是奇数时，中心移动平均值为中间值与其前后（K−1）/2 项的平均值；若长度为偶数时，则需两次移动，第一次移动平均值以 $M_t^{(1)}$ 表示，是移动长度内各个数值的平均值，计算公式为：

$$M_t^{(1)} = 1/K(y_{t-K/2} + \cdots + y_{t-1} + y_t + y_{t+1} + \cdots + y_{t+K/2})$$

其中，t 为（K+1）/2，（K+1）/2+1，…

第二次的以 $M_t^{(2)}$ 表示，是连续 2 个的 $M_t^{(1)}$ 平均值，计算公式为：

$$M_t^{(2)} = 1/2(M_t^{(1)} + M_{t+1}^{(1)})$$

其中，t 为 K/2，K/2+1，K/2+2，……

移动平均长度的确定原则：首先，应尽量与事物发展的周期一致。其次，根据序列长度而定，序列较长则选择较长的移动长度；反之，则短长度移动。移动长度长，显示的长期趋势明显，但得到的移动平均数较少；移动长度短，损失信息少，与原始数据较接近，但难以消除其他因素的影响。

基本操作步骤：

第一步，根据疾病周期、资料的多少确定移动长度 K。

第二步，计算第一个移动长度内各个数值的平均值。需注意的是，不同的移动方法公式也不同。

第三步，依次计算所有移动平均值。

第四步，图示原始数值与移动后平均值的趋势，可以选择折线图、散点图、条图等。

上述三种移动平均法的操作步骤与具体方法如下：

（一）历史移动平均法

例 2-3-6：2011 年初某乡镇卫生院预估当年手足口病的发病趋势。

资料来源：国家疾病监测信息报告管理系统，或居民健康档案。

获取方法：登陆国家疾病监测信息报告管理系统，按照现住址导出相关信息；或从居民健康档案电子数据库中导出相关信息。

国家疾病监测信息报告管理系统导出病例信息的操作方法与步骤：

第一步，启动网络浏览器（如 Internet、QQ、360、遨游等）。

第二步，登陆 IP 地址：http://10.249.1.170，进入中国疾病预防控制信息系统登陆页面（图 2-3-2-8）。

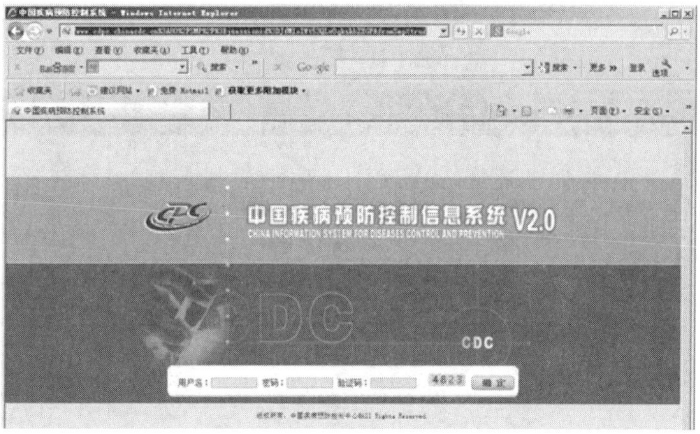

图 2-3-2-8　中国疾病预防控制信息系统数据导出步骤之一

第三步，输入用户名、密码和验证码，点击按钮“登陆”，进入“疾病监测信息报告管理系统”主页（图 2-3-2-9）。

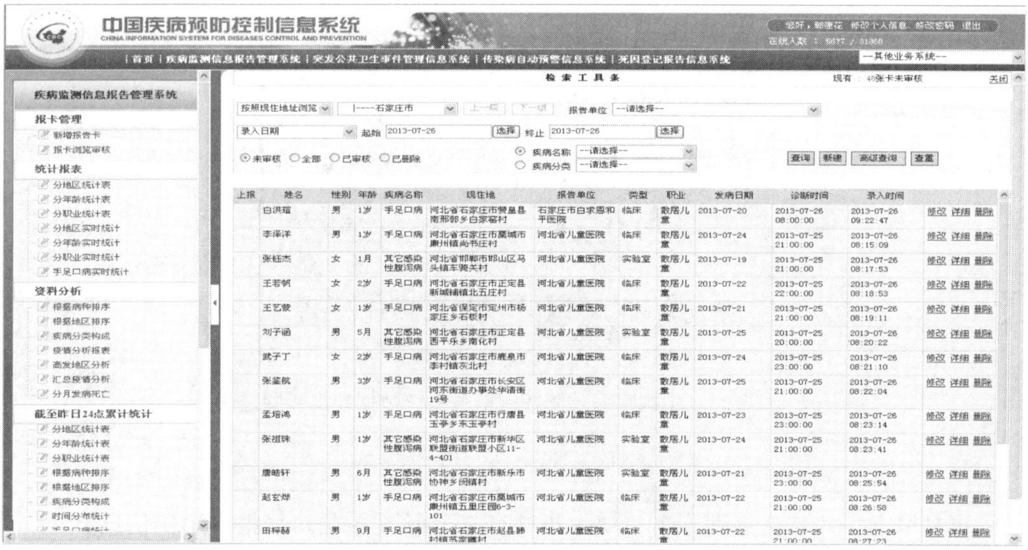

图 2-3-2-9　中国疾病预防控制信息系统数据导出步骤之二

第四步，在“疾病监测信息报告管理系统”主页左侧功能菜单的报卡管理中点击“报卡浏览审核”。

编辑查询条件。选择“按照现住地址浏览”和“终审日期”，起始时间选“2008-1-1”，终止时间选“2008-1-31”，疾病名称选“4000，手足口病”，报卡类型选择“已审核”，之后点击“查询”按钮，显示出 2008 年 1 月该地手足口病的报告病例一览表（图 2-3-2-10）。

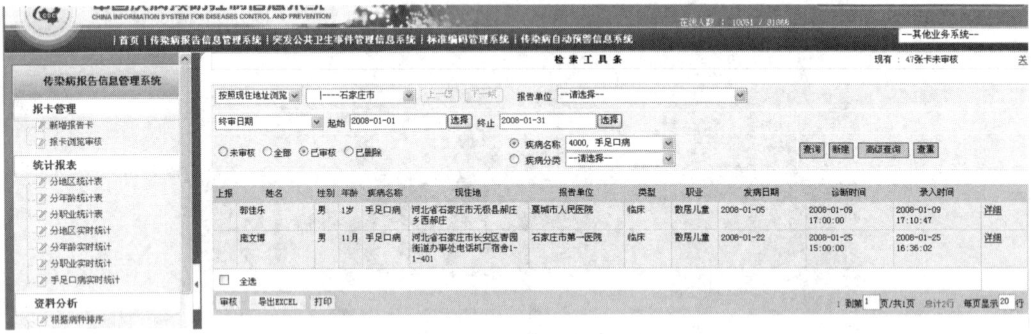

图 2-3-2-10　中国疾病预防控制信息系统数据导出步骤之三

或者是从分月统计报表的任一功能中查询年报，亦可获得年报告手足口病病例数。

第六步，导出 Excel 表。点击底部的“导出 Excel”按钮，弹出文件下载对话框，见图 2-3-2-11。选择保存目录，保存文件。

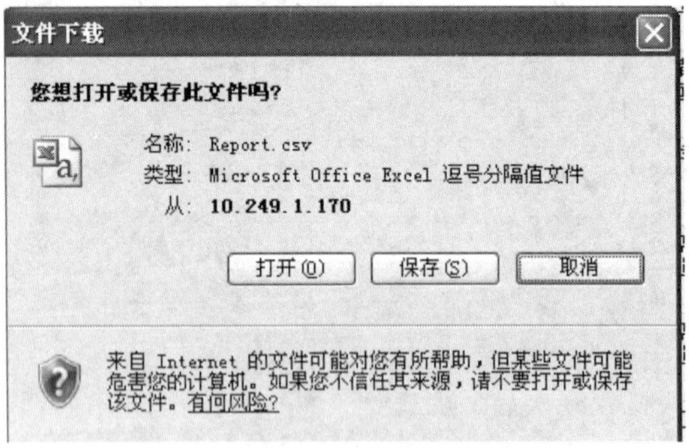

图 2-3-2-11　中国疾病预防控制信息系统数据导出步骤之四

重复第五、六步，分别导出 2006~2011 年各年该地手足口病报告病例信息。

或者从居民健康档案电子数据库导出辖区内所有手足口病疫情信息，并保存为 Excel 文件。由于居民健康档案电子数据库的格式、内容、功能在不同地区有所不同，这里不演示其导出过程。

该乡镇医师分别从两个渠道获得了当地手足口病疫情信息，发现前者可以得到2008~2010年各月的疫情资料，后者得到的信息少于前者（因为手足口病是2008年纳入法定传染病的，而健康档案的普及工作最早是从2009年开始的）。故以前者为预测数据，预测结果见图2-3-2-12，详细预测过程见第三部分第二章第三节。

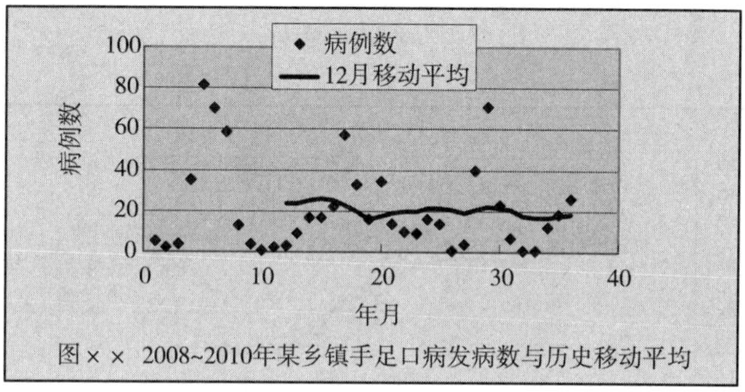

图2-3-2-12　历史移动平均法预测手足口病发病趋势

（二）中心移动平均法（偶数）

例2-3-7：仍以例2-3-6资料为例。

资料来源、获取方法均与例2-3-6相同。详细预测过程见第三部分第二章第三节。预测结果见图2-3-2-13。

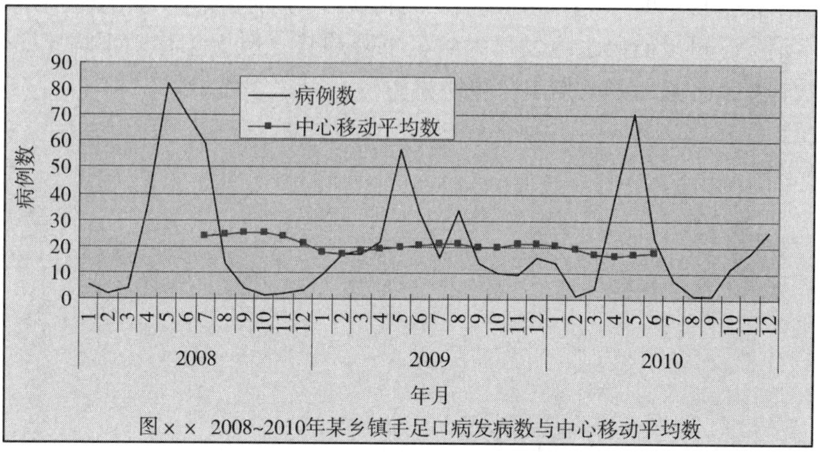

图2-3-2-13　中心移动平均法（偶数）预测预测手足口病发病趋势

（三）中心移动平均法（奇数）

例2-3-8：某乡镇打算2012年全年开展水痘疫苗接种工作，需了解历年来辖区水痘发病情况，并估计该病的长期发病趋势。

资料来源：该乡镇历年工作总结、疫情年报；此外，2005～2011 年的疫情信息可从国家疾病监测信息报告管理系统获得；2009～2011 年的亦可从居民健康档案数据库中获取。

假设从上述渠道获得了 1995～2011 年水痘年发病数信息。17 年的数据资料，属于奇数移动数列（17 是奇数）。详细预测过程见第三部分第二章第三节。预测结果见图 2-3-2-14。

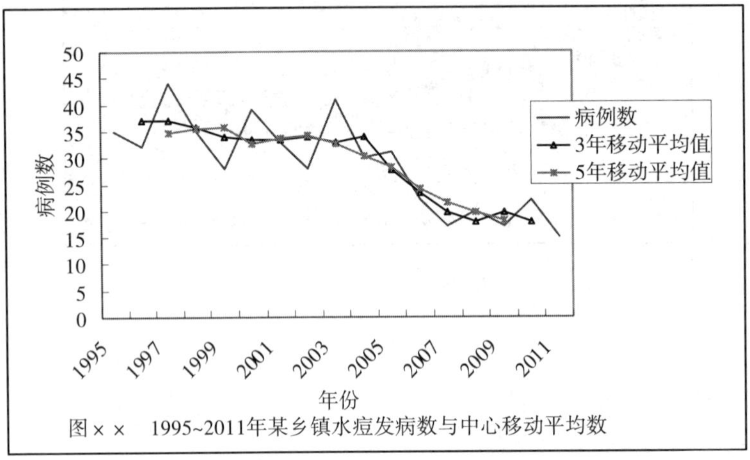

图 2-3-2-14 中心移动平均法（奇数）预测水痘发病情况

图中显示该乡镇 1995～2011 年水痘发病情况呈周期性波动，3、5 年移动平均后，波动性基本消失，可以看出水痘发病大致呈下降趋势，但 5 年移动平均比 3 年移动平均更能使数据平滑，显示的长期趋势更明显。

第四章　利用居民健康档案信息进行慢性病流行病学分析

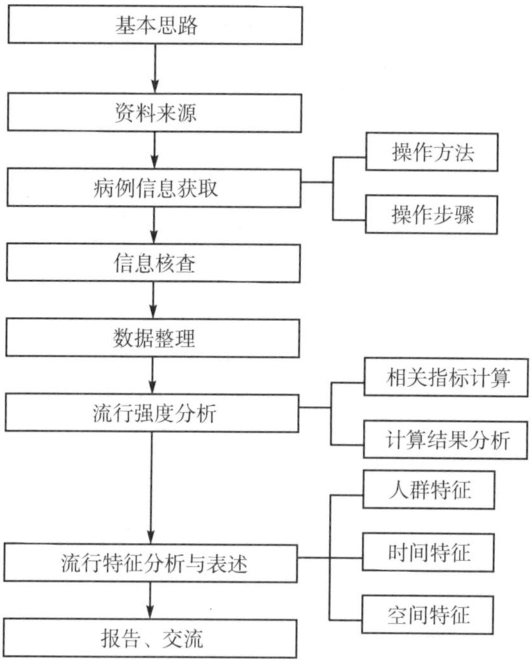

利用居民健康档案信息进行慢性病流行病学分析示意图

例 2-4-1：某乡乙村有 10 个村民组，常住居民为 13800 人。2010 年所有常住村民都建立了电子居民健康档案。乡卫生院医师与该村村医运用计算机对 2010 年村民高血压患病情况进行了分析。

一、慢性病流行病学分析流程

慢性病流行病学分析步骤与流程包括信息获取、资料整理、人群中慢性病严重程度分析、流行特征分析、结果表述与撰写报告、交流反馈等基本环节。

分析资料来源于该村居民健康档案电子数据库。

二、病例信息获取操作方法与步骤

从居民健康档案电子数据库中导出所有高血压患者的基本信息，保存为 Excel 文件，命名为“高血压”。

三、信息核查

居民健康档案电子数据库与中国疾病预防控制信息系统的数据库信息在管理上有所区别，信息可能未经过县、市、省、国家相关专业机构的逐级审核。因此，在数据整理分析之前，须进行信息核查，步骤如下：

1. 抽查部分数据，了解录入质量。

2. 核对数据库的数据编号与原始数据的编号是否一致。

3. 利用统计分析软件，进行简单描述，如列频数表，发现异常值；做散点图，发现异常点等。

4. 利用逻辑核查程序，检查数据间的逻辑关系是否合理，如男性居民不可能患有宫颈癌、居民年龄不可能是负数等。

四、整理数据

打开 Excel 文件“高血压”，删除与本次分析目的无关的信息，只保留本次分析必需的分析信息如性别、年龄（岁）、职业、村民组、诊断疾病和识别信息（卡片 ID)，如下图。

	A	B	C	D	E	F
1	卡片ID	性别	年龄(岁)	职业	村民组	诊断疾病
2	41606529	男	16	学生	A	高血压
3	41646200	男	25	学生	C	高血压
4	41680905	男	27	学生	G	高血压
5	41681264	男	27	学生	J	高血压
6	41747783	男	28	学生	D	高血压

图 2-4-1　某乡镇乙村高血压患者基本信息

五、流行强度分析

1. 流行强度指标的选择　高血压等慢性病发病隐匿，常用患病率指标描述其在人群中的危害程度。根据该村现有资料，宜利用时点患病率计算公式：“患病率=某一时点某人群中某病的新旧病例数/同期人口数×K”，计算 2010 年底该村居民高血压患病率。通常取 K=100%。

2. 确认病例数与人口数，该数据库内除第一行（该行各单元格信息是变量名称）外的其他行存放着病例信息，每行表示 1 例患者，因此，高血压患者数=“行数-1”=776-1=775（例）。该村常住人口数为 13800 人。

3. 计算患病率，该村高血压患病率=775/13800 ×100%=5. 62%。

4. 严重程度的判断，截止到 2010 年底该村居民高血压患病率为 5. 62%，即每 100 人中就有五六人是高血压患者，患病情况是否严重，可初步参考全国、全省、全市、全县（市）区同期患病情况，进行比较判断。

六、流行特征分析与表述

（一）人群特征分析

1. 年龄　首先要找到年龄最大患者和最小患者，计算平均年龄。

步骤 1，找年龄的最大值和最小值。数值较少时，一眼便可发现最大值与最小值；数值较多时，可以通过将所有数值按照从小到大或从大到小的顺序排序来确定最大值、最小值。排序发现，该村高血压患者最小的患者 16 岁，最大的 90 岁。

步骤 2，计算平均年龄。根据算术平均数公式计算平均年龄，数值个数较少时，可以将各个年龄值相加，再除以数值个数即可；数值个数较多时，最好采用频数表方法计算。2010 年该村高血压病例的平均年龄为 58.21 岁。

步骤 3，清点各年龄组的患者数。由于该资料几乎覆盖所有年龄组患者人群，因此找到患者年龄的最大值、最小值与平均数后，还需统计各年龄组的患病数，计算其相应患病率。全人群的年龄组划分为 0～、1～、5～、10～、15～、20～、30～、40～、50～、60～、70 岁及以上 11 个年龄组。查计各年龄组的患者数。

步骤 4，将各年龄组的患者数、当地人口构成整理成表 2-4-1 的第 1～3 列。

表 2-4-1　某乡镇乙村居民高血压患病年龄分布

年龄组（岁）	人口数	患者数	患病率（%）
0～	1464	5	0.341586
20～	1279	40	3.127776
30～	1859	75	4.033924
40～	2239	115	5.135543
50～	2676	185	6.913675
60～	2363	180	7.618854
70 岁及以上	1921	175	9.110484
合计	13800	775	

步骤 5，根据患病率公式逐一计算不同年龄组的高血压患病率，见表 2-4-1 的第 4 列。

步骤 6，用统计图直观显示不同年龄组的高血压患病情况。一般选择直方图和直条图，本例以年龄组为横轴，分别以病例数和患病率为纵轴，绘制的年龄分布图见图 2-4-2、2-4-3。比较两图，会发现前者显示 50～岁组发病数最多，后者则显示患病率随着年龄的增长而增长。如果想展示哪个年龄组的患者多时，则绘制图 2-4-2 所示之图；若欲展示不同年龄组的患病率高低，则绘制图 2-4-3 所示之图。

因此，该村居民高血压患者的年龄特征表述采用简要文字描述与统计图相结合的形式，表述为：2010 年乙村高血压患者的平均年龄为 58.21 岁，最大的 90 岁，最小的 16 岁。50 岁及以上年龄组患者数突然增多（图 2-4-2），患病率随着年龄的增长而增长（图 2-4-3）。

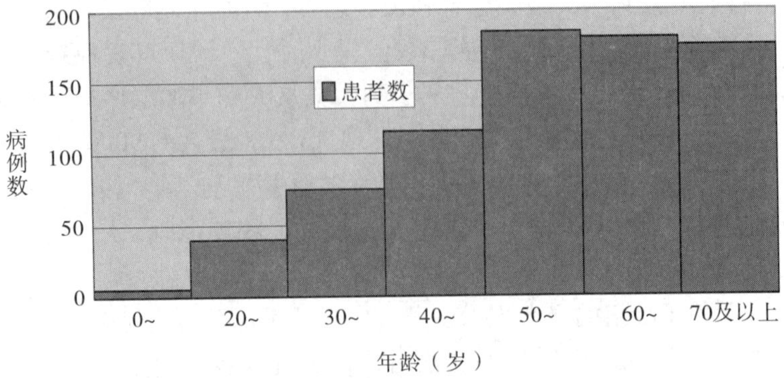

图 2-4-2　某乡镇乙村不同年龄组高血压患者数量分布

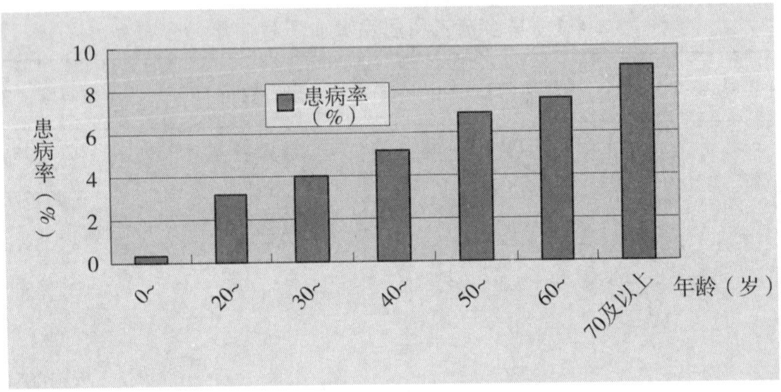

图 2-4-3　某乡镇乙村不同年龄组居民高血压患病率

2. 性别　计算患病人数的男女性别比。先计算不同性别的患者数，然后用男性患者数除以女性患者数。该村男性患者 455 例，女性患者 320 例，男女性别比＝455/320＝1. 42 : 1。

对高血压患者性别特点描述采用文字描述的方法，表述为乙村高血压患者中男性 455 例，女性 320 例，男女性别比为 1. 42 : 1。

3. 职业　计算各种职业的构成比，发现患病人群的主要职业。先计算不同职业的患者数，然后用各职业患者数除以全部患者数，得到不同职业患者构成比，见表 2-4-2。

表 2-4-2 某乡镇乙村居民高血压患病职业分布

职业	病例数	构成比（%）
待业人员	12	1.55
工人	172	22.19
农民	359	46.32
商贩	165	21.29
职员	67	8.65
合计	775	100.00

尽管统计表能够简洁、清楚地描述疾病在人群中的职业分布特征，但如果数据较多，则显示不够直观。通常以统计图的形式展示其分布特征，圆图、直条图较常用。本例采用圆图表达职业分布特征（图 2-4-4）。

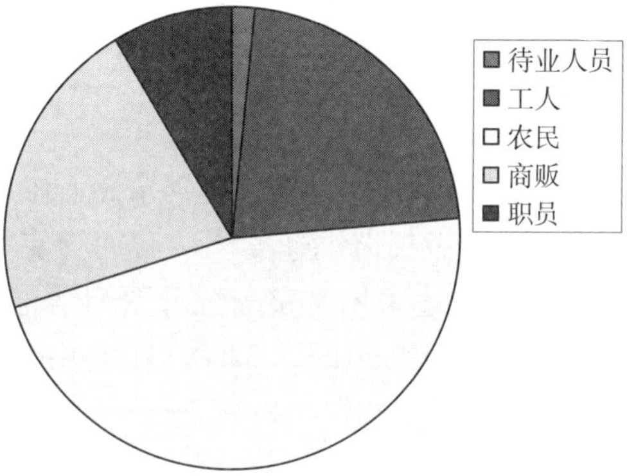

图 2-4-4 某乡镇乙村高血压患者的职业构成

职业特征的表述采用文字简要描述与统计图相结合的方式：该村各职业人群均有高血压患者，但以农民（46.32%）、工人（22.19%）、商贩（21.29%）为主，提示该村高血压发病具有职业患病特点。

（二）时间特征分析 慢性病发病隐匿，其诊断时间是发现患病时间，实际上难以掌握其明确的发病时间，为具体分析发病的时间特征，特别是季节性特征（如哪个季节或哪些月份发病数多）带来难度。因此，对于高血压等慢性病，主要是分析长期趋势，即连续数年乃至数十年发生变化。本例为某特定时间点特定区域人群中高血压的患病资料，分析其患病在时间分布上的季节性特征意义不大，也不具备分析其长期趋势的条件。如果想揭示该村高血压病的长期变化趋势，需要搜集该村各年的患病率，搜集 2000～2010 年结果依次为 0.71%、0.97%、1.28%、1.44%、1.95%、2.68%、2.99%、3.17%、3.45%、4.79%、5.62%，然后分析其长期趋势。

1. 高血压患病波动情况 用普通线图展示高血压患病率的数量变化态势，即其绝对数量波动变化情况，见图 2-4-5。

该村高血压患病波动情况的表述采用文字与统计图相结合的方式：该村高血压患病率由 2000 年的 0.71%，增长到 2010 年的 5.62%，11 年中增加了 4.91%，其中建立居民电子健康档案的 2009、2010 年增加明显，见图 2-4-5。

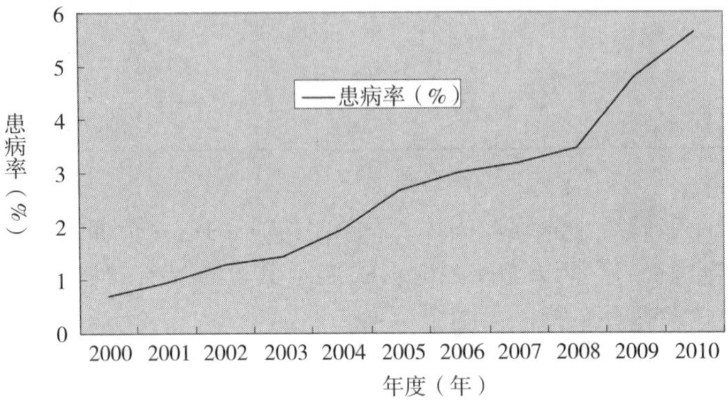

图 2-4-5　2000~2010 年某乡镇乙村高血压年患病率

2. 高血压患病情况的变化速度　用半对数线图展示高血压患病率的相对变化速度，即人群高血压患病随着时间的改变而升降的速度。

该村高血压患病变化速度的表述采用文字与统计图相结合的方式：该村高血压患病率由 2000 年的 0.71%，增长到 2010 年的 5.62%，11 年中增加了 4.91%，其发展速度呈线性发展，图 2-4-5 中患病率增加特别明显的 2009 年和 2010 年，其发展速度与往年近似，未见陡然上升，见图 2-4-6。

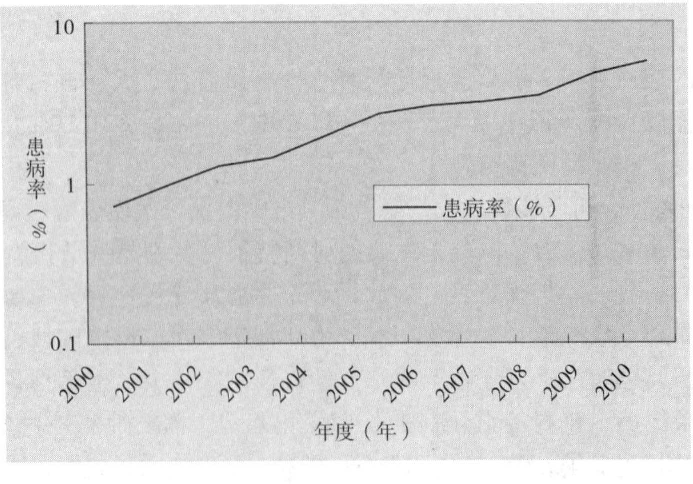

图 2-4-6　2000~2010 年某乡镇乙村高血压患病率随时间的变化情况

（三）地区特征分析 分析某乡镇各村发病数构成比，以发现病例是否有聚集现象，如病人聚集在哪个或哪些区域。对于人数较多、面积较大的村庄，则可简单分析患病情况在村民分组或居住地理位置（对于有天然地理屏障的村庄，如河流、山坡等）的分布；对于人口数较少的村庄意义不大。

分析该村各个村民组分别有多少居民患有高血压，先查计各组的患者数，然后用各组患者数除以全部患者数，得到其相应构成比，结果见表 2-4-3。

表 2-4-3 某乡镇乙村高血压患者的村民组构成情况

村民组	病例数	构成比（%）
A	105	13.50
B	111	14.30
C	67	8.65
D	93	12.00
E	73	9.42
F	57	7.35
G	57	7.35
H	65	8.39
I	72	9.29
J	75	9.68
合计	775	100.00

尽管统计表清楚地描述了不同村民组的患者分布特征，但由于分组较多，显示不够直观。为了直观显示该特征，通常以统计图的形式展示其分布特征，圆图、直条图较常用。本例采用圆图，见图 2-4-7。

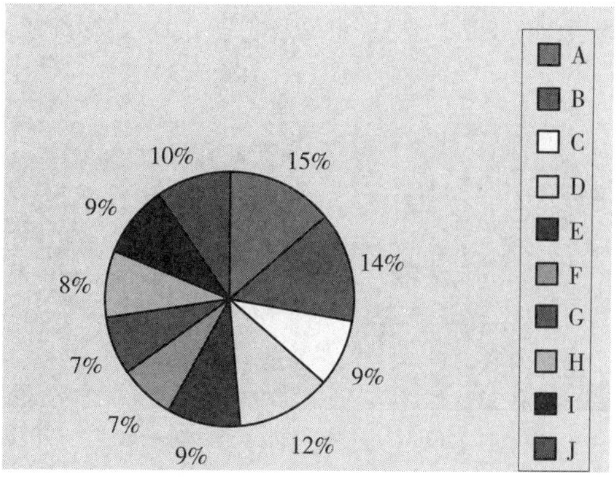

图 2-4-7 某乡镇乙村高血压患者的村民组构成情况

地区特征结果表述可采用简要文字描述与统计图相结合的形式，具体表述为，该村各村民组都有高血压患者分布，但以A、B、D组的患者数较多，见图2-4-7。

居民健康档案信息非常丰富，在流行特征分析基础上，还可以分析高血压患者的危险因素，如年龄、性别、职业、婚姻状态、基础疾病史、家族史、身高、体重、腰围、文化程度等多种因素对高血压发病的影响。如果单独分析一种因素对高血压患病的影响，可以用t检验、u检验、卡方检验、线性回归相关等方法；如果分析多种因素的共同作用，可以选择多元线性回归、Logistic回归、生存分析等方法。实际上，高血压等慢性非传染性疾病是多因素作用的结果，单因素分析只是在众多因素中进行初筛，最终都要进行多因素分析。尽管多危险因素分析只是增加了几个因变量，但其计算过程随着变量个数的增加而变的更加复杂，计算难度随之迅速增加，需借助SAS、SPSS、Stata等专用统计软件完成。

七、报告交流

某乡镇乙村2010年高血压流行特征分析

高血压是居民常见慢性非传染性疾病，为了解该村居民高血压患病情况，为高血压社区防治提供科学依据，某乡镇卫生院依据该乡镇乙村2010年全体居民健康档案资料，分析了居民高血压的流行特征。报告如下。

一、基本情况

乙村位于某乡西南部，距离县城2公里，属于城乡结合部，经济类型为中等水平。共有10个村民组，2010年常住居民13800人。

二、流行特征

到2010年底，乙村共有高血压患者775例，患病率为5.62%。高于2008年全市高血压调查结果（全市平均4.8%）。

患者平均年龄58.21岁，最小16岁，最大90岁，主要为50岁及以上人群，占全部病例的71.70%，见图1。患病率随着年龄的增长而增长，0~岁组的患病率最低，为0.34%，70岁及以上居民的患病率最高，为9.11%，见图2。男性患者455人，女性320人，男女性别比为1.42∶1。患者中以农民、工人、商贩为主，占病例总数的

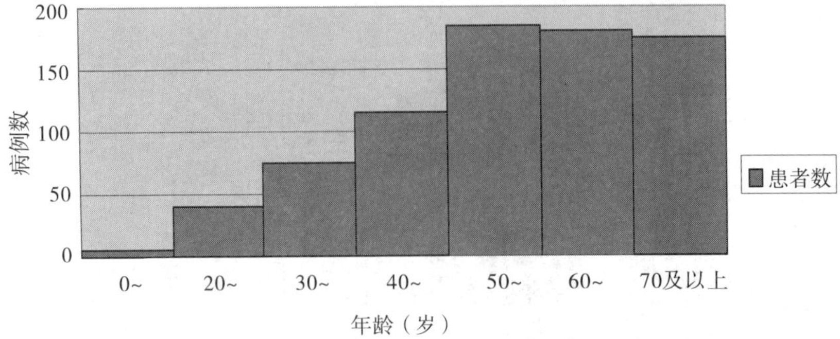

图1　2010年某乡镇乙村高血压患者的年龄分布

89.81%，分别为46.32%（359例）、22.19%（172例）、21.29%（165例），见图3。

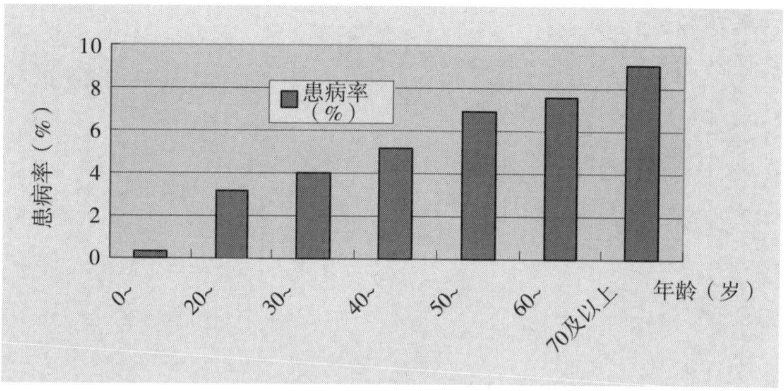

图2　2010年某乡镇乙村不同年龄组人群的高血压患病率情况

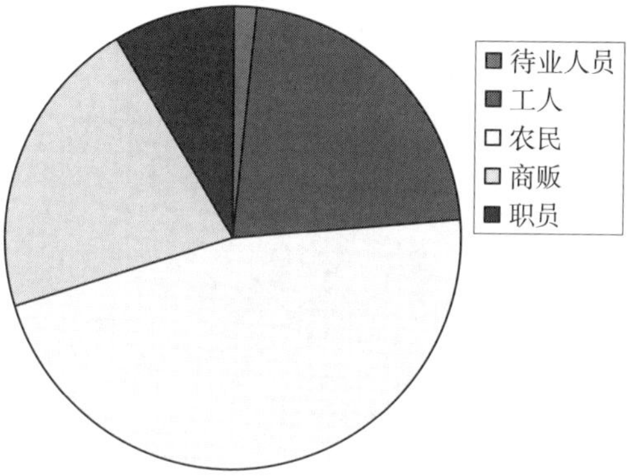

图3　2010年某乡镇乙村高血压患者的职业分布

该村各村民组都有病例发生，但村民组A、B、D的患者数较多，占病例总数的40%，见图4。

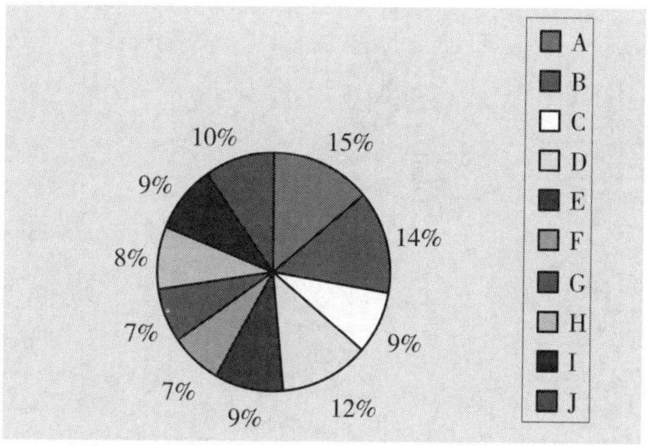

图4　2010年某乡镇乙村高血压患者地区分布

三、防控措施建议

1. 开展健康教育。
2. 加强三级预防。
3. 开展社区防治。

第五章　利用居民健康档案信息进行慢性病预测

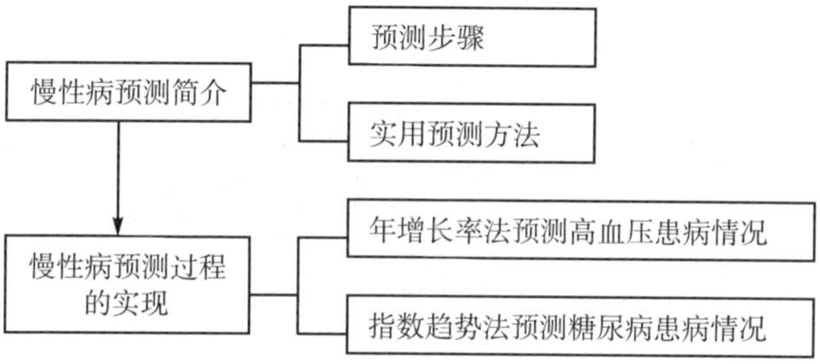

利用居民健康档案信息进行慢性病预测示意图

第一节　慢性病预测简介

慢性病起病隐匿，具有病程长、病因复杂、健康损害和社会危害严重等特点。因此，预测慢性病的发生、发展和流行趋势，对慢性病防控具有重要作用。慢性病预测一方面是预测其人群发病趋势，另一方面是预测个体患病的可能性。

一、预测步骤与流程

慢性病预测的步骤与流程与传染病的基本相同，包括确定预测因子、收集和整理资料、选择数学模型、评价预测效果等过程，详见传染病预测相关章节。

二、基层实用预测方法

人群慢性病发病趋势预测与传染病预测的原理基本相同，也是根据过去一段时间、一定空间内的监测变量值的大小，利用统计模型，拟合数据，预测未来监测变量值的大小。用于传染病预测的方法同样可以用来预测慢性病的发展趋势。

预测个体患病的可能性则是通过影响慢性病发生的相关因素，判断个体发病的可能性。因此，用于危险因素研究的多因素研究方法也常用于慢性病预测。可以发现，在多因素方法测个体患病可能性时，虽然只是增加了几个影响因素，但计算过程却非常复杂，实际上，都是利用专用统计软件完成的，需要一定的流行病学和统计学基础。这里仅介绍两种简单、常用、易实现的慢性病群体发病预测方法。

（一）年增长率法

$$年均增长率=\frac{每年的增长率之和}{年数}$$

数据增长率公式：

$$n 年数据的增长率=[(本期/前 n 年)\hat{}(1/(n-1))-1]\times 100\%$$

公式解释：

1. 本期/前 n 年　应该是本年年末/前 n 年年末，其中，前 n 年年末是指不包括本年的倒数第 n 年年末，比如，计算 2005 年底 4 年患病人数增长率，计算期间应该是 2005、2004、2003、2002 四年，但前 4 年年末应该是 2001 年年末。括号计算的是 n 年的综合增长指数，并不是增长率。

2. (…) ^1/ (n-1)　是对括号内的 n 年总增长指数开方，也就是指数平均化。因为括号内的值包含了 n 年的累计增长，相当于复利计算。因此要开方平均化。应该注意的是，开方数应该是 n，而不是 n-1，除非前 n 年年末改为前 n 年年初数。总之开方数必须同括号内综合增长指数所对应的期间数相符。而具体如何定义公式可以随使用者的理解。

3. [(…) ^1/ (n-1)] -1　减去 1 是因为括号内计算的综合增长指数包含了基期的 1，开方以后就是每年的平均增长指数，仍然大于 1，而需要的是年均增长率，也就是只对增量部分实施考察，同时必须扣除基期的 1，因此要减去 1。

适用范围：仅有首期数据和末期数据，缺少中间数据的资料。

（二）时间序列分析法　一组按时间顺序排列的数据就是一个时间序列，展示了研究对象在一定时期内的发展变化过程。它的基本思路是分析时间序列的变化特征，选择适当的模型，确定相应参数，利用模型进行趋势外推预测；最后对模型预测值进行评价和修正，得到预测结果。该方法假设预测对象的变化仅与时间有关联。时间序列中的每一个数据都反映了当时许多因素综合作用的结果，整个时间序列则反映了外部因素综合作用下预测对象的变化过程。因此，预测对象仅与时间有关的假设是对外部因素复杂作用的简化，从而使预测研究更为直接和简便。

指数平滑法、移动平滑法、自回归分析及求和自回归滑动平均法（ARIMA 法）是常见慢性病预测的时间序列方法。指数平滑法只需知道上一年的资料即可。移动平滑法计算量少。自回归分析法依赖于样本量，必须有一组连续变量。而 ARIMA 法将移动平滑法、自回归分析法及数据的平稳性考虑在一起，通过自相关系数和偏自相关系数分析确定系数。四种方法中，理论上讲 ARIMA 模型更全面，综合考虑因素多，但对计算机软件的依赖性高。对于简单的人群慢性病发展趋势预测，可以采用前三种方法。

第二节　慢性病预测实例

一、年增长率法预测高血压患病情况

（一）计算步骤

1. 计算预测所需末年基础数据与首年基础数据的相对比（%），相对比＝本期/前 *n* 年。

2. 计算增长率（%），*n* 年数据的增长率＝［（本期/前 *n* 年）^（1/（*n*−1））−1］×100%。

（二）实例

例 2-5-1：2011 年初某乡镇内科医师想初步估计一下，如果不采取有效的高血压防控策略措施，到 2020 年，本地居民高血压的患病情况。已知该地 2000 年曾参加过全国高血压患病情况调查，从 2009 年至今为辖区居民建立了电子健康档案。

1. 收集资料　首先需要获得预测 2020 年该乡镇高血压患病率的基础数据　资料来源：①该医师从档案资料中找到 2000 年该地高血压患病调查资料，直接获得不同年龄组人群高血压患病率（图 2-5-2-1 第 2 列）。②从居民健康档案电子数据库中查阅了 2010 年本地居民健康档案，汇总出截止到 2010 年底本乡累计高血压患者数。③从乡派出所查到 2010 年年中本地在册户籍人数。④从本县相关规划中找到 2020 年该乡的预计人口数。

2. 整理资料　该医师按照患者年龄清点了 2010 年底各年龄组的患病人数，按照患病率公式，用不同年龄组患者数除以对应户籍人口数计算出辖区不同年龄组居民高血压患病率（图 2-5-2-1 第 3 列）。

2	年龄组	2000年（%）	2010年（%）	相对比	增长率（%）	2020年		
3						患病率（%）	人口数	患病人数
4	0-	0.1	0.11	1.10	1.06	0.11	6790	8
5	20-	3.3	5.1	1.55	4.96	5.35	4890	262
6	30-	4.4	9.3	2.11	8.67	10.11	5335	539
7	40-	6.9	14.2	2.06	8.35	15.39	5957	917
8	50-	7.8	17.9	2.29	9.67	19.63	6698	1315
9	60-	8.8	19.2	2.18	9.06	20.94	5217	1092
10	70及以上	10.3	19.7	1.91	7.47	21.17	4671	989
11	合计						39558	5121
12								12.95

图 2-5-2-1　年增长率法预测

3. 根据数据采取合适的预测方法　获得的数据信息是 2000 年和 2010 年 2 个年度的当地各年龄组人群高血压患病率及 2020 年该乡的预计人口数，无 2001～2009 年的数据信息，这种只有首期数据和末期数据的资料符合年增长率法的适用范围。

4. 进入年增长率法预测 2020 年该乡镇高血压患病率的具体操作过程

（1）不同年龄组 2010 年与 2000 年的患病率之比：即图 2-5-2-1 中的第 4 列“相对比”。如 0～岁组的相对比＝0.11/0.1＝1.1，各年龄组的相对比结果见图 2-5-2-1 第 4 列。

（2）计算增长率（%）：根据增长率公式计算，人工计算较为繁杂，建议在 Excel 文件中完成，结果见图 2-5-2-1 第 5 列。

（3）根据年增长率预测 2020 年患病率：如 0～岁组的预测患病率 = 0.11×（1+1.06/100）= 0.11%，20～岁组的预测患病率 = 5.1×（1+4.96/100）= 5.35%，各年龄组人群高血压患病率，见图 2-5-2-1 第 6 列。

（4）根据年增长率预测 2020 年患病人数：如 0～岁组的患病人数 = 6790×0.11% = 8（例），各年龄组高血压患者数见图 2-5-2-1 第 8 列。

（5）计算 2020 年人口总数和高血压患病总数：各年龄组人口数相加所得为人口总数，本例人口总数为 39558；患者数相加所得为患者总数，本例为 5121。

（6）计算 2020 年的高血压患病率：患病率 = 5121/39558×100 = 12.95%，见图 2-5-2-1。

5. 预测结果的解释　通过年增长率法预测，如果不采取高血压控制措施的前提下，2020 年该地人群高血压患病率将达到 12.95%，即每 100 人中就有大约 13 人是高血压患者，高血压防控形势严峻，迫切需要政府、专业机构、社区、家庭、个人迅速行动起来，共同参与控制人群高血压的发生、发展。

二、指数趋势法预测糖尿病患病情况

1. 适用条件　如果各时间对应的数值以一个固定的比率增长。

2. 实例

例 2-5-2：某乡镇自 2005 年以来，一直是国家慢性病监测点，掌握了辖区居民的糖尿病发病情况（图 2-5-2-2），2013 年初欲测定 2015 年辖区居民糖尿病患病情况。

	A	B	C
1	某乡镇2005-2012年糖尿病发病情况		
2	年份	年份编号	患病率（‰）
3	2005	1	66.12
4	2006	2	93.22
5	2007	3	118.61
6	2008	4	121.05
7	2009	5	135.27
8	2010	6	167.18
9	2011	7	200.11
10	2012	8	211.95
11	2013	9	
12	2014	10	
13	2015	11	360.34

图 2-5-2-2　指数趋势法预测糖尿病发病的相关数据

资料来源：该乡镇慢性病监测资料总结、常规报表等。

该方法对计算机的依赖程度相对要高一些，不建议人工手动完成。Excel 软件实现指数趋势法的操作步骤与具体方法有三种：添加趋势线、两边取对数和指数回归函数 LOGEST 法，详见第三部分第二章第五节。得出该乡镇 2005～2012 年糖尿病发病趋势图、指数方程和决定系数，见图 2-5-2-3；其中指数方程 $\hat{y} = 64.712e^{0.1561x}$，决定系数 $R^2 = 0.9561$。决定系数高达 0.9561，说明该方法预测效果好。将 2015 年的年度编号

"11"代入上述指数方程，得出 2015 年的预测患病率为"360. 34‰"。

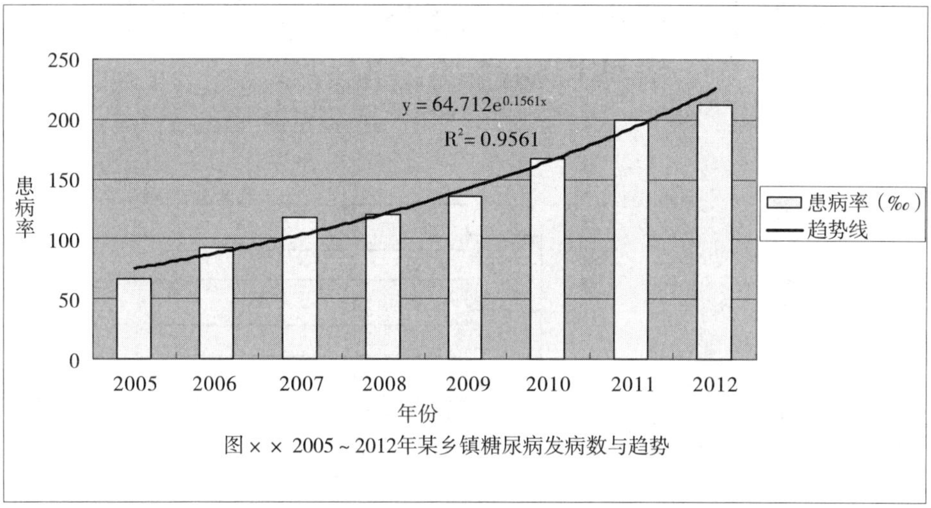

图 2-5-2-3 指数趋势法预测糖尿病发病趋势

3. 预测结果的解释 通过指数趋势法预测，该乡镇糖尿病发病水平呈上升趋势，如果不采取防控措施，2015 年该乡镇糖尿病患病率将达到 360. 34‰，即每 100 人中将有 36 人患糖尿病，糖尿病防控形势严峻，迫切需要政府、专业机构、社区、家庭、个人迅速行动起来，共同参与控制人群糖尿病的发生、发展。

第六章　利用居民健康档案信息分析重性精神疾病患病情况

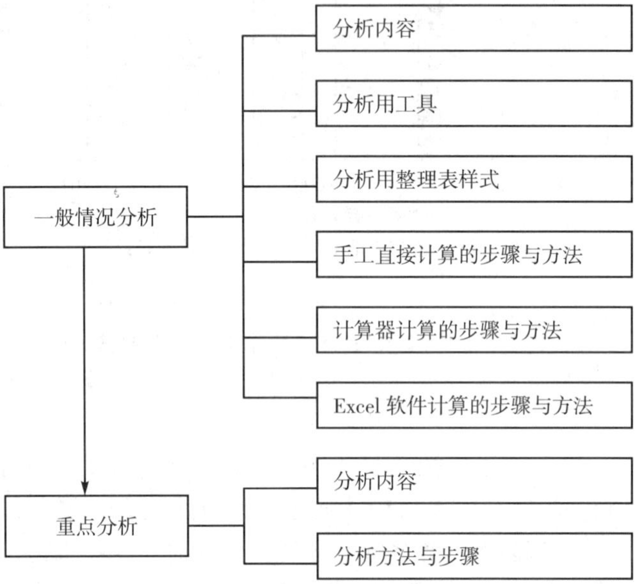

利用居民健康档案信息分析重性精神疾病患病情况示意图

乡镇卫生院、村卫生室和社区卫生服务中心（站）等基层医疗卫生机构为辖区内诊断明确、在家居住的重性精神疾病患者建立健康档案，内容除个人基本信息外，还包括患者监护人姓名、监护人电话、初次发病时间、既往主要症状、既往治疗情况、最近诊断情况、最近一次治疗效果、患病对家庭社会的影响、关锁情况等。对该重点人群患病情况分析除进行一般情况分析外，重点是对其自知力、对家庭社会的影响等进行分析。

一、一般情况分析

（一）分析内容　包括个人基本信息、患病率、病程、既往主要症状、既往治疗情况、最近诊断情况、最近一次治疗效果、患病对家庭社会的影响、关锁情况等。

（二）分析用工具　包括分析过程中使用的整理表、笔、计算器、计算机软件等。

（三）分析用整理表样式　原始信息源自居民健康档案个人基本信息表、重性精神疾病患者个人信息补充表和重性精神疾病患者随访服务记录表。已建立居民健康电子档案的地区可从数据库中导出具体信息，未建立电子档案的地区逐项手工清点基础信息。无论是来自数据库，而是手工清点信息，都要把信息整理成基本的分析用表。最基本的分析项目是辖区人群重性精神疾病患病率，可整理成表 2-6-1 式样，从中计算出辖区人群重性精神疾病总患病率、不同类型患病率及其排序。

对于此类简单的患病率计算，可以直接手工计算、用计算器计算或者用 Excel 软件计算。

表 2-6-1　辖区居民重性精神疾病患病率

诊断	病例数	患病率（/10 万）
精神分裂症	24	16. 52
分裂情感性精神障碍	10	6. 89
偏执性精神病	5	3. 44
双相障碍	5	3. 44
合计	44	30. 29

例 2-6-1：已知 2013 年某乡镇共有常住人口 145243 人，其中 44 人为重性精神疾病患者，不同类型重性精神疾病患者数见表 2-6-1，试计算其人群总患病率。

（四）手工直接计算的步骤与方法

1. 获知辖区人口数“145243”，在表 2-6-1 中找到辖区重性精神疾病患者数“44”。

2. 用“44”除以“145243”，得出该乡镇人群重性精神疾病患病率为 0. 0003，可表示为 3/万，30/10 万。同理，可以得到不同类型重性精神疾病患者的人群患病率。

（五）用计算器计算的步骤与方法

1. 获知辖区人口数“145243”，在表 2-6-1 中找到辖区重性精神疾病患者数“44”。

2. 在计算器中，依次按“44”、“÷”、“145243”、“=”，得到该辖区人群重性精神疾病患病率为 0. 0003，可表示为 3/万，30/10 万。同理，可以得到不同类型重性精神疾病患者的人群患病率。

（六）用 Excel 软件计算的步骤与方法　详见第三部分第二章第一节中有关患病率指标计算。

当然还可按照年龄组、性别等进一步计算辖区人群重性精神疾病患病专率。如计算专率，建议使用 Excel 软件完成，具体操作参见第三部分。

二、重点分析

资料来源于重性精神疾病患者随访服务记录表。

（一）分析内容

1. 患者自知力分析　包括自知力完全、自知力不全和自知力缺失，主要是摸清这三种情况的患者数，如果患者较多，还可计算其构成比。

2. 患者社会功能情况　包括个人生活照顾、家务劳动、生产劳动及工作、学习能力、社会人际交往，主要是摸清患者的上述功能状态，属于良好、一般，还是较差。患者例数少时，用绝对数表示即可；例数多时，应计算其构成比。

3. 患者对家庭社会的影响　包括轻度滋事、肇事、肇祸、自伤、自杀未遂及无影响6种情况。主要是掌握患者中有多少人对家庭、社会产生了不同程度的影响。

通过以上内容，初步判断辖区内重性精神疾病负担。

（二）分析方法与步骤

1. 先清点社区重性精神疾病患者数，有电子档案的乡镇可从其数据库中直接合计，没有电子档案的直接从居民健康档案“1-1-27 重性精神疾病患者随访服务记录表”中清点合计。

2. 计算各分析项目构成比，可以手工计算、用计算器计算、在 Excel 软件中计算。鉴于上述项目分类较多，建议在 Excel 文件中计算。详见第三部分有关构成比的计算。

第七章　利用居民健康档案信息分析居民一般情况

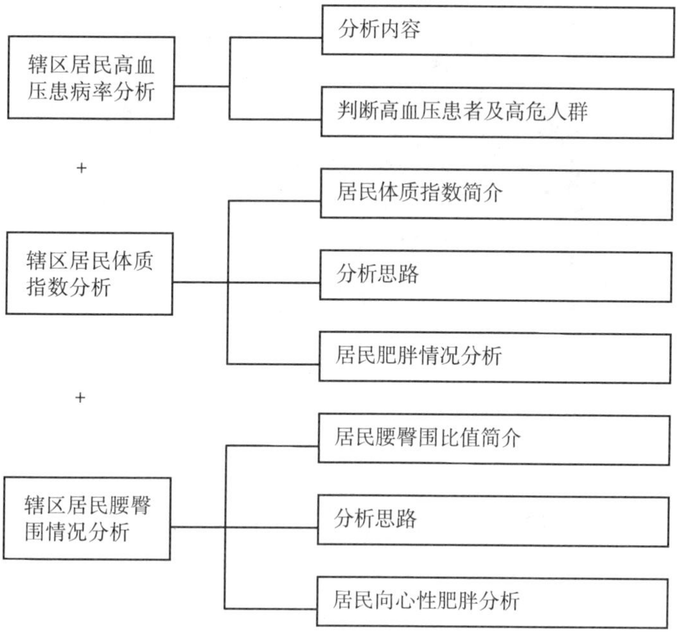

利用居民健康档案信息分析居民一般情况分析示意图

在居民健康档案个人健康体检表部分有居民一般情况，包括体温、脉率、呼吸频率、血压、身高、体重、腰围、体质指数、臀围、腰臀围比值等。这里主要分析辖区居民的血压、体质指数、腰臀围比值的整体情况，发现慢性病防治的重点人群，为辖区慢性病防控提供科学依据。

一、辖区居民高血压患病率分析

（一）分析内容

1. 根据居民血压的具体值，判断其是否属于高血压高危个体、患者。

2. 清点辖区居民中有多少人属于高血压高危个体、多少人是高血压患者。

3. 计算高血压高危个体构成比、高血压患病率；如果病人很多，还可计算高血压的分级构成（即计算构成比）。

4. 进一步分析高血压流行特征。

（二）利用居民健康档案信息判断高血压患者及高危人群

例 2-7-1：某乡镇卫生院与丁村联合于 2012 年对该村居民（假设该村共有居民 100

人）全部进行了健康体检，掌握了每位居民的血压值（图 2-7-1），拟分析辖区居民高血压患病情况。

C1 fx 属于高血压/高危个体/正常

	A	B	C	D
1	序号	血压值	属于高血压/高危个体/正常	
2	2	135/89	高危个体	
3	5	135/89	高危个体	
4	8	135/89	高危个体	
5	11	135/89	高危个体	
6	14	135/89	高危个体	
7	17	135/89	高危个体	
8	20	135/89	高危个体	
9	23	135/89	高危个体	
10	86	135/89	高危个体	
11	87	135/81	高危个体	
12	88	135/89	高危个体	
13	89	135/89	高危个体	
14	90	135/89	高危个体	
15	91	135/89	高危个体	
16	92	135/89	高危个体	
17	93	135/89	高危个体	
18	94	135/89	高危个体	
19	95	135/89	高危个体	
20	96	135/89	高危个体	
21	97	135/89	高危个体	
22	98	135/89	高危个体	
23	99	135/89	高危个体	
24	100	135/89	高危个体	
25	1	150/90	高血压	
26	4	150/90	高血压	

图 2-7-1　居民血压情况分析

1. 根据居民血压值，将其判断为患者、高危个体或正常；如 1 号居民血压值为 150/90mmHg，将其判断为高血压患者；全部居民的判断结果见图 2-7-1 第 3 列。

2. 清点辖区居民中有多少人属于高血压高危个体、多少人是高血压患者。

3. 计算高血压高危个体构成比、高血压患病率，前者是高危个体占全部人群的百分比，用高危个体计数 23 除以总计数 100，获得构成比为 23%；后者是辖区居民的患病率，用高血压计数 12 除以总计数 100，获得患病率为 12%。

4. 在上述基础上，开展高血压流行病学特征分析，详见第二部分第四章。

二、辖区居民体质指数分析

（一）居民体质指数简介　体质指数又称体重指数，简称 BMI。BMI＝体重（kg）/（身高 cm）^{2}。国际上以之划分肥胖程度：BMI<18.5 为低体重，18.5≤BMI<24 为体重正常，24≤BMI<28 为超重，BMI>28 为肥胖。

（二）分析思路　根据居民身高、体重，先计算每人的 BMI，然后查看其 BMI 处于上述标准的哪个范围，并判断其体重是否正常。还可在此基础上，计算辖区内居民肥胖、超重、体重正常的比例。

（三）利用居民健康档案信息进行肥胖情况分析

例 2-7-2：某乡镇卫生院与丁村联合于 2012 年对该村居民（假设该村共有居民 100 人）全部进行了健康体检，掌握了每位居民的身高、体重（图 2-7-2 的第 2、3 列），试分析辖区居民体重情况。

1. 根据居民的身高、体重，计算其 BMI。如 1 号居民身高 1.5m，体重 47kg，则其 BMI = 47/（1.5^2）= 20.89；所有居民的 BMI 值见图 2-7-2 的第 4 列。

2. 根据 BMI，判断居民体重是否正常　分为正常、超重、肥胖。如 1 号居民的 BMI（20.89）介于 18.5 和 24 之间，故将其判断为体重正常；全部居民体重正常与否的判断结果见图 2-7-2 的第 5 列。

	A	B	C	D	E
1	序号	身高（m）	体重（kg）	BMI	体重是否正常
2	1	1.5	47	20.88889	正常
3	2	1.35	46	25.24005	超重
4	3	1.8	112	34.5679	肥胖
5	4	1.58	52	20.83	正常
6	5	1.44	40	19.29012	正常
7	6	1.62	55	20.95717	正常
8	7	1.55	45	18.73049	正常
9	8	1.57	52	21.09619	正常
10	9	1.58	60	24.03461	超重
11	10	1.61	61	23.53304	正常
12	11	1.79	71	22.15911	正常
13	12	1.08	32	27.43484	超重
14	13	1.57	50	20.2848	正常
15	14	1.51	46	20.17455	正常
16	15	1.67	52	18.64534	正常
17	16	1.78	82	25.88057	超重
18	17	1.87	112	32.02837	肥胖
19	18	1.68	66	23.38435	正常
20	19	1.78	112	35.34907	肥胖
21	20	1.8	72	22.22222	正常
22	21	1.8	79	24.38272	超重
23	22	1.8	62	19.1358	正常
24	23	1.8	65	20.06173	正常
25	24	1.99	100	25.25189	超重
26	25	1.98	92	23.46699	正常

图 2-7-2　居民体重情况分析

3. 计算体重情况构成比　用正常、超重、肥胖人数除以居民总数即可。本例其构成比依次为 57%、19%、24%。

4. 用 BMI 预测高血压、冠心病、脑卒中、糖尿病等慢性非传染性疾病的发病风险。定性预测，肥胖者是慢性病的高危人群；乡村医生获得了全体居民的 BMI，掌握了哪些居民体重异常，属于慢性病高危人群，便可有针对性地进行健康教育与行为干预。定量预测，可采用简单回归方法完成，但对于慢性病这种典型的多因论疾病，单一因素定量预测准确性较差，故不演示其完成过程。

三、辖区居民腰臀围比值情况分析

（一）居民腰臀围比值简介　用腰围数除以臀围数就得出了腰臀围比值。理想腰臀围比值是0.8或更低，正常比值为：男性≤1.0，女性≤0.8。也就是说健康人的腰围必须比臀围小，腰臀围比值越大的人，向心性肥胖越明显，患糖尿病、高血压等慢性病的机会也越大。

（二）分析思路　根据居民腰围、臀围数，先计算其腰臀围比值，然后查看该值处于上述标准的哪个范围，并判断其是否属于向心性肥胖。还可在此基础上，计算辖区内居民向心性肥胖的比例，掌握辖区内哪些居民属于冠心病、糖尿病等慢性病高危人群，进行重点干预。

（三）利用居民健康档案信息进行向心性肥胖分析

例2-7-3：某乡镇卫生院与丁村联合于2012年对该村居民（假设该村共有居民100人）全部进行了健康体检，掌握了每位居民的腰围、臀围，试分析辖区居民向心性肥胖情况。

1. 计算腰围臀围比值　用某居民的腰围值除以其臀围值，得到腰围臀围比值。如1号居民的腰围臀围比值＝56/78＝0.72；依次类推，获得全部居民的腰围臀围比值，见图2-7-3第4列。

2. 根据每个具体的腰围臀围比值，与标准进行比较，判断居民属于正常体型，还是向心性肥胖。本例，如1号居民的腰围臀围比值为0.72，少于0.8，判断为正常；全部居民向心性肥胖的判断结果，见图2-7-3第4列。

1	序号	腰围	臀围	腰臀围比值	腰臀围比值是否正常	
2	1	67	84	0.79761905	正常	
3	2	69	80	0.8625	正常	
4	3	71	82	0.86585366	正常	
5	4	73	90	0.81111111	正常	
6	5	75	96	0.78125	正常	
7	6	77	88	0.875	正常	
8	7	79	100	0.79	正常	
9	8	91	91	1	异常	
10	9	80	100	0.8	正常	

图2-7-3　腰围臀围比值计算操作步骤之三

3. 清点辖区居民中有多少人腰围臀围比值正常、多少人异常　建议使用Excel的“自动筛选”、“数据透视表”等功能完成，具体操作方法与步骤详见第三部分第二章第六节。清点结果见图2-7-4。

	A	B	C	D	E	F
1	序号	腰围	臀围	腰臀围比值	腰臀围比值是否正常	
25				**异常 计数**	23	
103				**正常 计数**	77	
104				**总计数**	100	

图2-7-4　辖区居民腰围臀围比值正常与否结果

4. 计算腰围臀围比值异常构成比　用异常值计数除以总计数即可，本例为23%。

5. 腰围臀围比值异常是向心性肥胖的标志，可用来预测高血压、糖尿病等慢性非传染性疾病的发病风险。乡村医生获得了全体居民的腰围臀围比值，掌握了哪些居民是高血压、糖尿病等慢性病的高危人群，便可有针对具体性地进行健康教育与行为干预。

6. BMI与腰围臀围比值相结合，进一步判断居民慢性病的患病风险　简单定性判断，两个指标均异常的居民，慢性病的患病风险要高于任一指标异常的居民，任一指标异常的居民要高于两指标均正常者。最简单的定量判断，也涉及两因素分析，是Excel软件难以完成的，可使用SPSS、SAS、Stata、EpiInfo等其他软件完成。

第八章　利用居民健康档案信息分析居民生活方式情况

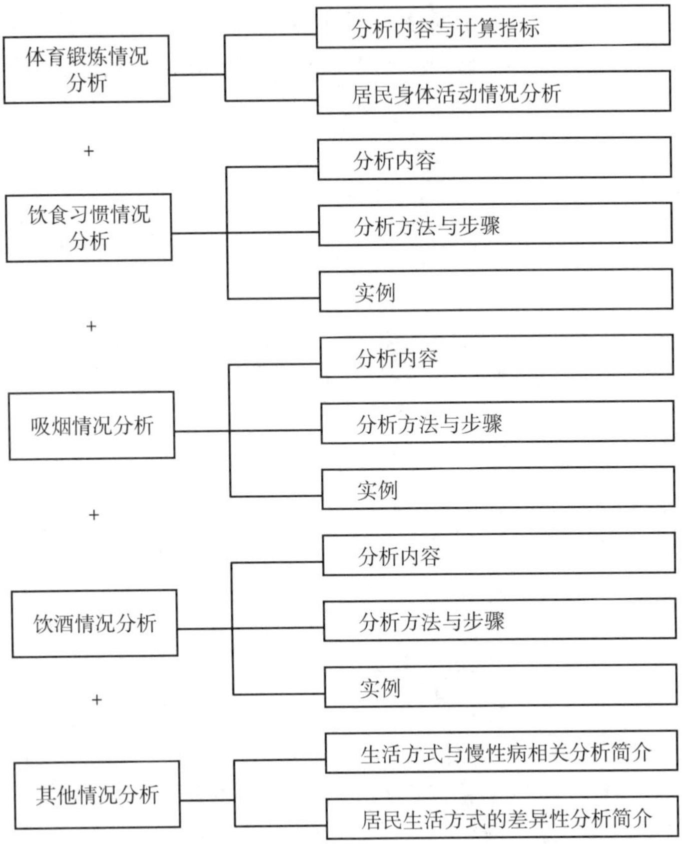

利用居民健康档案信息分析居民生活方式情况分析示意图

众所周知，健康的生活方式是慢性病一级预防的重要内容，只有掌握辖区居民的生活方式，才能有的放矢的在社区开展健康生活方式干预活动。居民健康档案个人健康体检表中记录了体育锻炼、饮食习惯、吸烟情况、饮酒情况等居民生活方式，为了解辖区居民生活方式提供了可靠的信息来源。本章介绍生活方式的简单分析。

一、体育锻炼情况分析

包括锻炼频率、每次锻炼持续时间与锻炼方式三方面内容。

（一）分析内容与计算指标

1. 锻炼频率　主要是获知每天、每周一次以上、偶尔、不锻炼 4 种频次的居民数及其构成情况，有针对性地指导辖区居民进行有效锻炼。计算指标是实际人数、累计和与构成比。

2. 每次锻炼持续时间与坚持时间是对有锻炼习惯居民的锻炼强度进行分析，判断有效锻炼居民比例。有效锻炼判断指标是每次锻炼至少半小时。计算指标是实际人数、累计和与构成比。

3. 锻炼方式　对辖区居民锻炼方式进行排序，发现居民最常用的方式。计算指标是实际人数、累计和与构成比。

（二）实例简介

例 2-8-1：某乡镇卫生院与丁村联合于 2012 年对该村居民（假设该村共有居民 100 人）全部进行了健康体检，掌握了每位居民的锻炼情况，拟分析辖区居民体育锻炼整体情况。

1. 锻炼频率分析方法与步骤　清点不同锻炼频率的人数，计算不同锻炼频率的构成比，用各频率计数除以总计数，获得不锻炼、偶尔锻炼、每周锻炼一次以上和每天锻炼的人数分别为 16、40、20、24 人，构成比依次为 16%、40%、20%、24%。

2. 每次锻炼持续时间分析方法与步骤　清点每次锻炼持续时间至少 30 分钟的居民数，然后计算其构成比。本例，用每次锻炼持续时间至少 0.5 小时的居民数“38”，除以丁村居民总数“100”，乘以比例系数“100”，获知该村每次锻炼持续时间至少 0.5 小时的居民占全体村民数的 38%（即 $38\div100\times100=38\%$）。

3. 锻炼方式分析方法与步骤　在每周锻炼一次以上和每天锻炼的人群（44 人）中，清点不同锻炼方式的人数，计算其相应构成比。本例，骑自行车（18 人，占锻炼总人数的 40.91%）和快走（17 人，占锻炼总人数的 38.64%）是居民最常用的锻炼方式；而散步（5 人，占锻炼总人数的 11.36%）和慢跑（4 人，占锻炼总人数的 9.09%）的较少。

4. 体育锻炼与慢性病的关系　如果资料足够多，还可以分析体育锻炼与高血压、糖尿病等慢性病间的相关关系，评价其干预效果。

人工清点比较繁琐，建议在 Excel 文件中选用“自动筛选”、“数据透视表”或“分类汇总”等功能完成，操作方法与步骤详见第三章第一节相关内容。

二、饮食习惯分析

（一）分析内容　主要是掌握辖区居民荤素均衡、荤食为主、素食为主、嗜盐、嗜油、嗜糖六种饮食习惯的构成情况。计算指标是累计和与构成比。

如果资料足够多，还可以分析饮食习惯与高血压、糖尿病等慢性病间的相关关系，预测慢性病的发生危险。

（二）分析方法与步骤　用“自动筛选”、“数据透视表”或“分类汇总”功能均可实现，操作方法与步骤详见第三章相关内容。

（三）实例简介

例 2-8-2：某乡镇卫生院与丁村联合于 2012 年对该村居民（假设该村共有居民 100 人）全部进行了健康体检，掌握了每位居民的饮食习惯，拟分析辖区居民饮食整体情况。

饮食习惯分类较多，故本例建议采用“数据透视表”或“分类汇总”功能完成，具体操作详见第三部分相关章节。两种操作的结果相同，见表 2-8-1，可知该社区居民钠盐的摄入较高，存在患高血压等慢性病风险。

表 2-8-1　2012 年某乡镇丁村居民饮食习惯分析结果

饮食习惯	居民数	构成比（%）
素食为主	30	30
嗜油	11	11
嗜盐	32	32
嗜糖	3	3
荤素均衡	14	14
荤食为主	10	10
合计	100	100

三、吸烟情况分析

（一）分析内容　主要分析吸烟状况（从不吸烟、已戒烟、吸烟）及其比例；如果吸烟，不同日均吸烟量的居民比例及吸烟年数（年）；如果戒烟，戒烟年数（年）。分析指标是实际人数、累计和与构成比。

如果资料足够多，还可以分析吸烟与高血压、糖尿病等慢性病间的相关关系，预测慢性病的发生危险。

（二）分析方法与步骤　用“自动筛选”、“数据透视表”或“分类汇总”功能均可完成，操作方法与步骤详见第三部分相关章节。

（三）实例简介

例 2-8-3：某乡镇卫生院与丁村联合于 2012 年对该村居民（假设该村共有居民 100 人）全部进行了健康体检，掌握了每位居民的吸烟情况，拟分析辖区居民烟草使用的整体情况。

1. 吸烟状况及其比例

吸烟状况包括从不吸烟、已戒烟、吸烟三种情况。分别查计三种情况的人数，计算其相应构成比。不同烟草使用状况居民的比例见表 2-8-2。

表 2-8-2　不同烟草使用状况居民的构成情况

吸烟状况	居民数	构成比（%）
吸烟	61	61
戒烟	11	11
从不吸烟	28	28
合计	100	100

2. 不同日均吸烟量的居民比例　先将吸烟量分为0～、5～、10～、20～、30支及以上等不同组段，然后计算各组段的人数。本例，上述组段分别有8、9、10、27、7人；从不吸烟和已戒烟的居民有39人。然后计算其对应的构成比。

3. 戒烟时长（年）分析　该指标主要用于评估禁烟效果。基本分析包括人均戒烟时长（年）及不同时长戒烟居民所占比例。如果观察时间足够长，可用于分析戒烟在预防慢性病发生发展中的作用。

4. 如果资料较多，可以分析烟草使用与慢性病的相关关系，特别是烟草使用量与慢性病发生的剂量反应关系，预测慢性病发生危险。

四、饮酒情况分析

（一）分析内容　主要包括饮酒频率构成情况、日饮酒量（两）及不同摄入量的居民比例、近一年内是否曾醉酒、是否戒酒及戒酒时长（月）等。

如果资料足够多，还可以分析酒精摄入与高血压、糖尿病等慢性病间的相关关系，预测慢性病的发生危险。

（二）分析方法与步骤　用“自动筛选”、“数据透视表”或“分类汇总”功能均可实现，操作方法与步骤详见第三部分有关章节。

（三）实例简介

例2-8-4：某乡镇卫生院与丁村联合于2012年对该村居民（假设该村共有居民100人）全部进行了健康体检，掌握了每位居民的饮酒情况，拟分析辖区居民酒精摄入情况。

1. 饮酒频率及其比例　饮酒频率包括从不、偶尔、经常、每天四种不同程度酒精摄入情况。查计不同酒精摄入水平的居民数，然后计算相应构成比。计算结果见表2-8-3。

表2-8-3　辖区居民酒精摄入频率

饮酒频率	居民数	构成比（%）
从不	6	6
偶尔	12	12
经常	53	53
每天	29	29
合计	100	100

2. 日饮酒量（两）及不同摄入量的居民比例　“日饮酒量”应折合相当于白酒“××两”，白酒1两折合葡萄酒4两、黄酒半斤、啤酒1瓶、果酒4两。

可以估算辖区人均酒精日摄入量及不同摄入量水平的居民构成情况。本例，首先计算人均酒精日摄入量，将所有居民的酒精摄入量相加后，除以居民数，得出人均酒精日摄入量为3.23两。

接着，统计不同摄入水平的居民数。需要注意的是要先确定摄入水平分组（划分组段）。本按照0～、1～、2～、3～、4～、5两及以上分级。清点不同饮酒量分组的居民数，计算其构成比，结果见表2-8-4。

表2-8-4　不同饮酒量分组居民构成情况

饮酒量分组（两）	居民数	构成比（%）
0～	20	20
1～	9	9
2～	31	31
3～	14	14
4～	11	11
5岁及以上	15	15
合计	100	100

3. 近一年内醉酒情况　查计近一年内辖区有多少居民发生过醉酒，计算其构成比。结果分别是74%、8%。

4. 是否戒酒及戒酒时长（月）　该指标主要用于评估戒酒效果。基本分析包括人均戒酒时长（月）及不同时长戒酒居民所占比例。如果观察时间足够长，可用于分析戒酒在预防慢性病发生发展中的作用。

5. 饮酒与慢性病的关系　如果资料较多，可以分析酒精摄入与慢性病的相关关系，特别是剂量反应关系，预测慢性病发生的危险。

五、居民生活方式与慢性病的相关分析简介

如果资料足够多，可以分析体育锻炼、饮食习惯、吸烟情况、饮酒情况等居民生活方式对慢性病发生、发展的综合影响，评估生活方式干预在防控慢性病发生发展中的效果。该分析主要借助专用统计软件的多因素分析功能完成，本节不演示。

六、不同特征人群生活方式的差异性分析简介

对于抽样调查，还可以采用卡方检验等方法分析不同年龄组、性别、职业、经济收入等人群的生活方式有无差别；对于普查资料，则无需进行统计学检验，根据数值大小，直接判断即可。本节引用资料源自社区全部居民的健康档案，相当于普查资料，社区内部不同特征人群居民生活方式差异直接根据其比例大小判断即可。若与其他社区居民相关情况进行比较，如为抽样调查资料，则需进行相关统计学检验；如为全部居民资料，则无需统计学检验。

第九章　利用居民死因监测信息分析居民死亡原因

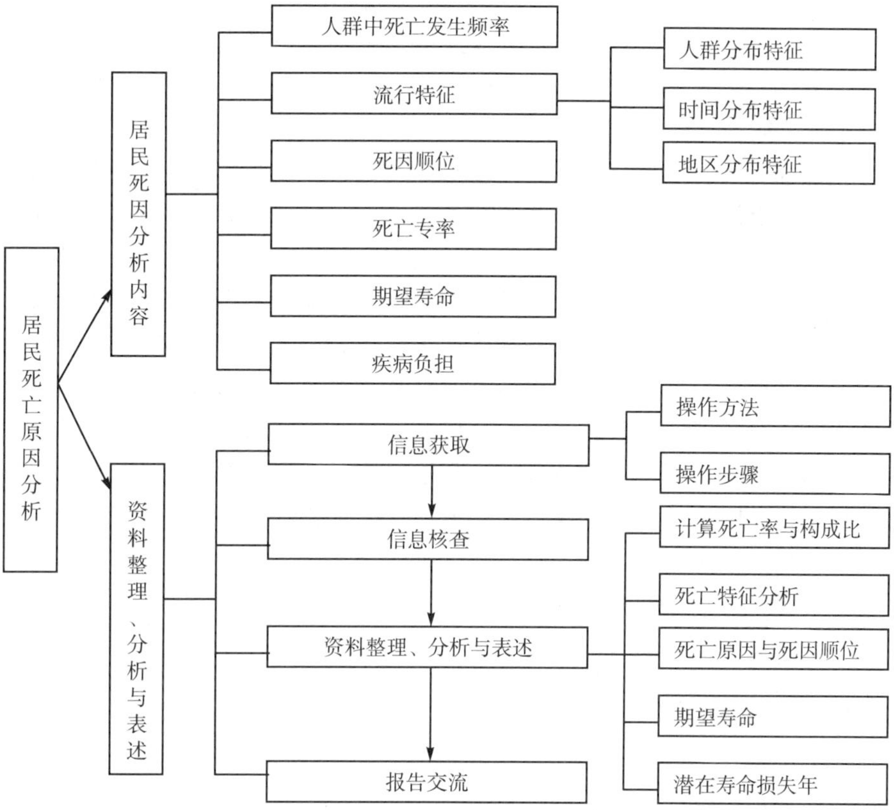

利用居民死因监测信息分析居民死亡原因示意图

第一节　居民死亡原因分析内容简介

居民死亡报告和死亡原因统计工作是通过持续、系统地收集人群死亡资料，综合分析死亡水平、原因及变化趋势和规律的一项基础性工作。可估计人群中死亡发生频率与人群、时间、地域分布的关系，不同疾病和损伤的死因别死亡率，死亡、死因的变化趋势，提供评价人群健康状况的健康指标，找出某种疾病的高危人群，为开展干预措施提供依据，制订控制策略领域，评价干预效果等。分析内容一般包括以下几方面。

一、人群中死亡发生频率

主要是汇总人群中的死亡人数，计算死亡率。

二、死亡人群的流行特征

（一）人群分布特征

1. 年龄　所有的死亡率均显示出与年龄有关，年龄不同，疾病死亡频率显著不一。一般来说，婴幼儿和老年人的死亡率相对高于其他年龄组，原因主要是婴幼儿和老年人机体免疫功能较其他年龄人群低和暴露/接触感染因子或其他致病因子的程度不同。

通过分析死亡居民的年龄特征，可发现重点保护对象及高危人群，为今后有针对性地开展防治工作提供依据。有助于深入探索致病因素，为病因研究提供线索。

疾病年龄特征的分析方法主要有：

（1）横断面分析：主要分析不同年龄组的死亡率，说明同一时期不同年龄死亡率的变化和不同年代各年龄组死亡率的变化。

（2）出生队列分析：将同一时期出生的人划归一组称为出生队列，对其随访若干年，以观察死亡情况，是死亡统计中很有用的资料。利用出生队列资料将疾病年龄分布和时间分布结合起来描述的一种方法称出生队列分析方法。该方法在评价疾病的年龄分布长期变化趋势及提供病因线索等方面具有重大意义，可以明确地呈现致病因子与年龄的关系，有助于探明年龄、所处时代特点和暴露经历在疾病的频率变化中三者的作用。例如：Frost 分析了 Massachusetts 州结核死亡率，横断面分析可见 1930 年的各年龄组死亡率比任何年份均低（表 2-9-1-1）。

表 2-9-1-1　Massachusetts 州男子结核病的年龄别死亡率（/10 万）

年龄	1880 年	1890 年	1900 年	1910 年	1920 年	1930 年
0~	760	578	309	209	108	41
5~	43	49	31	21	24	11
10~	126	115	90	63	49	21
20~	444	361	288	207	149	81
30~	378	368	296	253	164	115
40~	364	336	253	253	175	118
50~	366	325	267	252	171	127
60~	475	346	304	246	172	95
70~	672	396	343	163	127	95

注：李立明. 流行病学. 第 5 版. 北京：人民卫生出版社，2004.

各年份中各年龄段的死亡率变化趋势基本相似。婴儿期死亡率高，儿童期下降，青少年时开始上升，到成人时达高水平。在 1930 年男性最高死亡率见于 50~ 岁年龄组中，而在 50 岁之前可见 20~、30 岁年龄组死亡率较高，见图 2-9-1-1。

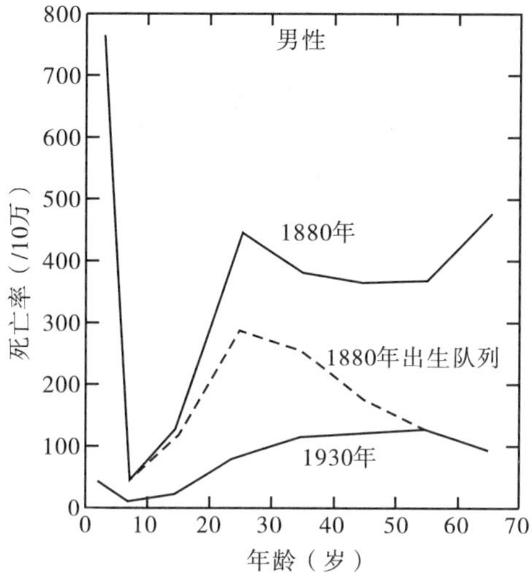

图 2-9-1-1　Massachusetts 州男性 1880、1910、1930 年结核年龄死亡专率（AM Lilienfeld）

上述结果从表面上看 1930 年出现 50~岁处于死于结核的最大危险，但 Frost 认为这只是个表面的假象，真正原因是在于这些人在其生命早期即婴幼儿期就经历了较大的死亡危险，即经历了 0~岁和 20~岁二个早期较大的死亡危险期。出生队列分析显示，各队列尽管死亡率迅速下降，但因结核死亡者的年龄分布型仍比较相同，见图 2-9-1-2。

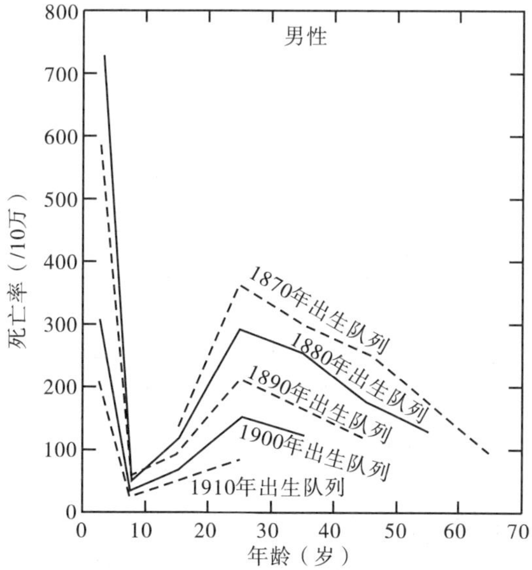

图 2-9-1-2　Massachusetts 州男性连续十年出生队列结核年龄死亡专率（AM Lilienfeld）

1930 年 50～岁组的死亡率高峰提示，成年人结核病死亡可能是生命早期感染的再活化，而不是新感染或再感染所致。

2. 性别 死亡率存在明显的性别差异，通常男性高于女性。如表 2-9-1-2 显示 2008～2010 年石家庄市不同性别居民的年均调整死亡率，可见该市全人口中调整死亡率的性别比为 1.5：1，各年龄组均为男性高于女性。

表 2-9-1-2 石家庄市不同性别居民的调整死亡率比

年龄组（岁）	男性	女性	男女性别比
0～	1325.00	924.50	1.43
1～	147.40	143.30	1.03
5～	64.50	40.60	1.59
10～	78.00	45.40	1.72
15～	130.00	42.00	3.10
20～	142.55	115.60	1.23
25～	154.40	102.95	1.50
30～	210.45	163.20	1.29
35～	276.75	170.25	1.63
40～	425.75	159.45	2.67
45～	643.65	241.25	2.67
50～	805.50	323.10	2.49
55～	1085.30	508.05	2.14
60～	1735.40	878.55	1.98
65～	2516.63	1210.73	2.08
70～	3913.44	2256.16	1.73
75～	5065.05	2481.27	2.04
80～	8334.93	4105.08	2.03
≥85 岁	13719.44	12990.00	1.06
合计	807.15	539.37	1.50

两性解剖、生理特点及内分泌代谢等生物性差异、暴露或接触致病因素机会、生活方式、嗜好等方面的不同均可导致居民死亡的性别差异。因此，在进行人群中不同性别死亡率比较时应注意到不同年龄组男女比例不同，分别对不同性别的不同年龄组进行标化后再直接比较。

3. 职业 不同职业对死亡率的分布有较大的影响。职业暴露于不同物理、化学、生物因素及职业紧张均可导致疾病死亡分布的不同。分析职业与死亡关系时应考虑以下几方面：死亡的职业分布不同与感染机会或暴露于致病因素的机会不同有关；暴露机会的多少与劳动条件有关；职业反映了劳动者所处的社会经济地位和卫生文化水平；

不同职业的体力劳动强度和精神紧张程度不同，在死亡种类上也有所不同。

4. 民族　不同民族和种族之间在死亡方面可有明显差异。造成差异的主要原因有遗传因素、社会经济状况、风俗习惯、生活习惯和饮食习惯、医疗卫生质量和水平等。

5. 婚姻与家庭　离婚者全死因死亡率最高，丧偶及独身者次之，已婚者最低，可见离婚、丧偶对精神、心理和生活的影响尤为明显，是导致死亡率高的主要原因。近亲婚配会造成流产、早产和子女的夭折早亡，严重影响人口素质，应引起极大的重视。

（二）时间分布特征

1. 季节性　疾病每年在一定季节内呈现发病率或死亡率升高的现象称季节性。主要受人们的生活方式、生产、劳动条件、营养、风俗习惯及医疗卫生水平变化的影响。如冠心病在冬天的死亡率较高。

2. 长期趋势　是对疾病动态的连续数年乃至数十年的观察；在这个长时间内观察探讨疾病的临床表现、发病率、死亡率的变化或它们同时发生的变化情况。

表 2-9-1-3 表明我国疾病死亡谱的长期变化趋势。这种变化反映了疾病致病因素和防治对策长期综合作用的结果。

表 2-9-1-3　我国部分城市前 5 位死因变化（1957~1992 年）

位次	1957	1963	1975	1985	1992
1	呼吸系疾病	呼吸系疾病	脑血管疾病	心脏病	恶性肿瘤
2	急性传染病	恶性肿瘤	心脏病	脑血管疾病	脑血管病
3	肺结核	脑血管疾病	恶性肿瘤	恶性肿瘤	呼吸系疾病
4	消化系疾病	肺结核	呼吸系疾病	呼吸系疾病	心脏病
5	心脏病	心脏病	消化系疾病	消化系疾病	损伤和中毒

注：引自中国卫生年鉴，1993。

长期变异出现的原因大致可归为：

（1）病因或致病因素发生了变化，这为病因探讨提供了线索和依据。

（2）病原体抗原型别的变异、病原体毒力、致病力的变异和对机体免疫状况的改变。

（3）诊断能力的改变、医生诊断经验和诊断技术的提高、新的诊断技术方法的引进及普及应用。

（4）诊治条件、药物疗效及新的治疗方法、手段的进步和防疫措施的采取等因素对长期变异也起到重要作用。

（5）登记报告及登记制度是否完善、疾病的诊断标准、分类是否发生改变。WHO 对疾病分类编码（ICD）曾几经修改，可影响死因证明、死因编码和报告结果发生改变。

(6) 由于人口学资料的变化，如长期观察人群中随着时间迁移，其年龄分布也在发生改变，观察期间内该病的诊断标准和报告标准发生了变化，致使最终统计结果也发生了变化。如考虑到疾病长期变化在某期间对年龄分布的影响，应采用出生队列分析方法进行。

以上可能发生长期变异的原因也同时为长期变化的分析带来相应的困难，分析时也应重点注意上述各方面。

(三) 地区分布特征　不同地区居民死亡分布不同，反映出致死因子在这些地区作用的差别。了解死亡的地区分布，不仅有助于为探讨病因提供线索，还有助于制订公共卫生事业发展规划，以有效控制、降低与消除致死因素。

影响地区分布的原因包括以下几方面，分析时应做全面考虑。

- 所处的特殊地理位置、地形及环境条件。如平原、山区、荒漠、林区、沼泽地、海拔高度、水源、土壤中微量元素等。
- 气象条件的影响，如温度、湿度、降雨量等。
- 当地人群的特殊风俗习惯及其遗传特征。
- 人群组成的社会文化背景，如政治活动、交通条件及文化水平等。

1. 不同地区，居民死亡原因不同　无论传染病及非传染性疾病，都可见在不同地区的分布也有明显差别，甚至是同一乡镇不同村庄之间也不同。如我国血吸虫病仅限于南方的一些省份，鼻咽癌最多见于广东，食管癌以河南林县为高发，肝癌以江苏启东为高发，原发性高血压北方高于南方。疾病分布的区域性特点，必然导致其死因不同。这种分布的不均一性可能与某些地区存在着较强的致病因素、外环境的某些理化特点（如碘、氟含量的高低，可使某些疾病集中于一定的地区）、生物媒介的分布及一定的社会因素和自然因素有关。

2. 城乡分布不同　城市与农村由于生活条件、卫生状况、人口密度、交通条件、工业水平、动植物的分布等情况不同，死亡特征也有差异，如农村地区农药中毒导致的死亡率高于城市；城市工业较集中，车辆多，空气、水、环境受到严重污染，慢性病死亡率高于农村。表 2-9-1-4 显示 2008～2011 年石家庄市城乡居民年均调整死亡率，城市居民死亡率略低于农村居民，但城市居民的中青年死亡率却高于农村，可能与其生活、工作压力大有关。

表 2-9-1-4　石家庄市城乡居民调整死亡率（/10 万）

年龄组（岁）	城市	农村	城乡比
0～	394.51	2104.16	0.19
1～	123.56	145.01	0.85
5～	49.92	63.14	0.79
10～	48.76	56.16	0.87
15～	86.67	97.58	0.89
20～	101.75	129.67	0.78

续　表

年龄组（岁）	城市	农村	城乡比
25～	135.91	115.03	1.18
30～	205.03	181.48	1.13
35～	253.56	226.46	1.12
40～	399.55	319.41	1.25
45～	447.24	512.29	0.87
50～	696.52	645.95	1.08
55～	701.29	862.68	0.81
60～	944.20	1028.36	0.92
65～	561.06	2153.45	0.26
70～	1169.69	2931.75	0.40
75～	2245.69	3219.02	0.70
80～	5953.18	6895.88	0.86
≥85 岁	13013.07	13266.07	0.98
合计	648.82	721.00	0.90

三、死因顺位

对各种死亡原因导致的死亡率进行排序，死亡率越高，顺位越靠前。如表 2-9-1-5 是 2008～2010 年石家庄市居民死亡原因顺位表，分别显示了这三年该市居民前五位死亡原因，提示损伤与中毒致死现象越来越常见。

表 2-9-1-5　石家庄市居民主要死因别死亡率及顺位

顺位	2008 年		2009 年		2010 年	
	死亡率（/10 万）	主要死因	死亡率（/10 万）	主要死因	死亡率（/10 万）	主要死因
1	205.58	心脏病	214.12	心脏病	215.21	心脏病
2	167.04	恶性肿瘤	169.37	恶性肿瘤	171.65	恶性肿瘤
3	137.90	脑血管病	139.33	脑血管病	140.75	脑血管病
4	98.90	呼吸系统疾病	127.01	损伤和中毒	132.59	损伤和中毒
5	78.78	损伤和中毒	84.90	呼吸系统疾病	76.18	呼吸系统疾病

四、死亡专率

主要是分析年龄别、性别、职业别、城乡别、病因别死亡专率等，以探讨致死原因的高危人群、致病因素，为采取适宜的干预措施提供依据。表 2-9-1-2、表 2-9-1-4 显示石家庄市居民年龄别死亡率、性别死亡专率、城乡别死亡专率，提示该市 1 岁以下婴幼儿和65岁及以上老年人的死亡率相对高于其他年龄组，呈现“两头高、中间低”的特点，各年龄组均为男性高于女性，农村居民死亡率稍高于城市居民，但城市居民的中青年死亡率略高于农村。因此，该市公共卫生服务的重点人群除了婴幼儿与老年人外，还应关注城市中的中青年。

死亡专率分析的前提是必须具有相应的人口统计学信息，如果某社区/乡镇的居民健康档案信息完整、齐全，可以从居民健康档案中统计出全人口居民的年龄、性别、职业等构成情况；若辖区居民健康档案建档率不足100%，可从户籍部门获得。

五、期望寿命

是评价居民健康状况的主要指标。刚满X岁者的期望寿命受X岁以后各年龄组死亡率的综合影响。出生时的期望寿命简称平均寿命，是各年龄组死亡率的综合反映，可概括说明该人群的健康状况。

六、疾病负担

主要分析其残疾失能指标，如潜在寿命损失年、潜在工作损失年等。

居民死亡原因分析中，前三项内容（死亡率、流行特征和死因顺位）是最基础的分析内容，如果具有完整的居民人口统计学资料，还可深入分析后三项内容（死亡专率、期望寿命和疾病负担）。如果需要与其他区域进行比较，还需对直接计算出来的死亡率（称为粗死亡率），按照某一标准人口比例结构进行标化，然后比较其标化死亡率，切记不可直接比较不同地区居民的粗死亡率。

居民死亡原因分析的基本步骤与具体操作流程同疾病流行特征分析，本处不再赘述。

第二节　利用居民死因监测系统信息分析居民死亡原因

例2-9-2-1：某乡镇于2007年全面开展了居民死亡原因监测工作，监测方法包括乡村医生到火葬场、派出所进行死亡人口核对，到红白喜事承办机构了解最近的村民死亡情况，对没有死亡在二级及以上医疗机构者的家庭逐户进行随访，然后按照法定居民死亡报告卡的内容，收集死亡人口资料，并将所有死亡个案通过国家居民死亡原因监测系统进行网络报告。2008年初，拟对该信息进行分析利用。

资料来源：①国家疾病控制信息系统的居民死亡原因监测子系统；②居民健康档案与户籍资料相结合。

分析内容包括死亡率、流行特点及死因顺位，在此基础上计算期望寿命和潜在寿命损失年等。

一、信息获取操作步骤与方法

国家疾病控制信息系统的居民死亡原因监测子系统，导出个案信息的操作方法与步骤如下：

1. 启动计算机，点击电脑桌面的网络浏览器（如Internet、360、QQ、遨游等浏览器）。

2. 在浏览器网址栏输入具体居民死亡监测信息系统的网址（如 http://www.cdpc.chinacdc.cn/UVSSERVER2.0），弹出该网址界面（图 2-9-2-1）。如果经常使用该系统，建议将其网址添加到收藏夹。

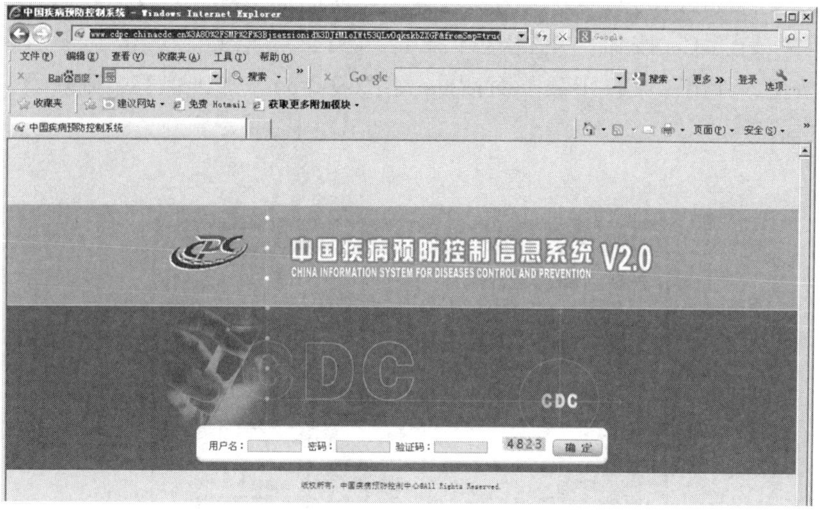

图 2-9-2-1　居民死亡监测信息导出步骤之一

3. 在用户名、密码、验证码中分别输入自己的用户名、密码及系统自动显示的验证码，点击“确定”按钮。进入“居民死亡原因监测信息报告管理系统”主页（图 2-9-2-2）。

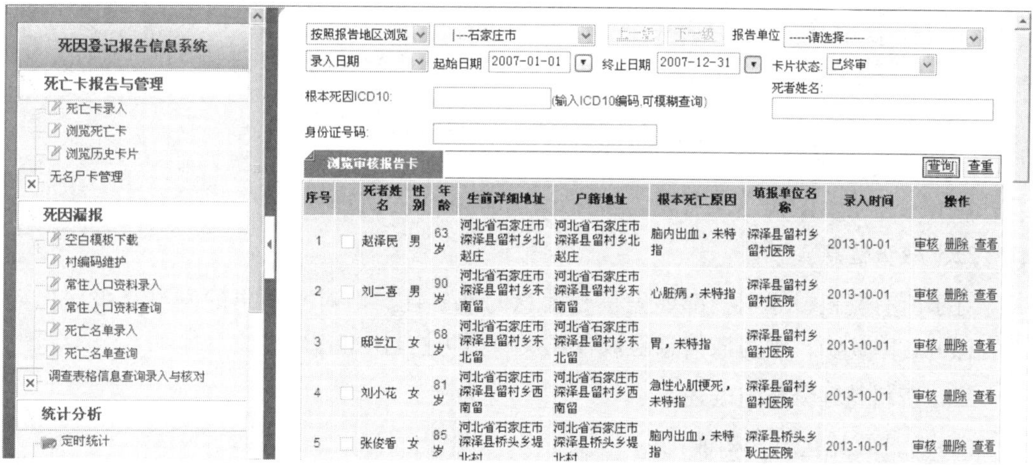

图 2-9-2-2　居民死亡监测信息导出步骤之二

4. 导出信息　可以导出详细的个案信息，也可导出系统自动生成的统计报表。前者可随着分析目的不同，自由选择分析内容；后者是系统固定的常见分析内容，满足定期基础分析。全国部分乡镇卫生院/社区服务中心未开展居民死亡个案网络直报工作，其资料分析仍需从原始记录开始。因此，为了便于演示每一个操作步骤，本例导出个案信息。个案导出的操作方法为：选择起始时间为2007-01-01，终止时间为2007-12-31，点击“查询”按钮，获得全年死亡居民个案信息，点击其下方的“导出EXECL”按钮，弹出“文件下载”对话框（图2-9-2-3），点击保存，则获得2007年当地居民死亡信息。

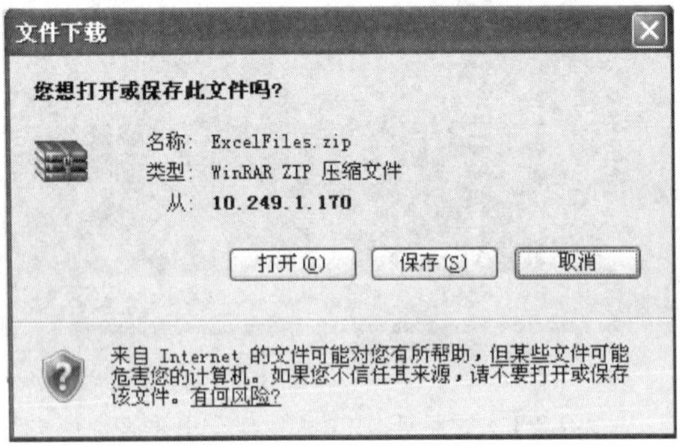

图2-9-2-3　居民死亡监测信息导出步骤之三

对于非该系统来源的居民死亡信息，可建立Excel数据库，样式见图2-9-2-4。

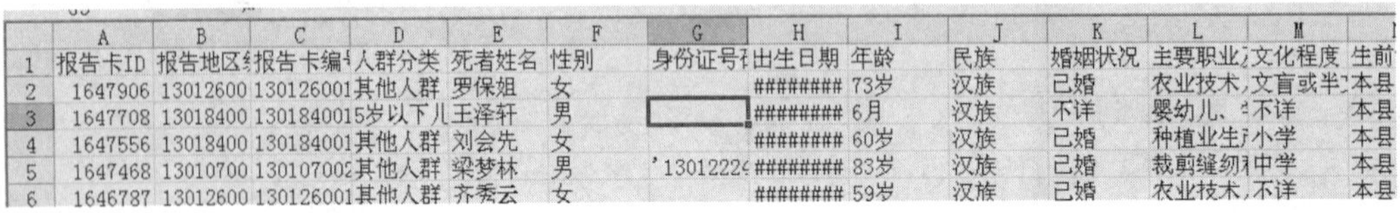

	A	B	C	D	E	F	G	H	I	J	K	L	M	N
1	报告卡ID	报告地区	报告卡编	人群分类	死者姓名	性别	身份证号	出生日期	年龄	民族	婚姻状况	主要职业	文化程度	生前
2	1647906	13012600	130126001	其他人群	罗保姐	女		########	73岁	汉族	已婚	农业技术	文盲或半	本县
3	1647708	13018400	130184001	5岁以下儿	王泽轩	男		########	6月	汉族	不详	婴幼儿、	不详	本县
4	1647556	13018400	130184001	其他人群	刘会先	女		########	60岁	汉族	已婚	种植业生	小学	本县
5	1647468	13010700	130107002	其他人群	梁梦林	男	'13012229	########	83岁	汉族	已婚	裁剪缝纫	中学	本县
6	1646787	13012600	130126001	其他人群	齐秀云	女		########	59岁	汉族	已婚	农业技术	不详	本县

图2-9-2-4　某乡镇2007年居民死亡信息数据库

二、核查信息

对于所有资料，原则上都要先核查信息的准确性。但对于导出的网络直报居民死亡信息可省略此步，因为该信息已被各级疾病预防控制中心审核。

三、资料整理分析与表述

（一）计算死亡率、构成比

1. 计算居民死亡率（/10万）　用2007年辖区居民死亡数除以该年辖区常住人口数，然后乘以100000/10万即可。结果为236/31887×100000/10万=740.11/10万。

2. 清点不同性别居民死亡数，计算性别死亡专率　男女死亡居民数分别为 137、99 人，男女居民数依次为 17065、14822，见图 2-9-2-5 第 22、23 行单元格 B22、B23、C22、C23。则男性死亡率 = 137/17065×100000/10 万 = 802.81/10 万（图 2-9-2-5 单元格 D22），女性死亡率 = 99/14822×100000/10 万 = 667.93/10 万（图 2-9-2-5 单元格 D23）。

3. 对居民年龄进行分组　见图 2-9-2-5 第 1 列。

4. 清点不同年龄组居民死亡数，计算年龄别死亡率　各年龄组死亡数、居民人口数见图 2-9-2-5 第 2、3 列。用各年龄组死亡数除以其对应居民人口数后，乘以 100000/10 万，获得其年龄别死亡率，结果见图 2-9-2-5 第 4 列。

5. 计算不同年龄组居民死亡构成比　用不同年龄组居民死亡数除以居民死亡总数，乘以 100，获得其构成比，结果见图 2-9-2-5 第 5 列 E2-E20 单元格。

6. 计算不同性别居民死亡构成比　用不同性别死亡数除以居民死亡总数，乘以 100，获得其构成比。结果见图 2-9-2-5 的 E22-E23 单元格。

7. 计算不同性别居民死亡数之比、死亡率之比　用男性死亡数除以女性死亡数得到死亡性别比，死亡居民男女比例为 1.38∶1；用男性死亡率除以女性死亡率得到死亡率性别比，男女居民死亡率之比 1.20∶1。由此，可见绝对数之比与相对数之比有区别，便于比较，最好采用相对数之比。

	A	B	C	D	E
1	年龄组（岁）	死亡数	居民数	死亡率（/10万）	构成比(%)
2	0-	6	290	2068.965517	2.542372881
3	1-	1	1521	65.74621959	0.423728814
4	5-	3	1980	151.5151515	1.271186441
5	10-	1	1767	56.59309564	0.423728814
6	15-	3	1821	164.7446458	1.271186441
7	20-	4	1909	209.5337873	1.694915254
8	25-	4	1881	212.6528442	1.694915254
9	30-	4	2012	198.8071571	1.694915254
10	35-	5	2199	227.37608	2.118644068
11	40-	9	2110	426.5402844	3.813559322
12	45-	10	2192	456.2043796	4.237288136
13	50-	15	2133	703.2348805	6.355932203
14	55-	16	2208	724.6376812	6.779661017
15	60-	17	2099	809.9094807	7.203389831
16	65-	25	1927	1297.353399	10.59322034
17	70-	37	1395	2652.329749	15.6779661
18	75-	37	1299	2848.344881	15.6779661
19	80-	25	752	3324.468085	10.59322034
20	85岁以上	14	392	3571.428571	5.93220339
21	合计	236	31887	740.1135259	100
22	男	137	17065	802.8127747	58.05084746
23	女	99	14822	667.9260559	41.94915254

图 2-9-2-5　辖区居民死亡情况

（二）死亡特征分析　包括年龄、性别、职业、死亡时间、死亡地点等。其中年龄、性别特点的有关分析已在死亡专率分析中完成，这里采用直条图表示不同年龄组居民死亡率特点。

1. 统计图展示死亡的年龄特点　本例直条图（图 2-9-2-6）的绘制方法与步骤详见

第三部分第二章第八节。该图显示该辖区 1 岁以下婴幼儿和 65 岁及以上老年人的死亡率相对高于其他年龄组，呈现“两头高、中间低”的特点，类似“鱼钩状”。

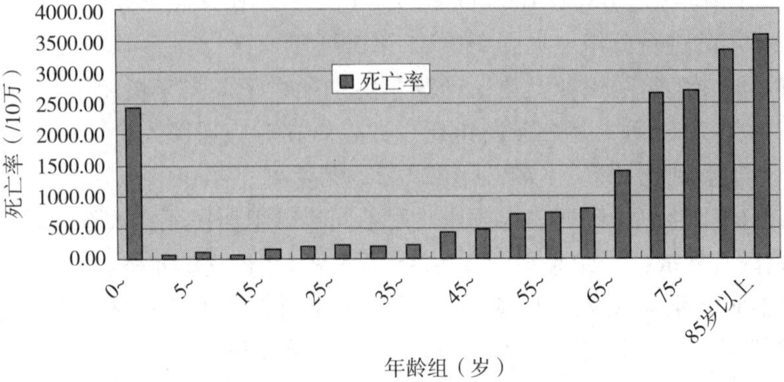

图 2-9-2-6　死亡居民年龄分布图

2. 性别特点　该乡死亡居民的男女性别比为 1. 38 ∶ 1，男女居民死亡率之比为 1. 20 ∶ 1。

3. 职业特点　一般是查计不同职业的死亡居民数，计算各种职业的构成比，发现死亡居民生前的主要职业。

对构成比按照由大到小的顺序排序，以迅速发现主要死亡职业人群，排序结果见图 2-9-2-7。可以看出该辖区 2007 年死亡人口的职业以农/林/牧/渔/水利业生产人员、无业/待业、家务等为多。

J	K	L	M	N
	职业	死亡数		
	农、林、牧、渔、水利业生产人员	81		
	无业或待业	26		
	家务	18		
	生产、运输设备操作人员及有关人	13		
	工程技术人员	11		
	纺织、针织、印染人员	8		
	婴幼儿、学龄前儿童	8		
	电力设备安装、运行、检修及供电	6		
	军人	6		

图 2-9-2-7　死亡居民职业排序结果

为了更直观显示死亡人口的不同职业分布，可以采用圆图、直条图等统计图展示其分布情况。对于死亡人数很少的职业，可以合并计为其他，本例将死亡数不足 10 例的职业及主要工种合并为其他，累计死亡人数为 100 人。

绘制的直条图（图 2-9-2-8）直观显示了该辖区死亡居民的职业构成情况。

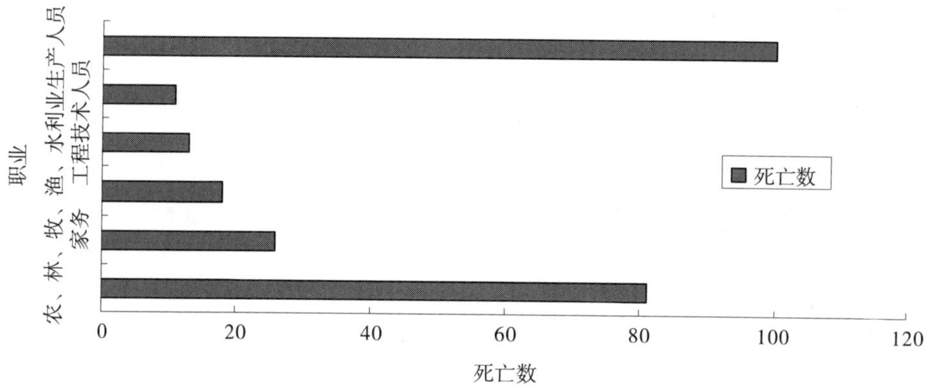

图 2-9-2-8　死亡居民职业分布图

4. 死亡时间分析　按月分析居民死亡的时间特征，先清点各月份死亡数，如图 2-9-2-9 所示，可见一年四季均有居民死亡，但 1 月、10~12 月气温低的季节较高。

	J	K	L
1	死亡月份		
2	11		
3	8		
4	10	计数项:性别	
5	6	死亡月份	汇总
6	12	1	26
7	12	2	8
8	4	3	11
9	9	4	7
10	11	5	11
11	10	6	18
12	3	7	6
13	6	8	5
14	5	9	12
15	8	10	22
16	12	11	41
17	1	12	69
18	12	总计	236
19	1		

图 2-9-2-9　居民死亡时间分布

尽管统计表简洁、清楚地描述了疾病的时间特征，但不够直观。为了直观显示疾病的时间特征，通常以统计图的形式展示时间分布特征。其中，直条图最常用。

本例绘制条图表达时间特征（图 2-9-2-10）。该图直观展示了该乡镇 2007 年居民死亡的时间分布特点，一年四季均有居民死亡，但 1 月、10~12 月的死亡数明显高于其他月份，即气温低的秋冬季居民死亡数高于其他季节，具有明显季节性。

5. 死亡地点分析　死亡地点分为医院病房、赴医院途中、急诊室、家中与不详五种情况。先清点各地点死亡数，五种地点的死亡数依次是 165、11、35、24 与 1，见图 2-9-2-11。

除用统计表展示死亡地点分析结果外，还可用统计图描述其结果，圆图、条图等较常用。本例绘制直条图（图 2-9-2-12），可见该地居民死亡地点以医院为主。

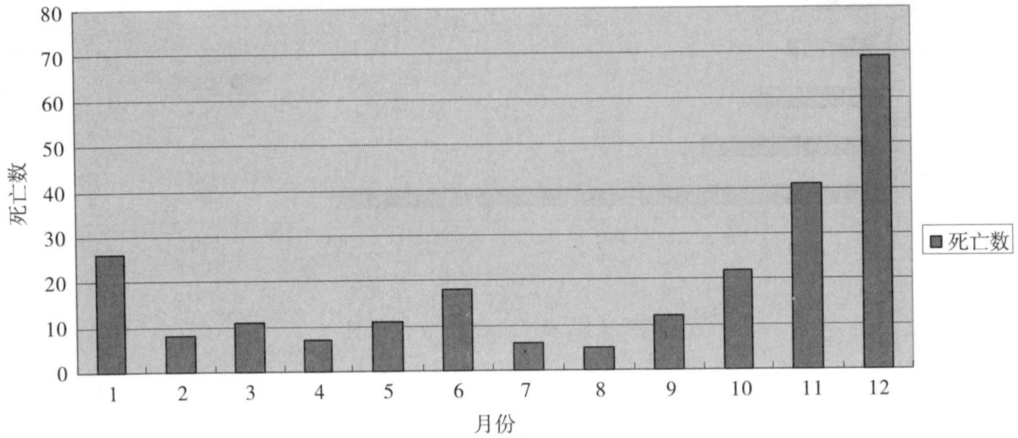

图 2-9-2-10　居民死亡时间分布图

计数项:性别	
死亡地点	汇总
不详	1
赴医院途中	11
急诊室	35
家中	24
医院病房	165
总计	236

图 2-9-2-11　不同地点居民死亡数汇总结果

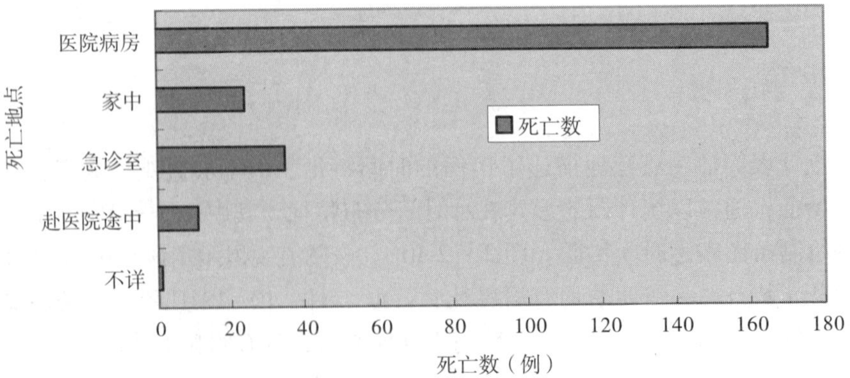

图 2-9-2-12　居民死亡地点分布图

（三）死亡原因与死因顺位　居民根本死因编码是非常详细、深入的，如肿瘤，分类有很多种，每种又有不同分期。因此，死因分析时，一般是先按照死因大类进行分析，如果居民死亡数量足够大，再深入细致的进行分析。本例，死亡人数较少，故只按照心脑血管病、肿瘤、伤害等大类分析居民死亡原因。

1. 计算不同死亡原因的死亡率　导出来的居民死亡个案信息中，同一类根本死因编码下还会有不同的分级编码，为详细分析某类疾病中某种疾病的死亡情况提供了依据。对于按类分析，则需先将具体死因合并归类，然后计算各类死因专率。

（1）查计各类死因的死亡数：死因编码 A-Z 类的死亡人数见图 2-9-2-13。建议在 Excel 文件中完成，尤其是死亡数较多时。

根本死因ICD-10	汇总
A	5
B	1
C	43
D	8
E	7
G	1
I	85
J	29
K	4
N	1
P	4
Q	2
R	33
V	8
W	2
X	1
Y	2
总计	236

图 2-9-2-13　不同死因死亡数汇总结果

（2）计算各类死因的死亡专率：用各类原因的死亡数除以居民人口数，再乘以 100000/10 万即可。如 A 类原因死亡专率 = 5/31887×100000/10 万 = 15. 68/10 万；依次类推，获得各类原因死亡专率，见图 2-9-2-14。

2. 死因顺位

（1）排序：在死因别死亡率（不同死因死亡专率）中按照死亡率数值大小，由大到小进行排序，发现死亡率最高的几类原因。一般是找到前三、五位原因；如果资料足够，则找到居于前十、十五、二十位的死亡原因。其意义是重点关注前几位死亡原因进行防治，可降低居民死亡率。本例死因顺位见图 2-9-2-15。

（2）描述死因顺位分析结果：将 ICD-10 编码替换为对应的死因类别，剔除根本死因不明引起的死亡率，然后采用统计表的形式展示其结果。本例描述了死亡率居于前五位的死因顺位，见表 2-9-2-1。可以发现表 2-9-2-1 描述的前五位死因与图 2-9-2-15 显示的有所不同，图中第 3 位是编码 R 对应的死因，第 5 位是编码 D 对应的死因，而这两类对应的是各种诊断不明、未特指、猝死等根本原因不明的死亡，故将其剔除，获得根本死因明确的居民死因顺位（表 2-9-2-1）。

H	I	J
根本死因ICD-10	死亡数	死亡率（/10万）
A	5	15.68037131
B	1	3.136074262
C	43	134.8511933
D	8	25.0885941
E	7	21.95251984
G	1	3.136074262
I	85	266.5663123
J	29	90.9461536
K	4	12.54429705
N	1	3.136074262
P	4	12.54429705
Q	2	6.272148524
R	33	103.4904507
V	8	25.0885941
W	2	6.272148524
X	1	3.136074262
Y	2	6.272148524
合计	236	740.1135259

图 2-9-2-14　不同死因死亡专率

H	I	J
根本死因ICD-10	死亡数	死亡率（/10万）
合计	236	740.1135259
I	85	266.5663123
C	43	134.8511933
R	33	103.4904507
J	29	90.9461536
D	8	25.0885941
V	8	25.0885941
E	7	21.95251984
K	4	12.54429705
P	4	12.54429705
Q	2	6.272148524
W	2	6.272148524
Y	2	6.272148524
A	5	15.68037131
B	1	3.136074262
G	1	3.136074262
N	1	3.136074262
X	1	3.136074262

图 2-9-2-15　某乡镇 2007 年死因排序结果

表 2-9-2-1　某乡镇 2007 年前五位的居民死因顺位

根本死因	死亡数	死亡率（/10 万）	顺位
恶性肿瘤（I）	85	266.57	1
心脑血管病（C）	43	134.85	2
呼吸系统疾病（J）	29	90.95	3
损伤和中毒（V）	8	25.09	4
内分泌、营养和代谢疾病（E）	7	21.95	5

（四）期望寿命和潜在寿命损失年　本例资料较少，分析期望寿命和潜在寿命损失年的意义不大。若分析，方法与步骤参见第三部分第二章第一节。最简单的方法是用不同年龄组人口数及死亡数替代原数据，其他数据所在单元格保持不变（注意：千万不要改动，否则模板就变了!），自动获得期望寿命；用不同年龄组的期望寿命及死亡数替代原数据，其他数据所在单元格保持不变（注意：千万不要改动，否则模板就变了!），自动获得潜在寿命损失年。

四、报告交流

分析过程完成后，进入撰写分析报告环节，总结居民死亡严重程度、特点、原因、顺位等，提出有针对性的疾病防控策略措施。报告内容包括题目、前言、方法、居民死亡原因监测结果、讨论/结论、措施建议、参考文献等。要注意报告顺序、资料的表达与形式。本例分析报告如下：

2007 年某乡镇居民死亡原因分析报告

死因监测是疾病监测的重要内容之一，可以发现影响居民健康的主要疾病，进而及早采取有效的防治措施。为了解某乡镇居民死亡原因及其顺位，为制订相应的卫生策略措施提供科学依据，现将 2007 年居民死亡情况报告如下。

一、监测方法

通过到火葬场、派出所户籍管理部门核对死亡人口信息、入户调查、县级及以上医疗机构居民死亡原因报告等方法，获得辖区居民死亡相关信息。

二、结果

（一）人口概况　2007 年全乡镇共有户籍人口 31887 人，男女人口数分别为 17065、14822 人。

（二）死亡情况分析　2007 年全乡镇的死亡人口数为 236 人，年死亡率为 740. 11/10 万。以 65 岁及以上者为多，占全部死亡者的 58. 47%，0～岁组与 65 岁及以上人群的死亡率较高。男女死亡人数分别为 137、99 人，死亡率性别比为 1. 38∶1。从职业分布看，农民居死亡之首，超过死亡总数的 40%。从时间上看，居民主要死亡季节为秋冬季（1 月、10～12 月）。主要死亡地点为医院。按死亡原因分类，恶性肿瘤、心脑血管病、呼吸系统疾病、损伤和中毒、内分泌、营养和代谢疾病为导致居民死亡的主要原因。详见表 1、表 2 和图 1-4。

表 1　2007 年某乡镇居民年龄别死亡情况

年龄组（岁）	死亡数	居民数	死亡率（/10 万）	构成比（%）
0～	6	290	2068. 97	2. 54
1～	1	1521	65. 75	0. 42
5～	3	1980	151. 52	1. 27
10～	1	1767	56. 59	0. 42

续 表

年龄组（岁）	死亡数	居民数	死亡率（/10万）	构成比（%）
15～	3	1821	164.74	1.27
20～	4	1909	209.53	1.69
25～	4	1881	212.65	1.69
30～	4	2012	198.81	1.69
35～	5	2199	227.38	2.12
40～	9	2110	426.54	3.81
45～	10	2192	456.20	4.24
50～	15	2133	703.23	6.36
55～	16	2208	724.64	6.78
60～	17	2099	809.91	7.20
65～	25	1927	1297.35	10.59
70～	37	1395	2652.33	15.68
75～	37	1299	2848.34	15.68
80～	25	752	3324.47	10.59
85岁及以上	14	392	3571.43	5.93
合计	236	31887	740.11	100.00

表2　2007年某乡镇居民死因顺位情况

根本死因	死亡数	死亡率（/10万）	顺位
恶性肿瘤（I）	85	266.57	1
心脑血管病（C）	43	134.85	2
呼吸系统疾病（J）	29	90.95	3
损伤和中毒（V）	8	25.09	4
内分泌、营养和代谢疾病（E）	7	21.95	5

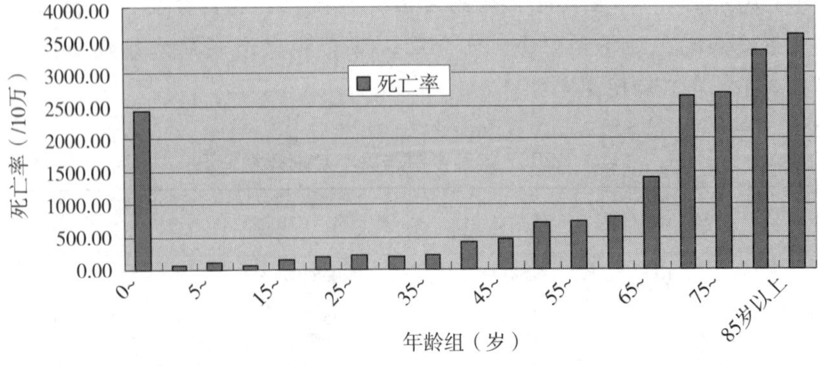

图1　2007年某乡镇死亡居民年龄分布特征

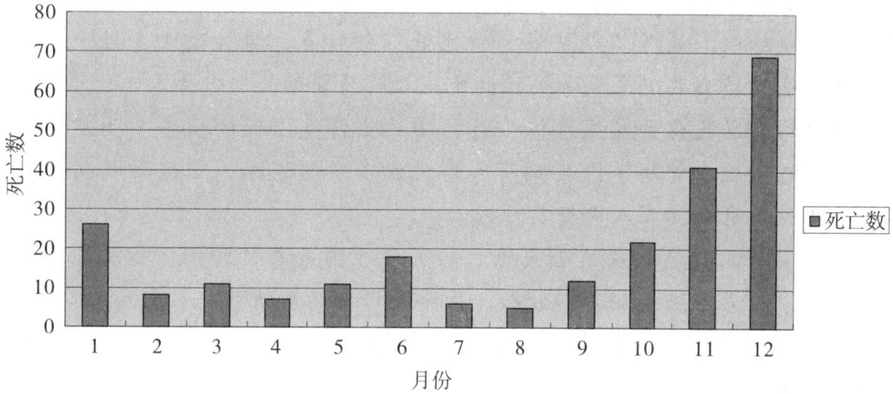

图 2　2007 年某乡镇死亡居民时间分布特征

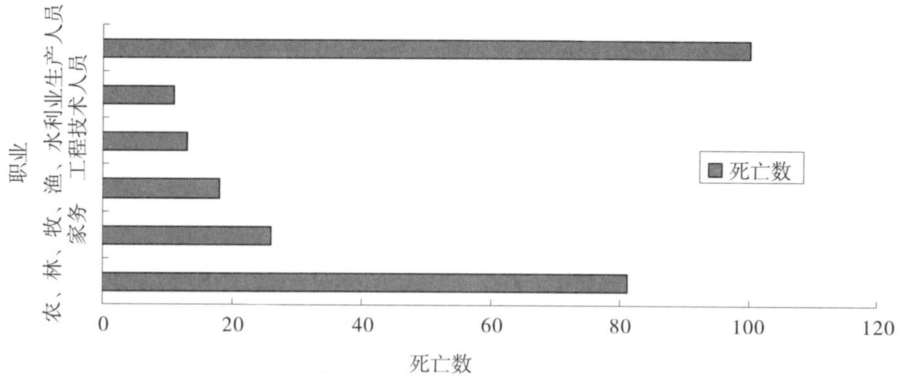

图 3　2007 年某乡镇死亡居民职业构成情况

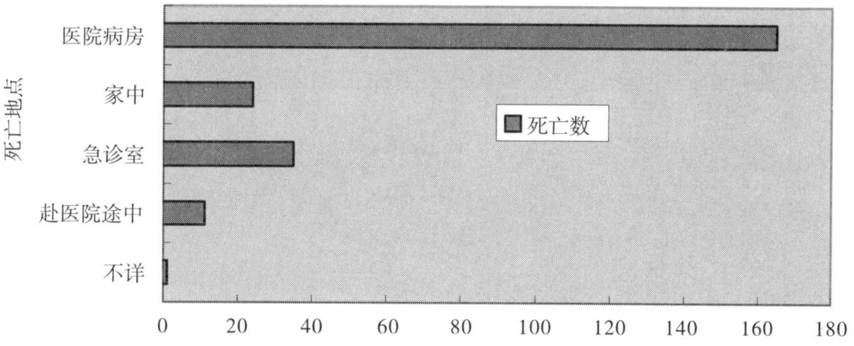

图 4　2007 年某乡镇死亡居民死亡地点分布情况

三、结论/讨论

2007年居民死因监测发现，全乡镇1岁以下婴幼儿和65岁及以上老年人的死亡率相对高于其他年龄组，呈现“两头高、中间低”的特点，男性高于女性，与其他地区相似。因此，全乡镇公共卫生服务关注的重点人群为婴幼儿与老年人。

一年四季均有居民死亡发生，但1月、10~12月气温低的秋冬季明显高于其他季节。尽管有报道心脑血管病等慢性病有冬季死亡多发的现象，但这种明显的季节性死亡特点较为少见，有必要深入调查其原因。

死因顺位表明，引起全乡镇居民死亡的主要原因是恶性肿瘤、心脑血管疾病、意外伤害和中毒、呼吸系统疾病、内分泌，营养和代谢的其他疾病。提示心脑血管疾病、恶性肿瘤等慢性病和意外伤害对健康与生命造成的危险性正在凸现。因此，要加强社区慢性病综合防治工作，……

第十章　利用基层卫生服务信息分析卫生问题

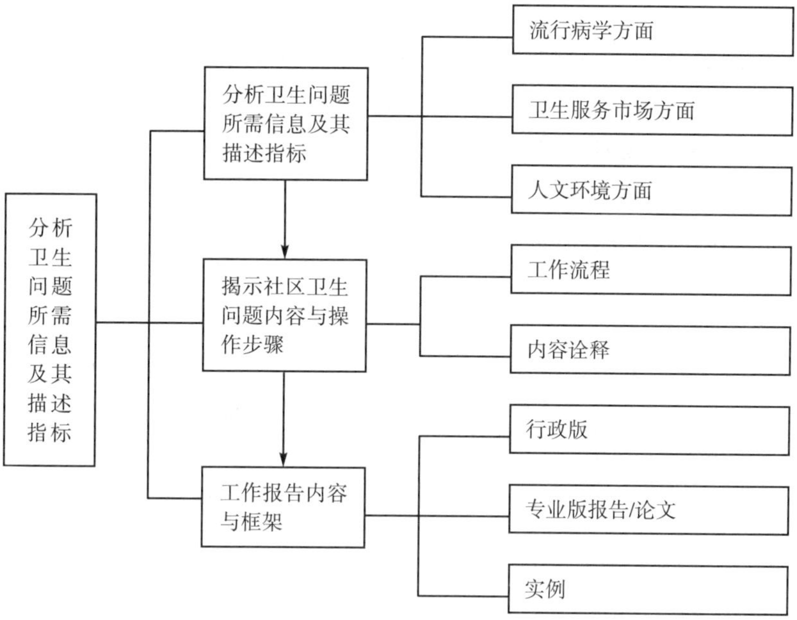

利用基层卫生服务信息分析卫生问题示意图

乡镇卫生院（社区服务中心）、村卫生室（社区服务站）掌握着十二类常规卫生信息（见第一部分），对这些资源进行评估（见第一部分）、整理（见第二、三部分）、分析（见第二、三部分），掌握健康、亚健康和各种疾病在社区人群的分布特征，从中发现公共卫生问题和卫生服务需要，结合社区卫生服务供给及社会人文环境等信息，找出主要卫生问题，确定优先解决问题，是收集这些信息的最终目的，与社区卫生诊断有同工之妙。

一、分析卫生问题所需信息及其描述指标

（一）流行病学方面　揭示健康、亚健康和各种疾病在时间、地域和人群的分布特征状况，从中发现人群中的公共卫生问题及对卫生服务市场的需要和需求。主要指标有：发病率、患病率、残疾率、死因别死亡率、死因构成等。本书第二部分第1~9章和第三部分均是对此方面的整理分析，以揭示不同疾病在人群中的严重程度及其流行特征。

（二）卫生服务市场方面　掌握辖区卫生资源配置数量、利用效率等。主要指标

有：区域医疗机构数、每十万人救护车数、每十万人各种大型诊疗设备数、每千人病床数、每千人卫生技术人员数、每千人医生数、每千人护士数、医护比例、职称构成、社区卫生服务中心覆盖人口数、每千人社区观察床位设置数、服务中心平均日开放时间、门诊人次数、平均一工作日观察床平均周转人次等，这些信息反映了政府为基层提供的卫生服务资源及其利用情况。涉及指标主要是最基本的总数（求和）、相对比（表示为 $R=A/B$），通过简单的加减乘除即可完成，指标计算方法与步骤见第二部分第1~9章和第三部分。

（三）人文环境方面　掌握社区卫生服务覆盖范围、享受医疗保障制度覆盖人群、居住环境、人均居住面积、灶具类型、厕所类型、安全饮用水人群覆盖率、环境污染情况等。是居民居住环境的人文关怀信息，体现了政府、社会、社团为居民提供安全卫生和谐的居住环境的能力与程度。计算的主要指标为均数、比、率，指标计算方法与步骤见第二部分第1~9章和第三部分。

二、揭示社区卫生问题内容与操作步骤

（一）工作流程

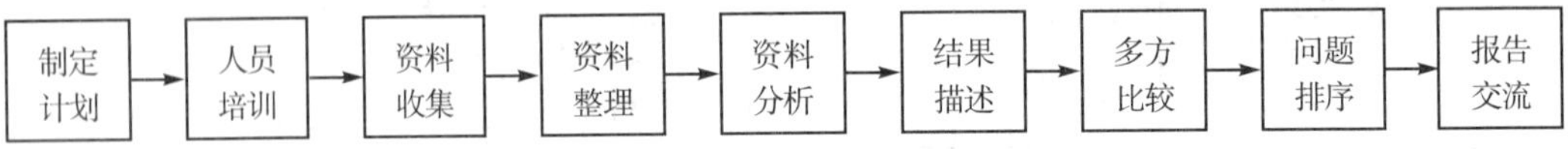

图 2-10-1　揭示基层卫生问题工作流程

（二）内容诠释

第一步，制订工作计划。明确拟揭示哪方面的卫生问题，是传染病，还是非传染性疾病，还是所有疾病等；明确拟揭示哪些人群存在卫生问题，是全人群，还是妇女、儿童、老年人、残疾人、慢性病人等具体重点人群。确定信息来源、资料整理方法、分析内容与方法、计算指标等。组成工作小组，明确参与人员及职责分工、时间进度、工作流程、质量控制措施等。必要时组织专家论证。

第二步，组织人员培训。对工作计划/方案、资料收集、资料整理、资料分析用工具、方法、步骤、注意事项等进行培训。

第三步，收集资料。针对拟揭示卫生问题，收集对应信息，如拟揭示辖区慢性病防控的主要问题，则主要收集居民健康档案信息、人文环境、卫生服务供给及利用等信息；如拟揭示传染病防控的主要问题，则主要收集法定传染病、人口统计学、预防接种等信息；如拟揭示辖区全人群存在的公共卫生问题，则需收集居民健康档案、传染病、死因、食源性疾患、突发公共卫生事件、人文环境、卫生服务供给及其利用等所有能够收集到的信息。

第四步，整理资料。根据资料类型、有关工作要求对资料进行归类、整理。

第五步，分析资料。根据工作目的、资料性质，选取适宜分析指标、方法、软件工具，依照分析步骤具体统计分析居民健康档案、法定传染病等相关信息。

第六步，描述分析结果。采用文字、数字、统计图、统计表相结合的形式描述分析结果。

第七步，居民公共卫生需要与区域内公共卫生资源供给、人文环境进行比较，发现主要公共卫生问题，包括生活方式（饮食习惯、体育锻炼、吸烟情况、饮酒情况等）、饮用水（水质、污染情况、饮水习惯等）、环境危害、职业病危害、主要健康问题。如第二部分第三章发现某乡镇儿童手足口病疫情严重，第七章发现肥胖、特别是向心性肥胖的居民较多，第八章发现辖区中大量居民的生活方式不健康，第九章发现心脑血管疾病、恶性肿瘤等慢性病和意外伤害对社区居民健康与生命损失造成的危险性正在凸现，这些问题是不是该乡镇的主要卫生问题呢？就要与卫生服务供给资源和人文环境资源进行比对，如果该乡镇提供的卫生服务资源有限，缺医少药，则上述问题是该地的主要卫生问题。

第八步，根据拟采取干预措施的可行性，对揭示的主要公共卫生问题进行排序，提出优先解决的问题。确定的优先解决问题必须符合两个条件：一是主要公共卫生问题，二是这些问题有可以解决的办法。问题包括自然生态环境、人文环境、政策环境、经济环境、行为危险因素、流行病的卫生服务需要、卫生服务需求、卫生服务供给、卫生经济、卫生服务管理、各阶层的卫生服务诉求和满意度等诸多与居民健康相关主题。如手足口病是不是优先解决问题？可以肯定手足口病是该地的主要公共卫生问题，再看有没有可以解决的方法，作为一种以粪口途径传播为主的肠道传染病，只要居民养成良好的卫生习惯，如勤洗手、不与患儿接触等，就可以减少该病的发生，如果防控措施落到实处，就能够迅速控制疫情蔓延，因此手足口病是该乡镇的优先解决问题。

第九步，撰写工作报告。必要时请专家论证。

根据不同阅读者，报告类型可分为主要供政府阅读的行政报告、供专业交流的专业报告/论文、供新闻媒体使用的新闻通稿/简讯等，报告类型不同，侧重点和框架也不同。但最终结论——确定的优先解决问题是不变的。

三、工作报告内容与框架

（一）行政版报告内容与框架

1. 题目　简单、明了地说明时间、地点与工作内容。

2. 前言或概述　简要描述背景信息、识别出的主要问题及优先解决问题、建议措施等。其中，背景资料尽量采用图表的形式。

3. 识别出的主要问题及优先解决问题　居民公共卫生需要与区域内公共卫生供给利用、人文环境进行比较，发现主要公共卫生问题及其影响因素。顺序列出主要问题及优先解决问题，并简要说明理由。

4. 措施建议　是行政版工作报告的重点和落脚点，针对优先解决公共卫生问题，深入浅出地从政府、政策、公共卫生服务、卫生事业发展规划、社区综合防治等层面提出有针对性的措施建议。

5. 署名与时间　报告单位或报告起草者、完成时间等。必要时，附专家名单。

6. 必要时附参考文献。

（二）专业版报告/论文内容与框架

1. 题目 简单、明了地说明时间、地点与工作内容。

2. 摘要 当报告较长，特别是论文版报告，最好有摘要，包括背景/目的、方法、结果、结论4部分，核心概括报告全貌。

3. 背景或前言 简要说明工作由来和相关背景信息，如任务来源、必要性、国内外工作现状、意义等。

4. 工作内容与方法/材料与方法 详细描述资料来源、收集途径、数据处理方法、计算指标、统计分析方法、工作步骤、质量控制及组织实施过程等。

5. 结果 描述顺序一般为：简要描述人文环境及人口统计学信息；图、文、表并茂，详细描述流行病学分析结果；扼要表述辖区内公共卫生服务供给、利用等；三者对比，揭示辖区主要公共卫生问题及优先解决问题，并陈述依据与理由。

6. 讨论 根据分析结果，找原因，提出可能的解决办法，有针对性地提出措施建议。

7. 结论 在讨论的基础上，从社区居民、卫生服务机构、环境三方面做出定性或/和定量评估。

8. 署名 报告单位或报告起草者。必要时，附论证专家名单。

9. 参考文献。

（三）工作报告实例

行政版报告

本例源自百度文库，有改动。

××乡公共卫生问题调查报告

为掌握××乡辖区居民健康状况及其有害健康的危险因素，查明社区人群主要健康和社区卫生问题，为制定社区疾病控制策略与措施提供依据，我们于××××年×月开展了辖区卫生诊断工作，现报告如下：

一、概述

社区卫生服务是我国城市卫生服务的发展方向，大力推广和发展社区卫生服务是我国卫生改革与发展的重中之重。它涉及每个老百姓的切身利益。大力发展社区卫生服务，不仅可以满足社区居民的基本卫生服务需求，还可以控制医疗费用的增长，减轻疾病经济负担，解决群众看病难、看病贵的问题，保障居民的健康，提高生活质量。

社区卫生服务是面向整个社区居民的，因为每个社区都拥有自身的特征和健康问题，与个人医疗保健一样，社区卫生服务应把整个社区视为一个被照顾者，那么发现社区的主要卫生问题，确定社区居民对健康的需要和需求，及其优先顺序；判断造成社区健康问题的原因及社区各种用以解决健康问题的资源，就成为大力发展社区卫生服务的前提。通过了解这些情况，制定出符合具有社区特设的社区卫生计划和措施，从而更好的促进社区卫生服务的开展。

本次工作目的是通过调查、整理、分析居民健康档案信息、法定传染病信息、居民死亡信息、卫生服务供给及利用信息、人文环境信息，发现××乡卫生院社区卫生服务发展中存在的问题及其影响因素，评价居民的卫生服务需求，确定社区卫生问题干预的优先权，以促进辖区卫生服务工作更好地开展，有针对性的卫生服务，提高居民的健康水平。

××乡是××省××市××县东北部的一个偏远乡镇，包括×个行政村，共有×××户居民，总人口数为×××万人（常住人口数×××万人、流动人口数×××万人）。男性××人，女性××人。其中5岁以下儿童、65岁以上者、孕产妇、残疾人、精神病人等重点人群居民数及其构成比分别为×××（×××%）、×××（×××%）、×××（×××%）、×××（×××%）、×××（×××%）。居民主要以居家务农和外出打工为主。学历以初中及以下者居多，占全部居民的××%。

现有乡级卫生机构1所，村卫生室、个体诊所×家，共有医务人员××人，每千人口平均医务人员×人，共有病床××张，每千人口平均病床×××张。

资料显示（或调查发现），辖区人口老龄化，慢性病是社区居民的主要健康问题，但传染病的危害依然严重（表1）；而导致居民死亡的主要死因为呼吸系统疾病、循环系统疾病、肿瘤等（表2）。行为习惯是影响居民健康的重要因素，辖区居民经常参加锻炼的人群以中、老年人为主，而饮酒、抽烟以男性为主、以中青年为主，食盐的摄入量普遍较高。

表1　××乡居民前五位主要疾病构成表

编号	疾病名称	病例数（例）	百分比（%）	发病率（%）
1	原发性高血压病	×××	×××	×××
2	慢性阻塞肺部疾病	×××	×××	×××
3	糖尿病	×××	×××	×××
4	心脑血管病	×××	×××	×××
5	传染病	×××	×××	×××

表2　××乡居民主要死因顺位统计表

顺位	病名	死亡数	百分比（%）	死亡率（/10万）
1	呼吸系统疾病	×××	×××	×××
2	循环系统疾病	×××	×××	×××
3	恶性肿瘤	×××	×××	×××
4	消化系统疾病	×××	×××	×××
5	内分泌系统疾病	×××	×××	×××

二、社区主要卫生问题

社区人群高血压患病率高，占调查人口的×××%，已成为影响居民健康的首要问题。高血压病可导致冠心病、脑卒中、肾功能损害，使致残率、死亡率升高，而居民的生活习惯如食盐过量、过食肥甘厚味，肥胖、高脂血症人群增加，缺乏运动锻炼，吸烟饮酒等都是高血压病的危险因素，如不能有效控制高血压病的发生发展，将会使社区高血压居高不下，形成家庭社会经济承受能力加重等恶性循环，不利于广大居民的生活水平及生活质量的提高，最终影响整个社区的经济发展以至整个国民经济的发展和全民族素质的提高。

人口老龄化、经济收入低、就医困难以及不健康生活方式如吸烟、饮酒、高盐饮食、动物性油脂摄入过多以及缺乏锻炼等原因，是导致社区居民高血压病发病呈上升趋势的根本原因。

三、社区优先解决内容

高血压病是目前影响社区居民健康的首要疾病，是造成社区居民潜在寿命损失的主要疾病，同时又是冠心病、脑卒中等心脑血管疾病的危险因素，因此，高血压病防治是社区首要干预内容。

四、干预措施

社区优先干预的健康危险因素排序：根据该健康危险因素是否是明确的致病因素，能否定量评价，可否预防控制有无明显健康效益，干预的可接受性和可操作性干预费用等确定优先干预危险因素排序依次为：控烟、控盐、降体重、改善不良行为习惯与饮食方式、心理因素等。具体干预措施如下：

（一）针对全人群的干预措施　定期在社区中开展讲座和普查，结合“送卫生进社区”活动开展社区义诊，筛查出高血压、糖尿病病人；落实35岁以上首诊病人测血压、血糖制度；结合“高血压日”等慢病宣传日，发放高血压、糖尿病防治宣传资料，普及高血压、糖尿病防治知识；在公共场所摆放和张贴控烟标志和设施；配合社区开展全民健身活动等。

（二）针对高危人群干预措施　高危人群是高血压、糖尿病的潜在人群，对有吸烟喝酒、高盐饮食、超体重、有家族遗传史、精神长期紧张的人群给予健康教育处方，力争改变其高危行为；定期开展针对高危人群的健康检查，从中筛查高血压、糖尿病患者；对年龄在35岁以上的高危人群定期测血压、血糖；配合居委会开展有益老年人身心健康活动。

（三）针对高血压、糖尿病病人干预措施　通过面对面的健康教育提高其高血压、糖尿病防治知识和自我保健技能；对所管理的病人，根据其血压及血糖等其他危险因素情况，参照《中国高血压防治指南》，决定是否采取药物治疗；通过提供个人健康教育处方和咨询，建议其改变高危生活方式，包括：减重、合理膳食、增加锻炼、减轻精神压力、保持心理平衡等；推广健康管理合同，明确责任医师进行规范化管理，降低致残率、死亡率；对特别严重患者提供家庭出诊、家庭护理、家庭病床。

五、小结

高血压病是目前影响辖区居民健康的首要疾病，加之卫生资源不足、人口老龄化、经济收入低、健康生活方式尚未形成，公共卫生问题严重。为了逐步提高社区居民的健康水平，建议建立健全社区卫生管理工作长效机制，在政府领导的支持下，一方面把社区卫生服务工作纳入政府工作总体目标规划，加大投入；另一方面加大宣传，加强部门协调和社会支持力度。加强社区卫生服务中心内涵建设并以此为依托，推行全科公共卫生服务，依靠乡村医生队伍，针对当地高发疾病，把社区综合防治纳入社区医疗保健，全面深入搞好社区健康教育和健康促进，提高居民的自我保健能力，改善不良生活行为，降低或消除危险因素，减少疾病的发生，以达到全民健康的目的。

××乡卫生院

××××年×月××日

2. 专业版报告

本例源自百度文库，略有修改。

×××街道社区卫生服务中心
社区慢性非传染性疾病防控工作诊断报告

×××街道位于××省×市×县西部，总人口×××××人，×××户（其中常住人口×××××人）。境内省、市、区属企、事业单位×余家，私人企业及个体商业网点××余户。主要有化工、造纸、发电、冶炼、汽车、建材、食品等；随着社会经济的发展，人民生活条件的改善，人口老龄化进程的加快，心脑血管疾病、肿瘤等慢性非传染性疾病已成为危害人民生命健康的重要公共卫生问题。为摸清本街道医疗卫生基本情况及慢性病相关危险因素，了解社区相关背景材料与社会支持系统，分析社区卫生服务的实际需求，确定主要卫生问题与优先解决问题，为社区慢性非传染性疾病的综合防治提供依据，为保证社区卫生诊断的客观性、科学性，并制定实施方案。成立×××街道社区卫生诊断领导小组，组建了资料收集组、整理组、分析组、质量控制组、报告撰写组等，为此我们于××××年末对×××街道进行社区卫生诊断，现报告如下。

1. 对象与方法

1.1　对象

随机抽取×××街道的×××名居民。

1.2　方法

①社区基本资料：由社区居民委员会、街道办事处提供。

②患病资料来源于社区卫生服务中心的统计资料及对居民的健康调查。

③居民出生资料来源于街道派出所统计资料；死亡资料来源于街道派出所统计资料和国家居民死亡原因监测系统。

④居民危险因素和不良习惯来源于健康档案资料。

由×××街道社区卫生服务中心负责本项工作，参加人员以该中心医务人员为主，经市或区两级培训。慢性病的诊断以患者就诊医院（一级医院及以上）的诊断为依据，疾病名称按国际疾病分类（ICD-10）统一编码。

1.3 资料处理

采用 Epidata 3.0（或 Excel、或其他任一数据库）进行数据输入，数据分析采用 Excel（SPSS、或 SAS、或 Stata 等）统计软件，利用的统计图包括饼图、直方图、直条图、线图等，利用的统计方法包括 t 检验、卡方检验等。

2. 结果

2.1 社区概况

×××街道位于××省×市×县西部，距离×市区 30km，辖区面积 5.5 平方公里，分为 4 个居委会，总户数为××××户（无农村人口）；常住人口×××××人，流动人×××××人。单位从业人员平均年工资××××元。社区内有中学×所，小学×所，幼儿园及托儿所×所，体育场馆×所，老年活动中心×个，居民健身活动场地×处。居民户均住房面积××m^2，经济收入稳定，户居人均月收入 1000 元以上者占××%，2000 元以上者占×××%，800 元以下者占×××%；社区内企业公司集中，就业选择机会多，人员流动性大，工作、生活节奏快。

2.2 社区卫生资源

社区内有公有制医院 1 家，床位数××张，业务用房面积××××m^2，固定资产×××万元；专业技术人员中级以上职称者占××%，大专以上者占××%。社区卫生服务中心于××××年×月成立，设在医院内，有独立业务用房，面积为××××m^2，现有全科医生×名，社区护士×名，与医院共享卫生及康复医用设备。另有社区卫生服务站×所，平均面积为×××m^2，配备卫技人员×人。居民距离各社区卫生服务点的平均距离为×m，到达服务点平均花费时间为×分钟。居民医疗费用支付形式以职工基本医疗保险为主，占全部支付形式的×%，详见图 1。

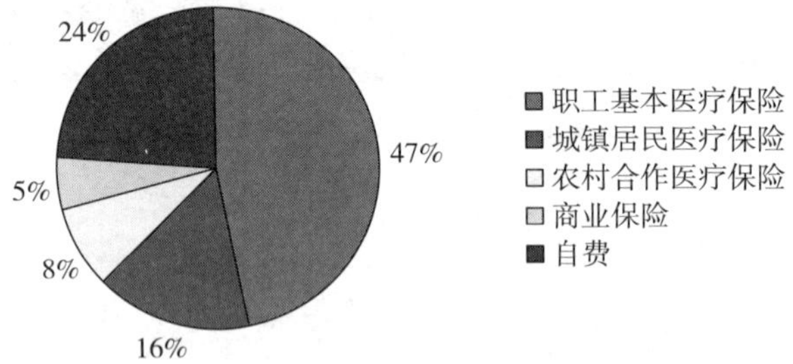

图 1 居民医疗费用支付形式构成情况

2.3 社区人口学特征

××××年人口出生率为××‰，自然增长率为××‰；男性××人，女性××人。

2.3.1 社区人口年龄构成：社区人口年龄构成见表 1。家庭结构多为 3 口之家。

表1　×××街道人口的年龄构成

年龄（岁）	人口数	构成比（%）	年龄（岁）	人口数	构成比（%）
0～	×××	×××	45～	×××	×××
15～	×××	×××	55～	×××	×××
25～	×××	×××	65～	×××	×××
35～	×××	×××	75～	×××	×××

2.3.2　职业分布　从业人数最多的职业顺位排列前3位依次为：工人××%，家务占××%，离退休人员占××%。

2.3.3　文化程度　常住人口（含流动人口）中大专以上、高中（中专）、初中、小学及以下学历者分别为××人（占全人口的××%），××人（占全人口的××%），××人（占全人口的××%），××人（占全人口的××%）。

2.3.4　婚姻状况　已婚、未婚、丧偶、离异者分别占总人口的××%、××%、××%、××%。

2.4　社区主要健康问题

2.4.1　×××街道居民前5位慢性病患病情况见表2与图2。

表2　×××街道居民前5位慢性病患病情况

病名	患病人数	构成比（%）	患病率（%）
高血压	×××	×××	×××
冠心病	×××	×××	×××
糖尿病	×××	×××	×××
颈椎病	×××	×××	×××
胆囊炎胆石症	×××	×××	×××

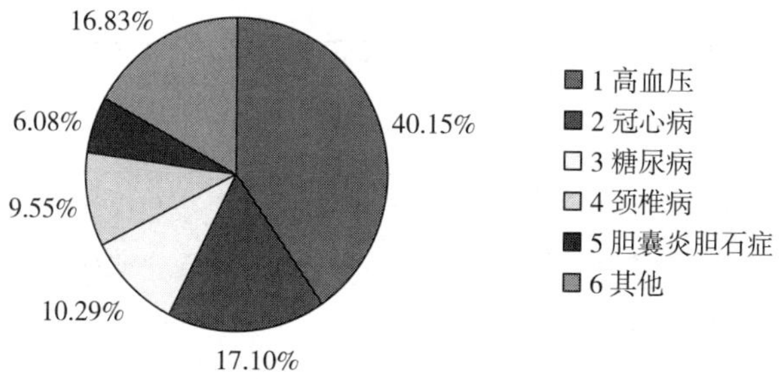

图2　社区主要健康问题比例

2.4.2 社区几种主要疾病的流行病学特征

表3、表4是高血压、冠心病、糖尿病在不同性别、年龄中的患病分布情况。从中可以发现高血压在不同性别中的患病有（或无）统计学意义，冠心病及糖尿病的患病率女性高于（或低于，或持平）男性；60岁以上老年人高血压、冠心病、糖尿病的患病率明显高于（或低于，或持平）60岁以下人群。

表3 不同性别人群主要慢性病患病情况［n（%）］

性别	高血压	冠心病	糖尿病
男	××（##）	××（##）	××（##）
女	××（##）	××（##）	××（##）
χ^2值	××	××	××
P值	>0.05（或<0.05）	>0.05（或<0.05）	>0.05（或<0.05）

表4 不同年龄人群主要慢性病患病情况［n（%）］

年龄（岁）	高血压	冠心病	糖尿病
<20	××（##）	××（##）	××（##）
20~	××（##）	××（##）	××（##）
≥60	××（##）	××（##）	××（##）
χ^2值	××	××	××
P值	>0.05（或<0.05）	>0.05（或<0.05）	>0.05（或<0.05）

2.5 居民健康危险因素分布

居民吸烟率为××%，经常饮酒率为××%，超重肥胖率为××%，主动锻炼率××%。表5中男性吸烟、饮酒不良行为明显高于女性，高盐及不运动无性别区别，男性超重稍高于女性。表6中不同年龄人群行为危险因素，60岁以下人群不良行为暴露率较高（或较低），60岁以上人群中吸烟、高盐不良行为偏高（或偏低）。

表5 不同性别人群行为危险因素暴露率［n（%）］

危险因素	吸 烟	饮 酒	高 盐	不运动	超 重
男	××（##）	××（##）	××（##）	××（##）	××（##）
女	××（##）	××（##）	××（##）	××（##）	××（##）
χ^2值	××	××	××	××	××
P值	>0.05（或<0.05）	>0.05（或<0.05）	>0.05（或<0.05）	>0.05（或<0.05）	>0.05（或<0.05）

表6　不同年龄人群行为危险因素暴露率［n（%）］

年龄（岁）	吸烟	饮酒	高盐	不运动	超重
<20	××（##）	××（##）	××（##）	××（##）	××（##）
20~	××（##）	××（##）	××（##）	××（##）	××（##）
≥60	××（##）	××（##）	××（##）	××（##）	××（##）
χ^2 值	××	××	××	××	××
P 值	>0.05（或<0.05）	>0.05（或<0.05）	>0.05（或<0.05）	>0.05（或<0.05）	>0.05（或<0.05）

3. 社区卫生诊断总结

3.1　社区环境状况的总体评价

×××街道社区以人口的高密度、高龄化、收入较低为特点，医疗保险享有比例有待提高，从经济文化教育、市容建设及人口的文化素质等方面进行综合比较，属我市劣势地位。但随着社区经济的发展，旧房改造和新建小区增加，社区整体居住环境得到改善。同时在区政府的关怀和支持下，社区文化、体育活动丰富多彩；民政工作成绩显著；社区公共卫生服务工作不断取得新的进步。

3.2　社区卫生资源状况的总体评价

辖区内卫生资源和社区卫生服务中心资源情况分析表明，社区卫生服务机构分布，基本上能够满足居民经济、方便、及时就医的需要。社区卫生服务机构资源的主要问题是医生的年龄结构偏大，学历、职称结构偏低，缺少具备全科医师和社区护士资格的人员，护士严重缺乏，医护人员总量不足。

3.3　居民健康问题总体评价

影响本社区居民健康的主要慢性非传染性疾病是高血压、冠心病、糖尿病、脑卒中等。而老年人是主要受累人群，青壮年是主要高危人群。

影响本社区居民健康的主要危险因素是吸烟、缺乏主动体育锻炼、超重肥胖和乳及乳制品摄入量和水果蔬菜摄入量低。吸烟问题以成年男性人群为主；超重肥胖以中年以上人群为主；缺乏主动体育锻炼和膳食不合理问题则涉及全人群。

已婚育龄妇女的主要问题是有人工流产史者达到被调查人数的××%；未做过乳腺检查和子宫颈细菌学涂片检查者在××%以上，表明已婚育龄妇女的预防保健工作有待开发。未成年人的健康问题主要表现为儿童家长相关卫生保健知识欠缺，对儿童少年健康保健引导不力。

社区历年来的死因资料显示前3位的疾病分别是心血管疾病、脑血管疾病和肿瘤。不同人群生活方式疾病顺位分别是高血压、冠心病及糖尿病。老年人为主要发病人群，但青壮年患病情况也不容忽视。

3.4　居民主要的行为危险因素评价

3.4.1　资料显示，社区行为危险因素顺位依次为不运动、超重、高盐、吸烟以及饮酒。

3.4.2 不同性别行为危险因素分析显示，男性人群中前3位行为危险因素分别是不运动、吸烟、超重。在女性人群居前3位的分别是不运动、超重、高盐。其中高盐方面男女没有差异。

3.4.3 不同年龄行为危险因素分析显示，<20岁人群中不运动、食盐摄入过多及超重为主要因素，20~60岁前3位分别是不运动、吸烟及超重。60岁以上前3位分别是吸烟、食盐摄入过多及不运动。

3.4.4 与生活方式相关知识知晓率调查结果显示，社区居民知识掌握情况普遍偏低，今后应加强相关知识的健康宣教，改变居民不良的生活方式。

3.5 目标干预人群

3.5.1 对于老年人，针对普遍存在的吸烟、食盐摄入过多及不运动等因素，以居委会为重点，以社区为单位，街道办事处、社区卫生服务中心、社区卫生站、居委会共同配合，利用社区丰富的体育设施，发动并组织老年人参加适量的体育运动，如健康教育宣传栏、健康知识讲座、公众健康咨询活动、发放健康教育处方等。通过一系列措施，有效控制体重。通过发放盐勺等措施改变不良的生活方式，同时加强高血压、糖尿病患者的管理，提高患者的服药率及遵医行为，减少高血压、糖尿病等生活方式疾病的发生、发展，防治并发症，降低死亡率。

3.5.2 针对×××街道青、中年人群的主要健康问题，主要利用生活方式疾病防治网络，加强对×××街道辖区相关人员的培训，加大宣传力度，降低生活方式疾病的发病率。

3.5.3 结合×××街道辖区中小学特点，加强对肥胖儿童的干预，与学校配合组织健康教育讲座、夏令营、郊游等丰富多彩的课外活动，在娱乐中达到锻炼目的。

3.6 解决问题的策略与方法

资料显示，在人群所患的各类生活方式疾病中，高血压、冠心病及糖尿病分别居前3位，这与家族遗传，不良的生活方式及情绪精神紧张有密切关系。针对上述3种疾病，确定目标人群，找出可干预的危险因素，制定干预措施和防治策略。加强社区卫生服务中心与政府部门的协调与合作，在政策和资金上给予倾斜和支持，保证各项干预措施的顺利进行。在社区主要的健康问题中，根据居民文化程度、职业特点以及社区中可利用的环境和卫生资源，针对不运动和吸烟采取相应的干预措施。

将充分利用辖区体育资源丰富的优势，发挥健康教育三级网的作用，通过多种形式的健康宣教，增强居民的健康意识，加强体育锻炼，控制体重，降低生活方式疾病的发生。

综上所述，根据疾病特点，结合社区卫生工作的技术条件和实际情况，确定该社区重点干预的慢性非传染性疾病为高血压、冠心病、糖尿病；重点干预的危险因素主要是吸烟、肥胖、不合理膳食及体育锻炼不足等；社区卫生服务的重点人群为老年人、已婚育龄妇女、儿童及其家长。

×××街道社区卫生服务中心

××××年×月×日

3. 论文模式

本例选自上海预防医学，2009，21（8）：411-413.

上海市卢湾区社区卫生服务改革示范社区诊断报告

徐枫[1]，傅人姣[2]，姚宗蓓[1]，王建骏[2]，陈小珍[2]，冯晓帆[2]，季晖[2]，费凯[2]，赵洪仁[2]

（1. 上海市卢湾区疾病预防控制中心，上海 200023；

2. 上海市卢湾区淮海中路街道社区卫生服务中心，上海 200025）

社区诊断是通过一定的方法和手段收集必要的资料，用科学、客观的方法对社区主要的公共卫生问题及其影响因素进行分析，以了解所辖社区居民健康状况，制定和实施社区综合防治计划。2004 年卢湾区淮海中路街道社区卫生服务中心，先后被列为上海市社区卫生服务综合改革示范点和上海市中医药服务社区示范点。为进一步加快示范点的建设步伐，努力推动以社区为基础，以健康促进为主要手段的社区综合防治工作。2007 年起我们组织开展了社区诊断工作，现报告如下。

1　对象与方法

1.1　调查对象

调查对象为上海市卢湾区淮海中路街道所辖 21 个居委会的社区居民。

1.2　调查方法

依据 2007 年上海市社区诊断报告内容与要求，共收集涉及社区概况、社区健康状况、社区主要健康问题和社区综合防治计划 4 个大项 144 个小项的内容。卢湾区疾病预防控制中心对社区调查人员进行培训，明确具体指标收集要求。指标资料来源为社区卫生服务中心及下设社区卫生服务站各类工作报表、疾病监测系统、各类专项调查。

1.3　数据处理

对各类资料进行分析与整理。调查问卷统一收回，经数据整理、逻辑核查后，用 Excel 软件进行统计学处理。

2　结果

2.1　社区概况

淮海中路街道位于上海市中心城区，区域面积 1.41km^2，属城市居民社区，辖管 21 个居委会。园林绿地覆盖 23.50 万 m^2，绿化覆盖率 17.16%，人均绿化占地 1.51 m^2。居民住房以旧式里弄房为主，占 63.04%，公寓占 26.21%，公房占 5.68%，新式里弄房占 4.87%，简易平房占 0.20%。居民饮用水主要为自来水，占 77.09%，经净化过滤的水（分质供水）占 19.94%。卫生设施相对落后，仍以马桶为主，占 72.13%，家庭卫生厕所占 23.87%，公共厕所占 4.00%。共有体育场所面积 3983.87m^2，包括老年活动场所 21 个，居民健身场所 30 个，青少年活动中心 1 个。人均体育场所面积为 0.04m^2。

2.2　社区健康状况

2.2.1　人口学特征　户籍人口总户数 31943 户，共 98488 人，户均人口 3.08 人，户籍人口密度为69849.65人/km^2。男女性别比为0.96∶1。婚姻状况：已婚24455人，占总人数的24.83%，未婚8955人，占9.09%，离婚922人，占0.94%，丧偶3315人，占3.37%。14岁以下儿童数6433人，少年儿童人口比例为6.53%。65岁以上老年人口17705人，老年人口比例为17.98%。老少比例为2.751。总负担系数为32.47%，少年儿童负担系数为8.65%，老年人口负担系数为23.81%。户籍人口年龄性别构成见表1。

表1 卢湾区淮海社区2007年户籍人口年龄性别构成比（%）

年龄组	男性构成比	女性构成比	总构成比
0~	0.55	0.46	0.50
1~	1.59	1.43	1.51
5~	2.13	1.97	2.05
10~	2.55	2.38	2.47
15~	5.57	5.10	5.33
20~	9.52	8.97	9.24
25~	7.67	7.53	7.60
30~	5.32	5.11	5.21
35~	4.87	4.58	4.72
40~	5.91	5.85	5.88
45~	10.90	10.46	10.68
50~	13.05	12.34	12.69
55~	9.37	8.78	9.07
60~	5.41	4.77	5.08
65~	3.59	3.32	3.45
70~	4.23	5.13	4.69
75~	3.72	5.06	4.40
80~	2.40	3.73	3.08
85~	1.66	3.03	2.36
合计	100.00	100.00	100.00

常住人口数本市69790人，外来15805人，流动2247人。常住人口密度为62299.29人/km^2，为人口导出区。

2.2.2 出生、死亡情况 2007年淮海中路街道出生率为6.19‰，高于全区5.74‰的水平。人口自然增长率为-2.60‰。总死亡率为8.79‰，低于全区8.85‰的平均水平；婴儿死亡率为6.56‰，占总死亡的0.14%，全部为新生儿死亡；无孕产妇死亡。死因顺位前5位分别为恶性肿瘤（27.37%）、脑血管病（21.36%）、心脏病（15.13%）、呼吸系统疾病（11.09%）、损伤和中毒（5.43%）。传染病（1.50%）和寄生虫病（0.00%）已不是居民死亡的主要死因。死因构成比及死因顺位见表2。

表2　淮海社区2007年前10位死因顺位、构成比及死亡率（/10万）

疾病名称	死亡数	死亡率	标化率	构成比	死因顺位
恶性肿瘤	237	240.64	98.84	27.37	1
脑血管病	185	187.84	48.84	21.36	2
心脏病	131	133.01	31.62	15.13	3
呼吸系统疾病	96	97.47	21.21	11.09	4
损伤和中毒	47	47.72	20.55	5.43	5
内分泌、营养和代谢疾病	42	42.64	12.43	4.85	6
消化系统疾病	28	28.43	6.86	3.23	7
精神疾病	15	15.23	3.29	1.73	8
传染病	13	13.20	6.71	1.50	9
神经系统疾病	10	10.15	3.21	1.15	10

2.2.3　急性传染病　2007年淮海中路街道本市居民传染性疾病共发生7个病种69例，发病率为0.69/10万，较去年同期下降12.66%。发病居前5位的疾病为肺结核、流行性腮腺炎、手足口病、病毒性肝炎和细菌性痢疾。与去年同期比较增加的病种为流行性脑脊髓膜炎和手足口病，减少的病种为感染性腹泻，其他病种均较去年同期不同程度下降，见表3。外来人口共发生传染病6个病种11例，分别为梅毒3例、肺结核3例、水痘2例、淋病、乙肝和手足口病各1例。

表3　淮海社区传染病发病率同期比较（/10万）

疾病名称	2006年		2007年	
	病例数	发病率	病例数	发病率
肺结核	33	0.34	29	0.29
流行性腮腺炎	17	0.18	15	0.15
急性病毒性肝炎	15	0.16	8	0.08
细菌性痢疾	7	0.07	2	0.02
猩红热	1	0.01	1	0.01
流脑	0	0.00	1	0.01
感染性腹泻	3	0.03	0	0.00
手足口病	—	—	13	0.13
合计	76	0.79	69	0.69

注：①手足口病2007年起作为上海市监测类传染病进行报告；②性传播疾病为匿名就诊，无分街道疫情数，表3中未统计。

2.2.4 慢性非传染性疾病 2007 年淮海中路街道社区卫生服务中心门诊病人前 5 位疾病，分别为高血压、上呼吸道感染、糖尿病、冠心病和慢性胃炎。高血压居首位，占 23.01%。按 60 岁年龄分组，<60 岁和 60 岁的 2 个人群前 3 位疾病构成相同，<60 岁人群第 4、5 位疾病为慢性胃炎和皮炎，60 岁的人群则为冠心病和前列腺增生，见表 4。住院病人前 5 位疾病分别为脑梗死（28.12%）、脑梗死后遗症（12.91%）、冠心病（8.07%）、脑出血（6.83%）和多发性脑梗死（6.83%）。家庭病床前 5 位疾病分别为脑梗死（42.02%）、高血压（27.07%）、冠心病（16.06%）、慢性支气管炎（7.02%）和糖尿病（3.04%）。

表 4 卢湾区淮海社区卫生服务中心 2007 年门诊病人前 5 位疾病分布

全年龄			<60 岁			60 岁		
疾病	构成比	顺位	疾病	构成比	顺位	疾病	构成比	顺位
高血压	23.01	1	高血压	27.30	1	高血压	24.67	1
上呼吸道感染	7.06	2	糖尿病	7.82	2	糖尿病	6.82	2
糖尿病	6.42	3	上呼吸道感染	6.01	3	上呼吸道感染	5.93	3
冠心病	4.93	4	慢性胃炎	2.93	4	冠心病	5.10	4
慢性胃炎	3.75	5	皮炎	2.45	5	前列腺增生	4.36	5

2.3 卫生需求与利用

2.3.1 医疗资源 淮海中路街道共有各类医疗机构 14 家，其中一级医院 2 家、二级医院 1 家、三级医院 1 家，专业预防保健机构 1 家，民营医院 4 家，个体诊所 5 家。共有核定床位 1118 张，其中社区卫生服务中心 56 张，占 5.01%。

2.3.2 淮海中路街道社区卫生服务中心概况 中心占地面积 1500m^2，建筑面积 3600m^2，业务用房 3080m^2。2007 年核定床位数 56 张，可开放床日 20440 日，实际占用床日 19790 日，床位占用率为 96.82%。全年门诊量 217481 人次，其中城镇医保 7758 人，自费（无保障人数）4262 人。人均住院费用 9860.05 元，门诊均次费 119.71 元，均每张处方 104.12 元。每位医师服务人数为 852.81 人，社区每位护士服务人数 2745.14 人，健康志愿者人数 180 人，医疗救助人次数 194 人次。下设 4 个社区卫生服务站，医护防按 4∶2∶2 比例设置。居民平均步行到社区卫生服务中心（站）时间 10~15 分钟，对社区卫生服务满意度为 97.9%。

2.3.3 社区卫生服务中心人力资源 淮海中路街道社区卫生服务中心共有卫生专业人员 103 人，其中男性 21 人，女性 82 人，男女性别比为 0.26∶1。专业技术职称分布：高级 5 人（占 4.85%），中级 26 人（占 25.24%），初级 76 人，占 73.79%。学历以大专及以下为主，占 86.41%，其中中专及以下学历占 58.25%。年龄构成：51 岁及以上占 40.77%，35 岁以下占 31.07%，36~50 岁占 28.15%。

3 讨论

淮海中路街道社区卫生服务中心前身由济南、吉安、嵩山、顺昌 4 家地段医院合并而成，2001 年异地新建，承担着全街道居民的医疗、预防、保健、康复、健康教育和计划生育指导六位一体的社区卫生服务。2004 年被列为上海市社区卫生服务综合改革示范点和上海市中医药服务示范点。2005 年 7 月起，以全科服务团队和中医药适宜技术相结合的服务模式全面开展社区综合防治工作，在向社区居民提供健康的环境和对疾病人群、高危人群以及健康者提供预防、医疗、保健、康复、健康教育与健康促进等一系列卫生保健活动，控制和降低社区人群传染病和慢性非传染性疾病的发病率和死亡率，提高居民的健康水平和生活质量方面取得了显著的成效。2008 年被列为上海市社区老干部工作示范点。

通过社区诊断发现，随着健康宣教工作的不断深入，居民居住环境的改善，卫生习惯的好转，自身保护意识不断增强，常见传染病发病率平稳下降。传染病构成以肺结核和性传播疾病为主（2007 年卢湾区梅毒发病率为 112.93/10 万，比去年同期上升 13.76%。淋病发病率为 51.65/10 万，去年同期下降 24.50%，位居发病前二位）。今后应继续加强肺结核和性传播疾病的防控力度，积极控制疾病蔓延。要争取政府及有关部门充足的资源投入，加大部门合作，社会动员，群众参与，在重点人群中开展性传播疾病和肺结核的防治工作。大力开展防病知识宣传和公民道德教育，提高公民的自身防护意识，提高安全套的使用率；要规范一次性用品、血液和血制品的生产、使用和处理[1]。

通过社区诊断发现，高血压、糖尿病、冠心病、脑卒中已成为危害本社区居民健康的重要疾病。其中高血压问题既是其他疾病的危险因素，又是危害本社区的主要健康问题[2,3]。本社区从加强健康宣教、落实 35 岁以上首诊测压、对高血压病人进行正规治疗和随访、开展细节管理，落实健康专员做好病例随访管理等多个环节着手，抓好高血压控制工作。2007 年卢湾区淮海中路街道登记管理高血压重点对象人数 2329 人，规范管理 2217 人，规范管理率为 95.19%，其中 75.83%的人血压得到较好控制。社区卫生服务中心处在慢性病预防工作的第一线，有便捷、连续的优势，但缺乏专业技术支撑，同时各种慢性病尤其是高血压、糖尿病、冠心病和脑卒中等又有相互交叉影响的发病趋势，单靠社区卫生服务中心的力量还不能较好的开展慢性病的防治工作。应进一步探索区域医疗资源纵向整合，将二、三级医院的专业技术放到社区慢性病预防工作第一线，推进慢性病综合防治项目，发挥二、三级医院与社区卫生服务中心的互补优势，促进资源的有效整合，同时在区域内实现居民临床医疗信息和健康档案信息的共享，形成纵横结合的医疗信息共享格局，在慢性病防治工作中形成区域内的防治网络。加强社区慢病监测系统和行为危险因素监测系统的管理[4]。

60 岁老年人口比例达到 10%或 65 岁老年人口比例达到 7%的国家或地区被视为进入了老年型社会。至 2006 年底，上海户籍 60 岁老年人口 275.62 万人，占户籍总人口的 20.15%，65 岁老年人口 207.58 万人，占 15.17%。淮海社区户籍人口中 60 岁老年人口占 23.06%，65 岁人口占 17.98%，已高于上海市平均水平。可见人口老龄化问题是本社区面临的主要卫生问题。老年人口对卫生服务的需求和利用均要高于其他年龄组[5]。因此，有必要结合本社区老年人口对卫生服务的需求和利用特点，提出适合老年人口的卫生方案和卫生政策，政府应对老年人在社区卫生服务中心诊治进行规范、支持和政策倾斜，对社区卫生服务中心治疗几种常见慢性病提出几套可行的治疗规范和治疗目录，扩大家庭病床的服务数量及领域[6]。

根据每万人3名全科医师的要求，本社区目前有全科医师18名，能够基本满足社区卫生服务的需要。但是从人力资源状况分析，人员的年龄、学历及职称结构均存在不合理的情况，学历仍以大专及以下为主，占86.41%，其中中专及以下占58.25%。职称结构中初级职称占73.79%，50岁及以上年龄占40.77%，这在一定程度上制约社区卫生服务的进一步发展。做好人力资源储备，更好的适应社区综合工作的需要是今后需要认真思考的问题。今后应进一步加大继续教育和相关业务知识培训力度，按照立足培养、适度引进的原则，一方面鼓励社区医务人员参加岗位培训和职称考试，另一方面适度引进医学人才，提高学历和职称水平。同时，利用区医学会、人才培训中心的平台，聘请专家到社区为医生、护士、防保人员进行教学查房、专题讲座，逐步建立系列完整、人数适宜、质量可靠、群众满意的社区全科医师队伍。

参考文献

[1] 徐枫，朱宏幼，章朝霞. 上海市卢湾区1956~2004年甲乙类传染病流行特征分析 [J]. 上海预防医学，2005，9：433-434.

[2] 顾秀英，顾宏亮，李静，等. 太仓市慢性非传染性疾病综合防治社区诊断报告 [J]. 中国慢性病预防和控制，1999，7（6）：275-276.

[3] 冯春荣，边宝生，林峥嵘. 北京展览路阜外社区居民慢性病的现患状况及危险因素的调查分析 [J]. 中国慢性病预防与控制，1999，7（6）：273-275.

[4] 李强，陈政，戴依群，等. 上海市嘉定区慢性病综合防治试点社区诊断报告 [J]. 上海预防医学，2003，15（1）：42-44.

[5] 卫生部统计信息中心. 中国卫生服务调查研究——第三次国家卫生服务调查分析报告 [M]. 北京：中国协和医科大学出版社，2004，206.

[6] 张静，施永兴，王峥. 上海市闸北区全国社区卫生服务示范区诊断报告 [J]. 上海预防医学，2007，19（12）：643-645.

第十一章　利用基层卫生服务信息制作常用统计图表

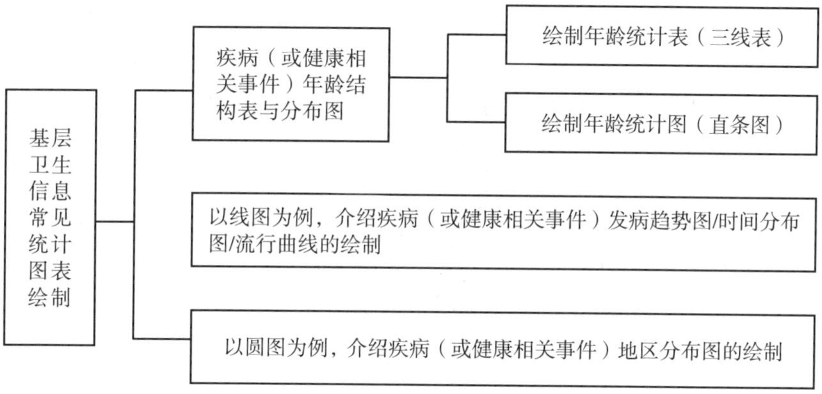

基层卫生信息描述常用统计图表绘制示意图

一、疾病（或健康相关事件）的年龄结构表与分布图

以第二部分第四章高血压居民年龄为例，介绍年龄分布图表的制作。

（一）制作统计表

统计图是在统计表的基础上制作的，故先介绍如何绘制高血压居民的年龄结构表。

1. 确定表的标题，包括序号与名称　年龄分布特征分析是居民高血压流行特征分析的第一项内容，是第四章出现的第 1 个表格，故其表序为“2-4-1”。表格的总内容是某乡镇乙村不同年龄段居民中有多少居民现患高血压及其患病严重程度，故将名称定为“某乡镇乙村居民高血压患病年龄分布”。因此，确定的表标题为“表 2-4-1　某乡镇乙村居民高血压患病年龄分布”。

2. 确定标目，包括横标目和纵标目　横标目为分组标志，按照年龄段由小到大排序，依次为 0~、20~、…、70 岁及以上。纵标目表示结果，若有单位，须注明，如患病率的单位为“%”，要将“%”放在纵标目中。

3. 确定线条数目及位置，表中只有横线，没有竖线和斜线。牢记“三线表”的理念，包括顶线、底线、纵标目与数字间的横线 3 条必要横线；如果有“合计”行，表中最后一行具体数字与合计行之间可加一条横线。

4. 输入数字　将结果以数字的形式输入表中，其中小数位要对齐，一般保留 2 位小数。

5. 备注　如有文字描述放在表下方，不应放在表内。本例无备注。

通过以上5个步骤，完成了高血压的年龄结构表，见第二部分第四章表2-4-1。

所有统计表的绘制均遵循以上5步，其他疫情特征分布表的制作参照这五原则。

（二）制作统计图

习惯上，以条图表示年龄结构图。绘制图2-4-3的方法如下：

1. 纵轴与横轴的尺度均为算术尺度，前者自下而上，后者从左到右，数值一律由小到大。

2. 确定直条间距，各条之间的间隙相等。

3. 横轴第一个条区间为20岁以下年龄组（不含20岁），最后一个条区间代表70岁及以上年龄组。

4. 纵轴必须从0开始，纵轴间隔相等，封顶高度数字必须大于或等于各条高度代表的数字，且不应大的太多。本例间隔定为2，因50岁年龄组患者最多，患病率为9.11%，故封顶高度选为10。

5. 用直条的长短表示数字的大小　各组的直条从横轴开始，向上延至与纵轴相应高度齐平位置。可以先找到具体病例数对应的纵轴高度，从纵轴将其引致具体年龄段所在的条区间，然后由横轴向上画直条，与纵轴引线相交即可。

6. 在横轴外侧写上横轴标目“年龄”，注明单位“岁”；在纵轴外侧写纵轴标目“患病率”，在图右侧写图例。

7. 在图下方写图题，包括序号和名称　该图是第四章出现的第3个图，故序号为“2-4-3”。总内容是某乡镇乙村不同年龄段居民中有多少居民现患高血压，将名称定为“某乡镇乙村不同年龄组居民高血压患病率”。因此，确定的图标题为“图2-4-3　某乡镇乙村不同年龄组居民高血压患病率”。

以上7个步骤，绘制完成高血压年龄分布图，见第二部分第四章图2-4-3。

二、疾病（或健康相关事件）发病趋势图/时间分布图/流行曲线

常以线图、条图、直方图表示疾病或健康相关事件随时间的变化趋势。

以第二部分第二章手足口病发病时间特征为例，介绍此类统计图的制作。第二部分第二章以条图表述了手足口病发病时间特征，由于本章年龄分布图中，已经详细介绍了条图的制作，本处不再重复介绍条图的制作；同样，直方图的制作与条图的基本相似，只是各条之间没有间隙。故仅详细介绍线图的绘制。

1. 纵轴与横轴的尺度均为算术尺度，前者自下而上，后者从左到右，数值一律由小到大。

2. 以月份为横轴，以发病数为纵轴。

3. 横轴第一个周期为1月，最后一个是12月，各月之间的间隙相等。

4. 纵轴必须从0开始，间隔相等，封顶高度数字必须大于或等于各月发病数，且不应大的太多。本例间隔定为20，因5月份发病数最多（82例），故封顶高度选为100。

5. 先找到各月具体病例数对应的纵轴高度，在该月与纵轴相应高度交叉位置标注一个点，相邻两点用直线连接。请注意线图为折线图，不是平滑线图。

6. 在横轴外侧写上横轴标目“月份”；在纵轴外侧写纵轴标目“病例数”，在图右

侧或适宜位置标注图例。

7. 在图下方写图题，包括序号和名称。该图是第二章正文出现的第 8 个图，故其序号为“2-2-8”。图的总内容是 2012 年某乡镇每月的手足口病发病数量，因此，将名称定为“某乡镇 2012 年手足口病发病月分布”。因此，确定的图标题为“图 2-2-8 某乡镇 2012 年手足口病发病月分布”，或“图 2-2-8 某乡镇 2012 年手足口病月发病趋势”，或“图 2-2-8 某乡镇 2012 年手足口病发病流行曲线”。

通过以上 7 个步骤，绘制完成发病趋势图/时间分布图/流行曲线（图 2-11-1）。与图 2-2-8 相比，该图同样直观显示了手足口病疫情随时间的变迁。

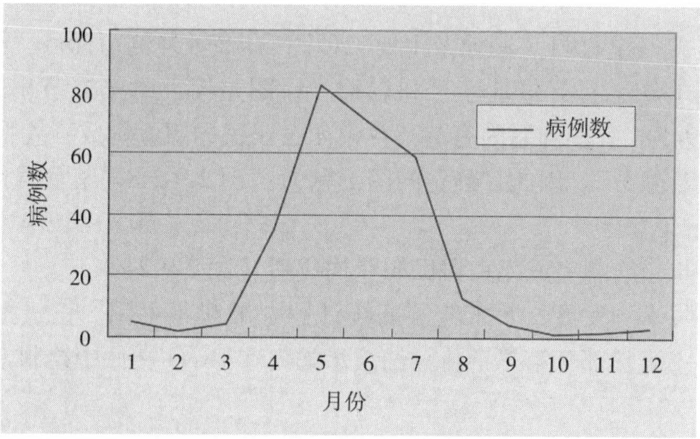

图 2-11-1 某乡镇 2012 年手足口病发病月分布

三、疾病（或健康相关事件）的地区分布图

常以圆图、百分条图表示不同地区疫情占整个区域内疫情的比例。

以第二部分第二章手足口病发病地区特征为例，介绍此类图的制作。由于百分条图的绘制与条图的绘制基本相同，本处不再重复，仅详细介绍圆图的制作。

1. 以圆面积为 100%，先将各村庄发病构成比分别乘以 3.6 度，得到圆心角度数，然后用圆规和量角器绘成相应扇形面积。

2. 以 12 点为基点，由大到小，按照顺时针方向依次绘制。

3. 在图右侧或其他合适位置写图例，标目可以不写。

4. 在图下方写图题，包括序号和名称。该图是第二章正文出现的第 9 个图，故其序号为“2-2-9”。图的总内容是 2012 年某乡镇各村庄的手足口病发病例数，因此，将名称定为“某乡镇 2012 年手足口病的村庄分布情况”。因此，确定的图标题为“图 2-2-9 某乡镇 2012 年手足口病的村庄分布情况”。

通过以上 4 步，绘制完成发病的地区分布图（图 2-2-9）。

四、疾病（或健康相关事件）的人群职业构成图/分布图

常以圆图、百分条图、条图等表示职业构成情况。

此类统计图的绘制方法与步骤与地区分布图的相同，本处不再赘述。

本章已介绍了圆图和一般条图的绘制，本处不重复。但因职业构成条图为簇状条形图，与其他直条图的显示有所不同，本处以第二部分第九章图 2-9-2-8 为例，介绍该图的制作。

1. 纵轴与横轴的尺度均为算术尺度，前者自下而上，后者从左到右，数值一律由小到大。

2. 确定直条间距，各条之间的间隙相等。

3. 横轴显示数值大小，数值沿着横轴方向，由小到大；纵轴代表不同职业。

4. 用直条的长短表示数字的大小。各组的直条从纵轴开始，向左延至与横轴相应数字齐平位置。

5. 在纵轴外侧写上标目“职业及主要工种”；在横轴外侧写标目“死亡数”。

6. 在图下方写图题目，包括序号和名称。该图是第九章第二节出现的第 8 个图，故其序号为“2-9-2-8”。图的总内容是某乡镇死亡居民的职业构成，故将名称定为“某乡镇死亡居民职业分布”。因此，确定的图标题为“图 2-9-2-8　某乡镇死亡居民职业分布”。

通过以上 6 步，绘制完成死亡居民职业构成图（图 2-9-2-8）。

随着计算机技术的发展，手工绘制的统计图一般只是草图。正式报告中均使用制图软件完成。本书第三部分第二章将详细演示如何在 Excel 文件中绘制常用统计图。

第三部分

基层卫生服务信息的计算机处理

第一章　基层卫生服务信息的数据库构建

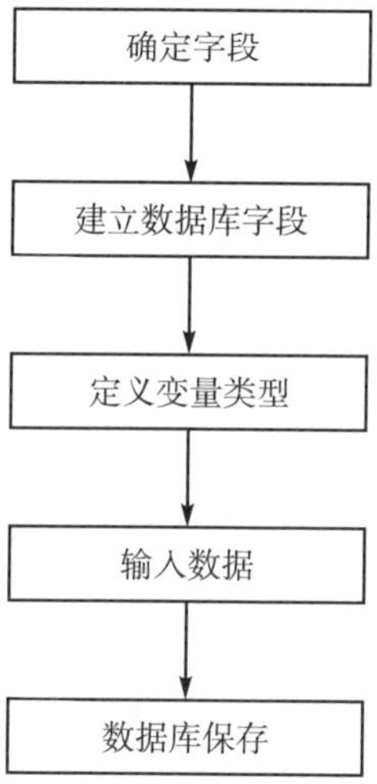

基层卫生服务信息数据库构建示意图

日常工作中，常需建立一些有规律的数据库。可选用的数据库软件很多，如 Epi Info、Epi Data、SPSS、SAS、Access、Fox Pro 等，在这些软件中，一个编号代表一位居民的疾病或健康信息，可以很好的控制录入质量，但对于接触统计软件较少者而言，有一定难度。大家熟悉的 Excel 办公软件也可建立数据库。在 Excel 数据库中，每行代表一位居民的疾病或健康信息，每列代表一种信息。现以居民健康档案信息为例，介绍 Excel 数据库的构建。

例 3-1-1：某乡村医生填写了大量纸质居民健康档案，现拟通过数据库的形式，实现信息电子化管理。

这里仅以个人基本信息表为例，演示如何在 Excel 文件中构建数据库。

一、确定字段

该表中包括姓名、性别、出生日期、身份证号、现住址、工作单位、本人电话、联系人姓名、联系人电话、常住类型、民族、血型、文化程度、职业、婚姻状况、医疗费用、支付方式、药物过敏史、既往史（疾病、手术、外伤、输血）、家族史、遗传病史、残疾情况等内容。这些内容俗称为变量，在数据库中则称为“字段”。

二、建立数据库字段

打开 Excel 办公软件（如 Excel 2003），在 Excel 文件的一个工作表（如 Sheet1）的第 1 行第 1 列（A 列）交叉处单元格 A1，输入“姓名”；在该行第 2 列（B 列）单元格 B1，输入“性别”；余类推，在第一行诸列的各个单元格输入个人基本信息涉及字段名称，完成字段输入工作，见图 3-1-1。请注意，每个字段必须占用一个单元格，每个单元格中有、且仅包括一个字段。该行以下区域为变量值区域，即数据区域，用以录入具体信息。

	A	B	C	D	E	F	G	H	I	J	K	L	M	N	O	P	Q	R	S	T	U	V	W	X
1	姓名	性别	出生日期	身份证号	现住址	工作单位	本人电话	联系人姓名	联系人电话	常住类型	民族	血型	文化程度	职业	婚姻状况	医疗费用支付方式	药物过敏史	疾病	手术	外伤	输血	家族史	遗传病史	残疾情况
2																								

图 3-1-1　Excel 数据库字段设置

三、定义变量类型

（一）变量类型定义规则　每个字段的具体结果称为变量值，如姓名“张三”，“张三”就是姓名字段的变量值，性别“男”中的“男”就是性别字段的变量值。

在数据库中，定义变量类型的规则一般是以汉字为表述结果的变量，其变量类型定义为字符型，如“张三”、“男”、“初中文化”等；以阿拉伯数字为结果的定义为数值型；以日期、时间为结果的定义为日期型。

但对于男女、民族、文化类型等结果明确的变量，为了统计分析方便，可以预先用数字代替其汉字的表达，并随之将其变量类型定义为数值型；如在性别变量中，设定 1=男，2=女，则将性别所在列数据区域内的变量类型定义为数值型；在血型变量中，设定 1=A 型，2=B 型，3=O 型，4=AB 型，5=不详，则将血型所在列数据区域内的变量类型定义为数值型。

对于身份证号、电话等变量，尽管其表现形式为阿拉伯数字，但只是一些个人识别信息，不用于统计分析，可定义为字符型变量（Excel 软件中，称之为文本型变量）。

（二）实例操作

1. 单元格 A2 变量类型的定义（本处演示如何定义字符型变量）

（1）选择第 2 行第 1 列（A 列）交叉处单元格 A2，右击鼠标，弹出可以对单元格进行操作的菜单，其中包括所有可以使用的功能，见图 3-1-2。

（2）点击“设置单元格格式”，弹出“单元格格式”对话框（图 3-1-3）。

（3）点击“数字”主题项，弹出“数字分类”界面（图 3-1-4）。选择“文本”，屏幕显示为图 3-1-5。

（4）点击“确定”按钮，则完成对该单元格变量类型的定义。

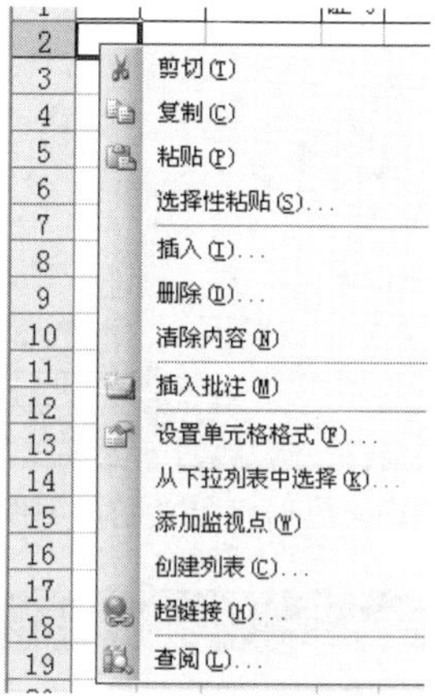

图 3-1-2　Excel 数据库定义变量类型步骤之一

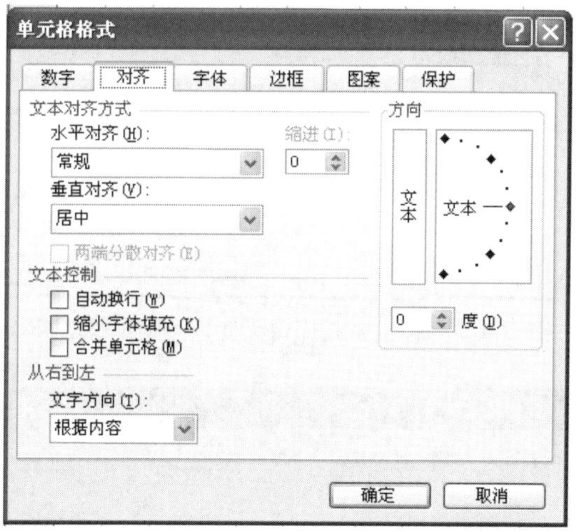

图 3-1-3　Excel 数据库定义变量类型步骤之二

2. 选择单元格 B2（本处演示如何定义数值型变量）　依照单元格 A2 变量类型的定义方法与步骤，设置该单元格的变量类型。为了今后分析方便，现将性别变量值定义为数值型变量。步骤（1）、（2）、（4）同 A2，步骤（3）中需选择的分类为“数值”，见图 3-1-6。

3. 选择单元格 C2（本处演示如何定义日期型变量）　步骤（1）、（2）、（4）同 A2，步骤（3）中需选择的分类为“日期”，见图 3-1-7。

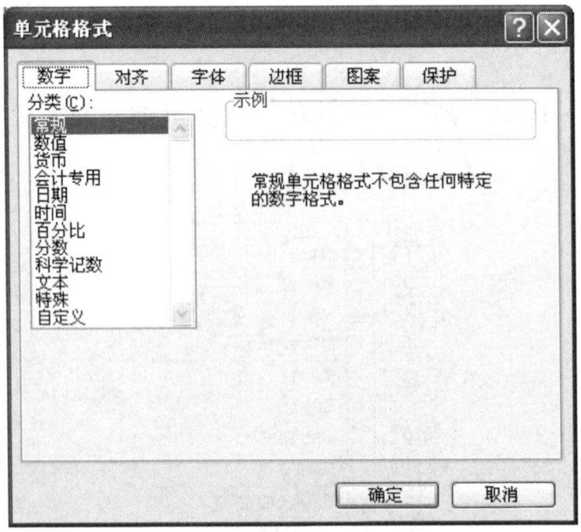

图 3-1-4　Excel 数据库定义变量类型步骤之三

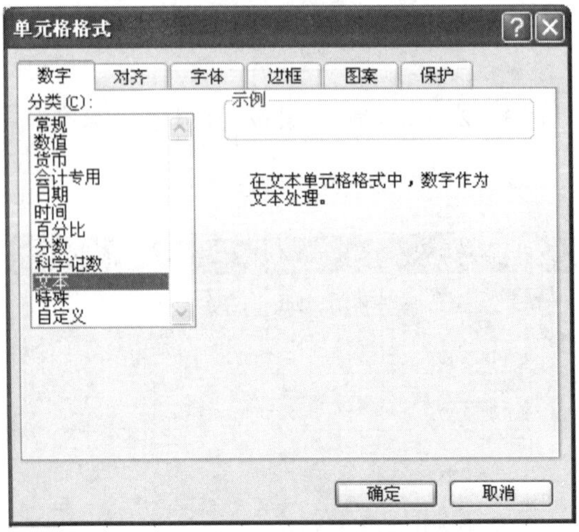

图 3-1-5　Excel 数据库定义变量类型步骤之四

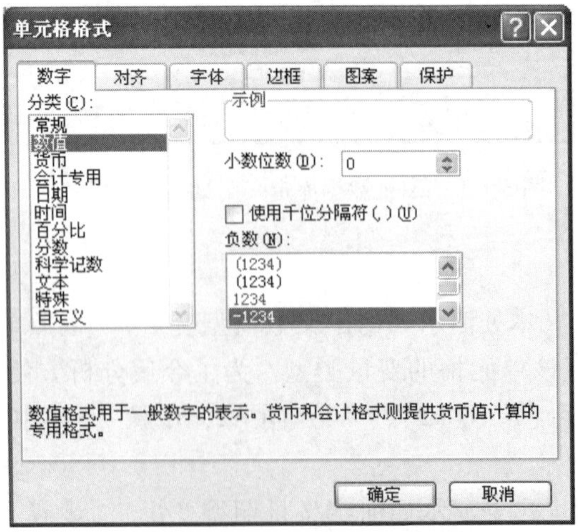

图 3-1-6　Excel 数据库定义变量类型步骤之五

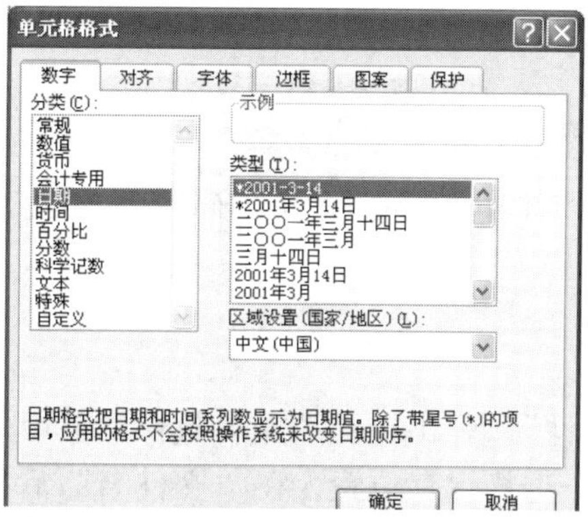

图 3-1-7　Excel 数据库定义变量类型步骤之六

4. 参照定义单元格 A2、B2、C2 的方法步骤，依次定义本行其他单元格的变量类型。

5. 数据区域变量类型的定义。选中单元格 A2-X2，下拉若干行，则完成了该区域的变量类型设置。

四、输入数据

每一行表示一位居民，如 1 号居民的信息输入，依次在 A2-X2 单元格输入该居民的信息，如在单元格 A2 输入“张三”、B2 输入“1”（1 表示男性）、C2 输入“1977-3-5”、D2 输入“13010219770305××××”等。1 号居民信息录入完成后，在第 3 行输入 2 号居民的相关信息。余类推，将全部居民的个人基本信息录入该数据库。

五、数据库保存

（一）数据库所在工作表命名　为了明了显示数据库内信息的有关内容，最好将该数据库所在工作表进行命名。具体操作如下：右击该工作表底部的具体工作表名称，本例为“Sheet1”，弹出可选菜单，见图 3-1-8。选择“重命名”，输入“个人基本信息”，见图 3-1-9。

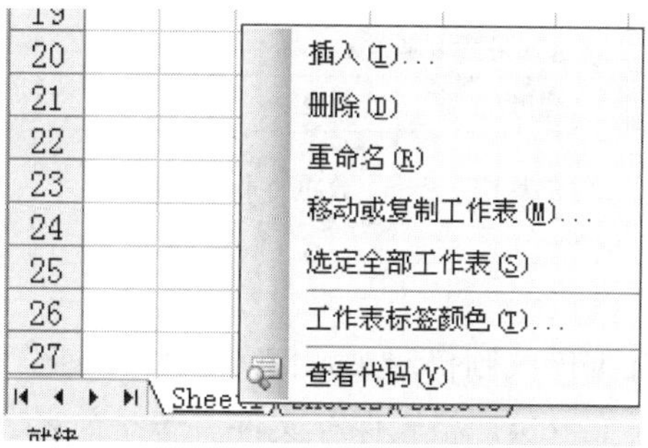

图 3-1-8　Excel 工作表命名步骤之一

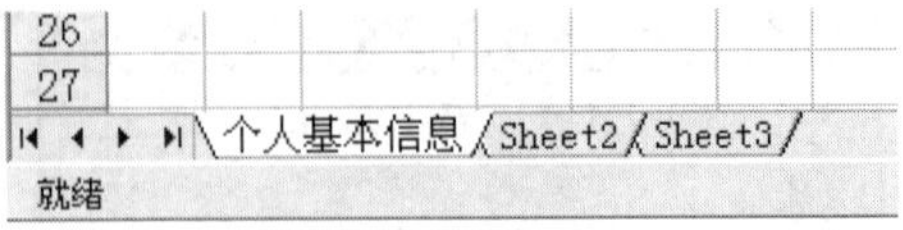

图 3-1-9　Excel 工作表命名步骤之二

（二）数据库命名保存

1. 点击菜单栏的“文件”，弹出可选菜单，见图 3-1-10；点击保存，弹出“另存为”对话框，见图 3-1-11，选择保存位置，在“文件名”后框内输入数据库名称，如“居民健康档案”，然后点击保存，获得最基本 Excel 的数据库。

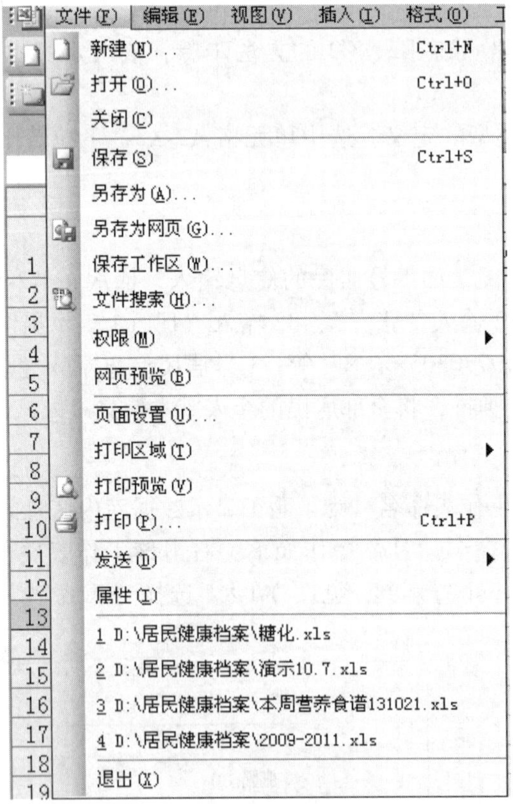

图 3-1-10　Excel 数据库保存步骤之一

2. 如果要建 Access 数据库，则仍用 Excel 默认的“. xls”格式保存文件。如建 Fox Pro 数据库，则以 Dbase 4（. dbf）格式保存文件。若是前者，需新建一个 Access 数据库，在“新建表”的对话框里，选择“导入表”然后在导入对话框中选择刚存盘的“.

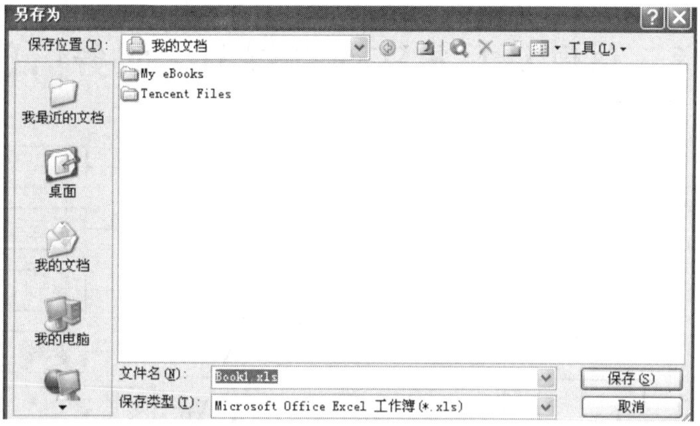

图 3-1-11　Excel 数据库保存步骤之二

xls”文件。选好导入文件后，选择“第一行包含列标题”，点击“下一步”，直至完成。导入完成后可以打开数据库进行使用或修改。若是后者，更简单，直接用 FoxPro 打开上一步存盘的“. dbf”文件，根据需要进行一些诸如字段宽度、字段数据类型设置即可。有兴趣者，可自己尝试，本处不详述。

六、网络版数据库

随着计算机网络技术的发展，建立网络版的居民卫生服务信息库成为发展的必然趋势，即便于信息管理，又利于信息共享、使用。国家疾病预防信息系统就是大家熟知的成熟的网络版数据库，在传染病防控、居民死亡原因统计等工作中，起到了及时、重要而关键的作用。网络版数据库的基础为单机版数据库，本处不再详述。

第二章　借助计算机实现基层卫生服务信息分析

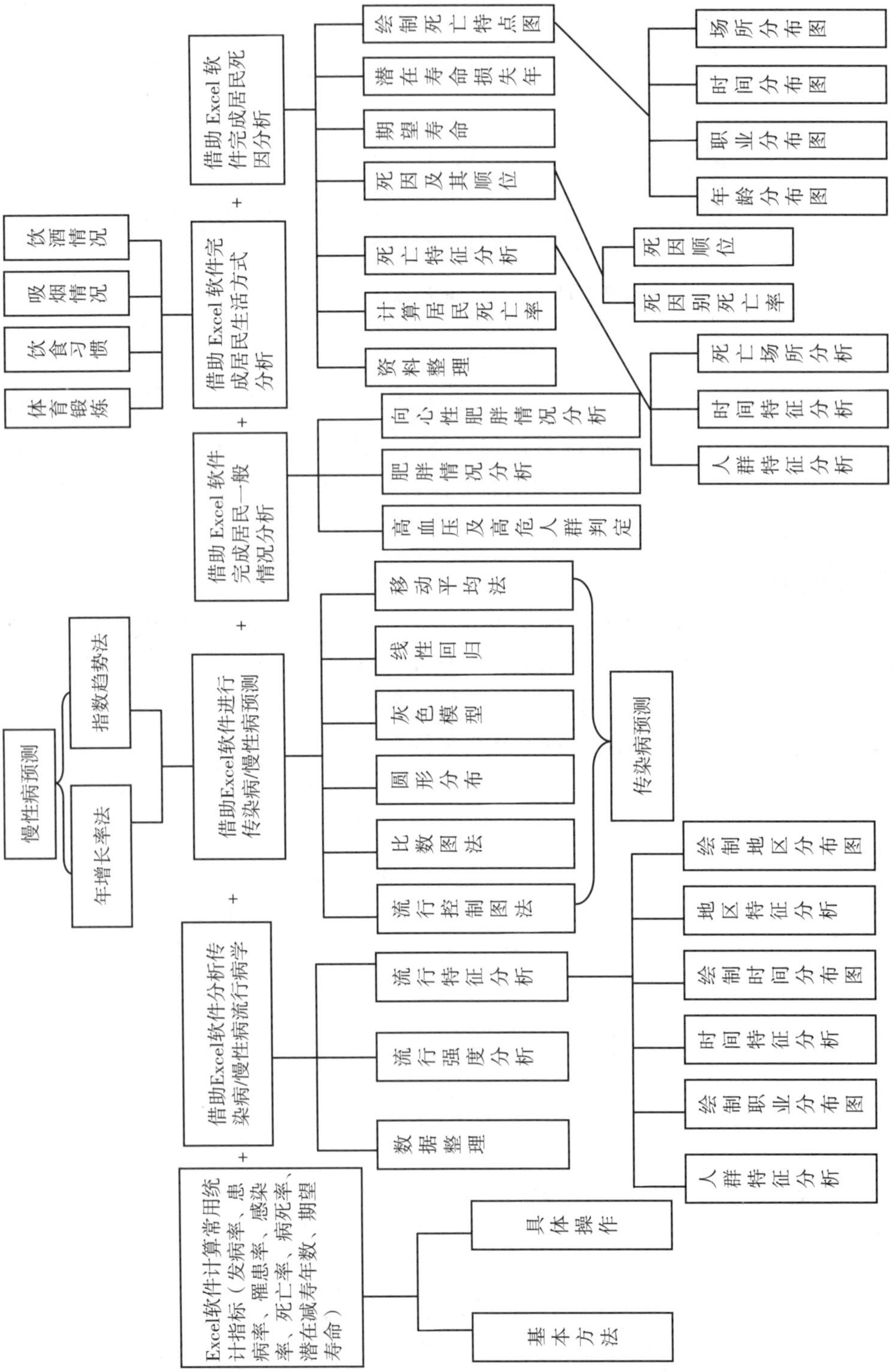

借助计算机实现基层卫生服务信息分析示意图

第一节 借助 Excel 软件计算常用疾病统计指标

第二部分第一章第一节介绍了常用疾病统计指标的基本计算步骤与流程，本节介绍如何使用办公软件 Excel 快速完成该指标的计算。

一、发病率的基本计算方法与具体操作

本处演示 Excel 软件实现例 2-1-1 资料的计算。

首先，新建 1 个 Excel 文件，在该文件的任一工作表的第 1 行的第 1 个单元格 A1 输入计算的内容提要，相当于表的标题。本例输入内容为“2012 年某乡镇 5 岁以下儿童手足口病发病情况”。在第 2 行的第 1 个单元格 A2 输入“5 岁以下儿童病例数”，第 2 个单元格 B2 输入“5 岁以下儿童人口数”，第 3 个单元格 C2 输入“发病率（%）”，见图 3-2-1-1。

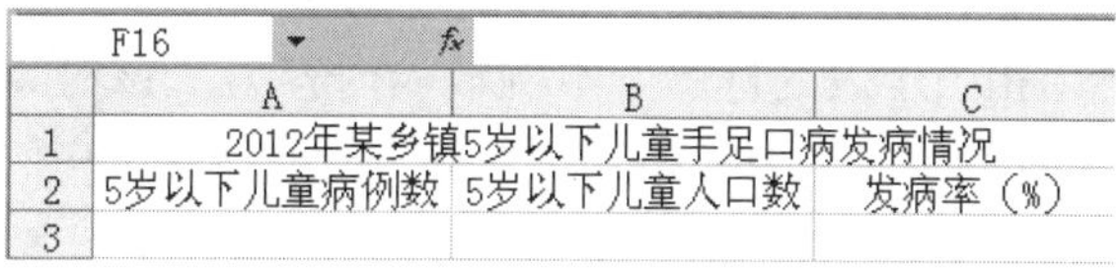

图 3-2-1-1 发病率计算操作步骤之一

第二步，依次在第 3 行的第 1 个单元格 A3 输入“273”，第 2 个单元格 B3 输入“20108”，见图 3-2-1-2。

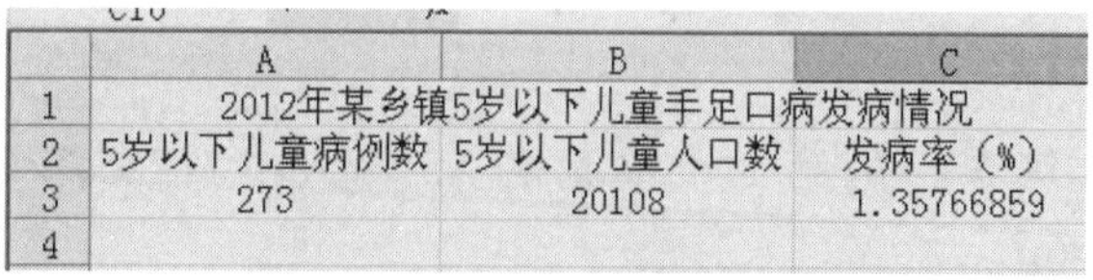

图 3-2-1-2 发病率计算操作步骤之二

第三步，这一步是核心操作，有两种方法可以完成。一种是，直接选中第 3 行的第 3 个单元格 C3，输入“=A3/B3 * 100”。另一种是输入与点击相结合的方法，即在 C3 输入“=”后，点击 A3，输入除号“/”，点击 B3，输入乘号“ * ”，输入 100，此时 C3 显示的内容与直接输入公式的内容相同，见图 3-2-1-3。

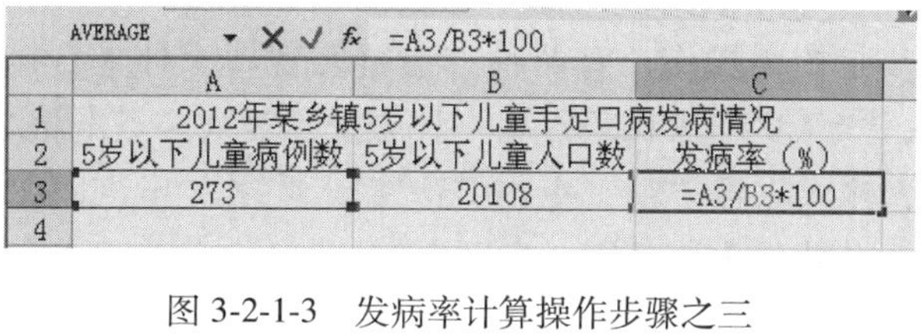

图 3-2-1-3 发病率计算操作步骤之三

第四步，回车，单元格 C3 显示数字“1.35766859”，为 2012 年某乡镇 5 岁以下儿童手足口病发病率，见图 3-2-1-4。即 2012 年某乡镇 5 岁以下儿童手足口病发病率为 1.36%。

	A	B	C
1	2012年某乡镇5岁以下儿童手足口病发病情况		
2	5岁以下儿童病例数	5岁以下儿童人口数	发病率（%）
3	273	20108	1.35766859
4			

图 3-2-1-4　发病率计算操作步骤之四

二、患病率的基本计算方法与具体操作

本处演示 Excel 办公软件实现例 2-1-2 资料的计算。

首先，新建 1 个 Excel 文件，在该文件的任一工作表的第 1 行的第 1 个单元格 A1 输入计算的内容提要，相当于表的标题。本例输入内容为“该村 2012 年常住居民高血压患病情况”。在第 2 行的第 1 个单元格 A2 输入“现患高血压病例数”，第 2 个单元格 B2 输入“常住人口数”，第 3 个单元格 C2 输入“患病率（%）”，见图 3-2-1-5。

	A	B	C
1	该村2012年常住村民高血压患病情况		
2	现患高血压病例数	常住人口数	患病率（%）

图 3-2-1-5　患病率计算操作步骤之一

第二步，依次在第 3 行的第 1 个单元格 A3 输入“71”，第 2 个单元格 B3 输入“3054”，见图 3-2-1-6。

	A	B	C
1	该村2012年常住村民高血压患病情况		
2	现患高血压病例数	常住人口数	患病率（%）
3	71	3054	
4			

图 3-2-1-6　患病率计算操作步骤之二

第三步，这一步是核心操作，有两种方法可实现。一种是直接选中第 3 行的第 3 个单元格 C3，输入“=A3/B3*100”。另一种方法是输入与点击相结合，即在 C3 输入“=”后，点击 A3，输入除号“/”，点击 B3，输入乘号“*”，输入 100，此时 C3 显示的内容与直接输入公式的内容相同，见图 3-2-1-7。

EXPONDIST　=A3/B3*100

	A	B	C
1	该村2012年常住村民高血压患病情况		
2	现患高血压病例数	常住人口数	患病率（%）
3	71	3054	=A3/B3*100

图 3-2-1-7　患病率计算操作步骤之三

第四步，回车，单元格 C3 显示的数字“2.324819908”就是 2012 年该村常住居民高血压患病率，见图 3-2-1-8。即 2012 年该村常住居民高血压患病率为 2.32%。

C3　=A3/B3*100

	A	B	C
1	该村2012年常住村民高血压患病情况		
2	现患高血压病例数	常住人口数	患病率（%）
3	71	3054	2.324819908

图 3-2-1-8　患病率计算操作步骤之四

三、罹患率的基本计算方法与具体操作

本处演示 Excel 办公软件实现例 2-1-3 资料的计算。

首先，新建 1 个 Excel 文件，在该文件的任一工作表的第 1 行的第 1 个单元格 A1 输入计算的内容提要，相当于表的标题。本例输入内容为“某乡中心小学疑似某食物中毒的罹患情况”。在第 2 行的第 1 个单元格 A2 输入“疑似某食物中毒人数”，第 2 个单元格 B2 输入“学生总数”，第 3 个单元格 C2 输入“罹患率（%）”，见图 3-2-1-9。

	A	B	C
1	某乡中心小学疑似某食物中毒的罹患情况		
2	疑似某食物中毒人数	学生总数	罹患率（%）
3			

图 3-2-1-9　罹患率计算操作步骤之一

第二步，依次在第 3 行的第 1 个单元格 A3 输入“50”，第 2 个单元格 B3 输入“180”，见图 3-2-1-10。

B11

	A	B	C
1	某乡中心小学疑似某食物中毒的罹患情况		
2	疑似某食物中毒人数	学生总数	罹患率（%）
3	50	180	

图 3-2-1-10　罹患率计算操作步骤之二

第三步，这一步是核心操作，有两种方法可以实现。一种是直接选中第 3 行的第 3 个单元格 C3，输入“=A3/B3＊100”。另一种方法是输入与点击相结合，即在 C3 输入“=”后，点击 A3，输入除号“/”，点击 B3，输入乘号“＊”，输入 100，此时 C3 显示的内容与直接输入公式的内容相同，见图 3-2-1-11。

EXPONDIST ▾ ✕ ✓ fx =A3/B3*100

	A	B	C
1	某乡中心小学疑似某食物中毒的罹患情况		
2	疑似某食物中毒人数	学生总数	罹患率（%）
3	50	180	=A3/B3*100
4			

图 3-2-1-11　罹患率计算操作步骤之三

第四步，回车，单元格 C3 显示的数字（“27.77777778”）就是 2013 年 5 月 8 日该乡中心小学疑似某食物中毒的罹患率，见图 3-2-1-12。即 2013 年 5 月 8 日该乡中心小学疑似某食物中毒的罹患率为 27.78%。

C3 ▾ fx =A3/B3*100

	A	B	C
1	某乡中心小学疑似某食物中毒的罹患情况		
2	疑似某食物中毒人数	学生总数	罹患率（%）
3	50	180	27.77777778
4			

图 3-2-1-12　罹患率计算操作步骤之四

四、感染率的基本计算方法与具体操作

本处演示 Excel 办公软件实现例 2-1-4 资料的计算。

首先，新建 1 个 Excel 文件，在该文件的任一工作表的第 1 行的第 1 个单元格 A1 输入计算的内容提要，相当于表的标题。本例输入内容为“2012 年 9 月某乡镇儿童蛔虫感染情况”。在第 2 行的第 1 个单元格 A2 输入“感染数”，第 2 个单元格 B2 输入“儿童总数”，第 3 个单元格 C2 输入“感染率（%）”，见图 3-2-1-13。

	A	B	C
1	2012年9月某乡镇儿童蛔虫感染情况		
2	感染数	儿童总数	感染率（%）
3			

图 3-2-1-13　感染率计算操作步骤之一

第二步，依次在第 3 行的第 1 个单元格 A3 输入“30”，第 2 个单元格 B3 输入“1800”，见图 3-2-1-14。

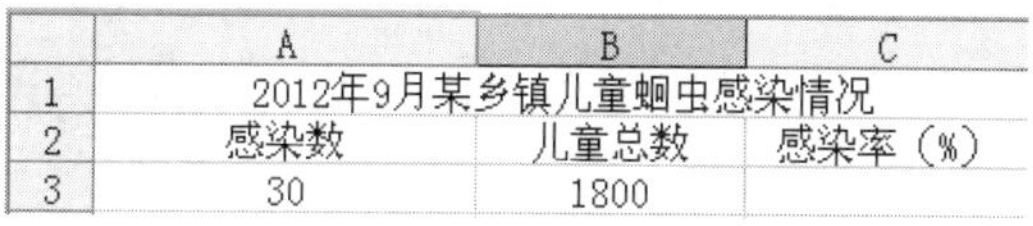

	A	B	C
1	2012年9月某乡镇儿童蛔虫感染情况		
2	感染数	儿童总数	感染率（%）
3	30	1800	

图 3-2-1-14　感染率计算操作步骤之二

第三步，这一步是核心操作，两种方法可以实现。一种是直接选中第 3 行的第 3 个单元格 C3，输入“=A3/B3 * 100”。另一种是输入与点击相结合，即在 C3 输入“=”后，点击 A3，输入除号“/”，点击 B3，输入乘号“ * ”，输入 100，此时 C3 显示的内容与直接输入公式的内容相同，见图 3-2-1-15。

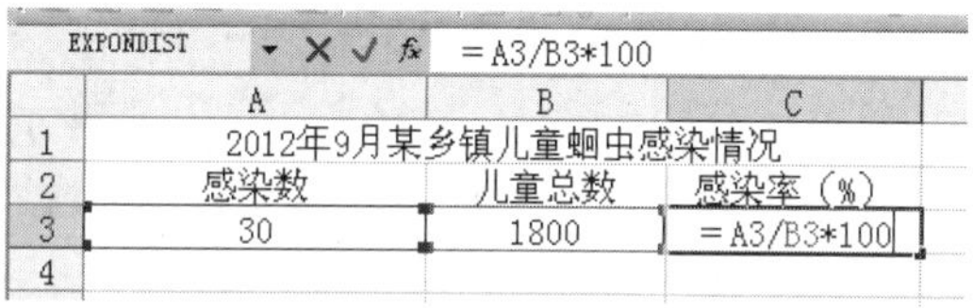

EXPONDIST　=A3/B3*100

	A	B	C
1	2012年9月某乡镇儿童蛔虫感染情况		
2	感染数	儿童总数	感染率（%）
3	30	1800	=A3/B3*100
4			

图 3-2-1-15　感染率计算操作步骤之三

第四步，回车，单元格 C3 显示的数字（“1.666666667”）为该乡镇在 2012 年 9 月调查的蛔虫感染情况，见图 3-2-1-16。故该乡镇 2012 年 9 月调查的儿童蛔虫感染率为 1.67%。

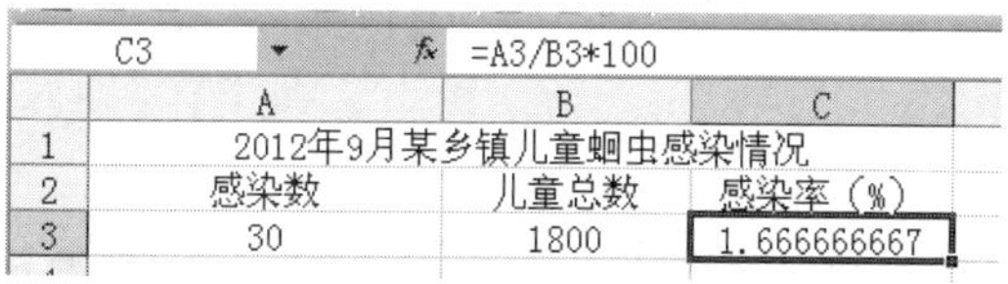

C3　=A3/B3*100

	A	B	C
1	2012年9月某乡镇儿童蛔虫感染情况		
2	感染数	儿童总数	感染率（%）
3	30	1800	1.666666667

图 3-2-1-16　感染率计算操作步骤之四

五、死亡率的基本计算方法与具体操作

（一）死亡率与死亡专率的计算　本处演示 Excel 软件实现例 2-1-5 资料的计算。

首先，新建 1 个 Excel 文件，在该文件的任一工作表的第 1 行的第 1 个单元格 A1 输入计算的内容提要，相当于表的标题。本例输入内容为“2012 年某乡镇居民死亡情况”。在第 2 行的第 1 个单元格 A2 输入“全人群死亡人数”，第 2 个单元格 B2 输入

“常住居民人口数”，第 3 个单元格 C2 输入“全人群死亡率（/10 万）”；在第 5 行的第 1 个单元格 A5 输入“男性死亡人数”，第 2 个单元格 B5 输入“男性居民人口数”，第 3 个单元格 C5 输入“男性人口死亡率（/10 万）”；在第 8 行的第 1 个单元格 A8 输入“恶性肿瘤死亡数”，第 2 个单元格 B8 输入“常住居民人口数”，第 3 个单元格 C8 输入“恶性肿瘤死亡率（/10 万）”；见图 3-2-1-17。

	A	B	C
1	2012年某乡镇居民死亡情况		
2	全人群死亡人数	常住居民人口数	全人群死亡率（/10万）
3			
4			
5	男性死亡人数	男性居民人口数	男性人口死亡率（/10万）
6			
7			
8	恶性肿瘤死亡数	常住居民人口数	恶性肿瘤死亡率（/10万）

图 3-2-17　死亡率计算操作步骤之一

第二步，依次在第 3 行的第 1 个单元格 A3 输入“236”，第 2 个单元格 B3 输入“35487”；第 6 行的第 1 个单元格 A6 输入“116”，第 2 个单元格 B6 输入“17065”；在第 9 行的第 1 个单元格 A9 输入“27”，第 2 个单元格 B9 输入“35487”，见图 3-2-1-18。

	A	B	C	D
1	2012年某乡镇居民死亡情况			
2	全人群死亡人数	常住居民人口数	全人群死亡率（/10万）	
3	236	35487		
4				
5	男性死亡人数	男性居民人口数	男性人口死亡率（/10万）	
6	116	17065		
7				
8	恶性肿瘤死亡数	常住居民人口数	恶性肿瘤死亡率（/10万）	
9	27	35487		
10				

图 3-2-1-18　死亡率计算操作步骤之二

第三步，这一步是核心操作，本例题演示与前面例题演示有所不同，为了方便展示 Excel 操作结果，我们把前面例题的第三步与第四步合并演示。至少有五种方法可以实现本步骤的具体操作，如果熟悉 Excel 软件者，还可以有更多的实现方法。

第一种方法是直接输入计算公式，直接选中第 3 行的第 3 个单元格 C3，输入“=A3/B3 * 100000”；回车，单元格 C3 显示的数字就是 2012 年该乡镇的居民死亡率，本例 C3 单元格显示为“665.0322653”，即 2012 年该乡镇的居民死亡率为 665.03/10 万，见图 3-2-1-19。

第 6 行的第 3 个单元格 C6 输入“=A6/B6 * 100000”，回车，单元格 C6 显示的数字就是 2012 年该乡镇男性居民死亡率，本例 C6 单元格显示为“679.7538822”，即

	A	B	C
1	2012年某乡镇居民死亡情况		
2	全人群死亡人数	常住居民人口数	全人群死亡率（/10万）
3	236	35487	665.0322653
4			
5	男性死亡人数	男性居民人口数	男性人口死亡率（/10万）
6	116	17065	
7			
8	恶性肿瘤死亡数	常住居民人口数	恶性肿瘤死亡率（/10万）
9	27	35487	
10			

图 3-2-1-19　死亡率计算操作步骤之三

2012 年该乡镇男性居民死亡率为 679.75/10 万，见图 3-2-1-20。

C6　=A6/B6*100000

	A	B	C
1	2012年某乡镇居民死亡情况		
2	全人群死亡人数	常住居民人口数	全人群死亡率（/10万）
3	236	35487	665.0322653
4			
5	男性死亡人数	男性居民人口数	男性人口死亡率（/10万）
6	116	17065	679.7538822
7			
8	恶性肿瘤死亡数	常住居民人口数	恶性肿瘤死亡率（/10万）
9	27	35487	
10			

图 3-2-1-20　死亡率计算操作步骤之四

第 9 行的第 3 个单元格 C9 输入“=A9/B9*100000”，回车，单元格 C9 显示的数字就是 2012 年该乡镇恶性肿瘤死亡率，本例为“76.08419985”，即 2012 年该乡镇居民恶性肿瘤死亡率为 76.08/10 万，见图 3-2-1-21。

C9　=A9/B9*100000

	A	B	C
1	2012年某乡镇居民死亡情况		
2	全人群死亡人数	常住居民人口数	全人群死亡率（/10万）
3	236	35487	665.0322653
4			
5	男性死亡人数	男性居民人口数	男性人口死亡率（/10万）
6	116	17065	679.7538822
7			
8	恶性肿瘤死亡数	常住居民人口数	恶性肿瘤死亡率（/10万）
9	27	35487	76.08419985
10			

图 3-2-1-21　死亡率计算操作步骤之五

第二种方法是键盘输入与鼠标点击相结合，即在 C3 输入“=”后，点击 A3，输入除号“/”，点击 B3，输入乘号“*”，输入 100000；回车，单元格 C3 显示的数字

"665.0322653"就是2012年该乡镇居民死亡率，见图3-2-1-19。

在C6输入"="后，点击A6，输入除号"/"，点击B6，输入乘号"*"，输入100000；回车，单元格C6显示的数字"679.7538822"就是2012年该乡镇男性居民死亡率，见图3-2-1-20。

在C9输入"="后，点击A9，输入除号"/"，点击B9，输入乘号"*"，输入100000；回车，单元格C9显示的数字"76.08419985"就是2012年该乡镇恶性肿瘤的死亡率，见图3-2-1-21。

第三、四种方法是在第一种、第二种方法的基础上，利用Excel操作小技巧完成。先看第三种方法：利用复制、粘贴功能实现。

首先，选中图3-2-1-19中的单元格C3（该单元格中已经显示为"665.0322653"），点击Excel文件工具栏中的复制按钮，接着选中单元格C6，点击Excel文件工具栏中的粘贴按钮，此时C6单元格显示为"679.7538822"，即2012年该乡镇男性居民死亡率为679.75/10万，见图3-2-1-20；再选中单元格C9，点击Excel文件工具栏中的粘贴按钮，此时C9单元格显示为"76.08419985"，即2012年该乡镇居民恶性肿瘤的死亡率为76.08/10万，见图3-2-1-21。

第四种方法：利用Excel软件下拉功能实现。

选中图3-2-1-19中的单元格C3（该单元格中已经显示为"665.0322653"），按住鼠标左键，下拉至单元格C9，则单元格C6显示的"679.7538822"、C9显示的"76.08419985"分别为2012年该乡镇男性居民死亡率、该乡镇居民恶性肿瘤死亡率，见图3-2-1-22。

	A	B	C
1	2012年某乡镇居民死亡情况		
2	全人群死亡人数	常住居民人口数	全人群死亡率（/10万）
3	236	35487	665.0322653
4			#DIV/0!
5	男性死亡人数	男性居民人口数	#VALUE!
6	116	17065	679.7538822
7			#DIV/0!
8	恶性肿瘤死亡数	常住居民人口数	#VALUE!
9	27	35487	76.08419985
10			

图3-2-1-22　死亡率计算操作步骤之六

第五种方法：综合上述方法，会发现一个更好的方法。首先将上述资料整理成一个简易表格，见图3-2-1-23。

首先，采用直接输入公式或输入加点击的方法在单元格D14建立一个死亡率计算公式"=B14/C14*100000"；回车；选中单元格D14（该单元格中已经显示为"65.0322653"），按住鼠标左键，下拉至单元格D16，单元格D14、D15、D16依次显示的"65.0322653"、"679.7538822"、"76.08419985"，分别表示2012年该乡镇全人群居民死亡率、男性居民死亡率、该乡镇居民恶性肿瘤死亡率，见图3-2-1-24。

	A	B	C	D
1		2012年某乡镇居民死亡情况		
2		全人群死亡人数	常住居民人口数	全人群死亡率（/10万）
3		236	35487	665.0322653
4				#DIV/0!
5		男性死亡人数	男性居民人口数	#VALUE!
6		116	17065	679.7538822
7		120	18422	651.3950711
8		恶性肿瘤死亡数	常住居民人口数	#VALUE!
9		27	35487	76.08419985
10				
11				
12		2012年某乡镇居民死亡情况		
13		死亡人数	人口数	死亡率（/10万）
14	全人群	236	35487	
15	男性	116	17065	
16	恶性肿瘤	27	35487	
17				

图 3-2-1-23　死亡率计算操作步骤之七

11				
12		2012年某乡镇居民死亡情况		
13		死亡人数	人口数	死亡率（/10万）
14	全人群	236	35487	665.0322653
15	男性	116	17065	679.7538822
16	恶性肿瘤	27	35487	76.08419985
17				

图 3-2-1-24　死亡率计算操作步骤之八

（二）孕产妇死亡率的计算　本处演示 Excel 软件实现例 2-1-6 资料的计算。

首先，新建 1 个 Excel 文件，在该文件的任一工作表的第 1 行的第 1 个单元格 A1 输入计算的内容提要，相当于表的标题。本例输入内容为“2008～2012 年某乡镇孕产妇死亡情况”。在第 2 行的第 1 个单元格 A2 输入“死亡人数”，第 2 个单元格 B2 输入“活产婴儿数”，第 3 个单元格 C2 输入“年均死亡率（/10 万）”；见图 3-2-1-25。

	A	B	C
1	2008~2012年某乡镇孕产妇死亡情况		
2	死亡人数	活产婴儿数	年均死亡率（/10万）
3			
4			
5			

图 3-2-1-25　孕产妇年均死亡率计算操作步骤之一

第二步，依次在第 3 行的第 1 个单元格 A3 输入“3”，第 2 个单元格 B3 输入“1753”；见图 3-2-1-26。

第三步，这一步是核心操作，至少有两种方法可以实现。

	A	B	C
1	2008~2012年某乡镇孕产妇死亡情况		
2	死亡人数	活产婴儿数	年均死亡率（/10万）
3	3	1753	
4			
5			

图 3-2-1-26　孕产妇年均死亡率计算操作步骤之二

第一种方法是直接输入计算公式，直接选中第 3 行的第 3 个单元格 C3，输入“=A3/B3/5 * 100000”；第二种方法是键盘输入与鼠标点击相结合，即在 C3 输入“=”后，点击 A3，输入除号“/”，点击 B3，输入“/5 * 100000”。两种方法的屏幕显示相同，见图 3-2-1-27。

EXP　=A3/B3/5*100000

	A	B	C
1	2008~2012年某乡镇孕产妇死亡情况		
2	死亡人数	活产婴儿数	年均死亡率（/10万）
3	3	1753	=A3/B3/5*100000
4			

图 3-2-1-27　孕产妇年均死亡率计算操作步骤之三

第四步，回车，单元格 C3 显示数字（“34. 22703936”）就是 2008~2012 年该乡镇孕产妇年均死亡率，即 2008~2012 年该乡镇孕产妇年均死亡率为 34. 23/10 万，见图 3-2-1-28。

	A	B	C
1	2008~2012年某乡镇孕产妇死亡情况		
2	死亡人数	活产婴儿数	年均死亡率（/10万）
3	3	1753	34.22703936
4			

图 3-2-1-28　孕产妇年均死亡率计算操作步骤之四

六、病死率的基本计算方法与具体操作

资料见例 2-1-7。

首先，新建 1 个 Excel 文件，在该文件的任一工作表的第 1 行的第 1 个单元格 A1 输入计算的内容提要，相当于表的标题。本例输入内容为“2012 年某乡镇居民肾综合征出血热病死情况”。在第 2 行的第 1 个单元格 A2 输入“死亡数”，第 2 个单元格 B2 输入“患病人数”，第 3 个单元格 C2 输入“病死率（%）”，见图 3-2-1-29。

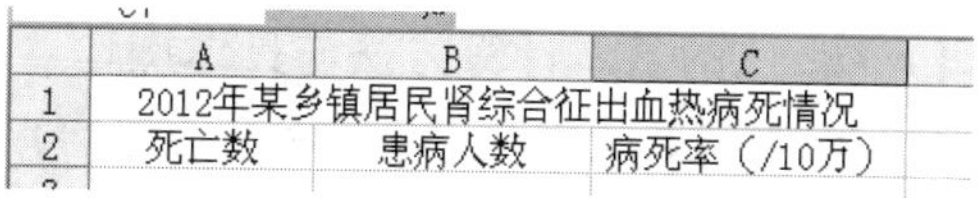

	A	B	C
1	2012年某乡镇居民肾综合征出血热病死情况		
2	死亡数	患病人数	病死率（/10万）

图 3-2-1-29　病死率计算操作步骤之一

第二步，依次在第 3 行的第 1 个单元格 A3 输入“4”，第 2 个单元格 B3 输入“18”，见图 3-2-1-30。

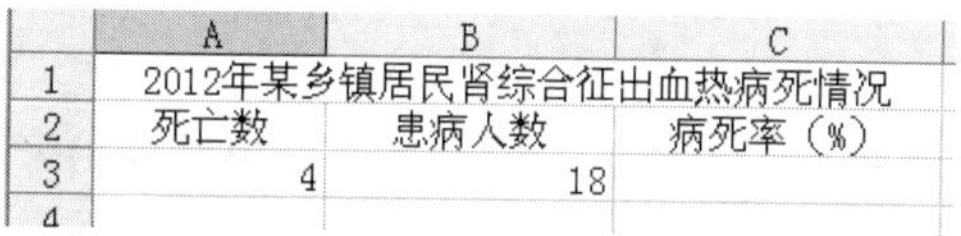

	A	B	C
1	2012年某乡镇居民肾综合征出血热病死情况		
2	死亡数	患病人数	病死率（%）
3	4	18	

图 3-2-1-30　病死率计算操作步骤之二

第三步，这一步是核心操作，有两种方法可以实现。一种是直接选中第 3 行的第 3 个单元格 C3，输入“=A3/B3 * 100”。另一种方法是输入与点击相结合，即在 C3 输入“=”后，点击 A3，输入除号“/”，点击 B3，输入乘号“ * ”，输入 100，此时 C3 显示的内容与直接输入公式的内容相同，见图 3-2-1-31。

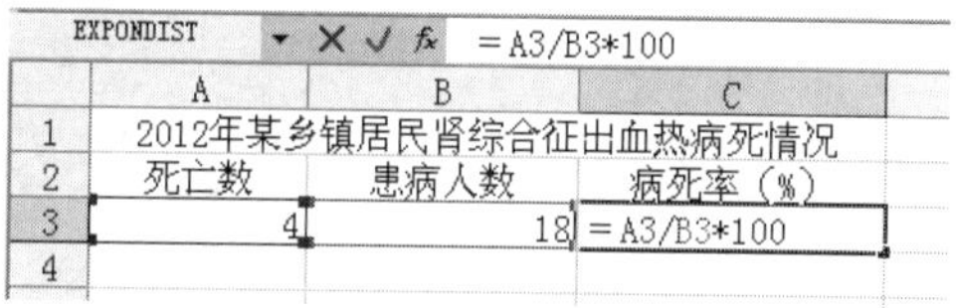

	A	B	C
1	2012年某乡镇居民肾综合征出血热病死情况		
2	死亡数	患病人数	病死率（%）
3	4	18	=A3/B3*100
4			

图 3-2-1-31　病死率计算操作步骤之三

第四步，回车，单元格 C3 显示的数字就是该乡镇 2012 年肾综合征出血热病死率，见图 3-2-1-32。本例为“22.22222222”，即该乡镇 2012 年肾综合征出血热病死率为 22.22%。

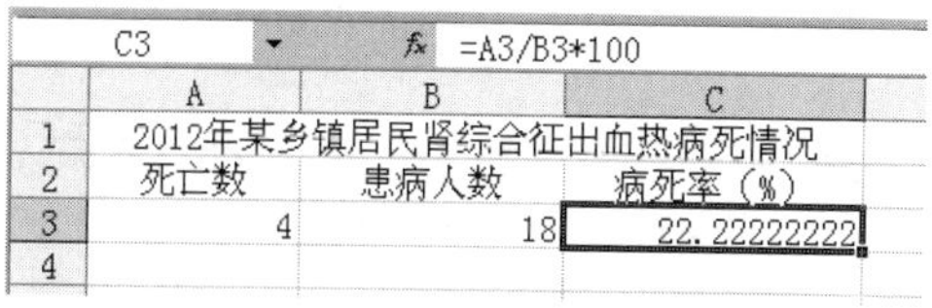

	A	B	C
1	2012年某乡镇居民肾综合征出血热病死情况		
2	死亡数	患病人数	病死率（%）
3	4	18	22.22222222
4			

图 3-2-1-32　病死率计算操作步骤之四

七、潜在减寿年数（*PYLL*）的基本计算方法与具体操作

资料见例 2-1-8。下面，演示如何在 Excel 文件中计算 *PYLL*。

首先，新建 1 个 Excel 文件，在该文件的任一工作表的第 1 行的第 1 个单元格 A1 输入计算的内容提要，相当于表的标题。本例输入内容为“2012 年某乡镇居民潜在减寿年数”。在第 2 行的第 1～6 个单元格 A2-F2 依次输入“年龄组”、“期望寿命（岁）”、“年龄中值（岁）”、“剩余年龄（岁）”、“死亡人数”、“*PYLL*（岁）”，见图 3-2-1-33 第 2 行。

第二步，在第 1 列的第 3～20 行的单元格 A3-A20，依次输入各年龄段，见图 3-2-1-33 第 1 列；为了以后操作方便，将“75. 43”输入第 2 列的第 3-20 行的单元格 B3-B20，见图 3-2-1-33 第 2 列。

第三步，在第 3 列计算年龄组中值。可以直接将简单计算出来的年龄段上下限之和的平均数输入相应单元格，也可以在相应单元格输入一个算术均数公式，得出组中值，如在单元格 C3 输入公式“＝（0+1)/2”，见图 3-2-1-33，回车，得出 0. 5；在单元格 C4 输入公式“＝(1+5)/2”，回车，得出 3；余类推，得出各年龄段中值见图 3-2-1-34 第 3 列。

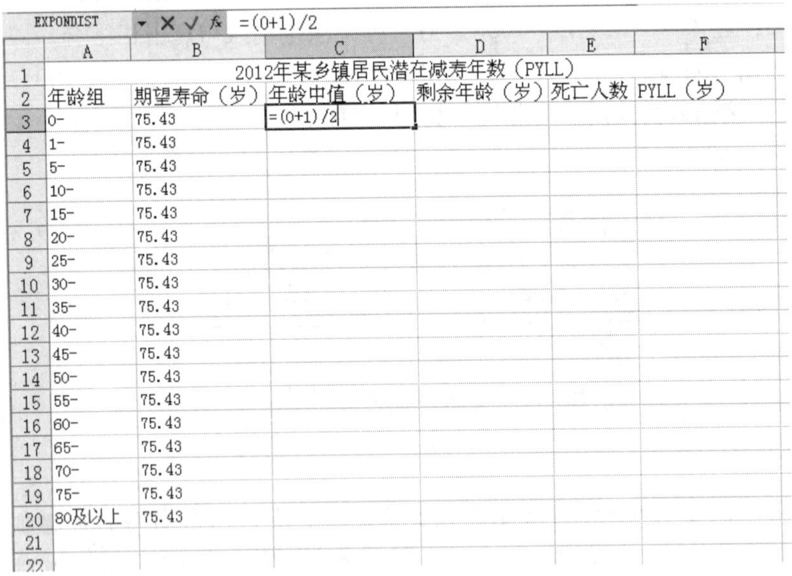

EXPONDIST =(0+1)/2

	A	B	C	D	E	F
1	2012年某乡镇居民潜在减寿年数（PYLL）					
2	年龄组	期望寿命（岁）	年龄中值（岁）	剩余年龄（岁）	死亡人数	PYLL（岁）
3	0-	75.43	=(0+1)/2			
4	1-	75.43				
5	5-	75.43				
6	10-	75.43				
7	15-	75.43				
8	20-	75.43				
9	25-	75.43				
10	30-	75.43				
11	35-	75.43				
12	40-	75.43				
13	45-	75.43				
14	50-	75.43				
15	55-	75.43				
16	60-	75.43				
17	65-	75.43				
18	70-	75.43				
19	75-	75.43				
20	80及以上	75.43				
21						
22						

图 3-2-1-33　潜在减寿年数（*PYLL*）计算操作步骤之一

第四步，实现剩余年龄的操作，有两种方法。一种是在第 4 列第 3 行的单元格 D3，直接输入公式“＝B3－（C3+0. 5）”；另一种是采用输入与点击相结合的方法，即在 D3 输入“＝”后，点击 B3，输入“－（”，点击 C3，输入“+0. 5）”，此时 D3 显示的内容与直接输入公式的内容相同，见图 3-2-1-34。回车，D3 单元格显示为“74. 43”，即 0～岁组的剩余年龄为 74. 43 岁。

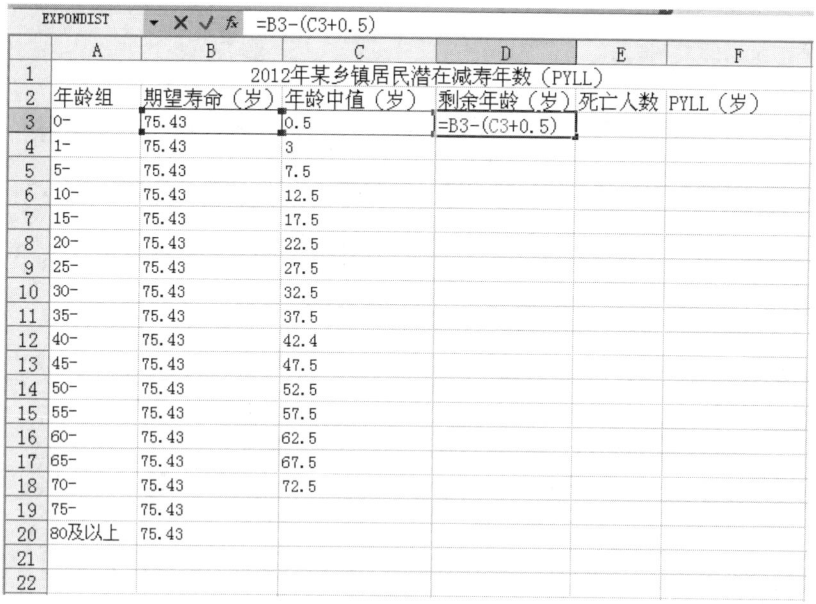
EXPONDIST =B3-(C3+0.5)

	A	B	C	D	E	F
1	2012年某乡镇居民潜在减寿年数（PYLL）					
2	年龄组	期望寿命（岁）	年龄中值（岁）	剩余年龄（岁）	死亡人数	PYLL（岁）
3	0-	75.43	0.5	=B3-(C3+0.5)		
4	1-	75.43	3			
5	5-	75.43	7.5			
6	10-	75.43	12.5			
7	15-	75.43	17.5			
8	20-	75.43	22.5			
9	25-	75.43	27.5			
10	30-	75.43	32.5			
11	35-	75.43	37.5			
12	40-	75.43	42.4			
13	45-	75.43	47.5			
14	50-	75.43	52.5			
15	55-	75.43	57.5			
16	60-	75.43	62.5			
17	65-	75.43	67.5			
18	70-	75.43	72.5			
19	75-	75.43				
20	80及以上	75.43				
21						
22						

图 3-2-1-34　潜在减寿年数（*PYLL*）计算操作步骤之二

第五步，选中第 4 列第 3 行的单元格 D3（该单元格中已经显示为“74.43”），按住鼠标左键，下拉至单元格 D18，则单元格 D4-D18 显示的数值为对应年龄段人群的剩余年龄，见图 3-2-1-35，如单元格 D4 显示为“71.93”，表示 1~岁组人群的剩余年龄为 71.93 岁。

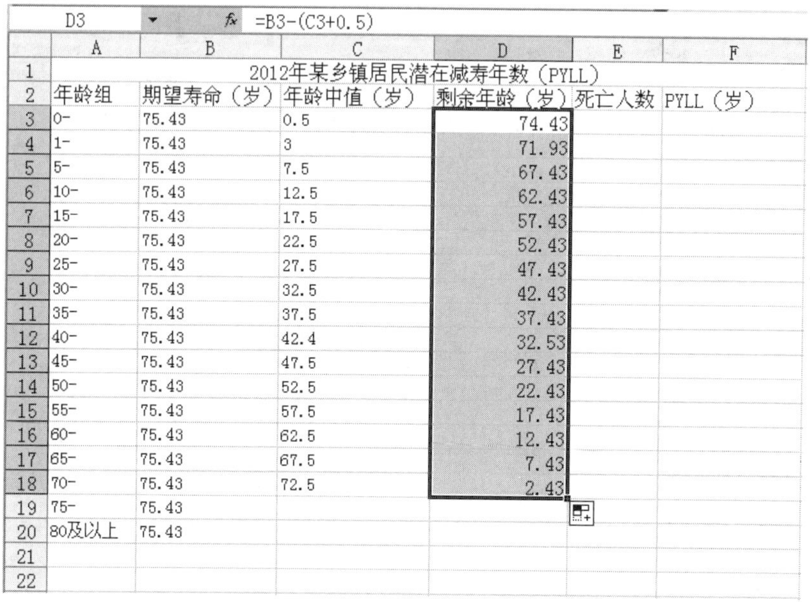
D3 =B3-(C3+0.5)

	A	B	C	D	E	F
1	2012年某乡镇居民潜在减寿年数（PYLL）					
2	年龄组	期望寿命（岁）	年龄中值（岁）	剩余年龄（岁）	死亡人数	PYLL（岁）
3	0-	75.43	0.5	74.43		
4	1-	75.43	3	71.93		
5	5-	75.43	7.5	67.43		
6	10-	75.43	12.5	62.43		
7	15-	75.43	17.5	57.43		
8	20-	75.43	22.5	52.43		
9	25-	75.43	27.5	47.43		
10	30-	75.43	32.5	42.43		
11	35-	75.43	37.5	37.43		
12	40-	75.43	42.4	32.53		
13	45-	75.43	47.5	27.43		
14	50-	75.43	52.5	22.43		
15	55-	75.43	57.5	17.43		
16	60-	75.43	62.5	12.43		
17	65-	75.43	67.5	7.43		
18	70-	75.43	72.5	2.43		
19	75-	75.43				
20	80及以上	75.43				
21						
22						

图 3-2-1-35　潜在减寿年数（*PYLL*）计算操作步骤之三

第六步，在第 5 列的第 3～20 行的单元格 E3-E20，输入各年龄组的死亡人数，见图 3-2-1-36。

	A	B	C	D	E	F
1	2012年某乡镇居民潜在减寿年数（PYLL）					
2	年龄组	期望寿命（岁）	年龄中值（岁）	剩余年龄（岁）	死亡人数	PYLL（岁）
3	0-	75.43	0.5	74.43	1	
4	1-	75.43	3	71.93	2	
5	5-	75.43	7.5	67.43	1	
6	10-	75.43	12.5	62.43	1	
7	15-	75.43	17.5	57.43	0	
8	20-	75.43	22.5	52.43	0	
9	25-	75.43	27.5	47.43	1	
10	30-	75.43	32.5	42.43	1	
11	35-	75.43	37.5	37.43	10	
12	40-	75.43	42.4	32.53	26	
13	45-	75.43	47.5	27.43	19	
14	50-	75.43	52.5	22.43	54	
15	55-	75.43	57.5	17.43	54	
16	60-	75.43	62.5	12.43	37	
17	65-	75.43	67.5	7.43	45	
18	70-	75.43	72.5	2.43	59	
19	75-	75.43			35	
20	80及以上	75.43				
21						

图 3-2-1-36　潜在减寿年数（*PYLL*）计算操作步骤之四

第七步，执行各年龄组 $a_i d_i$ 的操作，有两种方法。一种是在第 6 列第 3 行的单元格 F3，直接输入公式“=D3 * E3”；另一种是采用输入与点击相结合的方法，即在 F3 输入“=”后，点击 D3，输入乘号“ * ”，点击 E3，此时 F3 显示的内容与直接输入公式的内容相同，见图 3-2-1-37。回车，F3 单元格显示为“74.43”，即 0～岁组的潜在减寿

EXPONDIST　=D3*E3

	A	B	C	D	E	F
1	2012年某乡镇居民潜在减寿年数（PYLL）					
2	年龄组	期望寿命（岁）	年龄中值（岁）	剩余年龄（岁）	死亡人数	PYLL（岁）
3	0-	75.43	0.5	74.43	1	=D3*E3
4	1-	75.43	3	71.93	2	
5	5-	75.43	7.5	67.43	1	
6	10-	75.43	12.5	62.43	1	
7	15-	75.43	17.5	57.43	0	
8	20-	75.43	22.5	52.43	0	
9	25-	75.43	27.5	47.43	1	
10	30-	75.43	32.5	42.43	1	
11	35-	75.43	37.5	37.43	10	
12	40-	75.43	42.4	32.53	26	
13	45-	75.43	47.5	27.43	19	
14	50-	75.43	52.5	22.43	54	
15	55-	75.43	57.5	17.43	54	
16	60-	75.43	62.5	12.43	37	
17	65-	75.43	67.5	7.43	45	
18	70-	75.43	72.5	2.43	59	
19	75-	75.43			35	
20	80及以上	75.43				
21						
22						

图 3-2-1-37　潜在减寿年数（*PYLL*）计算操作步骤之五

年数为74.43年，见图3-2-1-38。选中第6列第3行的单元格F3，按住鼠标左键，下拉至单元格F18，则单元格F4-F18显示的数值为对应年龄段人群的潜在减寿年数，见图3-2-1-38，如单元格F4显示为“143.86”，表示1～岁组人群的潜在减寿年数为143.86年。

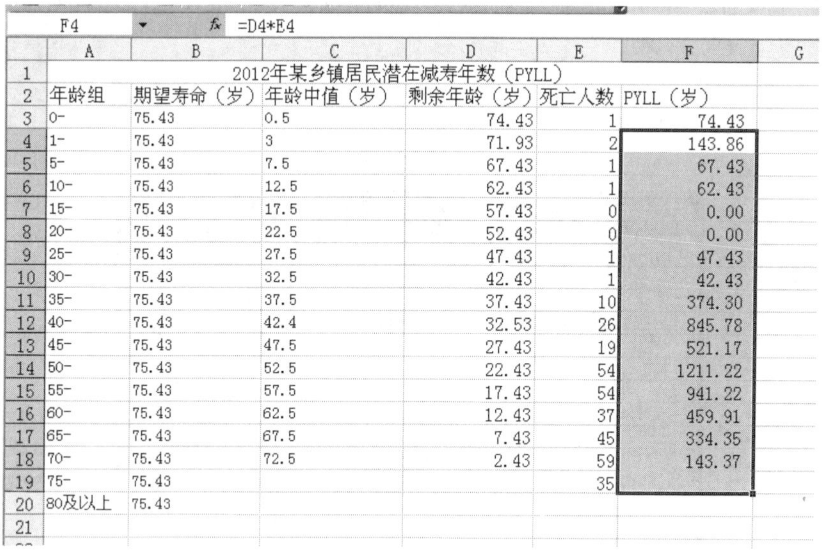
F4　=D4*E4

	A	B	C	D	E	F
1	2012年某乡镇居民潜在减寿年数（PYLL）					
2	年龄组	期望寿命（岁）	年龄中值（岁）	剩余年龄（岁）	死亡人数	PYLL（岁）
3	0-	75.43	0.5	74.43	1	74.43
4	1-	75.43	3	71.93	2	143.86
5	5-	75.43	7.5	67.43	1	67.43
6	10-	75.43	12.5	62.43	1	62.43
7	15-	75.43	17.5	57.43	0	0.00
8	20-	75.43	22.5	52.43	0	0.00
9	25-	75.43	27.5	47.43	1	47.43
10	30-	75.43	32.5	42.43	1	42.43
11	35-	75.43	37.5	37.43	10	374.30
12	40-	75.43	42.4	32.53	26	845.78
13	45-	75.43	47.5	27.43	19	521.17
14	50-	75.43	52.5	22.43	54	1211.22
15	55-	75.43	57.5	17.43	54	941.22
16	60-	75.43	62.5	12.43	37	459.91
17	65-	75.43	67.5	7.43	45	334.35
18	70-	75.43	72.5	2.43	59	143.37
19	75-	75.43			35	
20	80及以上	75.43				
21						

图3-2-1-38　潜在减寿年数（*PYLL*）计算操作步骤之六

第八步，完成*PYLL*操作，有两种方法。一种是直接在单元格F21中输入公式“=SUM（F3：F20）”，回车；另一种是利用插入函数的方法完成，选中单元格F21，点击菜单栏的插入菜单，如图3-2-1-39所示；单击“函数”，弹出“插入函数”对话框

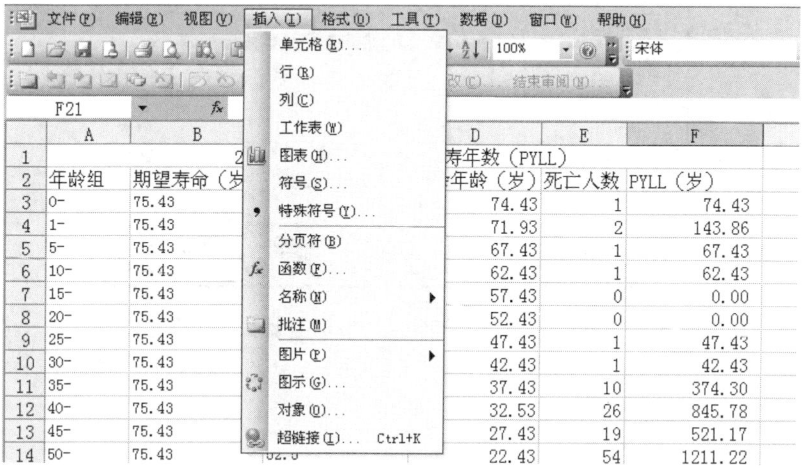

图3-2-1-39　潜在减寿年数（*PYLL*）计算操作步骤之七

（图 3-2-1-40）；在“选择函数”下拉框中选择函数“SUM”（图 3-2-1-41）；点击“确定”按钮，弹出“函数参数”对话框（图 3-2-1-42）；在图 3-2-1-42 顶部所示的“Number1”所在行的框内输入“F3：F20”，如图 3-2-1-43 所示，此时相当于完成了公式“=SUM（F3：F20）”的输入；点击图 3-2-1-43 底部的“确定”按钮。同样，单元格 F21 显示为“5269. 33”，见图 3-2-1-44。

通过以上操作，完成了潜在寿命损失年的计算，发现该乡镇居民因死亡导致的寿命损失年数为 5269. 33 岁。

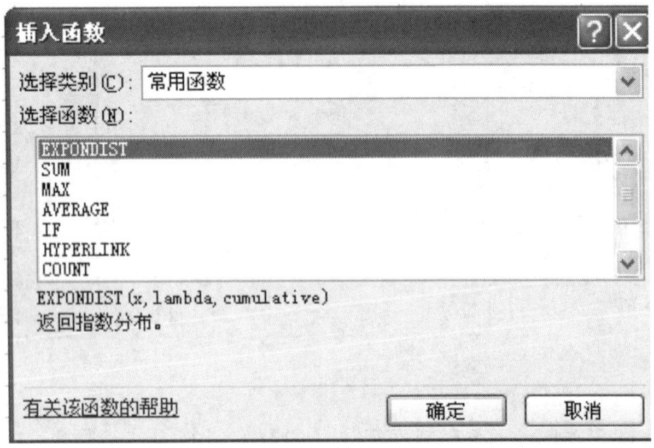

图 3-2-1-40　潜在减寿年数（*PYLL*）计算操作步骤之八

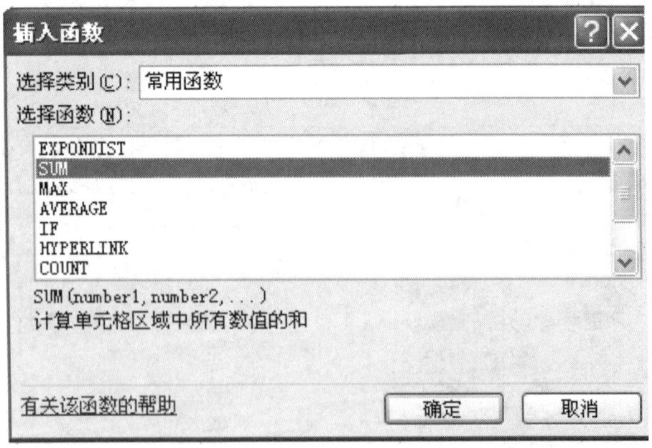

图 3-2-1-41　潜在减寿年数（*PYLL*）计算操作步骤之九

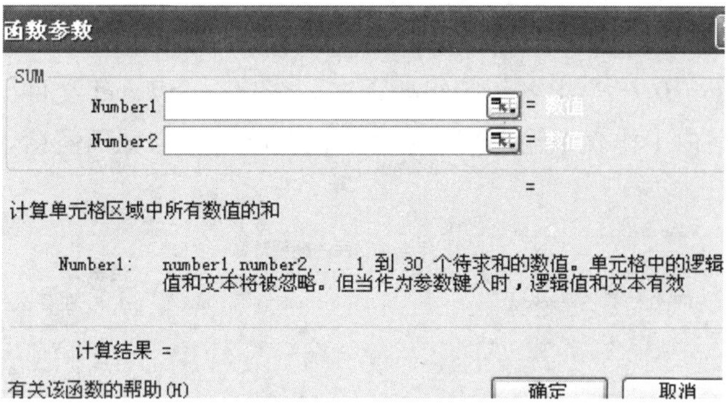

图 3-2-1-42　潜在减寿年数（*PYLL*）计算操作步骤之十

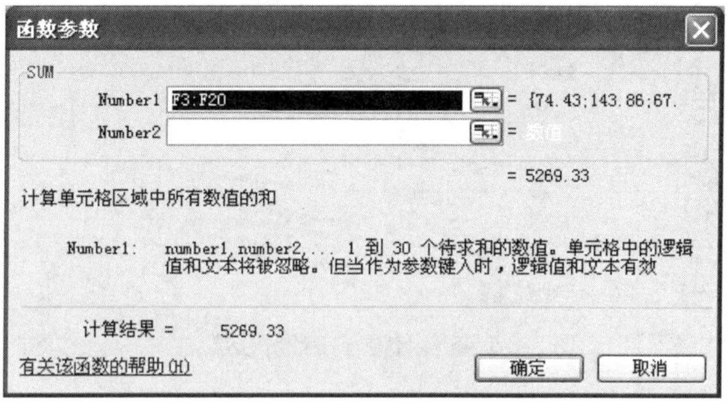

图 3-2-1-43　潜在减寿年数（*PYLL*）计算操作步骤之十一

F21　　=SUM(F3:F20)

	A	B	C	D	E	F
1	2012年某乡镇居民潜在减寿年数（PYLL）					
2	年龄组	期望寿命（岁）	年龄中值（岁）	剩余年龄（岁）	死亡人数	PYLL（岁）
3	0-	75.43	0.5	74.43	1	74.43
4	1-	75.43	3	71.93	2	143.86
5	5-	75.43	7.5	67.43	1	67.43
6	10-	75.43	12.5	62.43	1	62.43
7	15-	75.43	17.5	57.43	0	0.00
8	20-	75.43	22.5	52.43	0	0.00
9	25-	75.43	27.5	47.43	1	47.43
10	30-	75.43	32.5	42.43	1	42.43
11	35-	75.43	37.5	37.43	10	374.30
12	40-	75.43	42.4	32.53	26	845.78
13	45-	75.43	47.5	27.43	19	521.17
14	50-	75.43	52.5	22.43	54	1211.22
15	55-	75.43	57.5	17.43	54	941.22
16	60-	75.43	62.5	12.43	37	459.91
17	65-	75.43	67.5	7.43	45	334.35
18	70-	75.43	72.5	2.43	59	143.37
19	75-	75.43				
20	80及以上	75.43				
21						5269.33
22						

图 3-2-1-44　潜在减寿年数（*PYLL*）计算操作步骤之十二

八、期望寿命的基本计算方法与具体操作

在 Excel 软件中实行例 2-1-9 的编制步骤与方法如下。

1. 按公式${}_{n}m_{x}={}_{n}D_{x}/{}_{n}P_{x}$求各年龄组死亡率　新建一个 Excel 文件，按照图 3-2-1-45 的结构，在一个空白工作表中输入简略寿命表的基本框架与基础信息。

	A	B	C	D	E	F	G	H	I	J
1	2012年当地居民的期望寿命									
2	年龄组（岁）	平均人口数nPx	实际死亡人数nDx	死亡率nmx	死亡概率nqx	尚存人数lx	死亡人数ndx	生存人年数nLx	生存总人年数Tx	预期寿命ex
3	0	30005	429							
4	1－	86920	105							
5	5－	102502	81							
6	10－	151494	113							
7	15－	182932	157							
8	20－	203107	215							
9	25－	190289	221							
10	30－	147076	181							
11	35－	99665	160							
12	40－	90891	234							
13	45－	105382	417							
14	50－	86790	602							
15	55－	69368	909							
16	60－	51207	1328							
17	65－	39112	1691							
18	70－	20509	1561							
19	75－	9301	1126							
20	80－	4297	900							
21	85及以上	2723	1345							

图 3-2-1-45　期望寿命计算步骤之一

2. 计算各年龄组的死亡率${}_{n}m_{x}$　在第 4 列第 3 行的单元格 D3 输入公式"=C3/B3"，回车，得出 0~岁组的死亡率，见图 3-2-1-46 单元格 D3 所示"0.014298"。选中 D3，按住鼠标左键下拉至 D21，得出各年龄组的死亡率${}_{n}m_{x}$，见图 3-2-1-46。

	A	B	C	D	E	F	G	H	I	J
1	2012年当地居民的期望寿命									
2	年龄组（岁）	平均人口数nPx	实际死亡人数nDx	死亡率nmx	死亡概率nqx	尚存人数lx	死亡人数ndx	生存人年数nLx	生存总人年数Tx	预期寿命ex
3	0	30005	429	0.014298						
4	1－	86920	105	0.001208						
5	5－	102502	81	0.000790						
6	10－	151494	113	0.000746						
7	15－	182932	157	0.000858						
8	20－	203107	215	0.001059						
9	25－	190289	221	0.001161						
10	30－	147076	181	0.001231						
11	35－	99665	160	0.001605						
12	40－	90891	234	0.002575						
13	45－	105382	417	0.003957						
14	50－	86790	602	0.006936						
15	55－	69368	909	0.013104						
16	60－	51207	1328	0.025934						
17	65－	39112	1691	0.043235						
18	70－	20509	1561	0.076113						
19	75－	9301	1126	0.121062						
20	80－	4297	900	0.209448						
21	85及以上	2723	1345	0.493941						

图 3-2-1-46　期望寿命计算步骤之二

3. 根据各年龄组死亡率求得年龄组死亡概率${}_nq_x$　通常以0~岁组死亡率代替其死亡概率，最后一年龄组的死亡概率为1。因此，在第5列第3行的单元格E3输入“0.014298”，在单元格E21输入“1”；1~岁组有1、2、3、4岁4个年龄，其年龄组距$n=4$，因此，在E4输入公式“=2 * 4 * D4/（2+4 * D4）”，回车，得出1~岁组的死亡概率，见图3-2-1-47；5~岁组有5、6、7、8、9岁5个年龄，其年龄组距$n=5$，因此，在E5输入公式“=2 * 5 * D5/（2+5 * D5）”，回车，得出5~岁组的死亡概率；选中E5，按住鼠标左键下拉至E20，得出各年龄组的死亡概率${}_nq_x$，见图3-2-1-48。

	A	B	C	D	E	F	G	H	I	J
1	2012年当地居民的期望寿命									
2	年龄组（岁）	平均人口数nPx	实际死亡人数nDx	死亡率nmx	死亡概率nqx	尚存人数lx	死亡人数ndx	生存人年数nLx	生存总人年数Tx	预期寿命ex
3	0	30005	429	0.014298	0.014298					
4	1－	86920	105	0.001208	0.004820					
5	5－	102502	81	0.000790	0.003943					
6	10－	151494	113	0.000746						
7	15－	182932	157	0.000858						
8	20－	203107	215	0.001059						
9	25－	190289	221	0.001161						
10	30－	147076	181	0.001231						
11	35－	99665	160	0.001605						
12	40－	90891	234	0.002575						
13	45－	105382	417	0.003957						
14	50－	86790	602	0.006936						
15	55－	69368	909	0.013104						
16	60－	51207	1328	0.025934						
17	65－	39112	1691	0.043235						
18	70－	20509	1561	0.076113						
19	75－	9301	1126	0.121062						
20	80－	4297	900	0.209448						
21	85及以上	2723	1345	0.493941	1.000000					
22										

图 3-2-1-47　期望寿命计算步骤之三

	A	B	C	D	E	F	G	H	I	J
1	2012年当地居民的期望寿命									
2	年龄组（岁）	平均人口数nPx	实际死亡人数nDx	死亡率nmx	死亡概率nqx	尚存人数lx	死亡人数ndx	生存人年数nLx	生存总人年数Tx	预期寿命ex
3	0	30005	429	0.014298	0.014298					
4	1－	86920	105	0.001208	0.004820					
5	5－	102502	81	0.000790	0.003943					
6	10－	151494	113	0.000746	0.003723					
7	15－	182932	157	0.000858	0.004282					
8	20－	203107	215	0.001059	0.005279					
9	25－	190289	221	0.001161	0.005790					
10	30－	147076	181	0.001231	0.006134					
11	35－	99665	160	0.001605	0.007995					
12	40－	90891	234	0.002575	0.012790					
13	45－	105382	417	0.003957	0.019591					
14	50－	86790	602	0.006936	0.034090					
15	55－	69368	909	0.013104	0.063442					
16	60－	51207	1328	0.025934	0.121775					
17	65－	39112	1691	0.043235	0.195088					
18	70－	20509	1561	0.076113	0.319726					
19	75－	9301	1126	0.121062	0.464675					
20	80－	4297	900	0.209448	0.687338					
21	85及以上	2723	1345	0.493941	1.000000					
22										

图 3-2-1-48　期望寿命计算步骤之四

4. 计算各年龄组的死亡人数（d_x）和尚存人数（l_x） 通常假定 0 岁组的尚存人数为 10 万，因此，在第 6 列第 3 行的单元格 F3 输入“100000”，在第 7 列第 3 行的单元格 G3 输入“=E3*F3”，回车，得出 0~岁组死亡人数“1430”，见图 3-1-49 的单元格 G3；在单元格 F4 输入公式“=F3-G3”，回车，得出 1~岁组尚存人数“98570”，见图 3-2-1-49 的单元格 F4。选中 F4，按住鼠标左键下拉至 F21，得出各年龄组的尚存人数，见图 3-2-1-50 第 6 列；选中 G3，按住鼠标左键下拉至 G21，得出各年龄组的死亡人数，见图 3-2-1-50 第 7 列。

	A	B	C	D	E	F	G	H	I	J
1	2012年当地居民的期望寿命									
2	年龄组（岁）	平均人口数nPx	实际死亡人数nDx	死亡率nmx	死亡概率nqx	尚存人数lx	死亡人数ndx	生存人年数nLx	生存总人年数Tx	预期寿命ex
3	0	30005	429	0.014298	0.014298	100000	1430			
4	1－	86920	105	0.001208	0.004820	98570				
5	5－	102502	81	0.000790	0.003943					
6	10－	151494	113	0.000746	0.003723					
7	15－	182932	157	0.000858	0.004282					
8	20－	203107	215	0.001059	0.005279					
9	25－	190289	221	0.001161	0.005790					
10	30－	147076	181	0.001231	0.006134					
11	35－	99665	160	0.001605	0.007995					
12	40－	90891	234	0.002575	0.012790					
13	45－	105382	417	0.003957	0.019591					
14	50－	86790	602	0.006936	0.034090					
15	55－	69368	909	0.013104	0.063442					
16	60－	51207	1328	0.025934	0.121775					
17	65－	39112	1691	0.043235	0.195088					
18	70－	20509	1561	0.076113	0.319726					
19	75－	9301	1126	0.121062	0.464675					
20	80－	4297	900	0.209448	0.687338					
21	85及以上	2723	1345	0.493941	1.000000					
22										

图 3-2-1-49　期望寿命计算步骤之五

	A	B	C	D	E	F	G	H	I	J
1	2012年当地居民的期望寿命									
2	年龄组（岁）	平均人口数nPx	实际死亡人数nDx	死亡率nmx	死亡概率nqx	尚存人数lx	死亡人数ndx	生存人年数nLx	生存总人年数Tx	预期寿命ex
3	0	30005	429	0.014298	0.014298	100000	1430			
4	1－	86920	105	0.001208	0.004820	98570	475			
5	5－	102502	81	0.000790	0.003943	98095	387			
6	10－	151494	113	0.000746	0.003723	97708	364			
7	15－	182932	157	0.000858	0.004282	97345	417			
8	20－	203107	215	0.001059	0.005279	96928	512			
9	25－	190289	221	0.001161	0.005790	96416	558			
10	30－	147076	181	0.001231	0.006134	95858	588			
11	35－	99665	160	0.001605	0.007995	95270	762			
12	40－	90891	234	0.002575	0.012790	94508	1209			
13	45－	105382	417	0.003957	0.019591	93299	1828			
14	50－	86790	602	0.006936	0.034090	91471	3118			
15	55－	69368	909	0.013104	0.063442	88353	5605			
16	60－	51207	1328	0.025934	0.121775	82748	10077			
17	65－	39112	1691	0.043235	0.195088	72671	14177			
18	70－	20509	1561	0.076113	0.319726	58494	18702			
19	75－	9301	1126	0.121062	0.464675	39792	18490			
20	80－	4297	900	0.209448	0.687338	21302	14641			
21	85及以上	2723	1345	0.493941	1.000000	6660	6660			
22										

图 3-2-1-50　期望寿命计算步骤之六

5. 计算各年龄组的生存人年数（L_x）。通常 0～岁组的生存人年数 $L_0 = l_1 + 0.15d_0$，因此，在第 8 列第 3 行的单元格 H3 输入“=F4+0. 15 * G3”，回车，得出 0～岁组的生存人年数“98785”，见图 3-2-1-51。

在 H4 输入公式“=0. 5 * 4 *（F4+F5）”，回车，得出 1～岁组的生存人年数“393331”，见图 3-2-1-52。

H3　=F4+0.15*G3

	A	B	C	D	E	F	G	H	I	J
1	2012年当地居民的期望寿命									
2	年龄组（岁）	平均人口数nPx	实际死亡人数nDx	死亡率nmx	死亡概率nqx	尚存人数lx	死亡人数ndx	生存人年数nLx	生存总人年数Tx	预期寿命ex
3	0	30005	429	0.014298	0.014298	100000	1430	98785		
4	1－	86920	105	0.001208	0.004820	98570	475			
5	5－	102502	81	0.000790	0.003943	98095	387			
6	10－	151494	113	0.000746	0.003723	97708	364			
7	15－	182932	157	0.000858	0.004282	97345	417			
8	20－	203107	215	0.001059	0.005279	96928	512			
9	25－	190289	221	0.001161	0.005790	96416	558			
10	30－	147076	181	0.001231	0.006134	95858	588			
11	35－	99665	160	0.001605	0.007995	95270	762			
12	40－	90891	234	0.002575	0.012790	94508	1209			
13	45－	105382	417	0.003957	0.019591	93299	1828			
14	50－	86790	602	0.006936	0.034090	91471	3118			
15	55－	69368	909	0.013104	0.063442	88353	5605			
16	60－	51207	1328	0.025934	0.121775	82748	10077			
17	65－	39112	1691	0.043235	0.195088	72671	14177			
18	70－	20509	1561	0.076113	0.319726	58494	18702			
19	75－	9301	1126	0.121062	0.464675	39792	18490			
20	80－	4297	900	0.209448	0.687338	21302	14641			
21	85及以上	2723	1345	0.493941	1.000000	6660	6660			

图 3-2-1-51　期望寿命计算步骤之七

H4　=0.5*4*(F4+F5)

	A	B	C	D	E	F	G	H	I	J
1	2012年当地居民的期望寿命									
2	年龄组（岁）	平均人口数nPx	实际死亡人数nDx	死亡率nmx	死亡概率nqx	尚存人数lx	死亡人数ndx	生存人年数nLx	生存总人年数Tx	预期寿命ex
3	0	30005	429	0.014298	0.014298	100000	1430	98785		
4	1－	86920	105	0.001208	0.004820	98570	475	393331		
5	5－	102502	81	0.000790	0.003943	98095	387			
6	10－	151494	113	0.000746	0.003723	97708	364			
7	15－	182932	157	0.000858	0.004282	97345	417			
8	20－	203107	215	0.001059	0.005279	96928	512			
9	25－	190289	221	0.001161	0.005790	96416	558			
10	30－	147076	181	0.001231	0.006134	95858	588			
11	35－	99665	160	0.001605	0.007995	95270	762			
12	40－	90891	234	0.002575	0.012790	94508	1209			
13	45－	105382	417	0.003957	0.019591	93299	1828			
14	50－	86790	602	0.006936	0.034090	91471	3118			
15	55－	69368	909	0.013104	0.063442	88353	5605			
16	60－	51207	1328	0.025934	0.121775	82748	10077			
17	65－	39112	1691	0.043235	0.195088	72671	14177			
18	70－	20509	1561	0.076113	0.319726	58494	18702			
19	75－	9301	1126	0.121062	0.464675	39792	18490			
20	80－	4297	900	0.209448	0.687338	21302	14641			
21	85及以上	2723	1345	0.493941	1.000000	6660	6660			
22										

图 3-2-1-52　期望寿命计算步骤之八

85 岁及以上年龄组也是一个特殊年龄组，通常按照公式 $L_{85}=l_{85}/m_{85}$ 计算，故在 H21 输入公式“=F21/D21”，回车，得出该组的生存人年数“13484”，见图 3-2-1-53。

H21 =F21/D21

	A	B	C	D	E	F	G	H	I	J
1	2012年当地居民的期望寿命									
2	年龄组（岁）	平均人口数nPx	实际死亡人数nDx	死亡率nmx	死亡概率nqx	尚存人数lx	死亡人数ndx	生存人年数nLx	生存总人年数Tx	预期寿命ex
3	0	30005	429	0.014298	0.014298	100000	1430	98785		
4	1−	86920	105	0.001208	0.004820	98570	475	393331		
5	5−	102502	81	0.000790	0.003943	98095	387			
6	10−	151494	113	0.000746	0.003723	97708	364			
7	15−	182932	157	0.000858	0.004282	97345	417			
8	20−	203107	215	0.001059	0.005279	96928	512			
9	25−	190289	221	0.001161	0.005790	96416	558			
10	30−	147076	181	0.001231	0.006134	95858	588			
11	35−	99665	160	0.001605	0.007995	95270	762			
12	40−	90891	234	0.002575	0.012790	94508	1209			
13	45−	105382	417	0.003957	0.019591	93299	1828			
14	50−	86790	602	0.006936	0.034090	91471	3118			
15	55−	69368	909	0.013104	0.063442	88353	5605			
16	60−	51207	1328	0.025934	0.121775	82748	10077			
17	65−	39112	1691	0.043235	0.195088	72671	14177			
18	70−	20509	1561	0.076113	0.319726	58494	18702			
19	75−	9301	1126	0.121062	0.464675	39792	18490			
20	80−	4297	900	0.209448	0.687338	21302	14641			
21	85及以上	2723	1345	0.493941	1.000000	6660	6660	13484		
22										

图 3-2-1-53　期望寿命计算步骤之九

5~岁组有 5、6、7、8、9 岁 5 个年龄，则其年龄组距 $n=5$，故在 H5 输入公式“=0.5*5*（F4+F5）”，回车，得出 5~岁组的生存人年数“489508”，见图 3-2-1-54。

H5 =0.5*5*(F5+F6)

	A	B	C	D	E	F	G	H	I	J
1	2012年当地居民的期望寿命									
2	年龄组（岁）	平均人口数nPx	实际死亡人数nDx	死亡率nmx	死亡概率nqx	尚存人数lx	死亡人数ndx	生存人年数nLx	生存总人年数Tx	预期寿命ex
3	0	30005	429	0.014298	0.014298	100000	1430	98785		
4	1−	86920	105	0.001208	0.004820	98570	475	393331		
5	5−	102502	81	0.000790	0.003943	98095	387	489508		
6	10−	151494	113	0.000746	0.003723	97708	364			
7	15−	182932	157	0.000858	0.004282	97345	417			
8	20−	203107	215	0.001059	0.005279	96928	512			
9	25−	190289	221	0.001161	0.005790	96416	558			
10	30−	147076	181	0.001231	0.006134	95858	588			
11	35−	99665	160	0.001605	0.007995	95270	762			
12	40−	90891	234	0.002575	0.012790	94508	1209			
13	45−	105382	417	0.003957	0.019591	93299	1828			
14	50−	86790	602	0.006936	0.034090	91471	3118			
15	55−	69368	909	0.013104	0.063442	88353	5605			
16	60−	51207	1328	0.025934	0.121775	82748	10077			
17	65−	39112	1691	0.043235	0.195088	72671	14177			
18	70−	20509	1561	0.076113	0.319726	58494	18702			
19	75−	9301	1126	0.121062	0.464675	39792	18490			
20	80−	4297	900	0.209448	0.687338	21302	14641			
21	85及以上	2723	1345	0.493941	1.000000	6660	6660	13484		
22										

图 3-2-1-54　期望寿命计算步骤之十

其余各年龄段均包括 5 个年龄，则年龄组距 $n=5$，故选中 H5，按住鼠标左键下拉至 H20，得出有关年龄组的生存人年数，见图 3-2-1-55。

	A	B	C	D	E	F	G	H	I	J
1	2012年当地居民的期望寿命									
2	年 龄 组（岁）	平均人口数nPx	实际死亡人数nDx	死亡率nmx	死亡概率nqx	尚存人数lx	死亡人数ndx	生存人年数nLx	生存总人年数Tx	预期寿命ex
3	0	30005	429	0.014298	0.014298	100000	1430	98785		
4	1－	86920	105	0.001208	0.004820	98570	475	393331		
5	5－	102502	81	0.000790	0.003943	98095	387	489508		
6	10－	151494	113	0.000746	0.003723	97708	364	487632		
7	15－	182932	157	0.000858	0.004282	97345	417	485680		
8	20－	203107	215	0.001059	0.005279	96928	512	483359		
9	25－	190289	221	0.001161	0.005790	96416	558	480684		
10	30－	147076	181	0.001231	0.006134	95858	588	477819		
11	35－	99665	160	0.001605	0.007995	95270	762	474444		
12	40－	90891	234	0.002575	0.012790	94508	1209	469518		
13	45－	105382	417	0.003957	0.019591	93299	1828	461927		
14	50－	86790	602	0.006936	0.034090	91471	3118	449561		
15	55－	69368	909	0.013104	0.063442	88353	5605	427752		
16	60－	51207	1328	0.025934	0.121775	82748	10077	388548		
17	65－	39112	1691	0.043235	0.195088	72671	14177	327913		
18	70－	20509	1561	0.076113	0.319726	58494	18702	245715		
19	75－	9301	1126	0.121062	0.464675	39792	18490	152734		
20	80－	4297	900	0.209448	0.687338	21302	14641	69905		
21	85及以上	2723	1345	0.493941	1.000000	6660	6660	13484		
22										

图 3-2-1-55 期望寿命计算步骤之十一

6. 计算生存总人年数 T_x 请注意本指标的计算与其他指标的计算程序不同，是从下向上累加求得生存总人年数 T_x，其中 $T_{85}=L_{85}$。因此，在第 9 列第 21 行单元格 I21 输入“13484”；在 I20 输入公式“=I21+H20”，回车，得出 80～岁组的生存总人年数“83388”，见图 3-2-1-56；选中 I20，按住鼠标左键上拉至 I3，得出有关年龄组的生存总

I20 fx =I21+H20

	A	B	C	D	E	F	G	H	I	J
1	2012年当地居民的期望寿命									
2	年 龄 组（岁）	平均人口数nPx	实际死亡人数nDx	死亡率nmx	死亡概率nqx	尚存人数lx	死亡人数ndx	生存人年数nLx	生存总人年数Tx	预期寿命ex
3	0	30005	429	0.014298	0.014298	100000	1430	98785		
4	1－	86920	105	0.001208	0.004820	98570	475	393331		
5	5－	102502	81	0.000790	0.003943	98095	387	489508		
6	10－	151494	113	0.000746	0.003723	97708	364	487632		
7	15－	182932	157	0.000858	0.004282	97345	417	485680		
8	20－	203107	215	0.001059	0.005279	96928	512	483359		
9	25－	190289	221	0.001161	0.005790	96416	558	480684		
10	30－	147076	181	0.001231	0.006134	95858	588	477819		
11	35－	99665	160	0.001605	0.007995	95270	762	474444		
12	40－	90891	234	0.002575	0.012790	94508	1209	469518		
13	45－	105382	417	0.003957	0.019591	93299	1828	461927		
14	50－	86790	602	0.006936	0.034090	91471	3118	449561		
15	55－	69368	909	0.013104	0.063442	88353	5605	427752		
16	60－	51207	1328	0.025934	0.121775	82748	10077	388548		
17	65－	39112	1691	0.043235	0.195088	72671	14177	327913		
18	70－	20509	1561	0.076113	0.319726	58494	18702	245715		
19	75－	9301	1126	0.121062	0.464675	39792	18490	152734		
20	80－	4297	900	0.209448	0.687338	21302	14641	69905	83388	
21	85及以上	2723	1345	0.493941	1.000000	6660	6660	13484	13484	
22										

图 3-2-1-56 期望寿命计算步骤之十二

人年数，见图 3-2-1-57。

	A	B	C	D	E	F	G	H	I	J
1	2012年当地居民的期望寿命									
2	年 龄 组（岁）	平均人口数nPx	实际死亡人数nDx	死亡率nmx	死亡概率nqx	尚存人数lx	死亡人数ndx	生 存 人 年 数 nLx	生存总人年数Tx	预期寿命ex
3	0	30005	429	0.014298	0.014298	100000	1430	98785	6878299	
4	1－	86920	105	0.001208	0.004820	98570	475	393331	6779515	
5	5－	102502	81	0.000790	0.003943	98095	387	489508	6386184	
6	10－	151494	113	0.000746	0.003723	97708	364	487632	5896676	
7	15－	182932	157	0.000858	0.004282	97345	417	485680	5409044	
8	20－	203107	215	0.001059	0.005279	96928	512	483359	4923364	
9	25－	190289	221	0.001161	0.005790	96416	558	480684	4440004	
10	30－	147076	181	0.001231	0.006134	95858	588	477819	3959320	
11	35－	99665	160	0.001605	0.007995	95270	762	474444	3481501	
12	40－	90891	234	0.002575	0.012790	94508	1209	469518	3007057	
13	45－	105382	417	0.003957	0.019591	93299	1828	461927	2537539	
14	50－	86790	602	0.006936	0.034090	91471	3118	449561	2075612	
15	55－	69368	909	0.013104	0.063442	88353	5605	427752	1626051	
16	60－	51207	1328	0.025934	0.121775	82748	10077	388548	1198298	
17	65－	39112	1691	0.043235	0.195088	72671	14177	327913	809750	
18	70－	20509	1561	0.076113	0.319726	58494	18702	245715	481837	
19	75－	9301	1126	0.121062	0.464675	39792	18490	152734	236122	
20	80－	4297	900	0.209448	0.687338	21302	14641	69905	83388	
21	85及以上	2723	1345	0.493941	1.000000	6660	6660	13484	13484	
22										

图 3-2-1-57　期望寿命计算步骤之十三

7. 计算平均预期寿命 e_x　在第 10 列第 3 行的单元格 J3 输入“=I3/F3”，回车，得出 0~岁组的预期寿命“68. 78”，见图 3-2-1-58。选中 J3，按住鼠标左键下拉至 J21，

J3　　fx　=I3/F3

	A	B	C	D	E	F	G	H	I	J
1	2012年当地居民的期望寿命									
2	年 龄 组（岁）	平均人口数nPx	实际死亡人数nDx	死亡率nmx	死亡概率nqx	尚存人数lx	死亡人数ndx	生 存 人 年 数 nLx	生存总人年数Tx	预期寿命ex
3	0	30005	429	0.014298	0.014298	100000	1430	98785	6878299	68.78
4	1－	86920	105	0.001208	0.004820	98570	475	393331	6779515	
5	5－	102502	81	0.000790	0.003943	98095	387	489508	6386184	
6	10－	151494	113	0.000746	0.003723	97708	364	487632	5896676	
7	15－	182932	157	0.000858	0.004282	97345	417	485680	5409044	
8	20－	203107	215	0.001059	0.005279	96928	512	483359	4923364	
9	25－	190289	221	0.001161	0.005790	96416	558	480684	4440004	
10	30－	147076	181	0.001231	0.006134	95858	588	477819	3959320	
11	35－	99665	160	0.001605	0.007995	95270	762	474444	3481501	
12	40－	90891	234	0.002575	0.012790	94508	1209	469518	3007057	
13	45－	105382	417	0.003957	0.019591	93299	1828	461927	2537539	
14	50－	86790	602	0.006936	0.034090	91471	3118	449561	2075612	
15	55－	69368	909	0.013104	0.063442	88353	5605	427752	1626051	
16	60－	51207	1328	0.025934	0.121775	82748	10077	388548	1198298	
17	65－	39112	1691	0.043235	0.195088	72671	14177	327913	809750	
18	70－	20509	1561	0.076113	0.319726	58494	18702	245715	481837	
19	75－	9301	1126	0.121062	0.464675	39792	18490	152734	236122	
20	80－	4297	900	0.209448	0.687338	21302	14641	69905	83388	
21	85及以上	2723	1345	0.493941	1.000000	6660	6660	13484	13484	
22										

图 3-2-1-58　期望寿命计算步骤之十四

得出各年龄组的预期寿命，见图 3-2-1-59。

	A	B	C	D	E	F	G	H	I	J
1	2012年当地居民的期望寿命									
2	年龄组（岁）	平均人口数nPx	实际死亡人数nDx	死亡率nmx	死亡概率nqx	尚存人数lx	死亡人数ndx	生存人年数nLx	生存总人年数Tx	预期寿命ex
3	0	30005	429	0.014298	0.014298	100000	1430	98785	6878299	68.78
4	1－	86920	105	0.001208	0.004820	98570	475	393331	6779515	17.24
5	5－	102502	81	0.000790	0.003943	98095	387	489508	6386184	13.05
6	10－	151494	113	0.000746	0.003723	97708	364	487632	5896676	12.09
7	15－	182932	157	0.000858	0.004282	97345	417	485680	5409044	11.14
8	20－	203107	215	0.001059	0.005279	96928	512	483359	4923364	10.19
9	25－	190289	221	0.001161	0.005790	96416	558	480684	4440004	9.24
10	30－	147076	181	0.001231	0.006134	95858	588	477819	3959320	8.29
11	35－	99665	160	0.001605	0.007995	95270	762	474444	3481501	7.34
12	40－	90891	234	0.002575	0.012790	94508	1209	469518	3007057	6.40
13	45－	105382	417	0.003957	0.019591	93299	1828	461927	2537539	5.49
14	50－	86790	602	0.006936	0.034090	91471	3118	449561	2075612	4.62
15	55－	69368	909	0.013104	0.063442	88353	5605	427752	1626051	3.80
16	60－	51207	1328	0.025934	0.121775	82748	10077	388548	1198298	3.08
17	65－	39112	1691	0.043235	0.195088	72671	14177	327913	809750	2.47
18	70－	20509	1561	0.076113	0.319726	58494	18702	245715	481837	1.96
19	75－	9301	1126	0.121062	0.464675	39792	18490	152734	236122	1.55
20	80－	4297	900	0.209448	0.687338	21302	14641	69905	83388	1.19
21	85及以上	2723	1345	0.493941	1.000000	6660	6660	13484	13484	1.00
22										

图 3-2-1-59　期望寿命计算步骤之十五

某年居民期望寿命以 0~岁组出生居民的平均期望寿命表示，因此，2012 年居民期望寿命是 68.78 岁。

第二节　借助 Excel 软件完成传染病流行病学分析

本节演示利用 Excel 实现例 2-2-1 某乡镇手足口病流行病学分析。

一、数据整理

在 Excel 文件“手足口病 2012”的一个工作表中，将已知的月份、职业、性别、年龄、村庄等发病数整理成相关表格，作为分析过程要使用到的分析表格“2012 年某乡镇手足口病疫情分布情况”，见图 3-2-2-1。同时，该表也可作为评估工具，判断借助 Excel 软件汇总分析的相关结果是否正确。

从图中可以看到几个“合计”处，均未填有数据。这里，演示如何在 Excel 文件中实现求和计算。

1. 用鼠标选中需要求和的空格，以各月病例数合计为例，选中第 2 列第 15 行的单元格 B15，见图 3-2-2-2。

2. 最简单的方法是点击工具栏的自动求和按钮∑；还可在 B15 单元格直接输入公式：“=SUM（B3：B14）”；或利用插入函数 SUM 实现。屏幕显示为图 3-2-2-3 所示。

	A	B	C	D	E	F	G	H	I	J	K	L	M	N
1	2012年某乡镇手足口病疫情分布情况													
2	月份	病例数		年龄（岁）	病例数		性别	病例数		职业	病例数		村庄	病例数
3	1	5		0-	264		男	170		散居儿童	155		1	8
4	2	2		5-	16		女	110		托幼儿童	114		2	13
5	3	4		合计			合计			小学生	11		3	4
6	4	35								合计			4	6
7	5	82											5	82
8	6	70			94.28571								6	67
9	7	59											7	33
10	8	13											8	2
11	9	4											9	4
12	10	1											10	6
13	11	2											11	15
14	12	3											12	19
15	合计												13	21
16													合计	
17														

图 3-2-2-1　2012 年某乡镇手足口病疫情分布情况

	A	B	C	D	E	F	G	H	I	J	K	L	M	N
1	2012年某乡镇手足口病疫情分布情况													
2	月份	病例数		年龄（岁）	病例数		性别	病例数		职业	病例数		村庄	病例数
3	1	5		0-	264		男	170		散居儿童	155		1	8
4	2	2		5-	16		女	110		托幼儿童	114		2	13
5	3	4		合计			合计			小学生	11		3	4
6	4	35								合计			4	6
7	5	82											5	82
8	6	70			94.28571								6	67
9	7	59											7	33
10	8	13											8	2
11	9	4											9	4
12	10	1											10	6
13	11	2											11	15
14	12	3											12	19
15	合计												13	21
16													合计	

图 3-2-2-2　数据求和之第一步

EXP　=SUM(B3:B14)

	A	B	C	D	E	F	G	H	I	J	K	L	M	N
1	2012年某乡镇手足口病疫情分布情况													
2	月份	病例数		年龄（岁）	病例数		性别	病例数		职业	病例数		村庄	病例数
3	1	5		0-	264		男	170		散居儿童	155		1	8
4	2	2		5-	16		女	110		托幼儿童	114		2	13
5	3	4		合计			合计			小学生	11		3	4
6	4	35								合计			4	6
7	5	82											5	82
8	6	70			94.28571								6	67
9	7	59											7	33
10	8	13											8	2
11	9	4											9	4
12	10	1											10	6
13	11	2											11	15
14	12	3											12	19
15	合计	=SUM(B3:B14)											13	21
16		SUM(**number1**, [number2], ...)											合计	
17														

图 3-2-2-3　数据求和之第二步

3. 回车，得到合计数，见图 3-2-2-4，即 12 个月共有手足口病病例 280 例。其他求合的计算与此同，不再重复。

	A	B	C	D	E	F	G	H	I	J	K	L	M	N
1	2012年某乡镇手足口病疫情分布情况													
2	月份	病例数		年龄（岁）	病例数		性别	病例数		职业	病例数		村庄	病例数
3	1	5		0-	264		男	170		散居儿童	155		1	8
4	2	2		5-	16		女	110		托幼儿童	114		2	13
5	3	4		合计			合计			小学生	11		3	4
6	4	35								合计			4	6
7	5	82											5	82
8	6	70			94.28571								6	67
9	7	59											7	33
10	8	13											8	2
11	9	4											9	4
12	10	1											10	6
13	11	2											11	15
14	12	3											12	19
15	合计	280											13	21
16													合计	

图 3-2-2-4　数据求和之第三步

二、流行强度的快速计算与分析

在单元格 D16 输入“年中人口数”，D17 输入具体人口数“145243”。选中单元格 D18，输入“=”，点击单元格 B15，输入“/”，点击单元格 D17，输入“＊100000”，见图 3-2-2-5。回车，D18 显示数字“192. 78037”即为该乡 2012 年手足口病的发病率 192. 78/10 万，见图 3-2-2-6。

EXP　=B15/D17*100000

	A	B	C	D	E	F	G	H	I	J	K	L	M	N
1	2012年某乡镇手足口病疫情分布情况													
2	月份	病例数		年龄（岁）	病例数		性别	病例数		职业	病例数		村庄	病例数
3	1	5		0-	264		男	170		散居儿童	155		1	8
4	2	2		5-	16		女	110		托幼儿童	114		2	13
5	3	4		合计			合计			小学生	11		3	4
6	4	35								合计			4	6
7	5	82											5	82
8	6	70			94.28571								6	67
9	7	59											7	33
10	8	13											8	2
11	9	4											9	4
12	10	1											10	6
13	11	2											11	15
14	12	3											12	19
15	合计	280											13	21
16				年中人口数									合计	
17				145243										
18				=B15/D17*100000										

图 3-2-2-5　发病率计算过程之一

	A	B	C	D	E	F	G	H	I	J	K	L	M	N
1	2012年某乡镇手足口病疫情分布情况													
2	月份	病例数		年龄（岁）	病例数		性别	病例数		职业	病例数		村庄	病例数
3	1	5		0-	264		男	170		散居儿童	155		1	8
4	2	2		5-	16		女	110		托幼儿童	114		2	13
5	3	4		合计			合计			小学生	11		3	4
6	4	35								合计			4	6
7	5	82											5	82
8	6	70			94.28571								6	67
9	7	59											7	33
10	8	13											8	2
11	9	4											9	4
12	10	1											10	6
13	11	2											11	15
14	12	3											12	19
15	合计	280											13	21
16				年中人口数									合计	
17				145243										
18				192.78037										
19														

图 3-2-2-6　发病率计算过程之二

三、借助 Excel 软件实现流行特征分析

（一）人群特征分析

1. 年龄特征

（1）找年龄的最大值和最小值：数值较少时，一眼便可发现最大值与最小值；数值较多时，在 Excel 文件中，用“排序”功能实现。

第一步，打开文件“手足口病 2012. xls”，找到存放 2012 年该乡镇手足口病病例的工作表，见图 3-2-2-7。

	A	B	C	D	E	F	G	H	I
1	卡片ID	性别	年龄	工作单位	现住详细地址	人群分类代码	发病日期	诊断时间	死亡日期
2	41676636	女	1		*北石桥村	散居儿童	24/3/	########	.
3	41510351	男	3		*屯头村	散居儿童	16/3/	########	.
4	41555665	男	1		*屯头村	散居儿童	16/3/	########	.
5	41575104	男	2		*屯头村	散居儿童	19/3/	########	.
253	42975932	女	3		*田井村	散居儿童	14/5/	########	.
254	42976228	男	2		*温塘村	散居儿童	15/5/	########	.
255	42985192	女	3		*温塘村	散居儿童	11/5/	########	.
256	42994010	男	4	温塘村幼	*寺南坡村	幼托儿童	14/5/	########	.
263	43036451	男	3	温塘幼儿	*寺南坡村	幼托儿童	17/5/	########	.
271	43110444	女	1		*温白家楼村	散居儿童	18/5/	########	.
272	43110726	男	3		*焦家庄村	散居儿童	19/5/	########	.
273	43110740	男	5		*北马中村	散居儿童	19/5/	########	.
274	43123628	女	2		*台头村	散居儿童	20/5/	########	.
280	43149849	男	4		*台头村	散居儿童	19/5/	########	.
281	43170915	男	7		*邢家沟村	散居儿童	20/5/	########	.
282									

图 3-2-2-7　2012 年该乡镇手足口病病例信息

第二步，单击菜单栏的“数据”，见图 3-2-2-8；点击图中所示的“排序”，弹出“排序”对话框（图 3-2-2-9）；在排序对话框的“主要关键字”下方的下拉框中选择“年龄”，该框右侧有升序、降序两个可选项，选“升序”，则表示按照从小到大的顺序对年龄排序；若选“降序”，则表示按照从大到小的顺序对年龄排序；通过排序结果即可确定最大值与最小值；系统默认为“升序”；本例亦选择“升序”。注意，在“排序”对话框的下半部分有“我的数据区域”，选择“有标题行”，则该工作表第一行的内容不被排序，否则会被排序；系统默认为“有标题行”；本例，选择“有标题行”。“排序”对话框的操作情况见图 3-2-2-9。最后，点击该对话框底部的“确定”按钮，得出排序结果，见图 3-2-2-10；可以发现年龄的最小值是 1 岁，最大值是 7 岁。

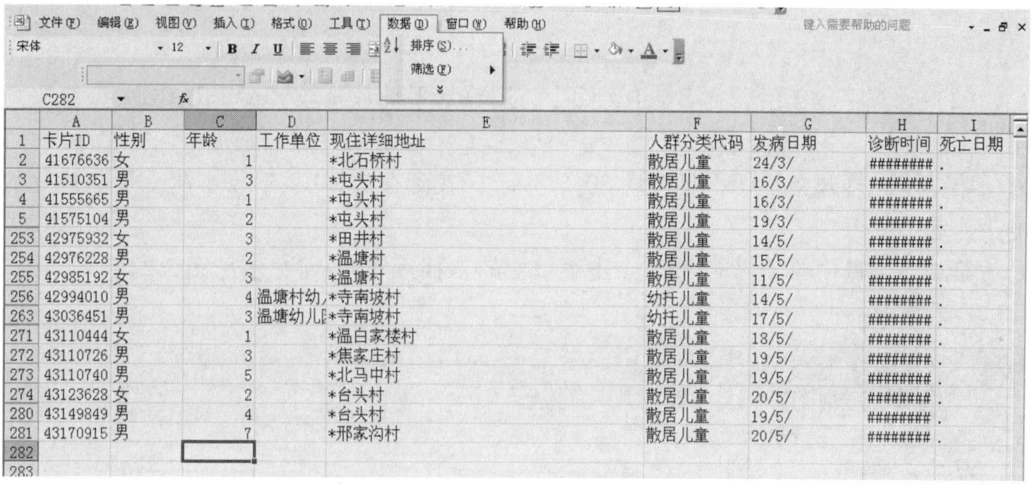

图 3-2-2-8　确定年龄最大值与最小值示意图之一

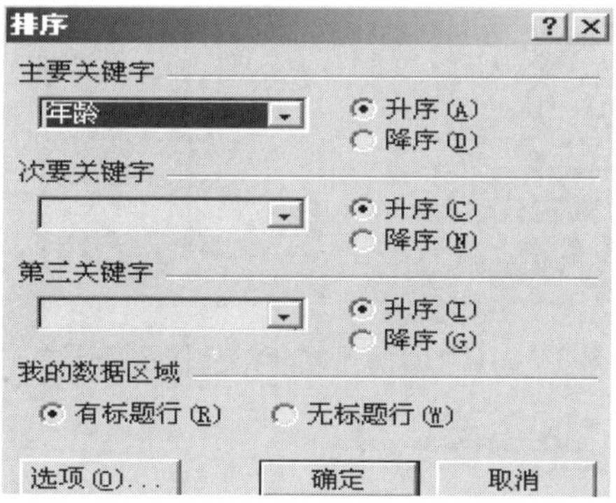

图 3-2-2-9　确定年龄最大值与最小值示意图之二

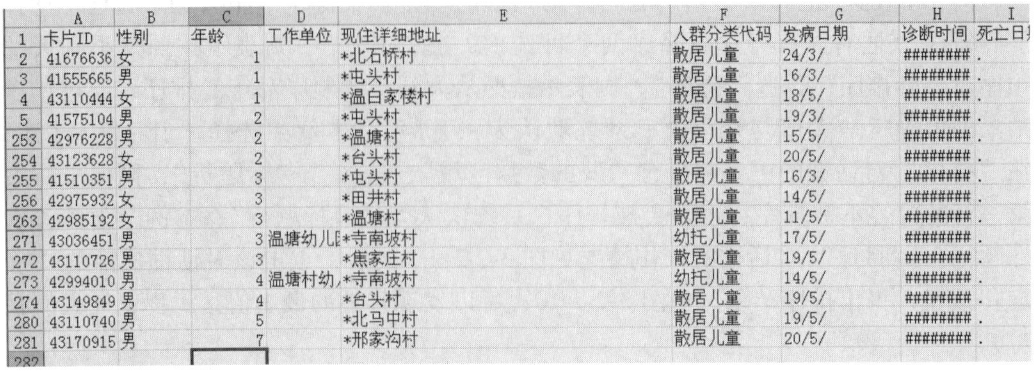

	A	B	C	D	E	F	G	H	I
1	卡片ID	性别	年龄	工作单位	现住详细地址	人群分类代码	发病日期	诊断时间	死亡日期
2	41676636	女	1		*北石桥村	散居儿童	24/3/	########	.
3	41555665	男	1		*屯头村	散居儿童	16/3/	########	.
4	43110444	女	1		*温白家楼村	散居儿童	18/5/	########	.
5	41575104	男	2		*屯头村	散居儿童	19/3/	########	.
253	42976228	男	2		*温塘村	散居儿童	15/5/	########	.
254	43123628	女	2		*台头村	散居儿童	20/5/	########	.
255	41510351	男	3		*屯头村	散居儿童	16/3/	########	.
256	42975932	女	3		*田井村	散居儿童	14/5/	########	.
263	42985192	女	3		*温塘村	散居儿童	11/5/	########	.
271	43036451	男	3	温塘幼儿园	*寺南坡村	幼托儿童	17/5/	########	.
272	43110726	男	3		*焦家庄村	散居儿童	19/5/	########	.
273	42994010	男	4	温塘村幼,	*寺南坡村	幼托儿童	14/5/	########	.
274	43149849	男	4		*台头村	散居儿童	19/5/	########	.
280	43110740	男	5		*北马中村	散居儿童	19/5/	########	.
281	43170915	男	7		*邢家沟村	散居儿童	20/5/	########	.
282									

图 3-2-2-10　确定年龄最大值与最小值示意图之三

（2）计算平均年龄：在 Excel 文件中，用算术平均数函数“AVERAGE”计算平均年龄。

第一步，打开文件“手足口病 2012. xls”，找到存放 2012 年该乡镇手足口病病例的工作表。

第二步，选中单元格 C282，点击菜单栏的“插入”，屏幕显示见图 3-2-2-11。

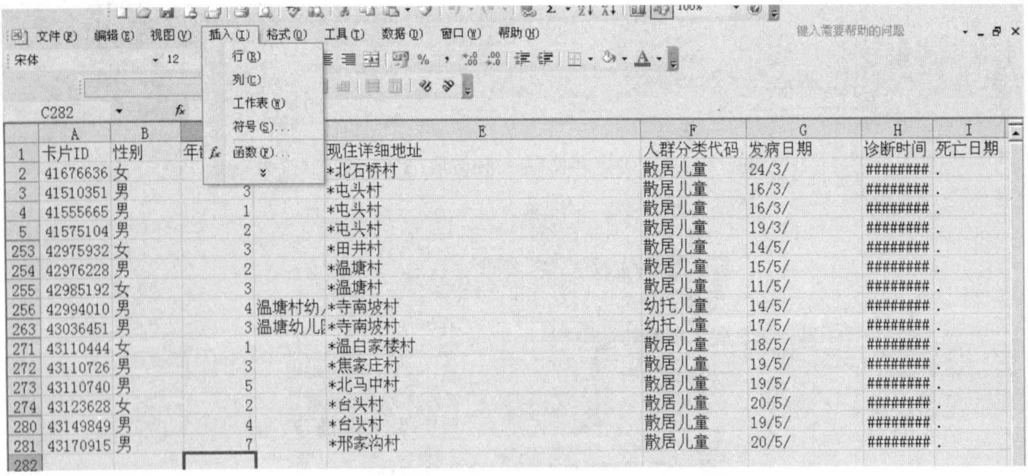

	A	B	C	D	E	F	G	H	I
1	卡片ID	性别	年龄		现住详细地址	人群分类代码	发病日期	诊断时间	死亡日期
2	41676636	女			*北石桥村	散居儿童	24/3/	########	.
3	41510351	男	3		*屯头村	散居儿童	16/3/	########	.
4	41555665	男	1		*屯头村	散居儿童	16/3/	########	.
5	41575104	男	2		*屯头村	散居儿童	19/3/	########	.
253	42975932	女	3		*田井村	散居儿童	14/5/	########	.
254	42976228	男	2		*温塘村	散居儿童	15/5/	########	.
255	42985192	女	3		*温塘村	散居儿童	11/5/	########	.
256	42994010	男	4	温塘村幼,	*寺南坡村	幼托儿童	14/5/	########	.
263	43036451	男	3	温塘幼儿园	*寺南坡村	幼托儿童	17/5/	########	.
271	43110444	女	1		*温白家楼村	散居儿童	18/5/	########	.
272	43110726	男	3		*焦家庄村	散居儿童	19/5/	########	.
273	43110740	男	5		*北马中村	散居儿童	19/5/	########	.
274	43123628	女	2		*台头村	散居儿童	20/5/	########	.
280	43149849	男	4		*台头村	散居儿童	19/5/	########	.
281	43170915	男	7		*邢家沟村	散居儿童	20/5/	########	.
282									

图 3-2-2-11　计算平均年龄操作示意图之一

第三步，点击图 3-2-2-11 所示的“函数”，弹出插入函数对话框（图 3-2-2-12）。

第四步，选择对话框中“选择函数”下面的“AVERAGE”，见图 3-2-2-13；点击对话框底部的“确定”按钮，弹出“选择函数”对话框（图 3-2-2-14）。

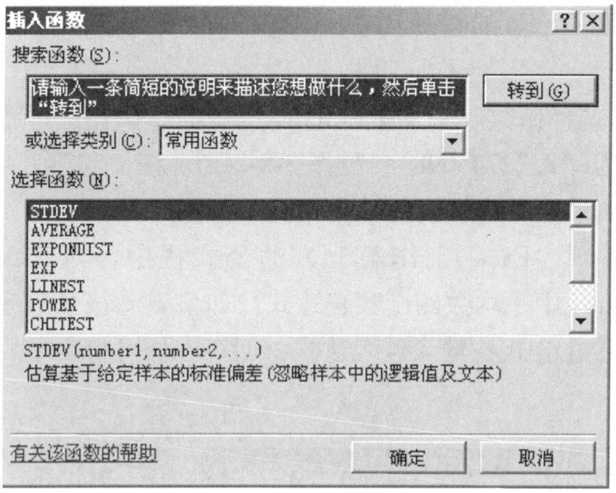

图 3-2-2-12　计算平均年龄操作示意图之二

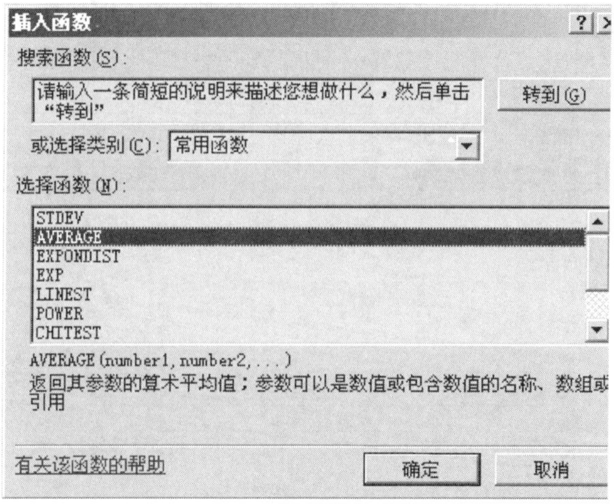

图 3-2-2-13　计算平均年龄操作示意图之三

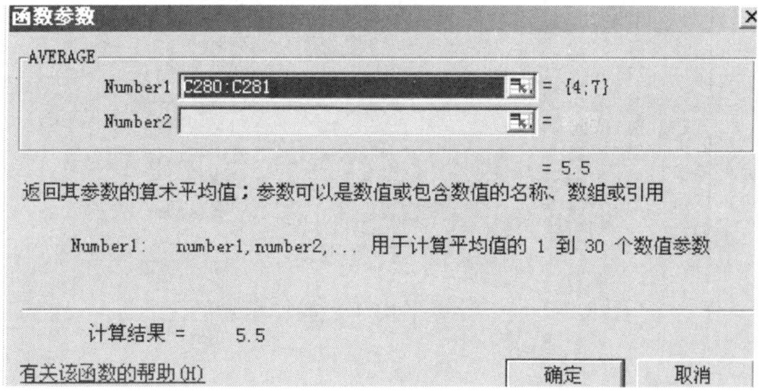

图 3-2-2-14　计算平均年龄操作示意图之四

第五步，在“选择函数”对话框中的“Number1”行对应的框内直接输入“C2:C281”，见图 3-2-2-15 所示。细心的读者会发现，在该对话框左下方有“计算结果=2.22745098”。

第六步，点击“选择函数”对话框底部的“确定”按钮，屏幕返回工作表，单元格 C282 显示的内容为“2.22745098”，见图 3-2-2-16。该值与第五步发现的计算结果相同，即 2012 年该乡镇手足口病病例的平均年龄。

细心的读者会发现，Excel 工作表上方的公式栏中显示“fx = AVERAGE（C2:C281）”，这就是 Excel 中平均数的函数表达式，如果熟悉该函数表达式的话，可选中单元格 C282 后，直接在公式栏输入该表达式，回车，便可得出平均年龄。

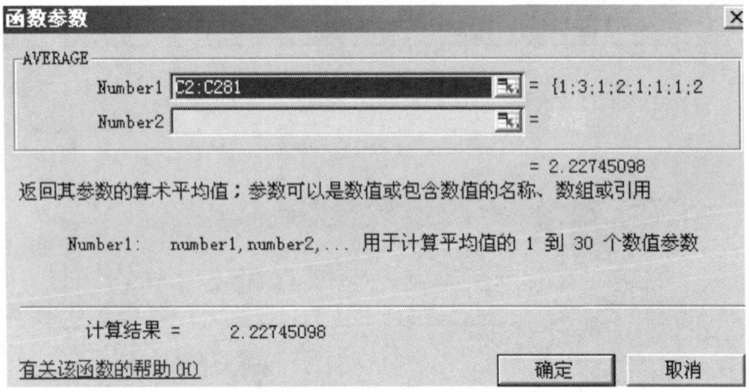

图 3-2-2-15　计算平均年龄操作示意图之五

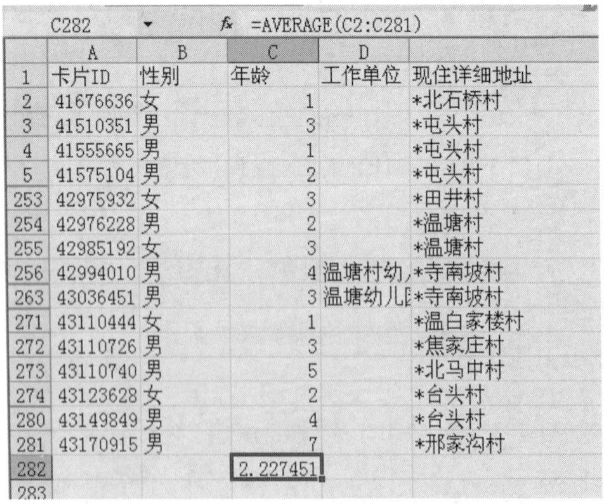

	A	B	C	D	
1	卡片ID	性别	年龄	工作单位	现住详细地址
2	41676636	女	1		*北石桥村
3	41510351	男	3		*屯头村
4	41555665	男	1		*屯头村
5	41575104	男	2		*屯头村
253	42975932	女	3		*田井村
254	42976228	男	2		*温塘村
255	42985192	女	3		*温塘村
256	42994010	男	4	温塘村幼，	*寺南坡村
263	43036451	男	3	温塘幼儿园	*寺南坡村
271	43110444	女	1		*温白家楼村
272	43110726	男	3		*焦家庄村
273	43110740	男	5		*北马中村
274	43123628	女	2		*台头村
280	43149849	男	4		*台头村
281	43170915	男	7		*邢家沟村
282			2.227451		
283					

图 3-2-2-16　计算平均年龄操作示意图之六

2. 性别特点　在Excel文件中，可以在筛选、建立数据透视表等功能基础上实现性别比的计算。

（1）在“筛选”功能的基础上计算性别比

第一步，打开文件“手足口病2012. xls”，找到存放2012年该乡镇手足口病病例的工作表。

第二步，选中“性别”所在单元格B2，点击菜单栏的“数据”，屏幕显示见图3-2-2-17。

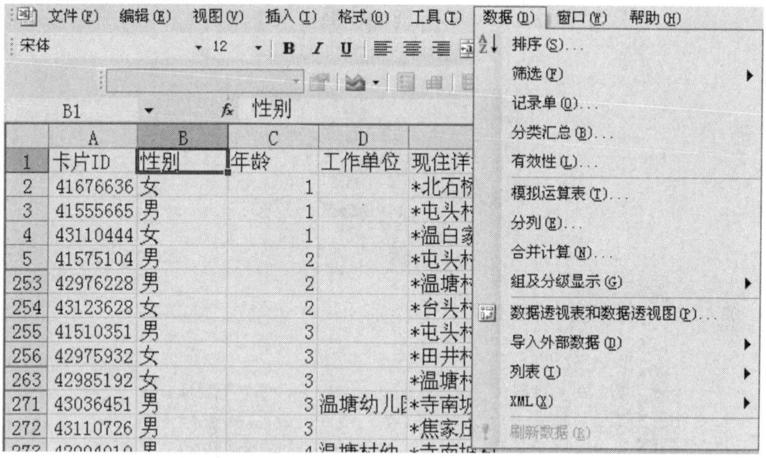

图3-2-2-17　计算性别比操作示意图之一

第三步，点击“筛选”，弹出筛选菜单，见图3-2-2-18。

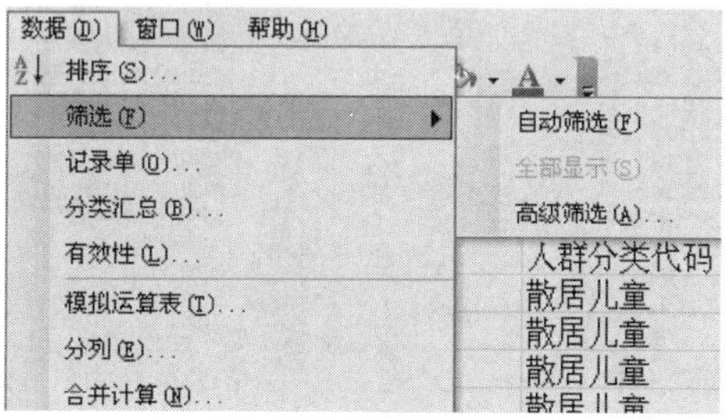

图3-2-2-18　计算性别比操作示意图之二

第四步，点击筛选菜单中“自动筛选”，标题行的每个单元格右侧都出现了一个下拉菜单提示按钮，见图3-2-2-19；点击该按钮，弹出自动筛选中的功能菜单，见图3-2-2-20；选择自动筛选菜单中的“男”，则筛选出所有的男性病例；若选“女”，则筛选出所有的女性病例；本例，选“男”，得到所有的男性病例，见图3-2-2-21，请注意在该文件底部左侧显示“在 280 条记录中找到 170 个”，意思是在 280 例手足口病患者中，男性病例为 170 例。为了更清楚的显示此句话，将其放大为图 3-2-2-22。同法，得出女性病例数为 110 例。

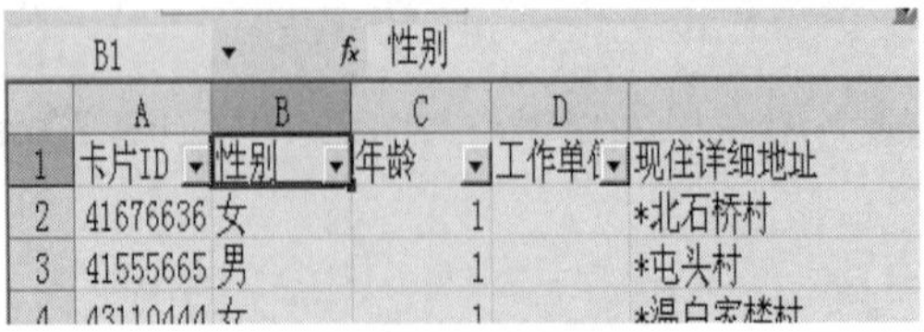

	A	B	C	D	
1	卡片ID	性别	年龄	工作单(	现住详细地址
2	41676636	女	1		*北石桥村
3	41555665	男	1		*屯头村

图 3-2-2-19　计算性别比操作示意图之三

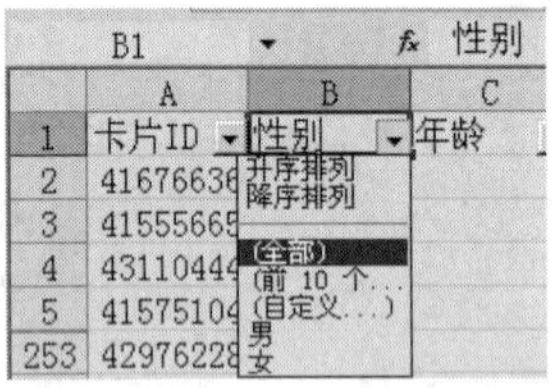

图 3-2-2-20　计算性别比操作示意图之四

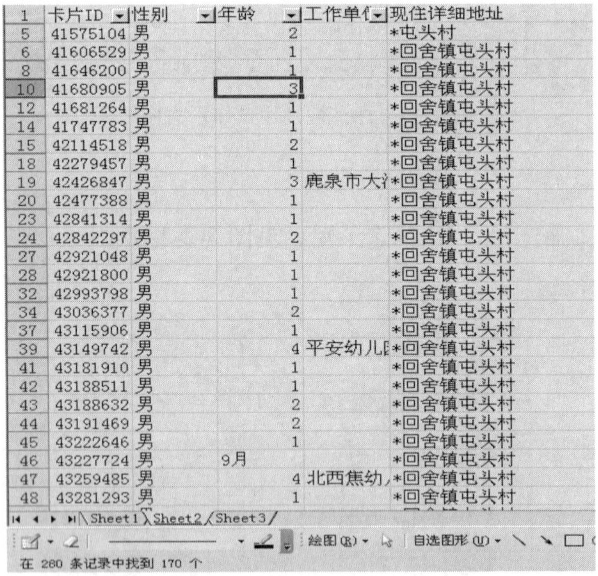

	卡片ID	性别	年龄	工作单(	现住详细地址
5	41575104	男	2		*屯头村
6	41606529	男	1		*回舍镇屯头村
8	41646200	男	1		*回舍镇屯头村
10	41680905	男	3		*回舍镇屯头村
12	41681264	男	1		*回舍镇屯头村
14	41747783	男	1		*回舍镇屯头村
15	42114518	男	2		*回舍镇屯头村
18	42279457	男	1		*回舍镇屯头村
19	42426847	男	3	鹿泉市大河	*回舍镇屯头村
20	42477388	男	1		*回舍镇屯头村
23	42841314	男	1		*回舍镇屯头村
24	42842297	男	2		*回舍镇屯头村
27	42921048	男	1		*回舍镇屯头村
28	42921800	男	1		*回舍镇屯头村
32	42993798	男	1		*回舍镇屯头村
34	43036377	男	2		*回舍镇屯头村
37	43115906	男	1		*回舍镇屯头村
39	43149742	男	4	平安幼儿园	*回舍镇屯头村
41	43181910	男	1		*回舍镇屯头村
42	43188511	男	1		*回舍镇屯头村
43	43188632	男	2		*回舍镇屯头村
44	43191469	男	2		*回舍镇屯头村
45	43222646	男	1		*回舍镇屯头村
46	43227724	男	9月		*回舍镇屯头村
47	43259485	男	4	北西焦幼/	*回舍镇屯头村
48	43281293	男	1		*回舍镇屯头村

图 3-2-2-21　计算性别比操作示意图之五

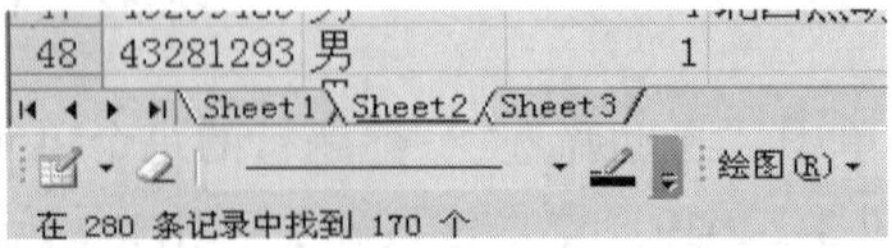

图 3-2-2-22　计算性别比操作示意图之六

第五步，在工作表空白处，输入男女病例数及性别比，本例在单元格 J10、K10 和 L10 分别输入“男”、“女”、“性别比”，在单元格 J12、K12 分别输入“170”、“110”，见图 3-2-2-23。

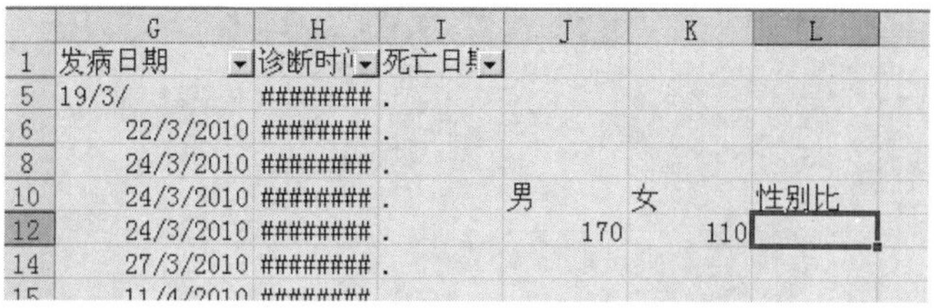

图 3-2-2-23　计算性别比操作示意图之七

第六步，计算性别比。有两种方法可供选择，一种是在单元格 L12 直接输入公式“=J12/K12”；另一种是在单元格 L12 输入“=”，点击 J12，输入“/”，点击 K12；两种操作的实质是建立性别比函数，回车，得出性别比，单元格 L12 显示数值“1.545454545”（图 3-2-2-24）为本例的男女性别比，即 2012 年该乡镇手足口病病例的男女性别比为 1.55∶1。

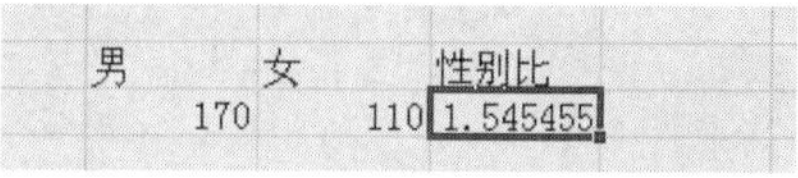

图 3-2-2-24　计算性别比操作示意图之八

（2）在“数据透视表”的基础上计算性别比

第一步，打开文件“手足口病 2012.xls”，找到存放 2012 年该乡镇手足口病病例的工作表。

第二步，选中该工作表中有数据的任一单元格，点击菜单栏的“数据”，屏幕显示见图 3-2-2-25。

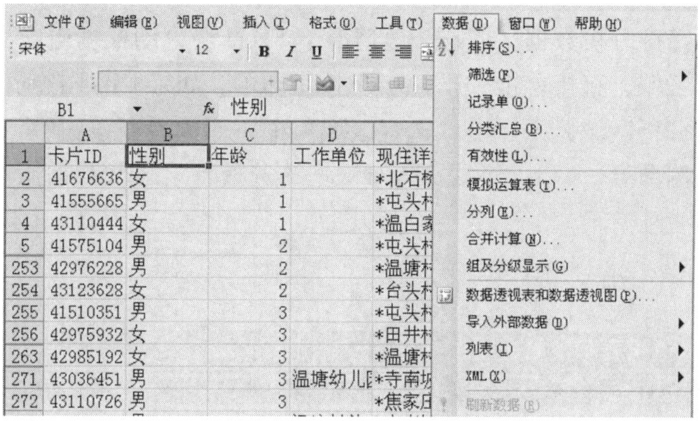

图 3-2-2-25　利用数据透视表计算性别比操作示意图之一

第三步，选择“数据”菜单中的“数据透视表和数据透视图”子菜单，进入数据透视表向导，弹出“数据透视表和数据透视图向导——3 步骤之 1”对话框（图 3-2-2-26）。

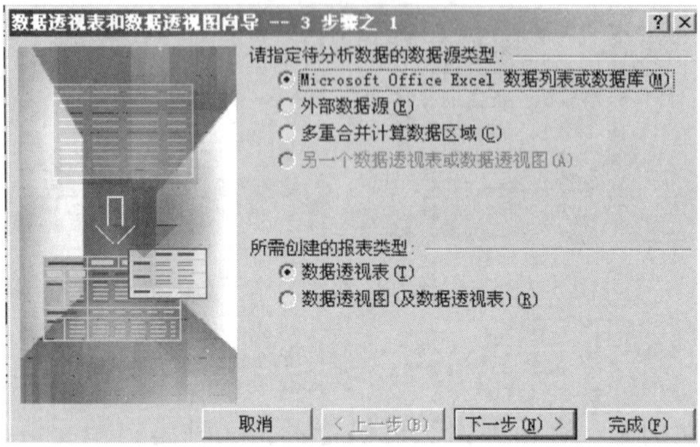

图 3-2-2-26 利用数据透视表计算性别比操作示意图之二

第四步，选择“Microsoft Excel 数据列表或数据库”为数据源，所需创建的报表类型为“数据透视表”；单击“下一步”；弹出“数据透视表和数据透视图向导——3 步骤之 2”对话框（图 3-2-2-27）。

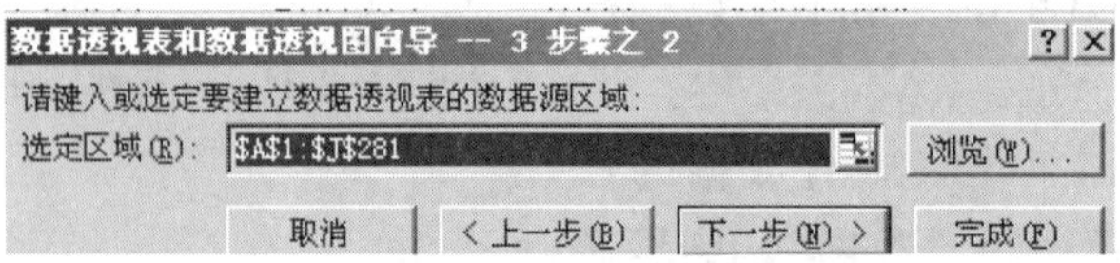

图 3-2-2-27 利用数据透视表计算性别比操作示意图之三

第五步，选择待分析数据区域，一般情况下 Excel 会自动根据当前光标所在单元格确定待分析数据区域，直接单击“下一步”按钮即可。如果 Excel 自动确定待分析数据区域不是实际待分析区域，则点击“选定区域”框右侧的展开按钮，弹出“数据透视表和数据透视图向导——3 步骤之 2”对话框的选择特定区域数据操作界面（图 3-2-2-28）。

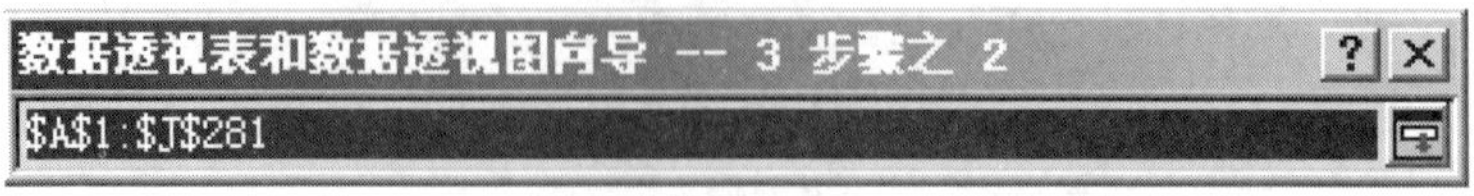

图 3-2-2-28 利用数据透视表计算性别比操作示意图之四

第六步，推动鼠标选择“性别”，下拉到单元格 B281，按住键盘上的 Shift 键，将鼠标定位到“诊断疾病”，下拉到单元格 J281，选择了“性别”、“诊断疾病”两个数据列为分析区域，则“数据透视表和数据透视图向导——3 步骤之 2”对话框的选择特定区域数据操作界面的输入框内显示为“Sheet2！ B1： B281，Sheet2！ J1： J281”，如图 3-2-2-29 所示。点击“Sheet2！ B1： B281，Sheet2！ J1： J281”所在框右侧的展开按钮，弹出已经选择特定区域的“数据透视表和数据透视图向导——3 步骤之 2”对话框，见图 3-2-2-30。

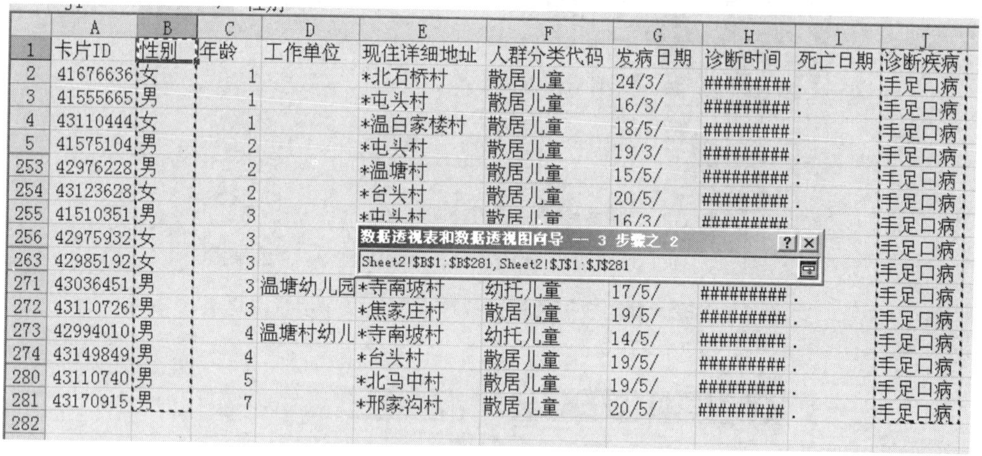

	A	B	C	D	E	F	G	H	I	J
1	卡片ID	性别	年龄	工作单位	现住详细地址	人群分类代码	发病日期	诊断时间	死亡日期	诊断疾病
2	41676636	女	1		*北石桥村	散居儿童	24/3/	#########	.	手足口病
3	41555665	男	1		*屯头村	散居儿童	16/3/	#########	.	手足口病
4	43110444	女	1		*温白家楼村	散居儿童	18/5/	#########	.	手足口病
5	41575104	男	2		*屯头村	散居儿童	19/3/	#########	.	手足口病
253	42976228	男	2		*温塘村	散居儿童	15/5/	#########	.	手足口病
254	43123628	女	2		*台头村	散居儿童	20/5/	#########	.	手足口病
255	41510351	男	3		*屯头村	散居儿童	16/3/	#########		手足口病
256	42975932	女	3							手足口病
263	42985192	女	3							手足口病
271	43036451	男	3	温塘幼儿园	*寺南坡村	幼托儿童	17/5/	#########	.	手足口病
272	43110726	男	3		*焦家庄村	散居儿童	19/5/	#########	.	手足口病
273	42994010	男	4	温塘村幼儿	*寺南坡村	幼托儿童	14/5/	#########	.	手足口病
274	43149849	男	4		*台头村	散居儿童	19/5/	#########	.	手足口病
280	43110740	男	5		*北马中村	散居儿童	19/5/	#########	.	手足口病
281	43170915	男	7		*邢家沟村	散居儿童	20/5/	#########	.	手足口病
282										

图 3-2-2-29　利用数据透视表计算性别比操作示意图之五

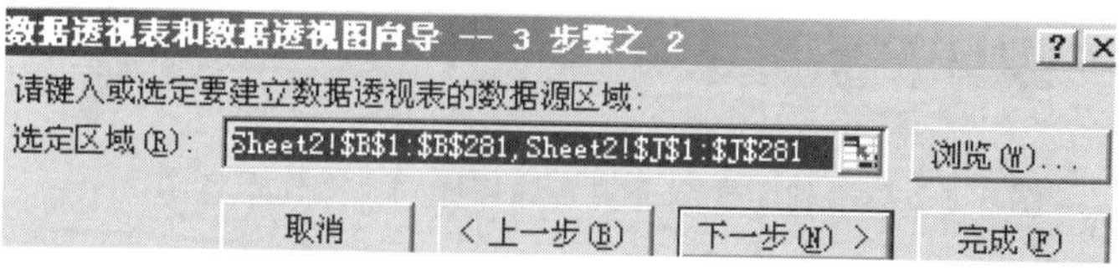

图 3-2-2-30　利用数据透视表计算性别比操作示意图之六

或者直接选择该工作表中的所有数据为分析数据区域，选择区域输入框内显示为“A1： J281”，如图 3-2-2-31 所示。

第七步，单击“下一步”按钮；弹出“数据透视表和数据透视图向导——3 步骤之 3”对话框（图 3-2-2-32）。“数据透视表显示位置”下面有两个选项，选择“新建

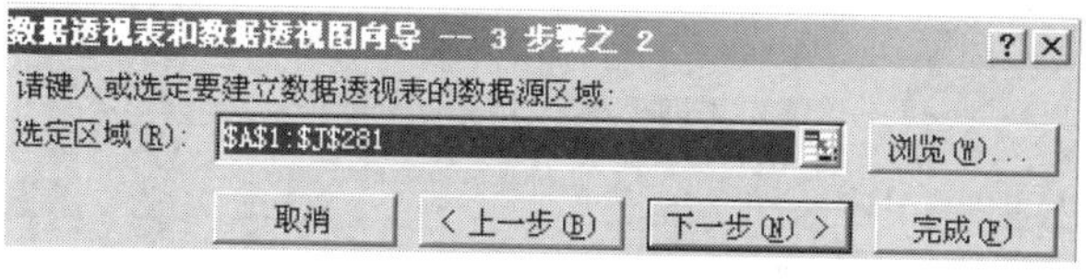

图 3-2-2-31　利用数据透视表计算性别比操作示意图之七

工作表”则将数据透视表的结果放在一个新的工作表中；选择“现有工作表”，则将结果放在当前工作表中，此时需要指定一个空白位置放置数据表，点击“现有工作表”下方数据区域框右侧的展开按钮，弹出“数据透视表和数据透视图向导——3 步骤之 3”对话框的选择特定放置区域操作界面（图 3-2-2-33）；选择该工作表的一个空白单元格，图 3-2-2-34 数据框出现放置位置区域“Sheet2！ G284”，即第 7 列第 284 行的单元格 G284。

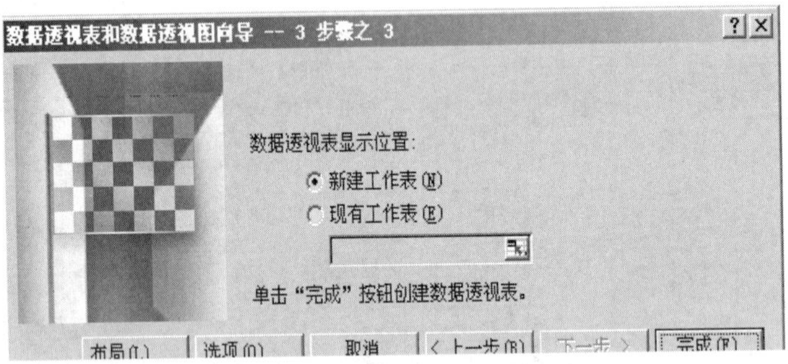

图 3-2-2-32　利用数据透视表计算性别比操作示意图之八

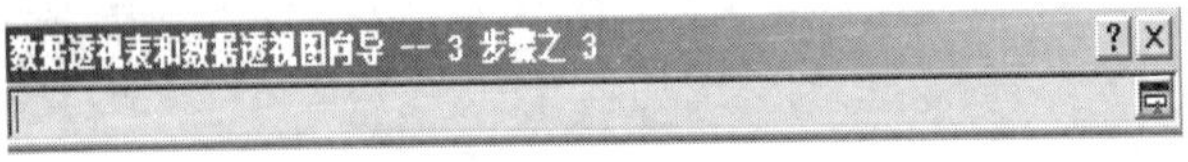

图 3-2-2-33　利用数据透视表计算性别比操作示意图之九

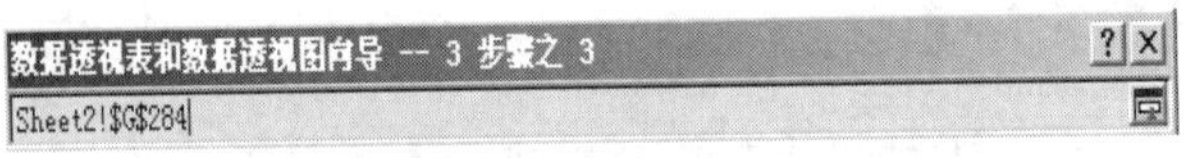

图 3-2-2-34　利用数据透视表计算性别比操作示意图之十

第八步，点击“Sheet2！ G284”右侧的展开按钮，弹出“数据透视表和数据透视图向导——3 步骤之 3”对话框的选择特定放置区域操作界面，此时当前工作表下方数据区域框出现了“Sheet2！ G284”（图 3-2-2-35）；点击“完成”按钮；在

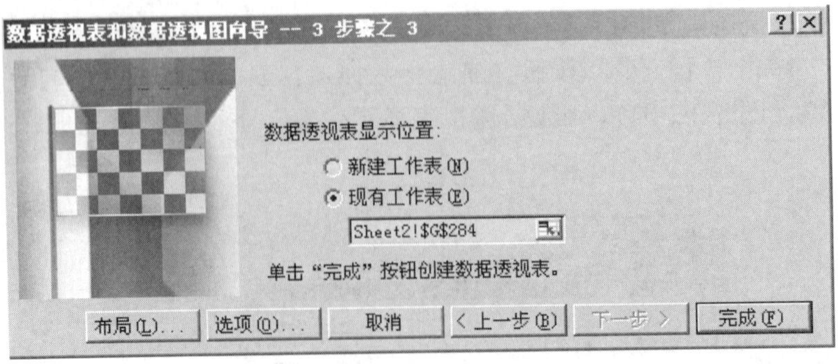

图 3-2-2-35　利用数据透视表计算性别比操作示意图之十一

当前工作表中出现了图 3-2-2-36 所示的结构。

第九步，将右侧数据透视表字段中的“性别”、“诊断疾病”分别拖至透视表结构中的“将行字段拖至此处”、“将数据项拖至此处”，得出男女性别汇总表（图 3-2-2-37）。

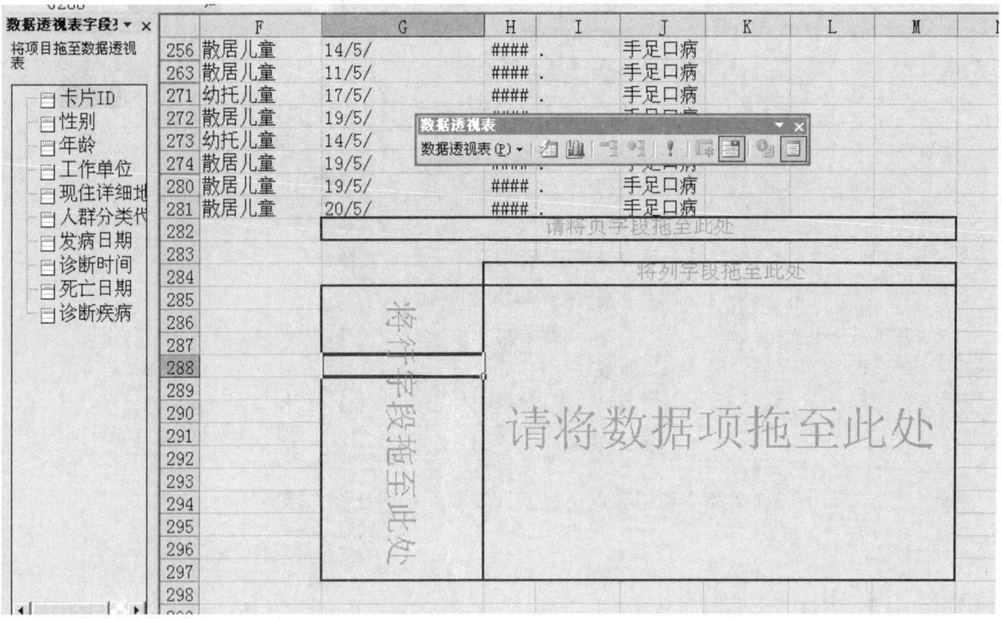

图 3-2-2-36　利用数据透视表计算性别比操作示意图之十二

第十步，计算性别比。可以采用在“筛选”功能基础上计算性别比的第六步提及的两种方法。也可以完成数据透视表之后，按需要修改数据表的显示格式，对于初学者，该操作可能有些困难，不再演示，留给有兴趣者探索。

计数项:诊断疾病	
性别	汇总
男	170
女	110
总计	280

图 3-2-2-37　利用数据透视表计算性别比操作示意图之十三

数据透视表是 Excel 中强有力的数据列表分析工具，不仅可以用来作单变量数据的次数分布或总和分析，还可用来作双变量数据的交叉频数分析、总和分析和其他统计量的分析。掌握好透视表工具，会为数据分析带来极大方便。

3. 职业特征　在 Excel 文件中，可借助“筛选”、“数据透视表”等实现构成比的计算。本例演示在建立数据透视表基础上完成构成比的计算，对于指标分类较多的情况，建议使用该功能。

第一步，打开文件“手足口病 2012. xls”，找到存放 2012 年该乡镇手足口病病例的工作表。

第二步，选中该工作表中有数据的任一单元格，点击菜单栏的“数据”，屏幕显示见图 3-2-2-38。

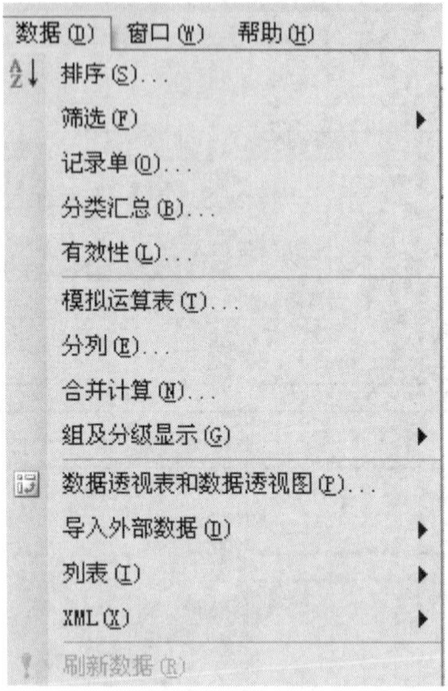

图 3-2-2-38　利用数据透视表计算职业构成比操作示意图之一

第三步，选择“数据”菜单中的“数据透视表和数据透视图”子菜单，进入数据透视表向导，弹出“数据透视表和数据透视图向导——3 步骤之 1”对话框（图 3-2-2-39）。

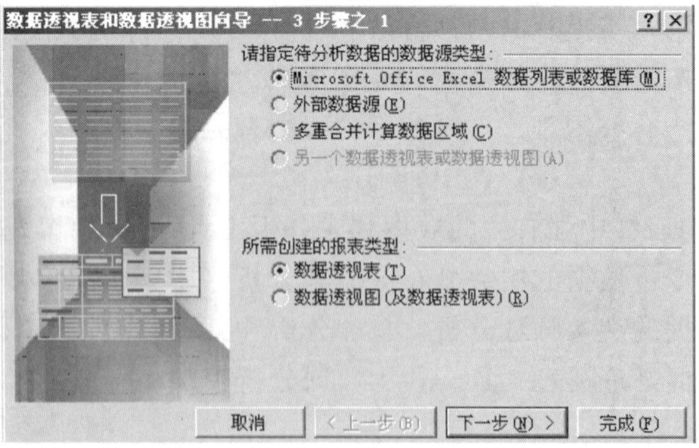

图 3-2-2-39　利用数据透视表计算职业构成比操作示意图之二

第四步，选择“Microsoft Excel 数据列表或数据库”为数据源，所需创建的报表类型为“数据透视表”；单击“下一步”；弹出“数据透视表和数据透视图向导——3 步骤之 2”对话框（图 3-2-2-40）。

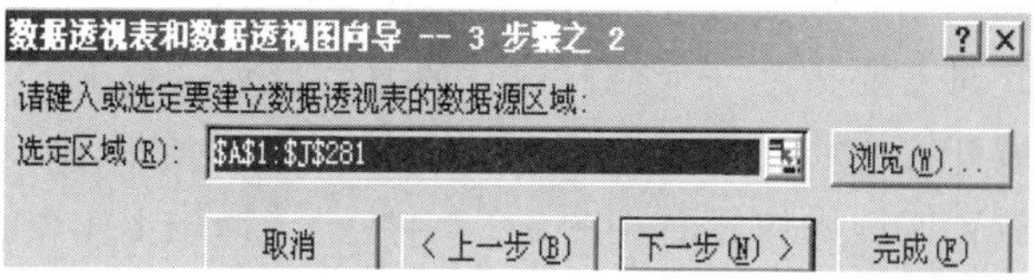

图 3-2-2-40 利用数据透视表计算职业构成比操作示意图之三

第五步，选择待分析数据区域，一般情况下 Excel 会自动根据当前光标所在单元格确定待分析数据区域，直接单击“下一步”按钮即可。如果 Excel 自动确定待分析数据区域不是实际需分析区域，则点击“选定区域”框右侧的展开按钮，弹出“数据透视表和数据透视图向导——3 步骤之 2”对话框的选择特定区域数据操作界面（图 3-2-2-41）。

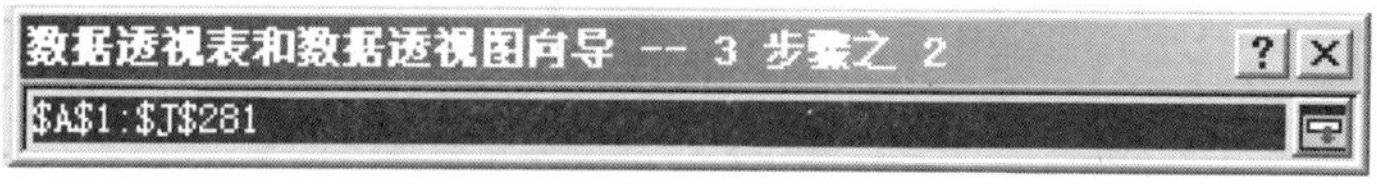

图 3-2-2-41 利用数据透视表计算职业构成比操作示意图之四

第六步，选择该工作表中的所有数据为数据区域，选择区域输入框内显示为“A1：J281”，如图 3-2-2-42 所示。

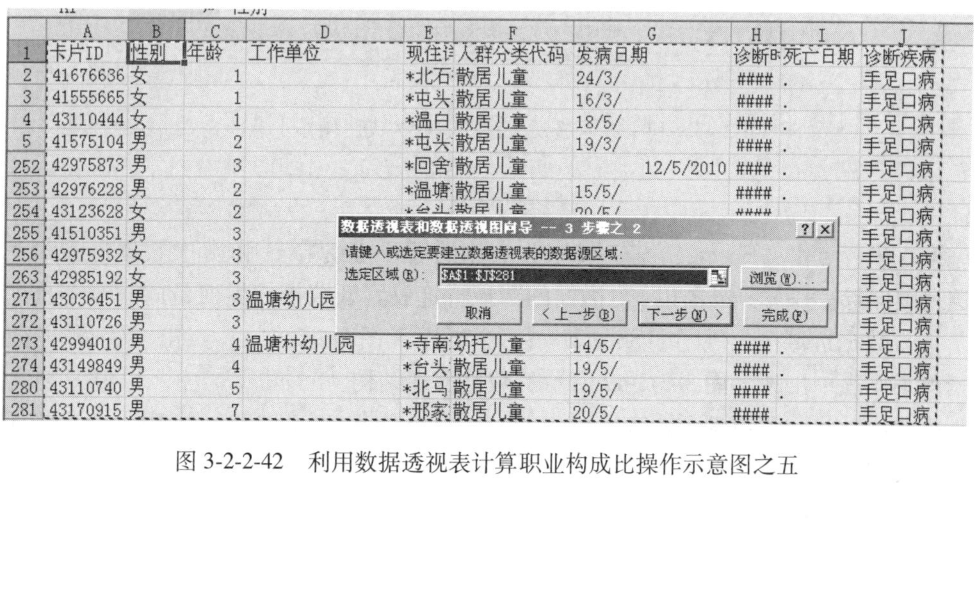

图 3-2-2-42 利用数据透视表计算职业构成比操作示意图之五

第七步，单击“下一步”按钮；弹出“数据透视表和数据透视图向导——3 步骤之 3”对话框（图 3-2-2-43）。“数据透视表显示位置”下面有两个选项，选择“新建工作表”则将数据表的结果放在一个新的工作表中；选择“现有工作表”，则将结果放在当前工作表中，此时需要指定一个空白位置放置数据表，点击“现有工作表”下方数据区域框右侧的展开按钮，弹出“数据透视表和数据透视图向导——3 步骤之 3”对话框的选择特定放置区域操作界面（图 3-2-2-44）；选择该工作表的一个空白单元格，图 3-2-2-45 数据框显示放置位置区域“Sheet2！ $ G $ 284”，即第 7 列第 284 行的单元格 G284。

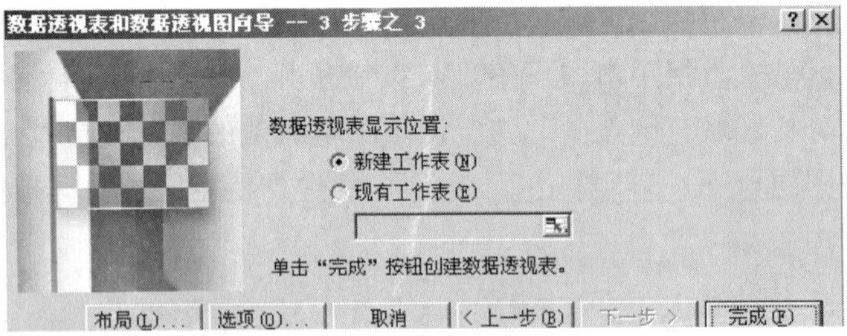

图 3-2-2-43　利用数据透视表计算职业构成比操作示意图之六

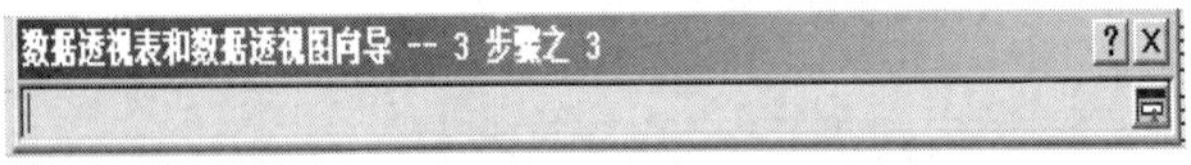

图 3-2-2-44　利用数据透视表计算职业构成比操作示意图之七

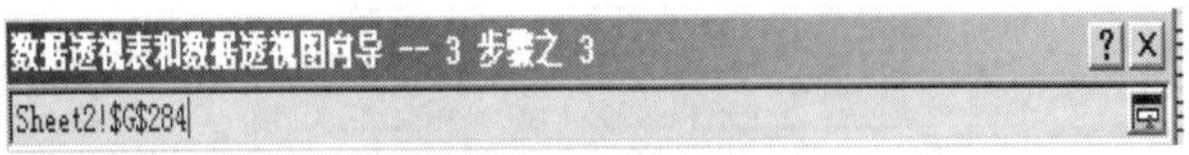

图 3-2-2-45　利用数据透视表计算职业构成比操作示意图之八

第八步，点击“Sheet2！ $ G $ 284”右侧的展开按钮，弹出“数据透视表和数据透视图向导——3 步骤之 3”对话框的选择特定放置区域操作界面，此时“当前工作表”下方数据区域框出现了“Sheet2！ $ G $ 284”（图 3-2-2-46）；点击“完成”按钮；在当前工作表中出现了图 3-2-2-47 所示的数据透视结构。

第九步，将右侧数据透视表字段中的“人群分类代码”、“诊断疾病”分别拖至透视表结构中的“将行字段拖至此处”、“将数据项拖至此处”；得出不同职业人群汇总表，如图 3-2-2-48 所示。

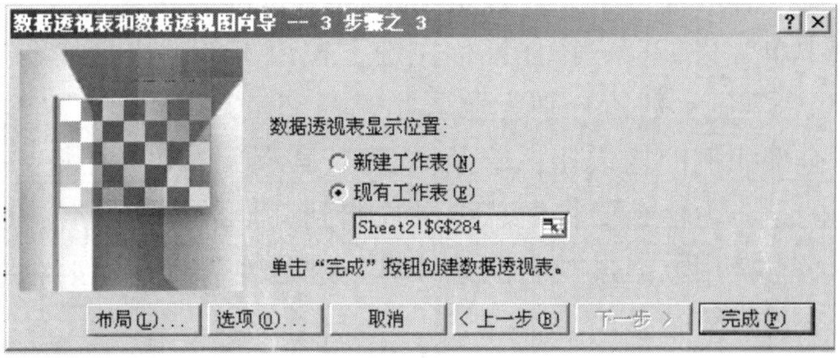

图 3-2-2-46　利用数据透视表计算职业构成比操作示意图之九

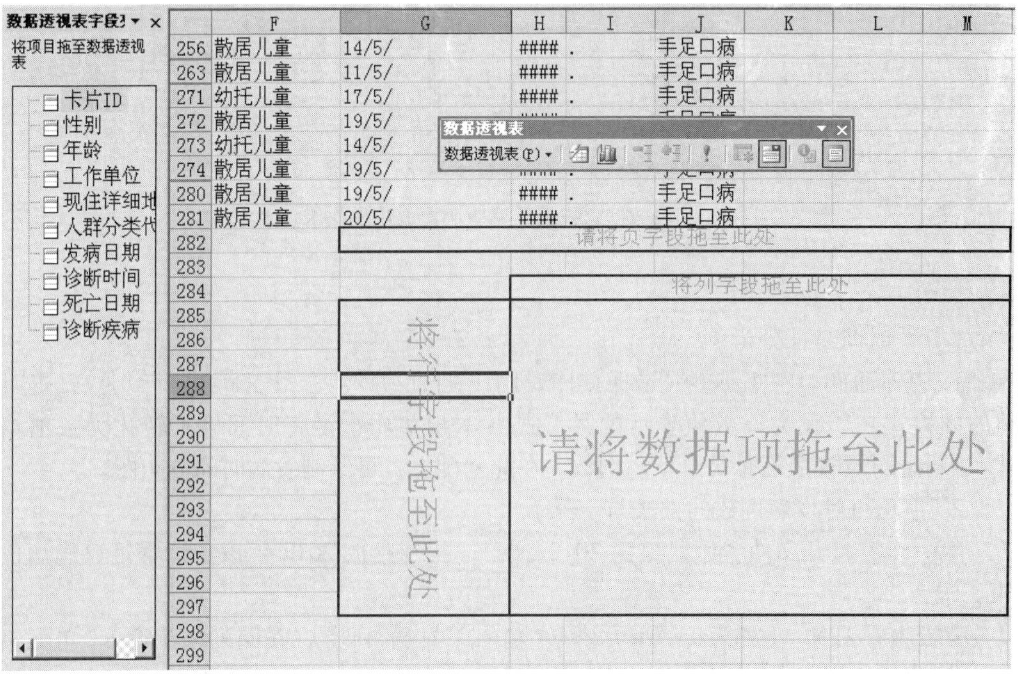

图 3-2-2-47　利用数据透视表计算职业构成比操作示意图之十

计数项:诊断疾病	
人群分类代码	汇总
散居儿童	155
学生	11
幼托儿童	114
总计	280

图 3-2-2-48　利用数据透视表计算职业构成比
操作示意图之十一

第十步，将汇总结果复制到 I285-I288，在单元格 J284 输入“构成比（%）”，准备计算职业构成比。有两种方法，一种是在单元格 J285 直接输入公式“=I285/280 * 100”，回车；选中单元格 J285，按住鼠标左键下拉值 J288，出现如图 3-2-2-49 所示结果，单元格 J285-J287 显示数值分别为散居儿童（55.40%）、学生（3.93%）、托幼儿童（40.7%）占全部病例的构成比；单元格 J286 显示为 100%，是上述三种职业构成比之和。需解释的是，为什么要将汇总结果复制到其他数据区域后，用复制的数据计算构成比，而不是直接用数据透视表汇总计算，这是因为直接用汇总结果会导致公式循环引用，无法获得计算结果。

另一种方法是采用输入与点击相结合的方法，建立构成比计算公式。就本例而言，直接输入公式是最简单的方法。故不再演示第二种方法的具体操作。

计数项:诊断疾病			
人群分类代码	汇总		构成比（%）
散居儿童	155	155	55.4
学生	11	11	3.93
幼托儿童	114	114	40.7
总计	280	280	100

图 3-2-2-49　利用数据透视表计算职业构成比操作示意图之十二

（二）时间特征分析

1. 基本思路　在 Excel 中先将具体时间（如日/月/年、月/日/年、年/月/日等具体时间格式）转化为以数值表示的月形式（本步实质上是将时间格式转化为数值格式），再通过透视表汇总每月发病例数。在此基础上，可绘制发病时间分布图。

2. 汇总每月发病例数的方法与步骤

第一步，打开文件“手足口病 2012. xls”，找到存放 2012 年该乡镇手足口病病例的工作表。

第二步，在第 11 列第 1 行单元格 K1 输入“发病月份”，在同列第 2 行 K2 单元格输入月函数公式“=MONTH（G2）”，见图 3-2-2-50；回车，则单元格 K2 显示为“3”，见图 3-2-2-51，表示 3 月份。

第三步，选中单元格 K2，按住鼠标左键下拉至单元格 K281，得出以数字形式显示的病例发病月份，见图 3-2-2-52。

第四步，建立数据透视表。

（1）选择“数据”菜单中的“数据透视表和数据透视图”子菜单，进入数据透视表向导，弹出“数据透视表和数据透视图向导——3 步骤之 1”对话框（图 3-2-2-53）。

（2）选择“Microsoft Excel 数据列表或数据库”为数据源，所需创建的报表类型为“数据透视表”；单击“下一步”，弹出“数据透视表和数据透视图向导——3 步骤之 2”对话框（图 3-2-2-54）。接着选择待分析数据区域，一般情况下 Excel 会自动根据当前光标所在单元格确定待分析数据区域，直接单击“下一步”按钮即可。若 Excel 自动确定待分析数据区域不是实际分析区域，则点击“选定区域”框右侧的展开按钮，弹出“数据透视表和数据透视图向导——3 步骤之 2”对话框的选择特定区域数据操作界面。本例，直接单击“下一步”按钮，弹出“数据透视表和数据透视图向导——3 步骤之 3”对话框，在该对话框选择数据透视表显示位置，见图 3-2-2-55。

fx =MONTH(G2)

E	F	G	H	I	J	K	L
现住让	人群分类代码	发病日期	诊断日	死亡E	诊断疾病	发病月份	
北石	散居儿童	24/3/2012	####	.	手足口病	=MONTH(G2) MONTH(serial_number)	
屯头	散居儿童	16/3/2012	####	.	手足口病		
温白	散居儿童	18/5/2012	####	.	手足口病		
屯头	散居儿童	19/3/2012	####	.	手足口病		
温塘	散居儿童	15/5/2012	####	.	手足口病		
台头	散居儿童	20/5/2012	####	.	手足口病		
屯头	散居儿童	16/3/2012	####	.	手足口病		
田井	散居儿童	14/5/2012	####	.	手足口病		
温塘	散居儿童	11/5/2012	####	.	手足口病		
焦家	散居儿童	19/5/2012	####	.	手足口病		
寺南	幼托儿童	14/5/2012	####	.	手足口病		
台头	散居儿童	19/5/2012	####	.	手足口病		
北马	散居儿童	19/5/2012	####	.	手足口病		
邢家	学生	20/5/2012	####		手足口病		

图 3-2-2-50　时间特征分析操作示意图之一

	C	D	E	F	G	H	I	J	K
1	年龄	工作单位	现住让	人群分类代码	发病日期	诊断日	死亡E	诊断疾病	发病月份
2	1		*北石	散居儿童	24/3/2012	####	.	手足口病	3
3	1		*屯头	散居儿童	16/3/2012	####	.	手足口病	
4	1		*温白	散居儿童	18/5/2012	####	.	手足口病	
5	2		*屯头	散居儿童	19/3/2012	####	.	手足口病	
253	2		*温塘	散居儿童	15/5/2012	####	.	手足口病	
254	2		*台头	散居儿童	20/5/2012	####	.	手足口病	
255	3		*屯头	散居儿童	16/3/2012	####	.	手足口病	
256	3		*田井	散居儿童	14/5/2012	####	.	手足口病	
263	3		*温塘	散居儿童	11/5/2012	####	.	手足口病	
272	3		*焦家	散居儿童	19/5/2012	####	.	手足口病	
273	4	温塘村幼	*寺南	幼托儿童	14/5/2012	####	.	手足口病	
274	4		*台头	散居儿童	19/5/2012	####	.	手足口病	
280	5		*北马	散居儿童	19/5/2012	####	.	手足口病	
281	7		*邢家	学生	20/5/2012	####	.	手足口病	
282									
283									

图 3-2-2-51　时间特征分析操作示意图之二

K2　fx =MONTH(G2)

	C	D	E	F	G	H	I	J	K
1	年龄	工作单位	现住让	人群分类代码	发病日期	诊断日	死亡E	诊断疾病	发病月份
2	1		*北石	散居儿童	24/3/2012	####	.	手足口病	3
3	1		*屯头	散居儿童	16/3/2012	####	.	手足口病	3
4	1		*温白	散居儿童	18/5/2012	####	.	手足口病	5
5	2		*屯头	散居儿童	19/3/2012	####	.	手足口病	3
253	2		*温塘	散居儿童	15/5/2012	####	.	手足口病	5
254	2		*台头	散居儿童	20/5/2012	####	.	手足口病	5
255	3		*屯头	散居儿童	16/3/2012	####	.	手足口病	3
256	3		*田井	散居儿童	14/5/2012	####	.	手足口病	5
263	3		*温塘	散居儿童	11/5/2012	####	.	手足口病	5
272	3		*焦家	散居儿童	19/5/2012	####	.	手足口病	5
273	4	温塘村幼	*寺南	幼托儿童	14/5/2012	####	.	手足口病	5
274	4		*台头	散居儿童	19/5/2012	####	.	手足口病	5
280	5		*北马	散居儿童	19/5/2012	####	.	手足口病	5
281	7		*邢家	学生	20/5/2012	####	.	手足口病	5
282									

图 3-2-2-52　时间特征分析操作示意图之三

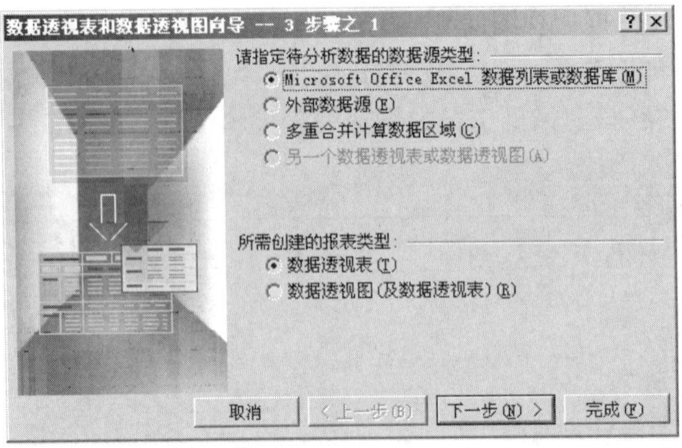

图 3-2-2-53　时间特征分析操作示意图之四

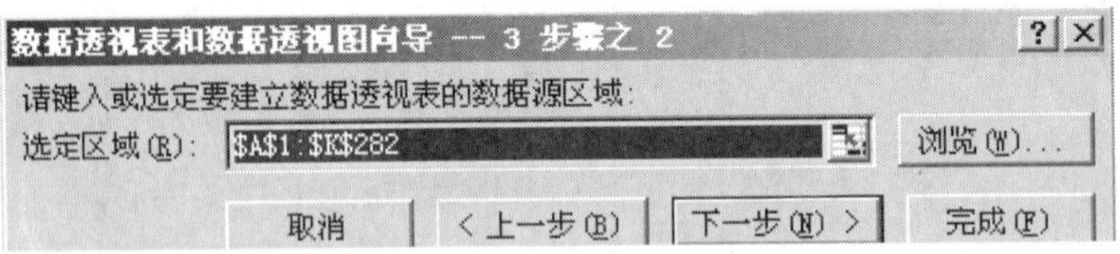

图 3-2-2-54　时间特征分析操作示意图之五

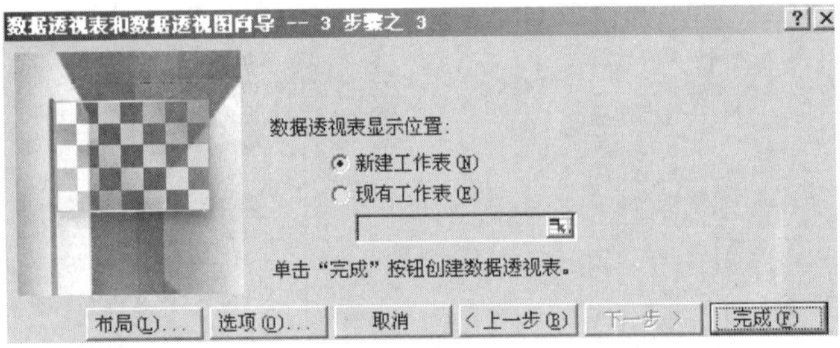

图 3-2-2-55　时间特征分析操作示意图之六

（3）选择“现有工作表”，见图 3-2-2-56，则表示将结果放在当前工作表中。此时需要指定一个空白位置放置数据表，点击“现有工作表”下方数据区域框右侧的展开按钮，弹出“数据透视表和数据透视图向导——3 步骤之 3”对话框的选择特定放

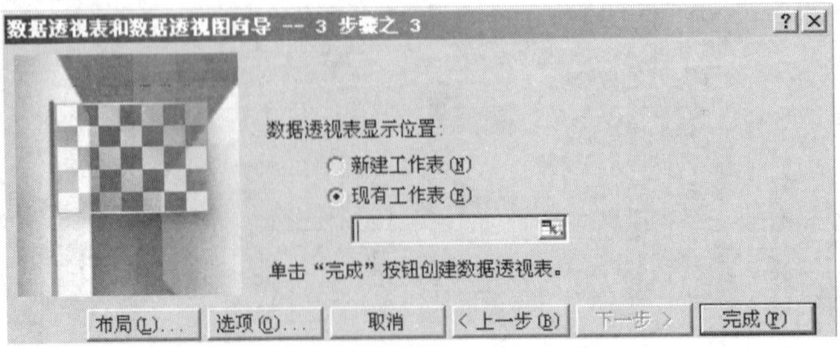

图 3-2-2-56　时间特征分析操作示意图之七

置区域操作界面，见图 3-2-2-57；选择该工作表的一个空白单元格，图 3-2-2-58 数据框出现放置位置区域为“Sheet2！ M5”，即第 13 列第 5 行的单元格 M5。

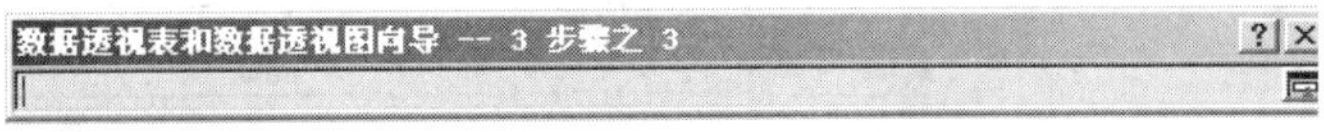

图 3-2-2-57　时间特征分析操作示意图之八

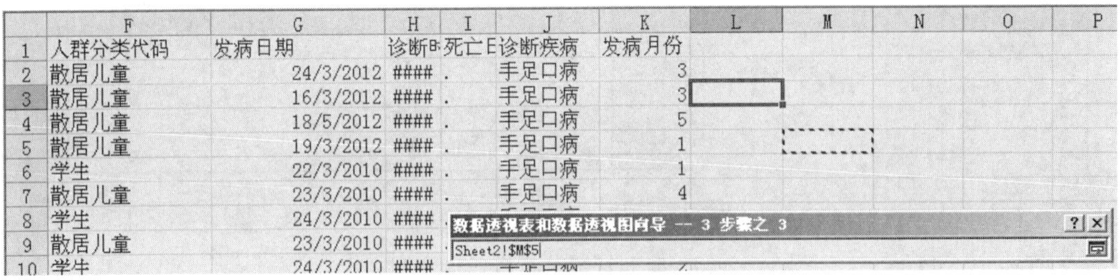

图 3-2-2-58　时间特征分析操作示意图之九

（4）点击“Sheet2！ M5”右侧的展开按钮，弹出“数据透视表和数据透视图向导——3 步骤之 3”对话框的选择特定放置区域操作界面，此时“当前工作表”下方数据区域框出现了“Sheet2！ M5”，见图 3-2-2-59；点击“完成”按钮；在当前工作表中出现了图 3-2-2-60 所示的数据透视表结构。

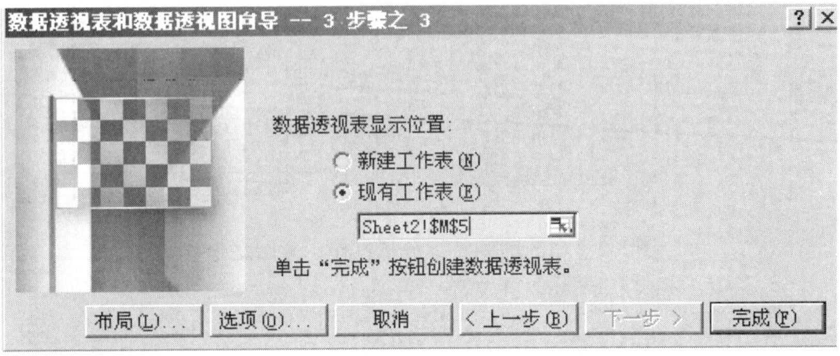

图 3-2-2-59　时间特征分析操作示意图之十

（5）将右侧数据透视表字段中的“发病月份”、“诊断疾病”分别拖至透视表结构中的“将行字段拖至此处”、“将数据项拖至此处”；得出各月病例汇总表（图 3-2-2-61），该表清楚展示了该乡镇手足口病的时间分布特点，即一年四季均有病例发生，但主要集中在 4~7 月；换句话说，4~7 月是该乡镇手足口病的发病高峰。

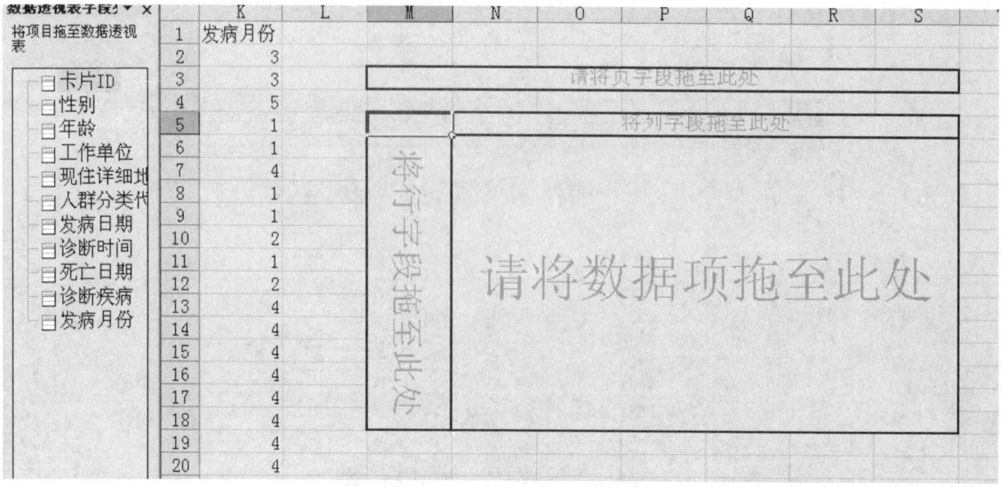

图 3-2-2-60　时间特征分析操作示意图之十一

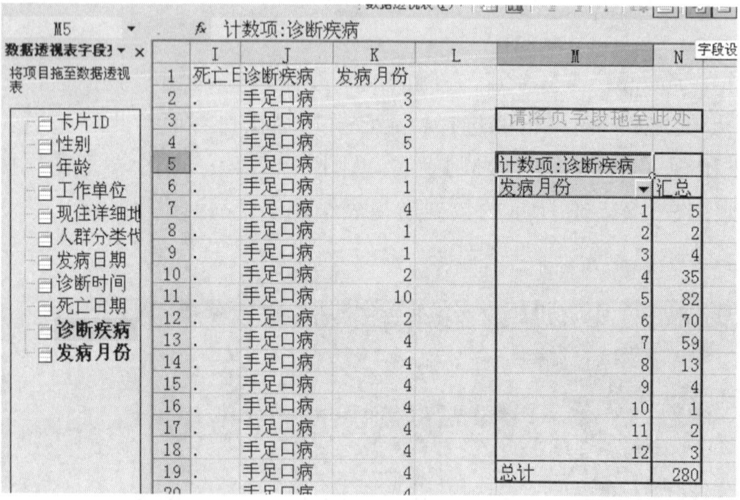

图 3-2-2-61　时间特征分析操作示意图之十二

3. 绘制时间分布图。详见下文。

（三）绘制时间分布图/流行曲线　本例绘制条图。

1. 将透视表的内容复制到另外一个空白区域。本例复制到单元格 Q7-R18，在单元格 Q6、R6 分别输入“月份”、“病例数”，见图 3-2-2-62。

2. 点击菜单栏的“插入”，屏幕显示见图 3-2-2-63。点击“图表”，弹出“图表向导-4 步骤之 1-图表类型”对话框，选择左侧“图表类型”选项框中的“柱形图”后，在右侧“子图表类型”选择左上角的“簇状柱形图”（图 3-2-2-64）。

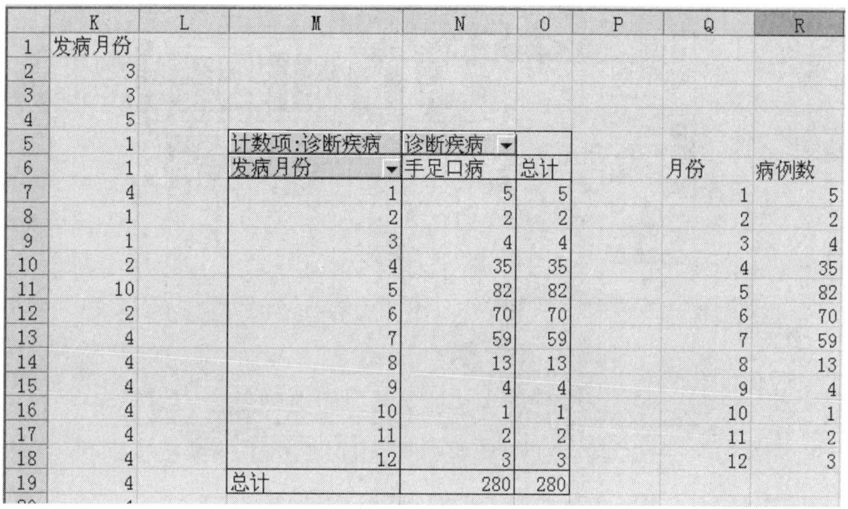

	K	L	M	N	O	P	Q	R
1	发病月份							
2	3							
3	3							
4	5							
5	1		计数项:诊断疾病	诊断疾病				
6	1		发病月份	手足口病	总计		月份	病例数
7	4		1	5	5		1	5
8	1		2	2	2		2	2
9	1		3	4	4		3	4
10	2		4	35	35		4	35
11	10		5	82	82		5	82
12	2		6	70	70		6	70
13	4		7	59	59		7	59
14	4		8	13	13		8	13
15	4		9	4	4		9	4
16	4		10	1	1		10	1
17	4		11	2	2		11	2
18	4		12	3	3		12	3
19	4		总计	280	280			

图 3-2-2-62　绘制时间分布图操作示意图之一

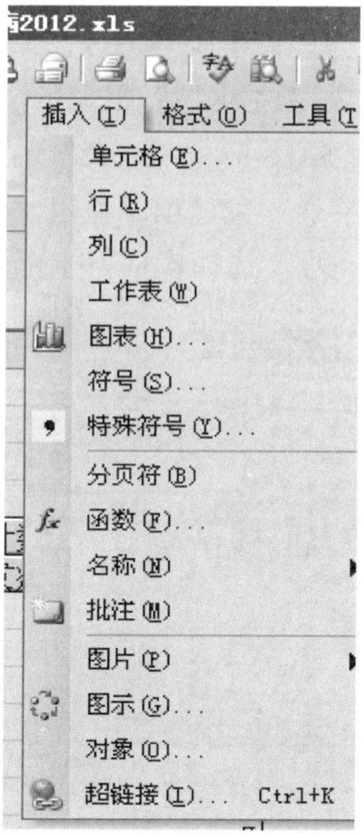

图 3-2-2-63　绘制时间分布图操作示意图之二

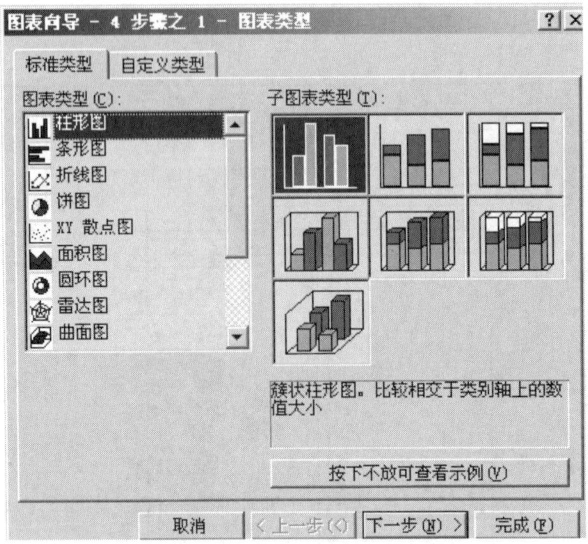

图 3-2-2-64　绘制时间分布图操作示意图之三

3. 点击“下一步”按钮，弹出“图表向导-4 步骤之 2-图表数据源”对话框（图 3-2-2-65）。点击“数据区域”对应数据区域右侧的展开按钮，弹出“图表向导-4 步骤之 2-图表数据源-数据区域”框（图 3-2-2-66）。选择单元格 Q6-R18 为数据区域，“图表向导-4 步骤之 2-图表数据源-数据区域”框显示“=Sheet2！ Q6：R18”，见图 3-2-2-67。点击“=Sheet2！ Q6：R18”右侧的展开按钮，弹出“数据源”框（图 3-2-2-68）。点击“系列”主题项，弹出“图表向导-4 步骤之 2-图表数据源”系列主题对话框（图 3-2-2-69）。选择该框下半部左侧“系列”选项框内的“月

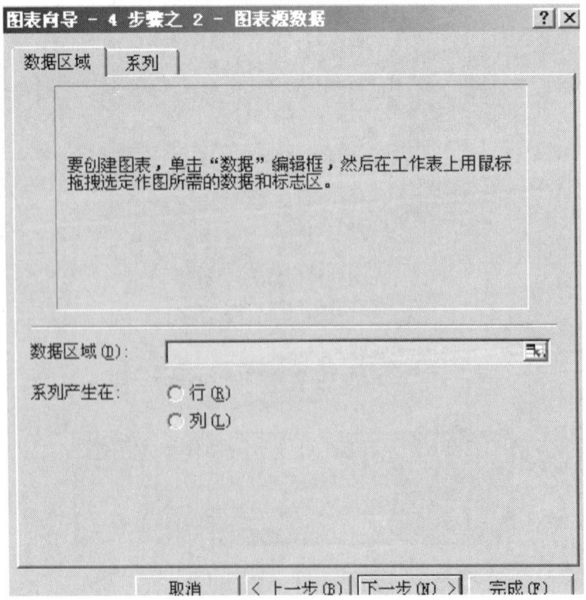

图 3-2-2-65　绘制时间分布图操作示意图之四

份”，点击其下方的按钮“删除”，接着点击“分类（X）轴标志”区域右侧的展开按钮，弹出“图表向导-4 步骤之 2-图表数据源-分类（X）轴标志”区域框（图 3-2-2-70）。选择单元格 Q7-Q18，则“分类（X）轴标志”区域框内显示“=Sheet2！Q7：Q18”，见图 3-2-2-71。点击“=Sheet2！Q7：Q18”右侧的展开按钮，返回“图表向导-4 步骤之 2-图表数据源”系列主题对话框（图 3-2-2-72）。

图 3-2-2-66　绘制时间分布图操作示意图之五

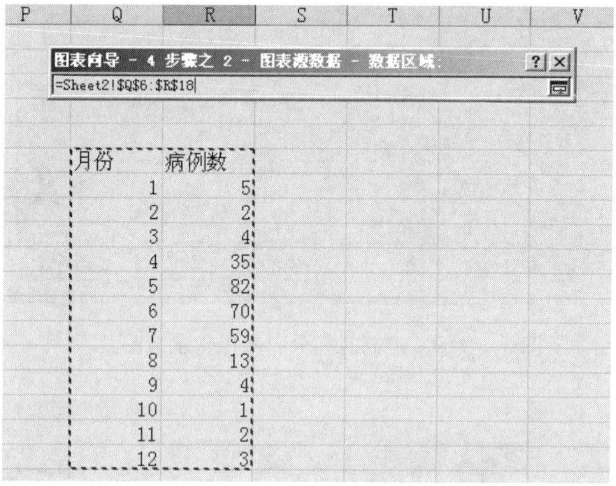

图 3-2-2-67　绘制时间分布图操作示意图之六

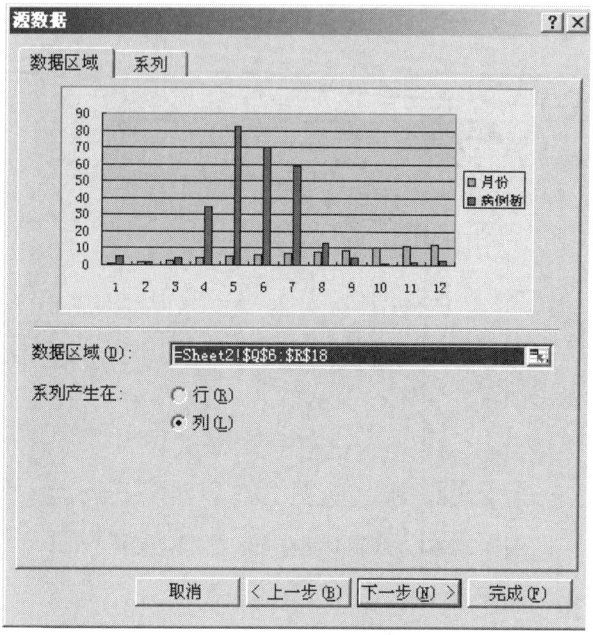

图 3-2-2-68　绘制时间分布图操作示意图之七

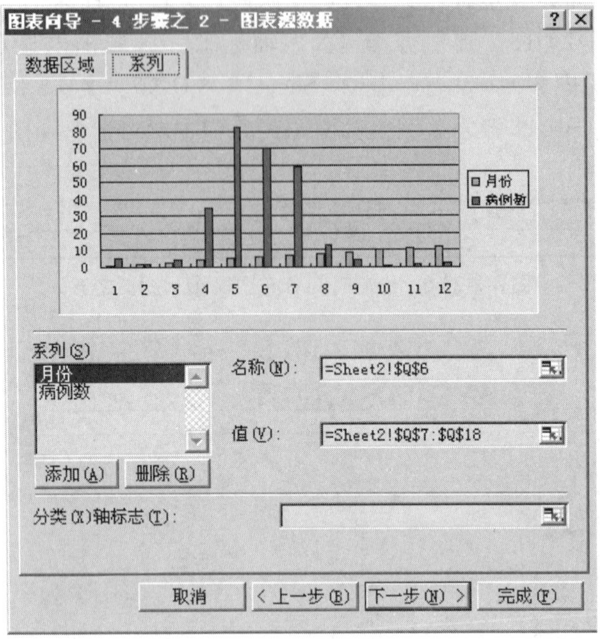

图 3-2-2-69　绘制时间分布图操作示意图之八

图 3-2-2-70　绘制时间分布图操作示意图之九

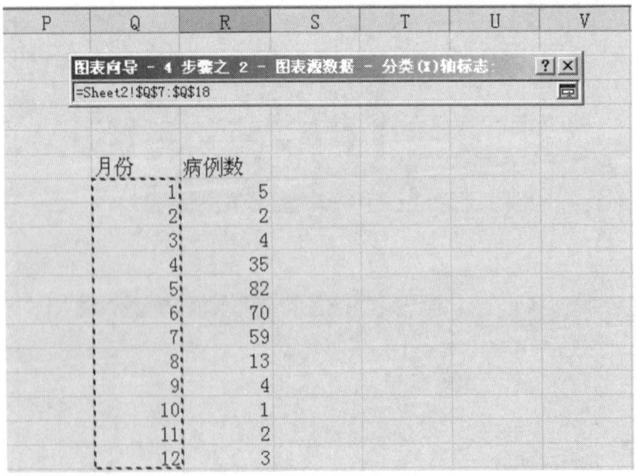

图 3-2-2-71　绘制时间分布图操作示意图之十

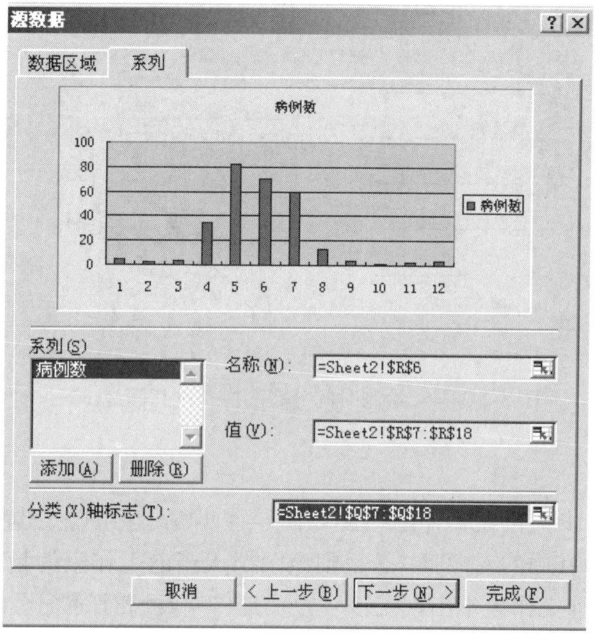

图 3-2-2-72　绘制时间分布图操作示意图之十一

4. 点击“下一步”按钮，弹出“图表向导-4 步骤之 3-图表选项”对话框（图 3-2-2-73）。该框内包括标题、坐标轴、网格线、图例、数据标志、数据表 6 个主题，均为可选项目。本例，分别在标题界面的“分类（X）轴”、“数值（Y）轴”输入“月份”、“病例数”，同时删除“图表标题”中的“病例数”，见图 3-2-2-74。其他均选择系统默认值。

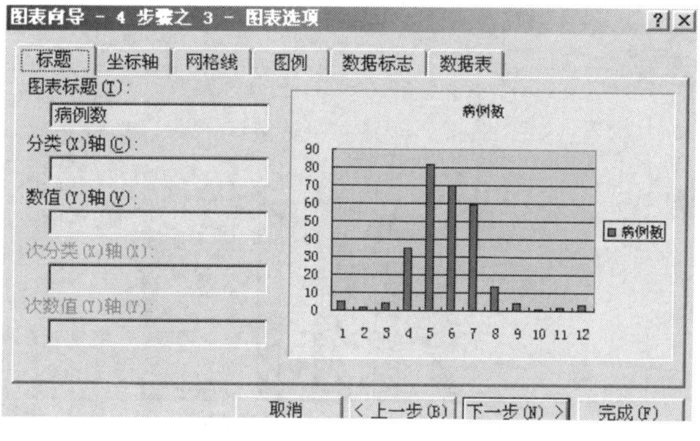

图 3-2-2-73　绘制时间分布图操作示意图之十二

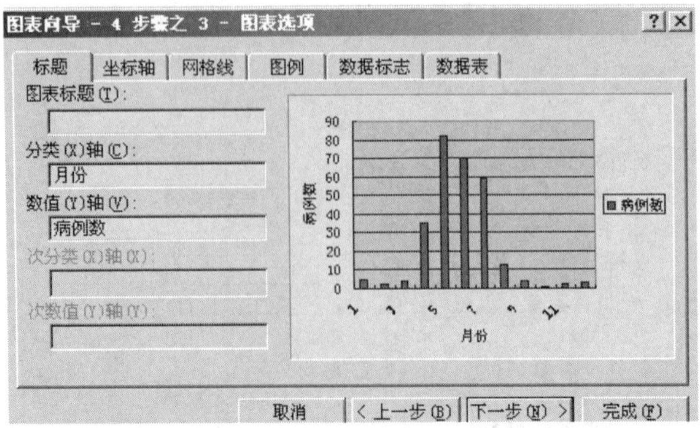

图 3-2-2-74　绘制时间分布图操作示意图之十三

5. 点击“下一步”按钮，弹出“图表向导-4 步骤之 4-图表位置”对话框（图 3-2-2-75），选择“作为其中的对象插入”，则该图插入当前工作表的指定位置。点击“完成”按钮，则在当前工作表中出现了该乡镇手足口病发病时间条图（图 3-2-2-76）。

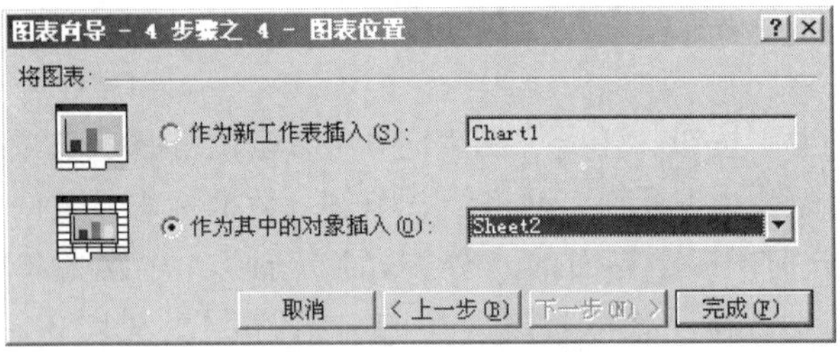

图 3-2-2-75　绘制时间分布图操作示意图之十四

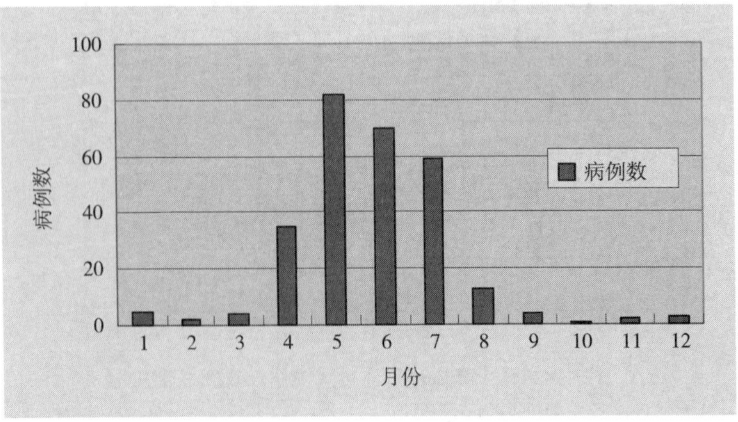

图 3-2-2-76　绘制时间分布图操作示意图之十五

6. 添加图题 图题可以在“图表选项”的“图表标题”框中直接输入；也可以将统计图拷贝在报告中后，在报告的相应具体位置添加。

（四）地区特征分析 在 Excel 文件中，通过数据透视表功能获得地区特征分布表，在该表的基础上绘制地区分布图。

1. 数据透视表获得地区特征分布表的方法与步骤

（1）打开文件“手足口病 2012. xls”，找到存放 2012 年该乡镇手足口病病例的工作表。

（2）选择“数据”菜单中的“数据透视表和数据透视图”子菜单，进入数据透视表向导，弹出“数据透视表和数据透视图向导——3 步骤之 1”对话框，见图 3-2-2-77。

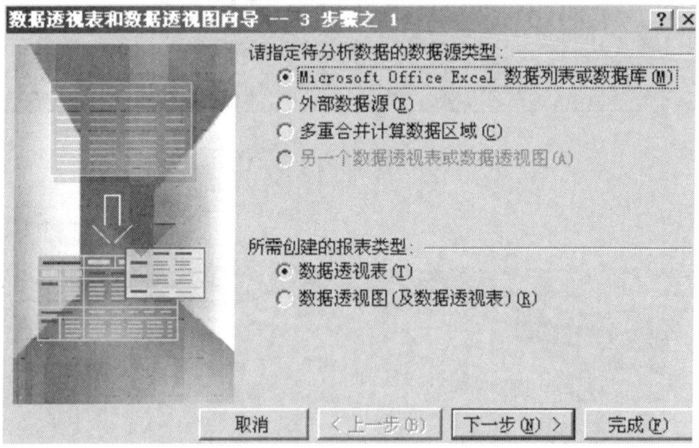

图 3-2-2-77 地区特征分析操作示意图之一

（3）选择“Microsoft Excel 数据列表或数据库”为数据源，所需创建的报表类型为“数据透视表”；单击“下一步”；弹出“数据透视表和数据透视图向导——3 步骤之 2”对话框（图 3-2-2-78）。接着选择待分析数据区域，一般情况下 Excel 会自动根据当前光标所在单元格确定待分析数据区域，直接单击“下一步”按钮即可。如果 Excel 自动确定待分析数据区域不是实际分析区域，则点击“选定区域”框右侧的展开按钮，弹出“数据透视表和数据透视图向导——3 步骤之 2”对话框的选择特定区域数据操作界面。本例，直接单击“下一步”按钮，弹出“数据透视表和数据透视图向导——3 步骤之 3”对话框（图 3-2-2-79），在该对话框选择数据透视表显示位置。

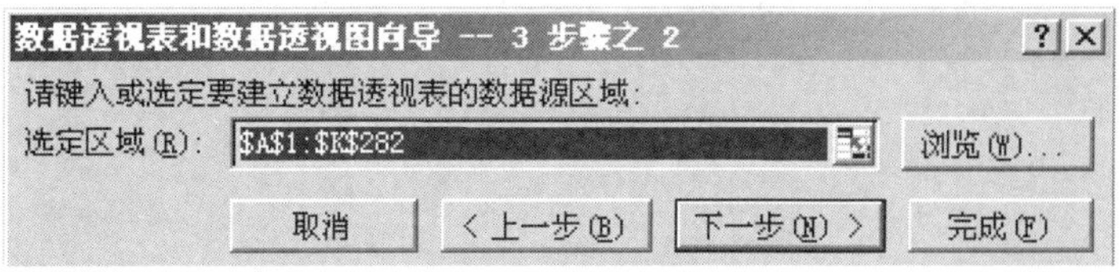

图 3-2-2-78 地区特征分析操作示意图之二

（4）本例选择“现有工作表”，见图 3-2-2-80，表示将结果放在当前工作表中。点击“现有工作表”下方数据区域框右侧的展开按钮，弹出“数据透视表和数据透视图向导——3 步骤之 3”对话框的选择特定放置区域操作界面（图 3-2-2-81）；选择该工作表的一个空白单元格，图 3-2-2-82 数据框显示放置位置区域为“Sheet1！ $M $5”，即第 13 列第 5 行的单元格 M5。

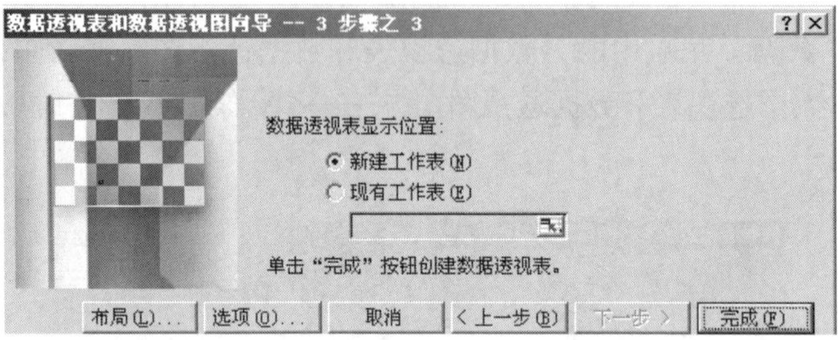

图 3-2-2-79　地区特征分析操作示意图之三

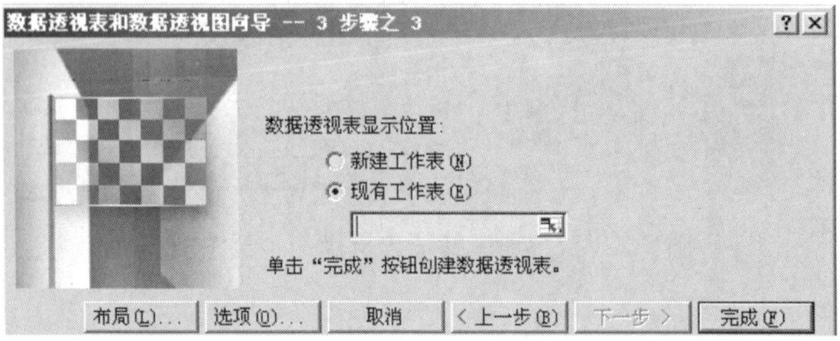

图 3-2-2-80　地区特征分析操作示意图之四

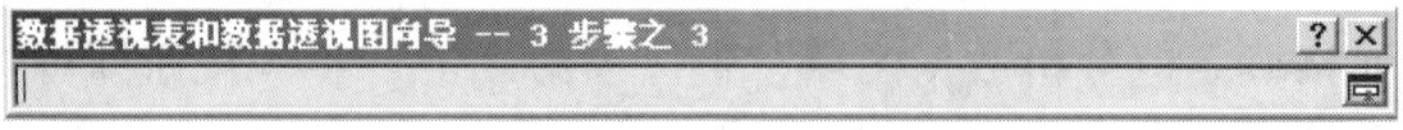

图 3-2-2-81　地区特征分析操作示意图之五

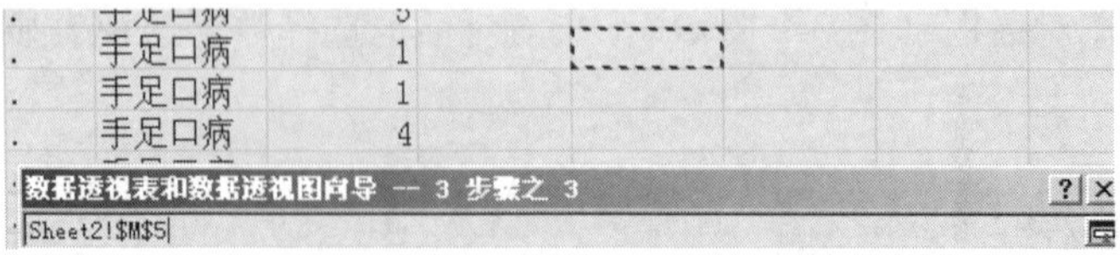

图 3-2-2-82　地区特征分析操作示意图之六

（5）点击“Sheet1！ M5”右侧的展开按钮，弹出“数据透视表和数据透视图向导——3 步骤之 3”对话框的选择特定放置区域操作界面，此时“当前工作表”下方数据区域框出现了“Sheet1！ M5”，见图 3-2-2-83；点击“完成”按钮；在当前工作表中出现了图 3-2-2-84 所示的结构。

（6）将右侧数据透视表字段中的“现住详细地址”、“诊断疾病”分别拖至透视表结构中的“将行字段拖至此处”、“将数据项拖至此处”；得出各村庄病例汇总表，如图 3-2-2-85 所示，该表清楚描述了该乡镇手足口病的村庄分布特点，各村庄都有病例发生，村庄 5、6、7 的发病数较多，即病例主要集中在村庄 5、6、7。

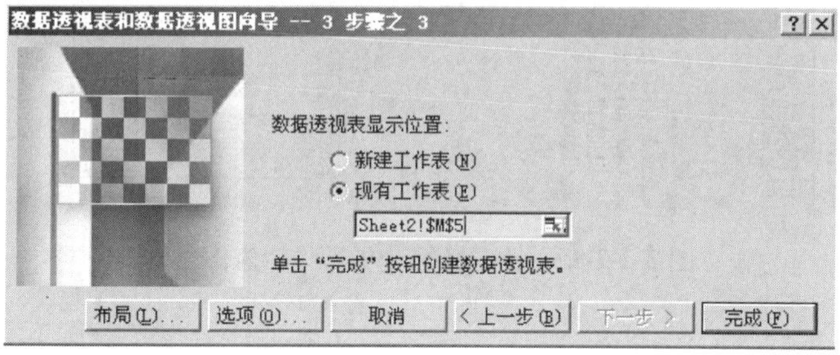

图 3-2-2-83　地区特征分析操作示意图之七

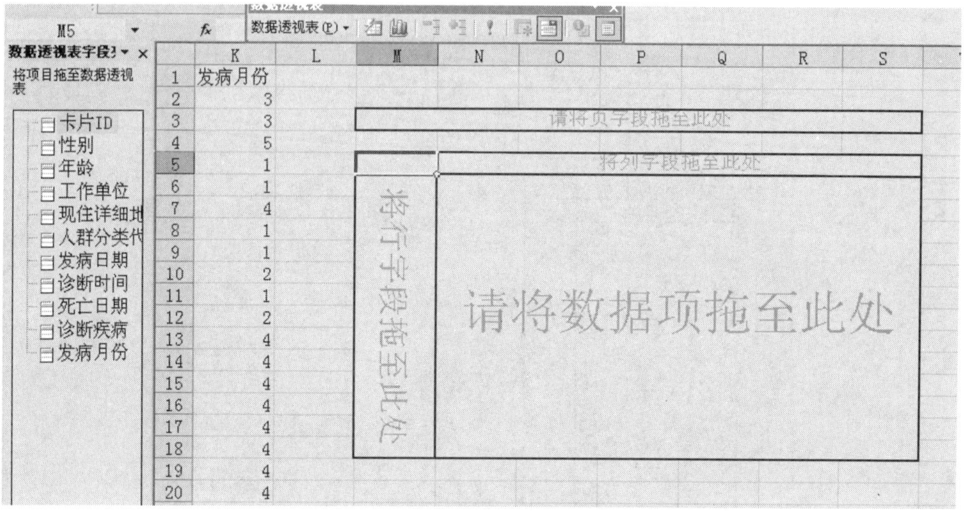

图 3-2-2-84　地区特征分析操作示意图之八

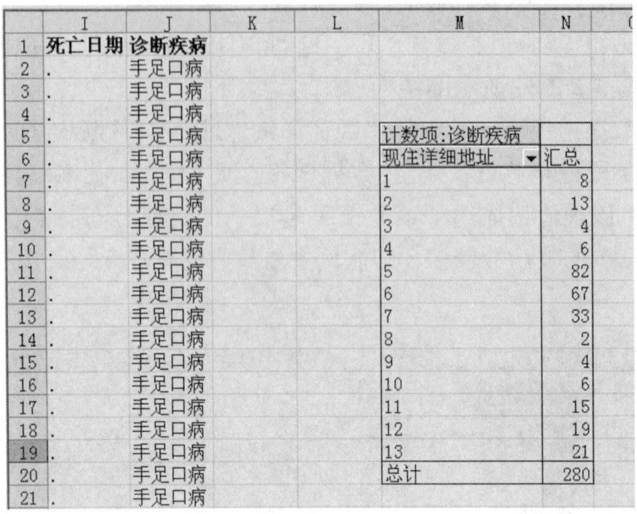

	I	J	K	L	M	N
1	死亡日期	诊断疾病				
2	.	手足口病				
3	.	手足口病				
4	.	手足口病				
5	.	手足口病			计数项:诊断疾病	
6	.	手足口病			现住详细地址	汇总
7	.	手足口病			1	8
8	.	手足口病			2	13
9	.	手足口病			3	4
10	.	手足口病			4	6
11	.	手足口病			5	82
12	.	手足口病			6	67
13	.	手足口病			7	33
14	.	手足口病			8	2
15	.	手足口病			9	4
16	.	手足口病			10	6
17	.	手足口病			11	15
18	.	手足口病			12	19
19	.	手足口病			13	21
20	.	手足口病			总计	280
21	.	手足口病				

图 3-2-2-85　地区特征分析操作示意图之九

2. 绘制地区分布图，详见下文。

（五）绘制地区分布图　本例以圆图表示地区特征。

1. 将透视表的结果复制到另外一个空白区域。本例复制到单元格 Q7-R19，在单元格 Q6、R6 分别输入“村庄”、“病例数”，见图 3-2-2-86。

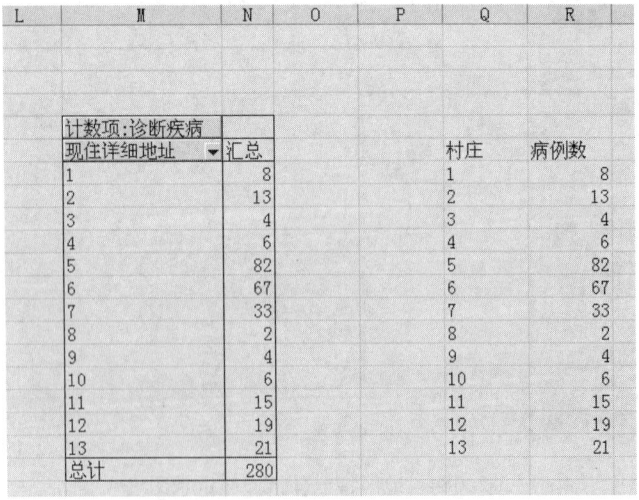

M	N	O	P	Q	R
计数项:诊断疾病					
现住详细地址	汇总			村庄	病例数
1	8			1	8
2	13			2	13
3	4			3	4
4	6			4	6
5	82			5	82
6	67			6	67
7	33			7	33
8	2			8	2
9	4			9	4
10	6			10	6
11	15			11	15
12	19			12	19
13	21			13	21
总计	280				

图 3-2-2-86　绘制地区分布图操作示意图之一

2. 点击菜单栏的“插入”，屏幕显示见图 3-2-2-87。点击“图表”，弹出“图表向导-4 步骤之 1-图表类型”对话框，选择左侧“图表类型”选项框中的“饼图”后，在右侧“子图表类型”选择左上角的“饼图”（图 3-2-2-88）。

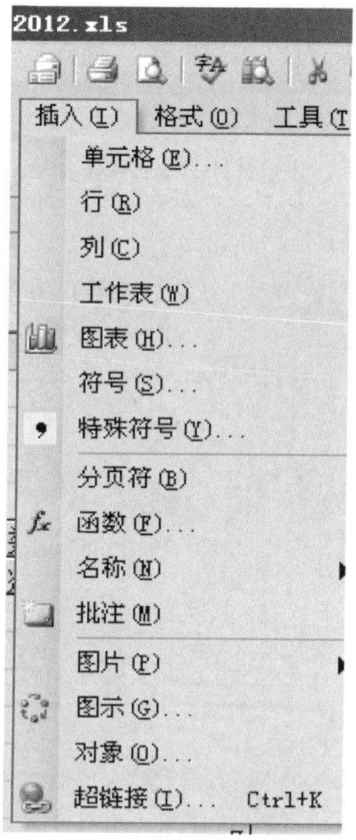

图 3-2-2-87　绘制地区分布图操作示意图之二

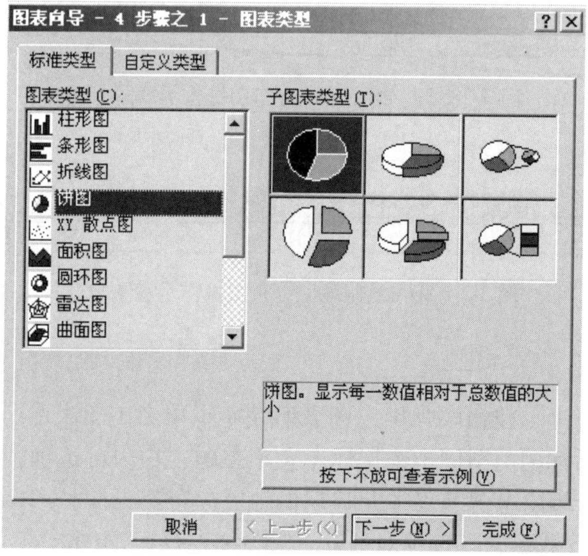

图 3-2-2-88　绘制地区分布图操作示意图之三

3. 点击“下一步”按钮，弹出“图表向导-4 步骤之 2-图表数据源”对话框（图 3-2-2-89）。点击“数据区域”对应数据区域右侧的展开按钮，弹出“图表向导-4 步骤之 2-图表数据源-数据区域”框（图 3-2-2-90）。选择单元格 Q6-R19 为数据区域，“图表向导-4 步骤之 2-图表数据源-数据区域”框显示“=Sheet2！Q6：R19”，见图 3-2-2-91。点击“=Sheet2！Q6：R19”右侧的展开按钮，弹出“数据源”框（图 3-2-2-92）。点击“系列”主题项，弹出“图表向导-4 步骤之 2-图表数据源”系列主题对话框（图 3-2-2-93）。选择该框下半部左侧“系列”选项框内的“村庄”，点击其下方的按钮“删除”，见图 3-2-2-94。

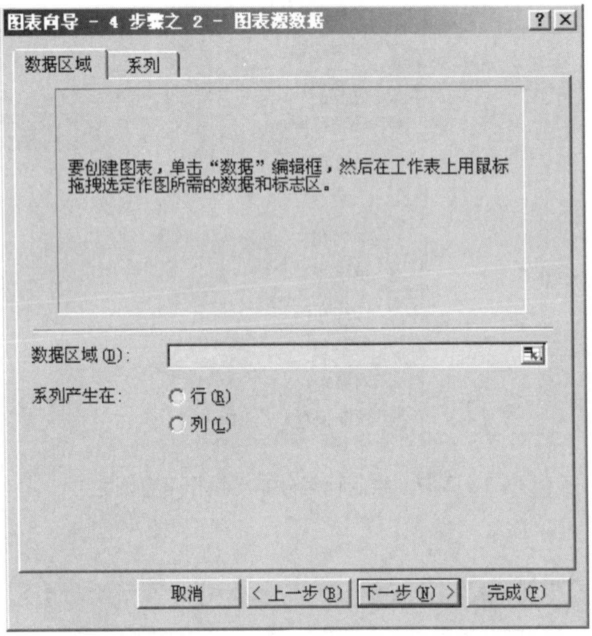

图 3-2-2-89　绘制地区分布图操作示意图之四

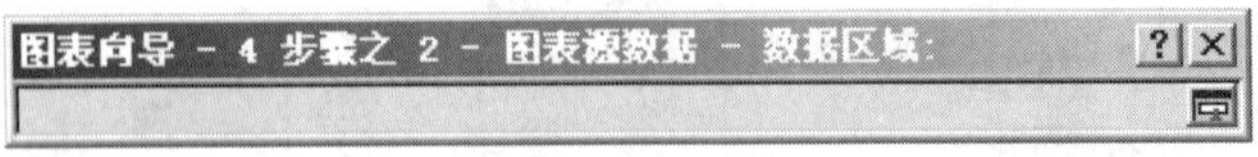

图 3-2-2-90　绘制地区分布图操作示意图之五

4. 点击“下一步”按钮，弹出“图表向导-4 步骤之 3-图表选项”对话框（图 3-2-2-95）。该框内包括标题、图例、数据标志 3 个主题，均为可选项。本例，图标标题中输入标题“图××　2012 年某乡镇手足口病的地区分布”，见图 3-2-2-96。点击按钮“数据标志”，弹出“数据标志”选项对话框（图 3-2-2-97）。点击“百分比”前面的方框□，该方框内出现√，点击“显示引导线”前面的方框□，该方框内出现√，见图 3-2-2-98。其他均选择系统默认值。

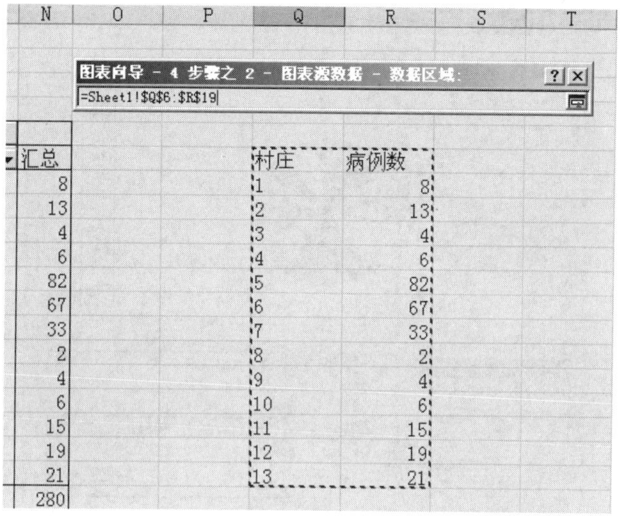

图 3-2-2-91　绘制地区分布图操作示意图之六

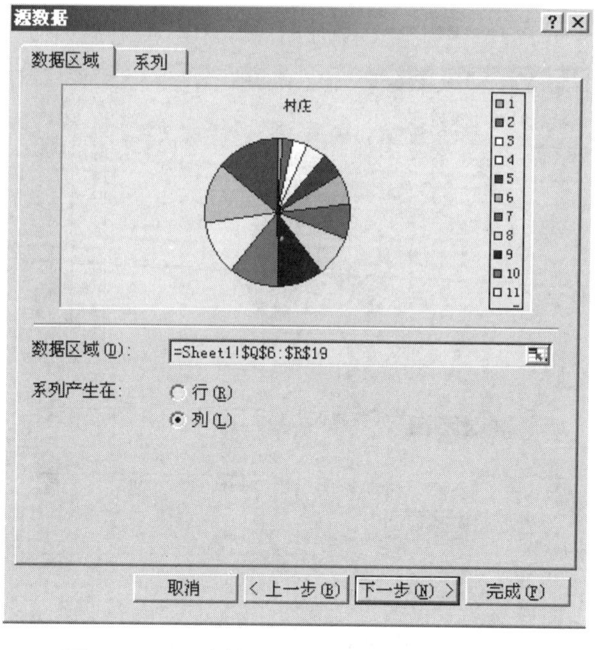

图 3-2-2-92　绘制地区分布图操作示意图之七

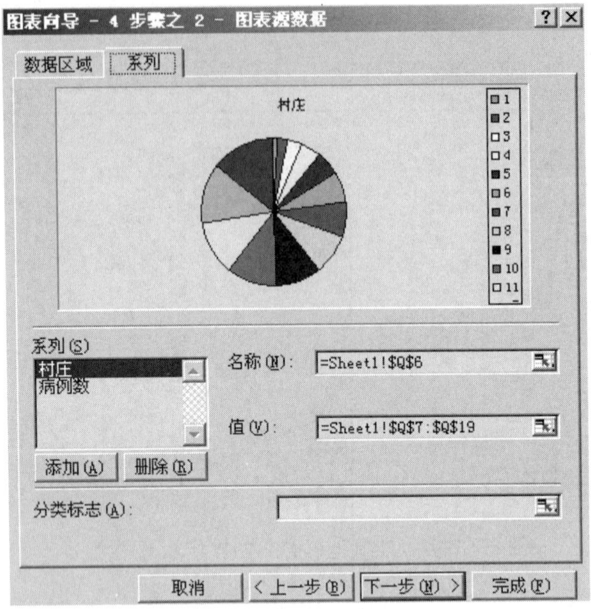

图 3-2-2-93　绘制地区分布图操作示意图之八

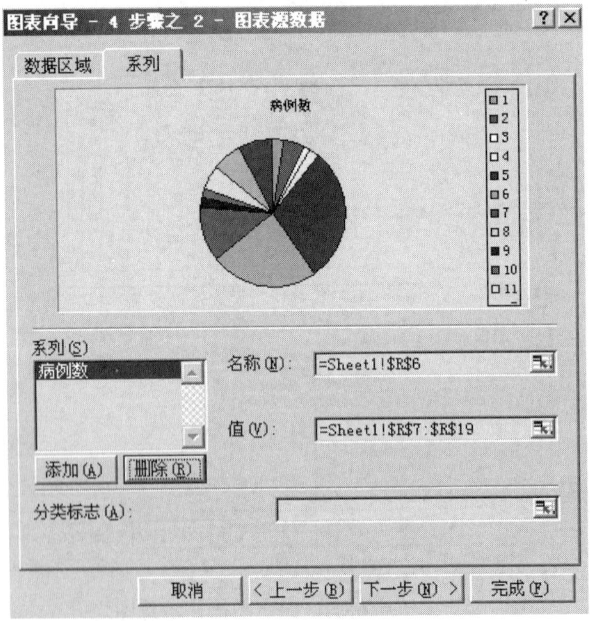

图 3-2-2-94　绘制地区分布图操作示意图之九

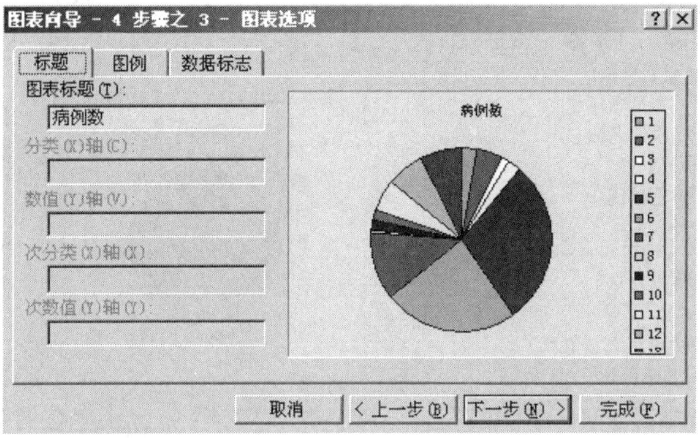

图 3-2-2-95　绘制地区分布图操作示意图之十

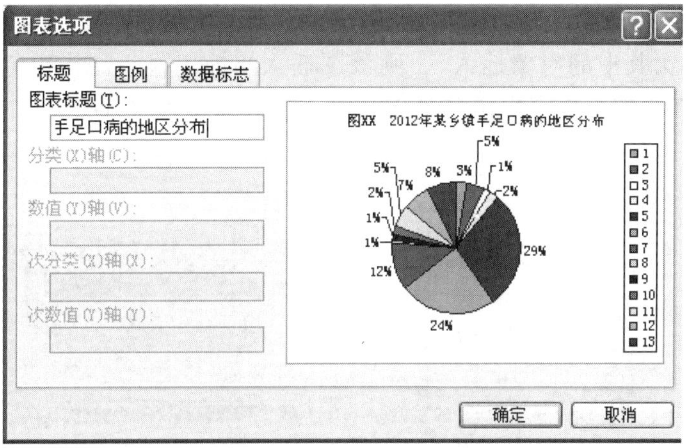

图 3-2-2-96　绘制地区分布图操作示意图之十一

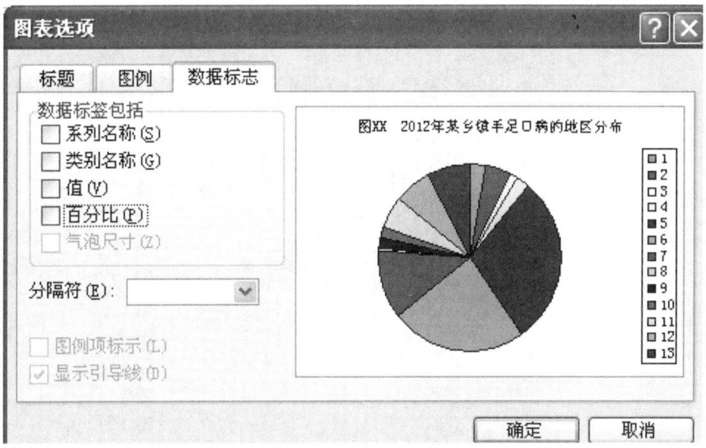

图 3-2-2-97　绘制地区分布图操作示意图之十二

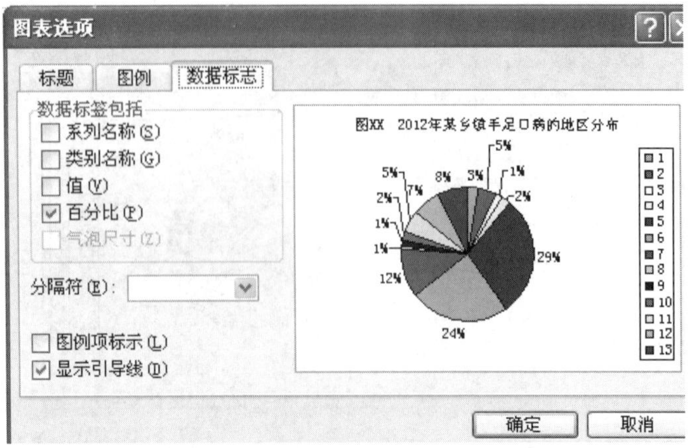

图 3-2-2-98 绘制地区分布图操作示意图之十三

5. 点击按钮“确定”，弹出“图表向导-4 步骤之 4-图表位置”对话框（图 3-2-2-99），选择“作为其中的对象插入”，则该图插入当前工作表的指定位置。点击“完成”按钮，则在当前工作表中出现了该乡镇手足口病发病的村庄分布圆图（图 3-2-2-100）。

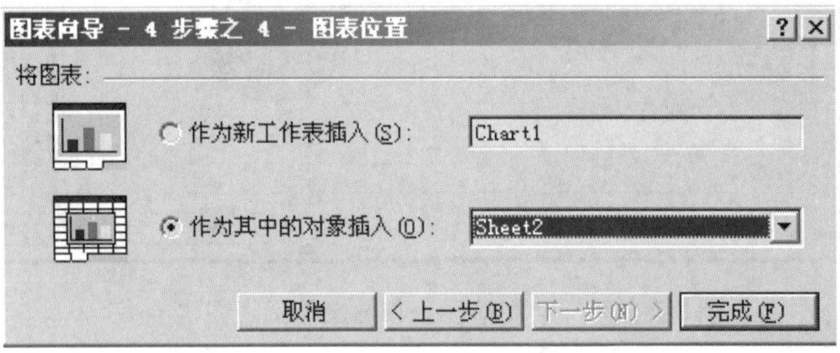

图 3-2-2-99 绘制地区分布图操作示意图之十四

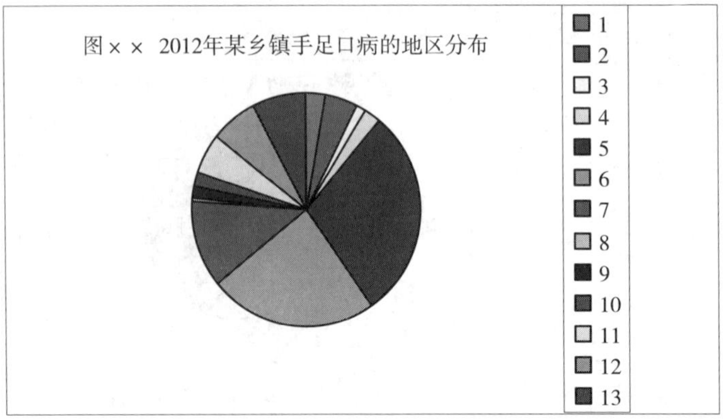

图 3-2-2-100 绘制地区分布图操作示意图之十五

6. 调整图题的位置　Excel 软件中，默认图题在统计图的上方，而统计图制图原则是图题置于图下方，故将图题挪到图下方。其步骤为：选中图题“图×× 2012 年某乡镇手足口病的地区分布”，见图 3-2-2-101；将之拖至图下方，见图 3-2-2-102。

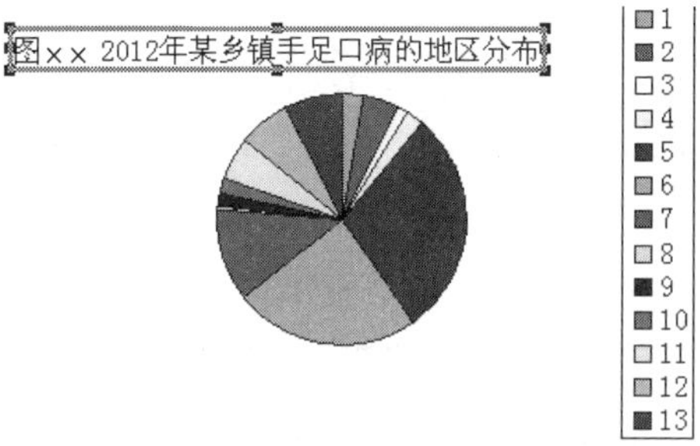

图 3-2-2-101　绘制地区分布图操作示意图之十六

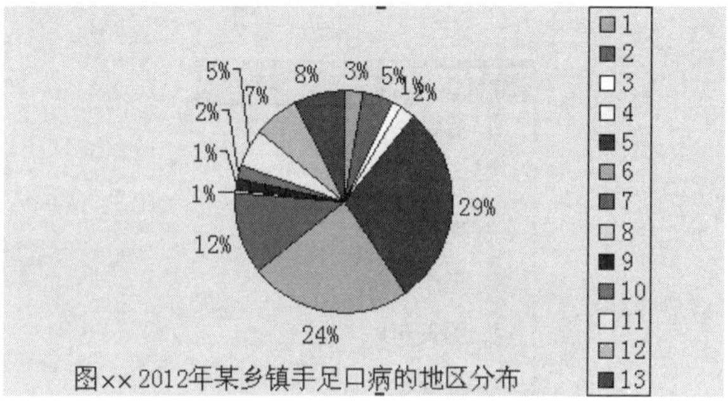

图 3-2-2-102　绘制地区分布图操作示意图之十七

第三节　借助 Excel 软件完成传染病预测

本节是借助 Excel 软件完成第二部分第三章传染病预测。

一、流行控制图法预测传染病疫情

资料内容见例 2-3-1。Excel 文件中完成该预测的方法与具体步骤如下：

1. 把表 2-3-2-1 资料输入一个 Excel 文件的一个工作表中，见图 3-2-3-1。

2. 点击菜单栏的“插入”菜单，弹出“插入”菜单可选内容，如图 3-2-3-2。点击其中的“图表”，弹出“图表向导-4 之步骤 1-图表类型”对话框（图 3-2-3-3）。选择左侧“图表类型”下面的“折线图”，右侧“子图表类型”中的折线图（图 3-2-3-4）。

3. 点击“下一步”按钮，弹出“图表向导-4 之步骤 2-图表数据源”对话框（图 3-2-3-5）。点击“数据区域”右侧的展开按钮，弹出“图表向导-4 之步骤 2-图表数据源-数据区域”框（图 3-2-3-6）。选择数据区域 A2-D14（图 3-2-3-7），数据区域框内出现“=控制图法！＄A＄2：＄D＄14”。点击“=控制图法！＄A＄2：＄D＄14”右侧的展开按钮，弹出“数据源”框（图 3-2-3-8）。

某地2001-2010年5岁以下儿童轮状病毒月发病率（1/10万）

月别	最小值	中位数	最大值
4	0.03	0.23	0.52
5	0.1	0.21	0.42
6	0.12	0.65	1.06
7	1.14	2.13	3.89
8	2.01	2.36	4.02
9	2.17	3.28	5.48
10	3.04	5.65	7.41
11	3.66	5.63	8.21
12	4.58	7.58	10.47
1	5.21	7.85	12.35
2	5.36	16.32	25.21
3	2.13	5.62	8.56

图 3-2-3-1　流行控制图绘制步骤之一

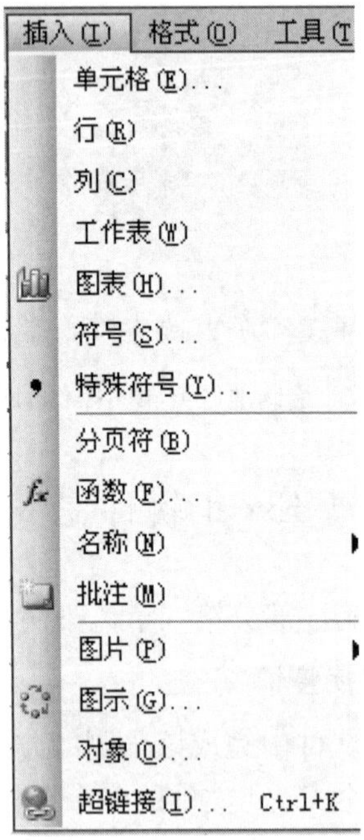

图 3-2-3-2　流行控制图绘制步骤之二

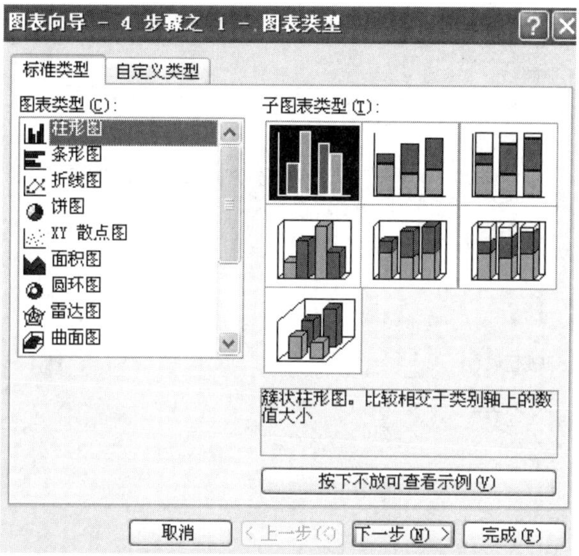

图 3-2-3-3　流行控制图绘制步骤之三

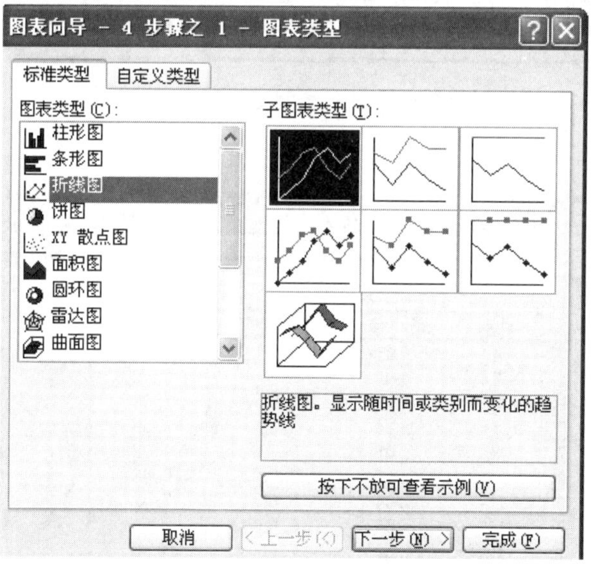

图 3-2-3-4　流行控制图绘制步骤之四

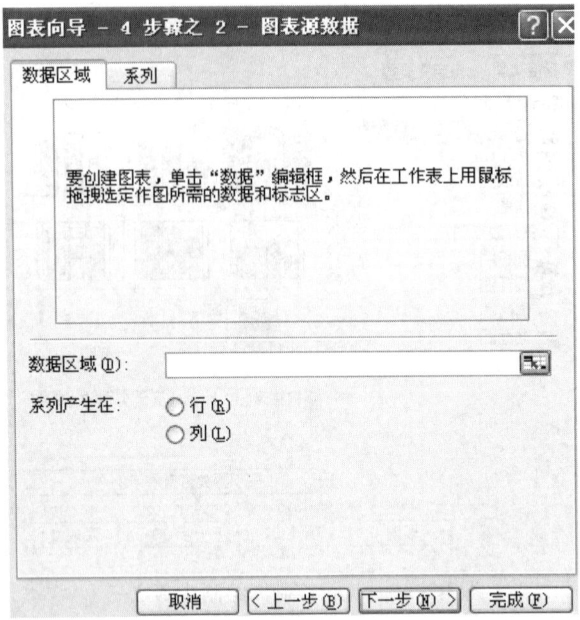

图 3-2-3-5　流行控制图绘制步骤之五

图 3-2-3-6　流行控制图绘制步骤之六

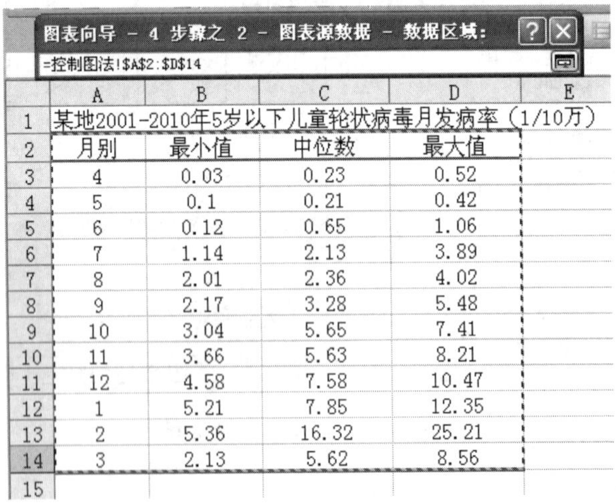

	A	B	C	D	E
1	某地2001-2010年5岁以下儿童轮状病毒月发病率（1/10万）				
2	月别	最小值	中位数	最大值	
3	4	0.03	0.23	0.52	
4	5	0.1	0.21	0.42	
5	6	0.12	0.65	1.06	
6	7	1.14	2.13	3.89	
7	8	2.01	2.36	4.02	
8	9	2.17	3.28	5.48	
9	10	3.04	5.65	7.41	
10	11	3.66	5.63	8.21	
11	12	4.58	7.58	10.47	
12	1	5.21	7.85	12.35	
13	2	5.36	16.32	25.21	
14	3	2.13	5.62	8.56	
15					

图 3-2-3-7　流行控制图绘制步骤之七

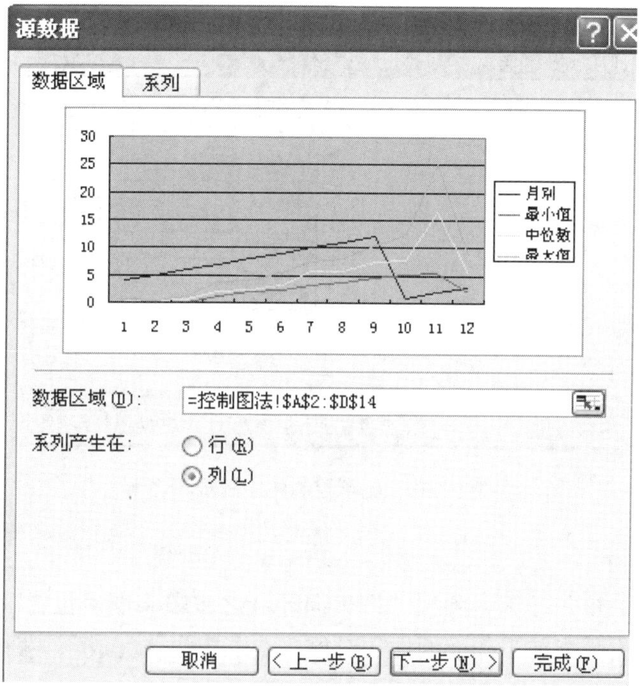

图 3-2-3-8　流行控制图绘制步骤之八

4. 点击“下一步”按钮，弹出“图表向导-4 之步骤 3-图表选项”对话框（图 3-2-3-9）。图表选项中的“标题”、“坐标轴”、“网格线”、“图例”、“数据标志”、“数据表”都是可选项。本例，在标题项的分类（X）轴输入“月份”、数据（Y）轴输入“发病率（/10 万）”，其他默认系统选项，见图 3-2-3-10。如果能够确定所做之图在报告中的排序，就在“图表标题”中录入题目；如果不能确定，可留以后输入或直接在

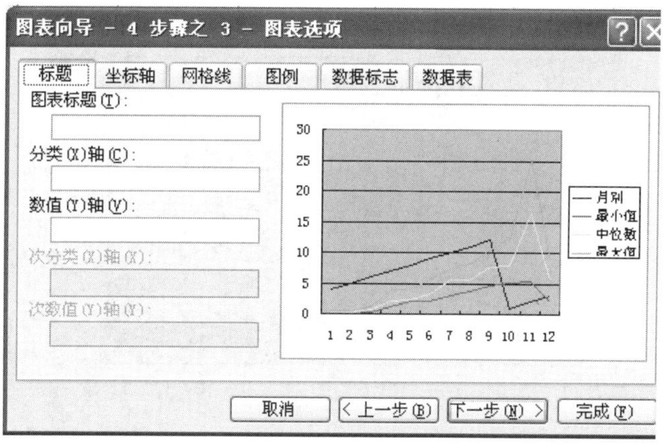

图 3-2-3-9　流行控制图绘制步骤之九

文字报告中录入。

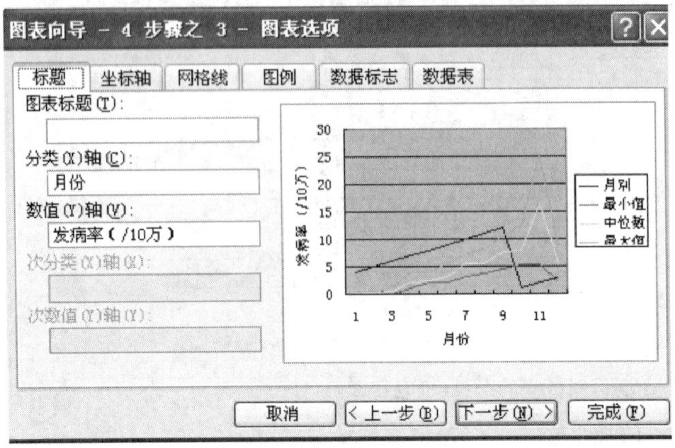

图 3-2-3-10　流行控制图绘制步骤之十

5. 点击“下一步”按钮，弹出“图表向导-4 之步骤 4-图表位置”对话框（图 3-2-3-11）。系统默认作为当前工作表的插入对象。点击按钮“完成”，获得图 3-2-3-12。

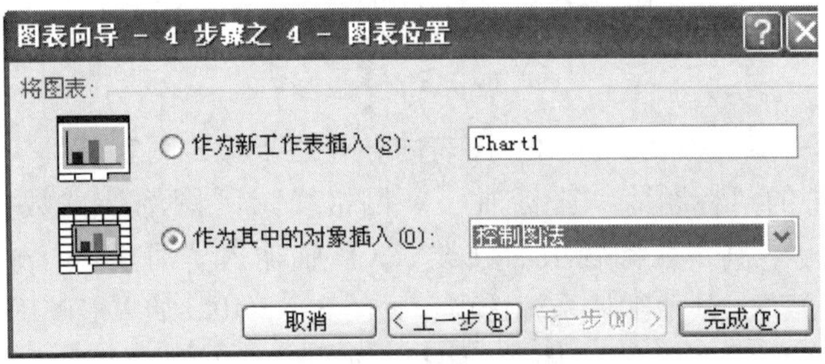

图 3-2-3-11　流行控制图绘制步骤之十一

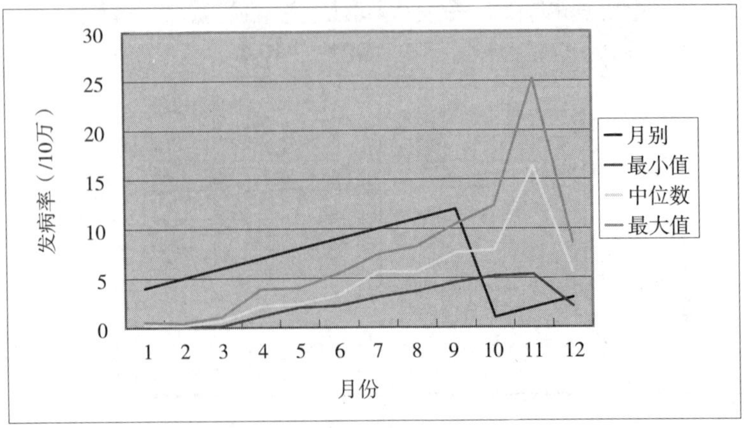

图 3-2-3-12　流行控制图绘制步骤之十二

6. 在图 3-2-3-12 中有 4 条线，“月别”也成 1 条线了，这是不正确的，需要删除。操作步骤：①右击图 3-2-3-12，弹出可选菜单（图 3-2-3-13）。②点击“数据源”，弹出“数据源”框的系列界面（图 3-2-3-14）。③选择该界面下半部分“系列”名称中的“月别”，点击按钮“删除”。④点击按钮“确定”，得出包括最大值、中位数、最小值 3 条线的图 3-2-3-15。

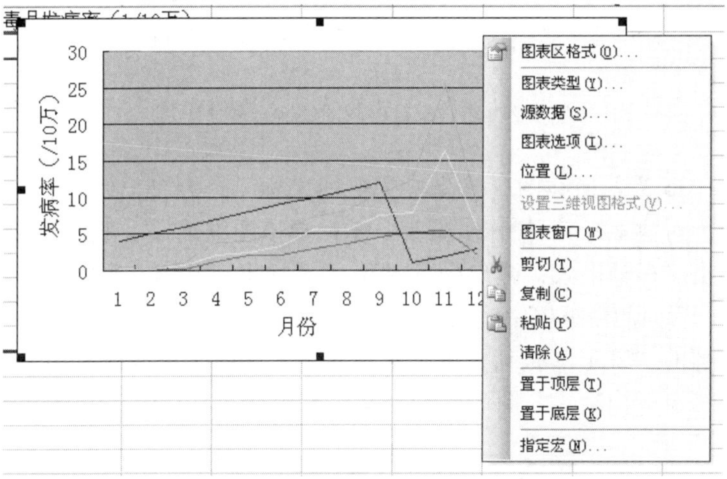

图 3-2-3-13　流行控制图绘制步骤之十三

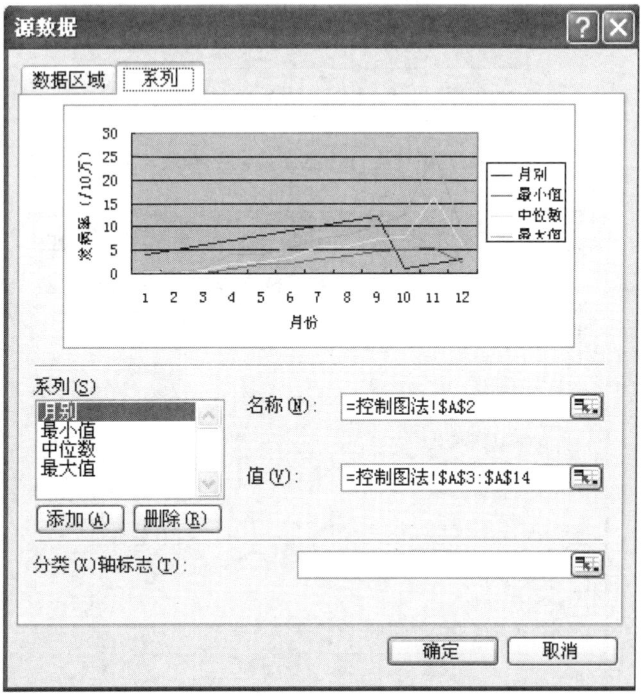

图 3-2-3-14　流行控制图绘制步骤之十四

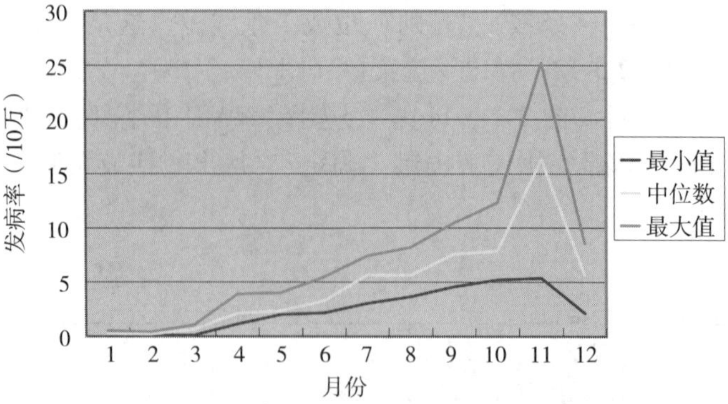

图 3-2-3-15　流行控制图绘制步骤之十五

7. 图 3-2-3-15 为普通线图（纵坐标为普通坐标），需将其转换为对数线图（将普通纵坐标转换为对数坐标）。操作步骤为：①选择该图纵轴，右击，出现图 3-2-3-16 所示界面。②点击坐标轴格式，弹出坐标轴格式对话框（图 3-2-3-17）。③在分类（X）轴交叉于（C）后面的数据框中输入“0.01”，然后点击该格式左下角的“对数刻度”，点击该格式底部的“确定”按钮，得出包括发病上限线、下限线和中位数线 3 条警示线的婴幼儿腹泻流行控制图（图 3-2-3-18）。

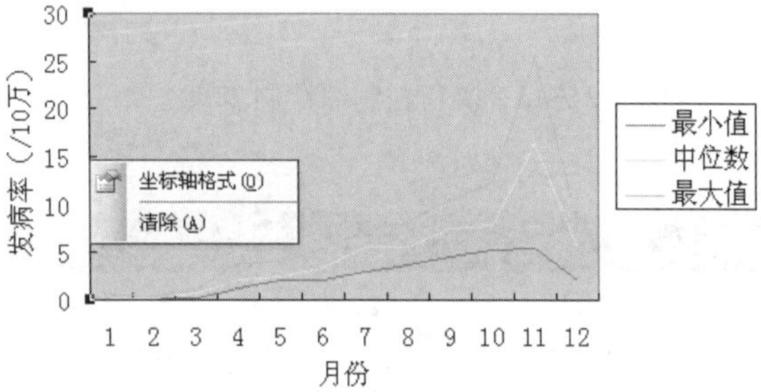

图 3-2-3-16　流行控制图绘制步骤之十六

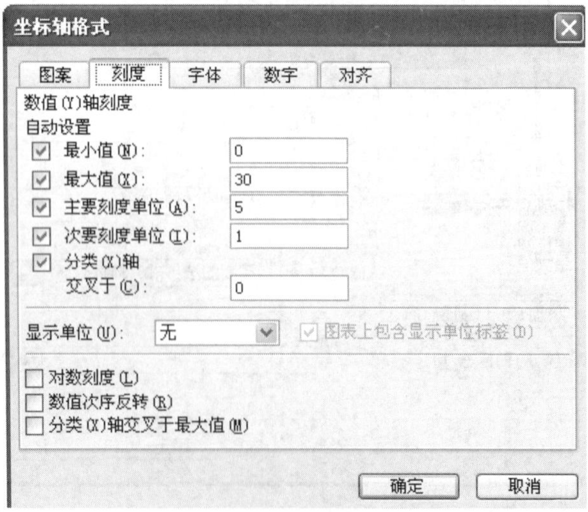

图 3-2-3-17　流行控制图绘制步骤之十七

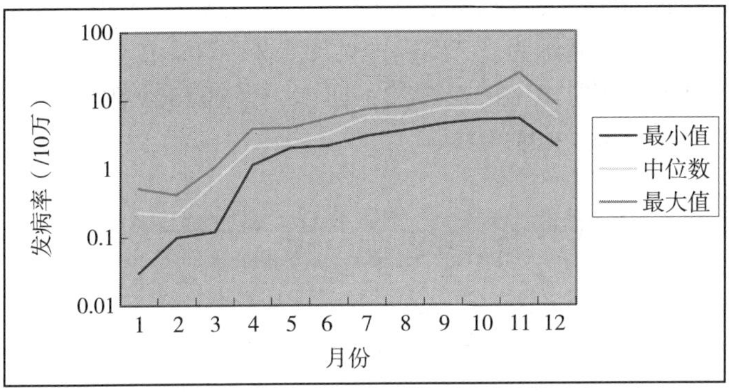

图 3-2-3-18　流行控制图绘制步骤之十八

8. 预测　以警示线为依据，如果该地某月的发病率超过中位线，提示婴幼儿腹泻发病率高于往年同期水平，应予以关注；超过上限线，警示可能出现了婴幼儿腹泻疫情流行或集体单位的暴发疫情，需采取有效措施控制疫情的进一步上升。本例，2011年 10 月该地婴幼儿腹泻月发病率为 8.35/10 万，超过了中位线，但未超过上限值，应予以必要关注。

二、比数图法预测传染病疫情

在 Excel 文件中，完成例 2-3-2 的具体操作如下：

1. 把表 2-3-2-2 资料输入一个 Excel 文件的一个工作表中，见图 3-2-3-19。

	A	B
1	某地2006~2010年婴幼儿腹泻月发病数	
2	年月	发病数
3	2006年10月	153
4	2006年11月	171
5	2006年12月	165
6	2007年10月	113
7	2007年11月	136
8	2007年12月	128
9	2008年10月	165
10	2008年11月	163
11	2008年12月	158
12	2009年10月	185
13	2009年11月	161
14	2009年12月	142
15	2010年10月	117
16	2010年11月	159
17	2010年12月	137
18		

图 3-2-3-19　比数图法预测步骤之一

2. 选中第 2 列第 18 行的单元格 B18，计算平均数。常用两种方法完成：

（1）一种是点击工具栏的求和号∑，屏幕显示如图 3-2-3-20 所示；回车，得出 15 个数值的总和，本例 B18 显示为“2253”，见图 3-2-3-21；在单元格 B19，直接输入平均数计算公式“=B18/15”，见图 3-2-3-22；回车，得出 15 个数值的平均数，本例 B19 显示为“150. 2”，见图 3-2-3-23。

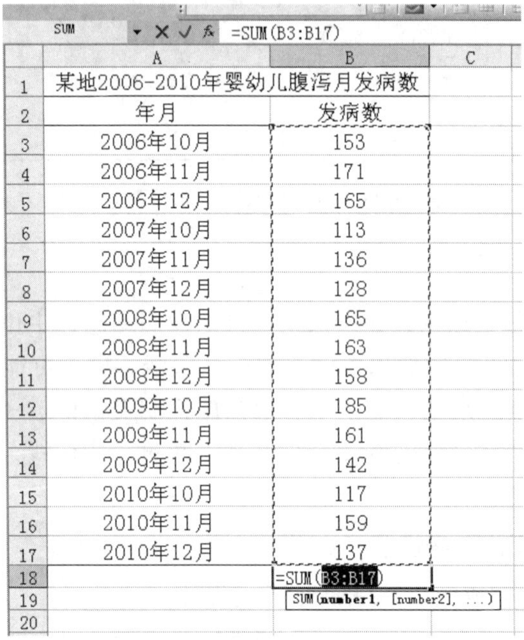
SUM =SUM(B3:B17)

	A	B	C
1	某地2006-2010年婴幼儿腹泻月发病数		
2	年月	发病数	
3	2006年10月	153	
4	2006年11月	171	
5	2006年12月	165	
6	2007年10月	113	
7	2007年11月	136	
8	2007年12月	128	
9	2008年10月	165	
10	2008年11月	163	
11	2008年12月	158	
12	2009年10月	185	
13	2009年11月	161	
14	2009年12月	142	
15	2010年10月	117	
16	2010年11月	159	
17	2010年12月	137	
18		=SUM(B3:B17)	
19		SUM(number1, [number2], ...)	
20			

图 3-2-3-20　比数图法预测步骤之二-1

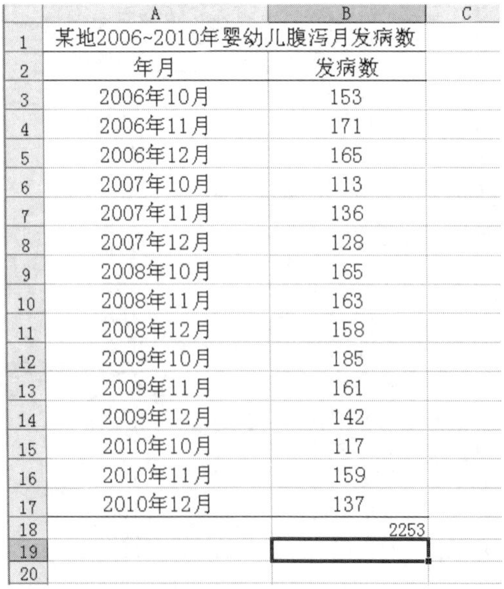

	A	B	C
1	某地2006~2010年婴幼儿腹泻月发病数		
2	年月	发病数	
3	2006年10月	153	
4	2006年11月	171	
5	2006年12月	165	
6	2007年10月	113	
7	2007年11月	136	
8	2007年12月	128	
9	2008年10月	165	
10	2008年11月	163	
11	2008年12月	158	
12	2009年10月	185	
13	2009年11月	161	
14	2009年12月	142	
15	2010年10月	117	
16	2010年11月	159	
17	2010年12月	137	
18		2253	
19			
20			

图 3-2-3-21　比数图法预测步骤之三-1

SUM　=B18/15

	A	B
1	某地2006-2010年婴幼儿腹泻月发病数	
2	年月	发病数
3	2006年10月	153
4	2006年11月	171
5	2006年12月	165
6	2007年10月	113
7	2007年11月	136
8	2007年12月	128
9	2008年10月	165
10	2008年11月	163
11	2008年12月	158
12	2009年10月	185
13	2009年11月	161
14	2009年12月	142
15	2010年10月	117
16	2010年11月	159
17	2010年12月	137
18		2253
19		=B18/15
20		

图 3-2-3-22　比数图法预测步骤之四-1

	A	B	C
1	某地2006-2010年婴幼儿腹泻月发病数		
2	年月	发病数	
3	2006年10月	153	
4	2006年11月	171	
5	2006年12月	165	
6	2007年10月	113	
7	2007年11月	136	
8	2007年12月	128	
9	2008年10月	165	
10	2008年11月	163	
11	2008年12月	158	
12	2009年10月	185	
13	2009年11月	161	
14	2009年12月	142	
15	2010年10月	117	
16	2010年11月	159	
17	2010年12月	137	
18		2253	
19		150.2	
20			
21			

图 3-2-3-23　比数图法预测步骤之五-1

（2）另一种方法是通过插入平均数函数实现，任选一空白单元格，点击菜单栏“插入”菜单，弹出具体可插入选项，见图 3-2-3-24；点击“函数”，弹出“插入函数”对话框（图 3-2-3-25）；点击“选择函数”下拉框中的“AVERAGE”，见图 3-2-3-26；点击按钮“确定”，弹出“函数参数”对话框（图 3-2-3-27）；在“Number1”对应数据区域框内输入待分析数据区域，或者点击该区域右侧的展开按钮，弹出“函数参数”数据区域选择对话框（图 3-2-3-28）；用鼠标在当前工作表中选择待分析数据区域（图 3-2-3-29）；点击该区域右侧的展开按钮，返回“函数参数”对话框（图 3-2-3-30）；点击按钮“确定”，得出 15 个数值的平均数，B19 显示为“150. 2”，见图 3-2-3-31。两种方法得出的结果相同。

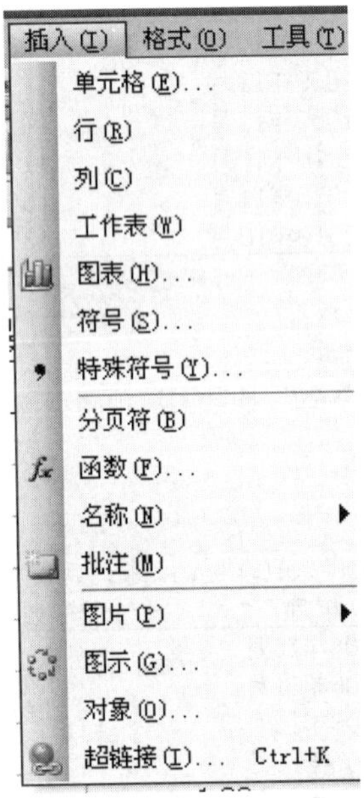

图 3-2-3-24　比数图法预测步骤之二-2

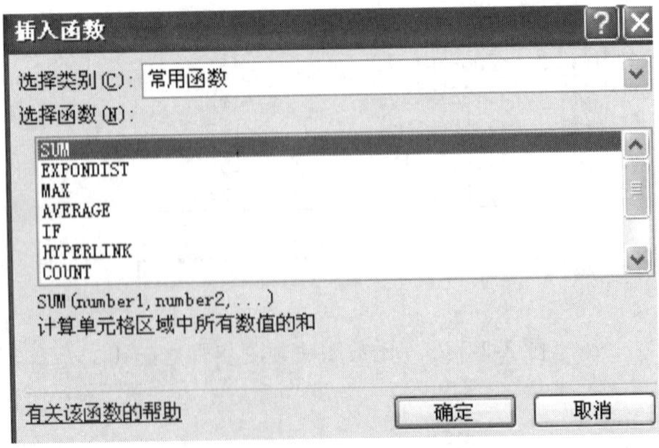

图 3-2-3-25　比数图法预测步骤之三-2

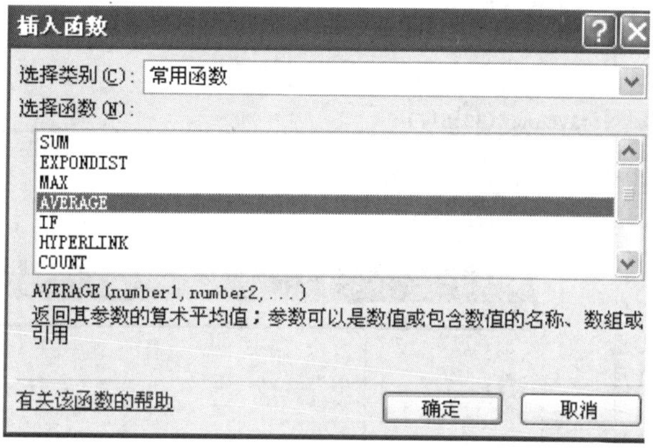

图 3-2-3-26　比数图法预测步骤之四-2

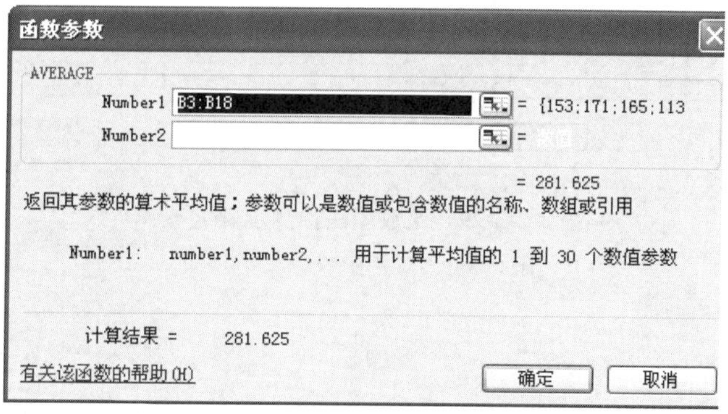

图 3-2-3-27　比数图法预测步骤之五-2

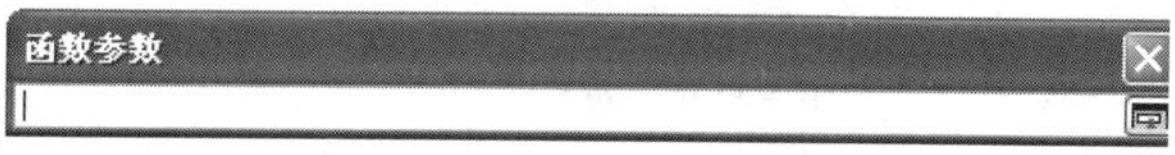

图 3-2-3-28　比数图法预测步骤之五-3

3. 选中第 2 列第 20 行的单元格 B20，计算标准差。点击菜单栏“插入”菜单，弹出具体可选项（图 3-2-3-24）；点击“函数”，弹出“插入函数”对话框（图 3-2-3-32）；点击“选择函数”下拉框中的“STDEV”，见图 3-2-3-32；点击按钮“确定”，弹出“函数参数”对话框（图 3-2-3-33），在“Number1”对应数据区域框内输入待分析数据区域“B3：B17”（或点击该区域右侧的展开按钮，弹出“函数参数”数据区域选择对话框（图 3-2-3-34，用鼠标在当前工作表中选择待分析数据区域，见图 3-2-3-35)；点击该区域右侧的展开按钮，返回“函数参数”对话框(图 3-2-3-36)；点击按钮“确定”，得出 15 个数值的标准差，B20 显示为“20. 58154513”，见图 3-2-3-37。

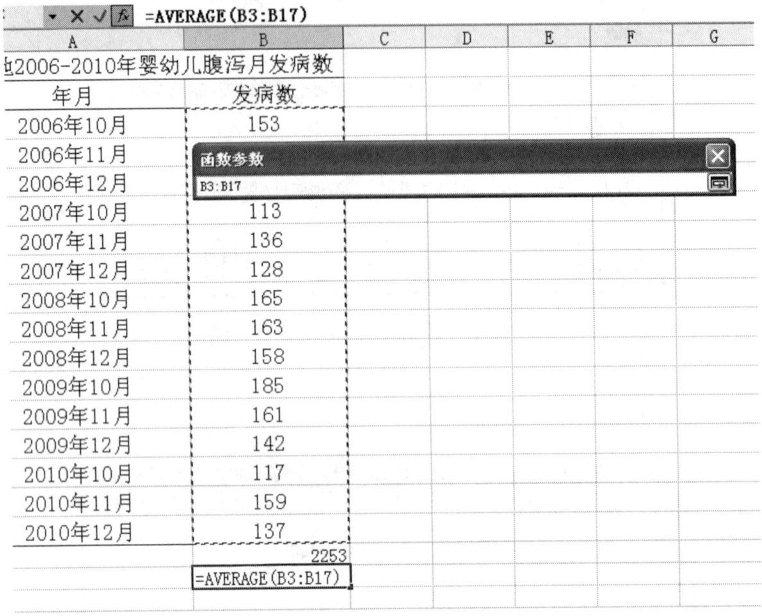

图 3-2-3-29　比数图法预测步骤之五-4

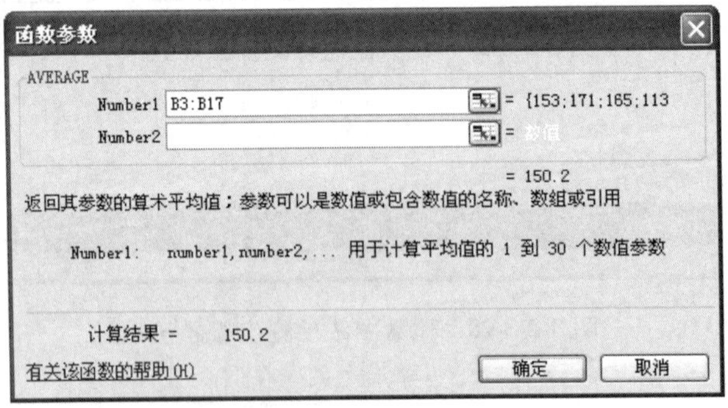

图 3-2-3-30　比数图法预测步骤之五-5

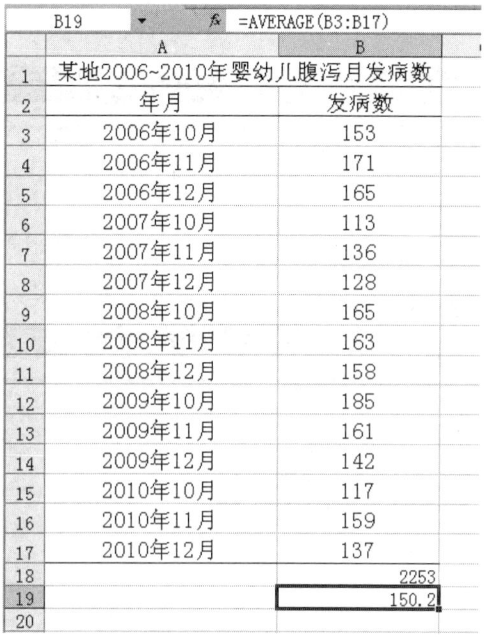

B19　=AVERAGE(B3:B17)

	A	B
1	某地2006~2010年婴幼儿腹泻月发病数	
2	年月	发病数
3	2006年10月	153
4	2006年11月	171
5	2006年12月	165
6	2007年10月	113
7	2007年11月	136
8	2007年12月	128
9	2008年10月	165
10	2008年11月	163
11	2008年12月	158
12	2009年10月	185
13	2009年11月	161
14	2009年12月	142
15	2010年10月	117
16	2010年11月	159
17	2010年12月	137
18		2253
19		150.2
20		

图 3-2-3-31　比数图法预测步骤之五-6（结果同五-1）

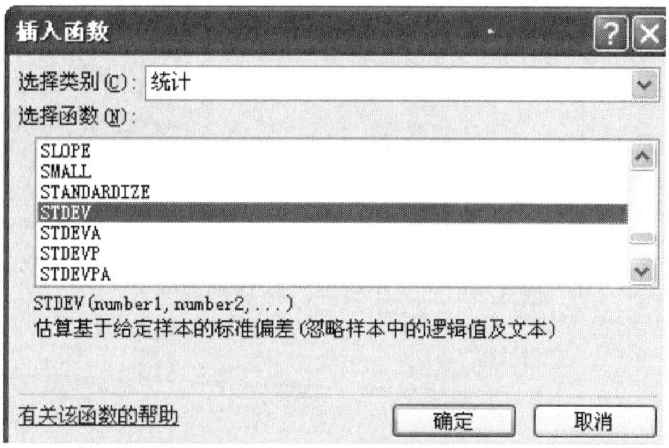

图 3-2-3-32　比数图法预测步骤之六

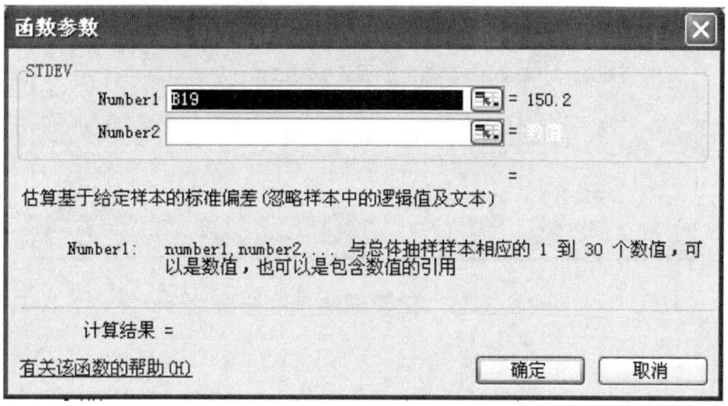

图 3-2-3-33　比数图法预测步骤之七

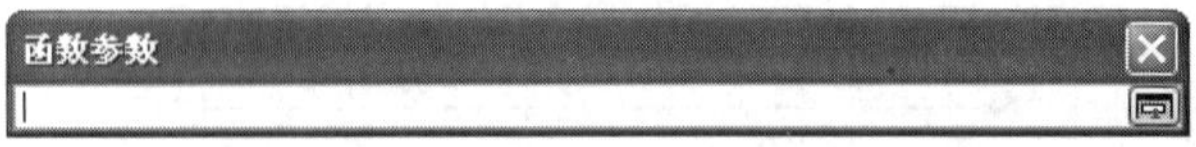

图 3-2-3-34　比数图法预测步骤之八

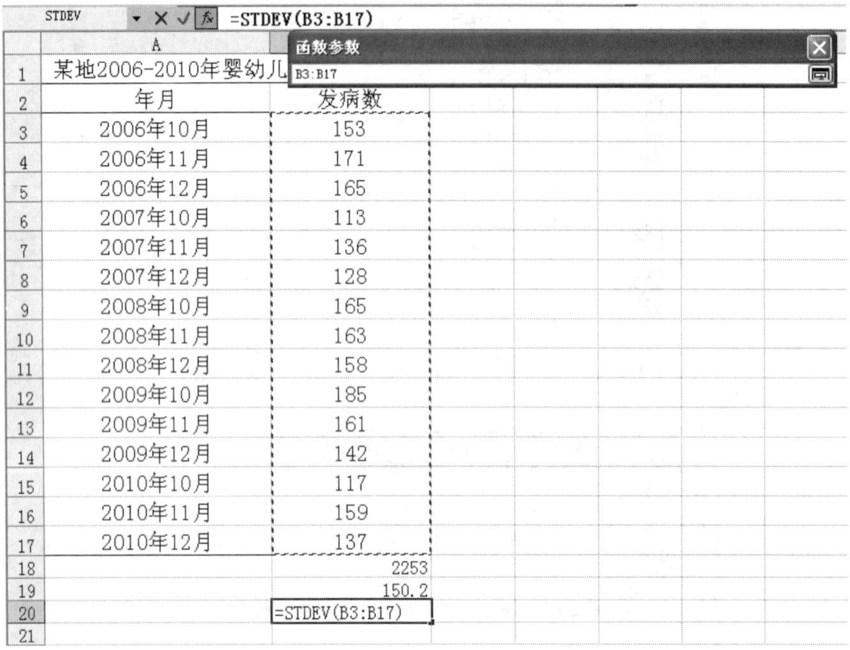

	A	B
1	某地2006-2010年婴幼儿	
2	年月	发病数
3	2006年10月	153
4	2006年11月	171
5	2006年12月	165
6	2007年10月	113
7	2007年11月	136
8	2007年12月	128
9	2008年10月	165
10	2008年11月	163
11	2008年12月	158
12	2009年10月	185
13	2009年11月	161
14	2009年12月	142
15	2010年10月	117
16	2010年11月	159
17	2010年12月	137
18		2253
19		150.2
20		=STDEV(B3:B17)
21		

图 3-2-3-35　比数图法预测步骤之九

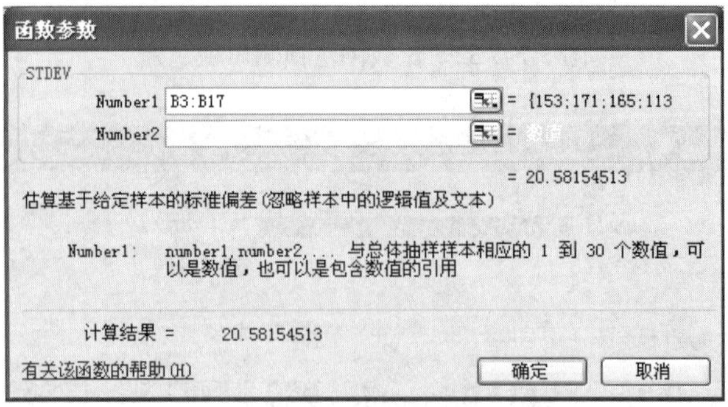

图 3-2-3-36　比数图法预测步骤之十

B20　=STDEV(B3:B17)

	A	B
1	某地2006~2010年婴幼儿腹泻月发病数	
2	年月	发病数
3	2006年10月	153
4	2006年11月	171
5	2006年12月	165
6	2007年10月	113
7	2007年11月	136
8	2007年12月	128
9	2008年10月	165
10	2008年11月	163
11	2008年12月	158
12	2009年10月	185
13	2009年11月	161
14	2009年12月	142
15	2010年10月	117
16	2010年11月	159
17	2010年12月	137
18		2253
19		150.2
20		20.58154513
21		

图 3-2-3-37　比数图法预测步骤之十一

4. 选中第 2 列第 21 行的单元格 B21，计算 2011 年 11 月的预警病例数，本例采用 $\bar{x}+2s$ 为预警线值。在单元格 B21 输入公式 “=B19+2 * B20”，见图 3-2-3-38；回车，得

STDEV　=B19+2*B20

	A	B	C
1	某地2006~2010年婴幼儿腹泻月发病数		
2	年月	发病数	
3	2006年10月	153	
4	2006年11月	171	
5	2006年12月	165	
6	2007年10月	113	
7	2007年11月	136	
8	2007年12月	128	
9	2008年10月	165	
10	2008年11月	163	
11	2008年12月	158	
12	2009年10月	185	
13	2009年11月	161	
14	2009年12月	142	
15	2010年10月	117	
16	2010年11月	159	
17	2010年12月	137	
18		2253	
19		150.2	
20		20.58154513	
21		=B19+2*B20	
22			

图 3-2-3-38　比数图法预测步骤之十二

出预警线值，B21 显示数值为“191.3630903”，见图 3-2-3-39。

B21 | =B19+2*B20

	A	B	C
1	某地2006~2010年婴幼儿腹泻月发病数		
2	年月	发病数	
3	2006年10月	153	
4	2006年11月	171	
5	2006年12月	165	
6	2007年10月	113	
7	2007年11月	136	
8	2007年12月	128	
9	2008年10月	165	
10	2008年11月	163	
11	2008年12月	158	
12	2009年10月	185	
13	2009年11月	161	
14	2009年12月	142	
15	2010年10月	117	
16	2010年11月	159	
17	2010年12月	137	
18		2253	
19		150.2	
20		20.58154513	
21		191.3630903	
22			

图 3-2-3-39　比数图法预测步骤之十三

5. 计算比数

（1）在单元格 E1-I_1 中分别输入“年份”、“发病数”、“平均发病数”、“比数”、“预警线”；把 2006~2011 年 11 月疫情资料输入该工作表的空白位置 E2-F7 中，见图 3-2-3-40。

（2）在单元格 G2 中输入公式“=SUM（B3：B5)/3”，回车，该单元格显示为“163”；G3 中输入公式“=SUM（B6：B8)/3”，回车，该单元格显示为“126”；G4 中输入公式“=SUM（B9：B11)/3”，回车，该单元格显示为“162”；G5 中输入公式“=SUM（B12：B14)/3”，回车，该单元格显示为“163”；G6 中输入公式“=SUM（B15：B17)/3”，回车，该单元格显示为“138”；在 G7 单元格输入病例数预警值“191”；上述平均发病数见图 3-2-3-40 的单元格 G2-G7。需注意的是，G3-G6 单元格的公式不能用下拉的方法产生。

（3）在 H2 单元格输入公式“=F2/G2”，回车，该单元格显示为“1.04908”，获得 2006 年 11 月的比数；选中 H2，下拉至 H7，获得 2007~2011 年 11 月的比数。上述比数见图 3-2-3-40 的单元格 H2-H7。

6. 计算比数预警值　方法同发病数预警值的计算方法，结果见图 3-2-3-40 的 H8-H10。简单而言：

（1）在 H8 单元格输入公式“=AVERAGE（H2：H7）”，回车，该单元格显示为

"1. 062397"，获得 2006~2011 年的比数均值。

（2）在 H9 单元格输入公式"=STDEV（H2：H7）"，回车，该单元格显示为"0. 060769"，获得 2006~2011 年比数的标准差。

（3）在 H10 单元格输入公式"= H8 + 2 * H9"，回车，该单元格显示为"1. 183935"，获得 2006~2011 年的比数预警值。

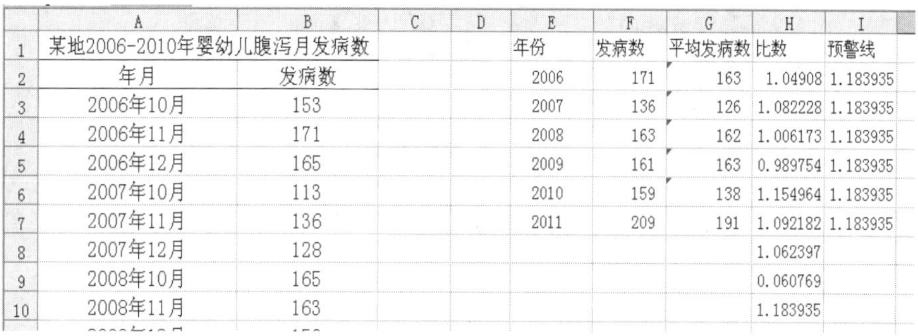

	A	B	C	D	E	F	G	H	I
1	某地2006-2010年婴幼儿腹泻月发病数				年份	发病数	平均发病数	比数	预警线
2	年月	发病数			2006	171	163	1.04908	1.183935
3	2006年10月	153			2007	136	126	1.082228	1.183935
4	2006年11月	171			2008	163	162	1.006173	1.183935
5	2006年12月	165			2009	161	163	0.989754	1.183935
6	2007年10月	113			2010	159	138	1.154964	1.183935
7	2007年11月	136			2011	209	191	1.092182	1.183935
8	2007年12月	128						1.062397	
9	2008年10月	165						0.060769	
10	2008年11月	163						1.183935	

图 3-2-3-40　比数图法预测步骤之十四

7. 绘制比数图

（1）在单元格 I2-I7 输入比数预警值"1. 183935"，见图 3-2-3-40。

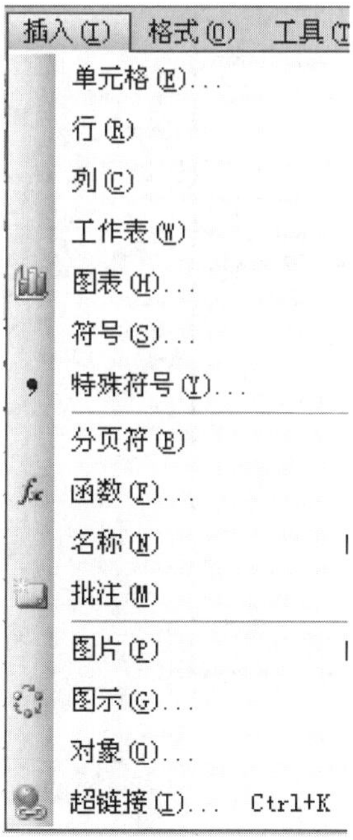

图 3-2-3-41　比数图法预测步骤之十五

（2）绘图：前半部分操作有两种方法。

一种是：选中单元格 E1-I7，点击菜单栏的"插入"菜单，弹出"插入"菜单可选内容（图 3-2-3-41）。点击"图表"，弹出"图表向导-4 之步骤 1-图表类型"对话框（图 3-2-3-42）。点击"自定义类型"，弹出"图表向导-4 之步骤 1-图表类型"对话框（图 3-2-3-43）。选择左侧"图表类型"下面的"双轴折线图"（图 3-2-3-44）。点击"下一步"按钮，弹出"图表向导-4 之步骤 2-图表数据源"对话框（图 3-2-3-45）。"数据区域"右侧的区域框内直接显示"= 比数图！ E1：I7"，即插入图表前选中的数据区域 E1-I7 单元格。

另一种是：直接点击菜单栏的"插入"菜单（先不选中单元格 E1-I7），点击其中的"图表"，点击"图表向导-4 之步骤 1-图表类型"对话框中的"自定义类型"，"图表类型"选择"双轴折线图"，点击"下一步"按钮，弹出"图表向导-4 之步骤 2-图表数据源"对话框（图 3-2-3-46）。请注意，该图中的"数据区域"框内显示的数据源区域并非绘制

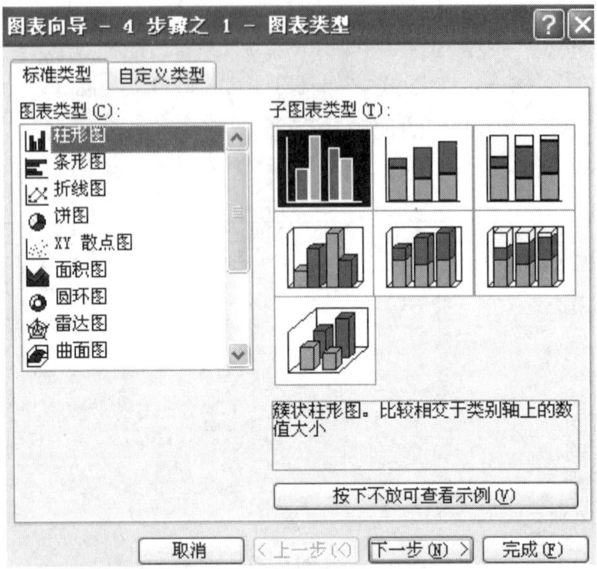

图 3-2-3-42　比数图法预测步骤之十六

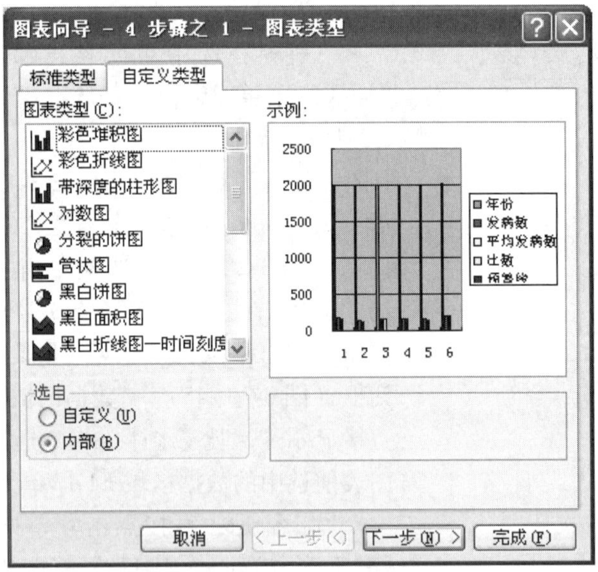

图 3-2-3-43　比数图法预测步骤之十七

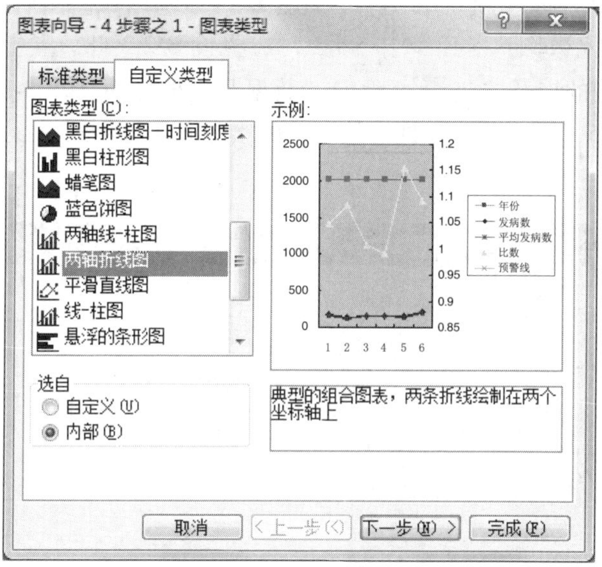

图 3-2-3-44　比数图法预测步骤之十八

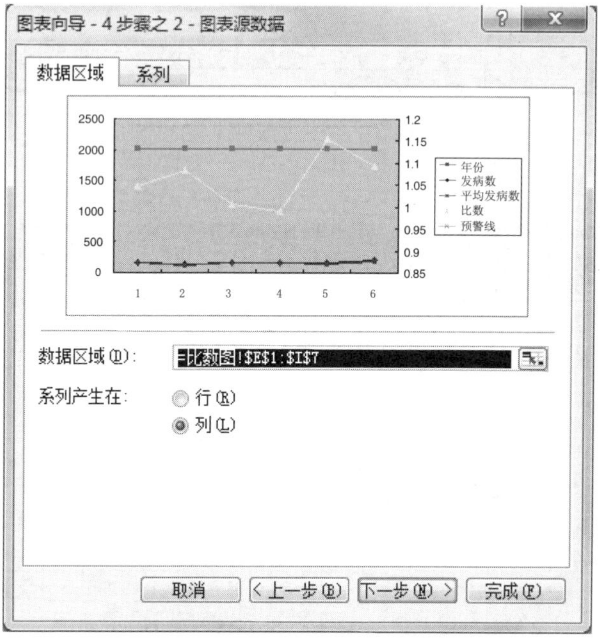

图 3-2-3-45　比数图法预测步骤之十九

比数图的数据区域，需要选择正确的数据源区域。点击数据区域框右侧的展开按钮 ，弹出“数据源”框（图 3-2-3-47）。删除框内显示区域，然后选中单元格 E1-I7，该框内显示为“=比数图！E1：I7”，见图 3-2-3-48。点击“=比数图！E1：I7”右侧的展开按钮 ，返回“数据源”框界面（图 3-2-3-49）。比较图 3-2-3-49 与图 3-2-3-45，发现两图相同。接下来的绘图方法与步骤一致。

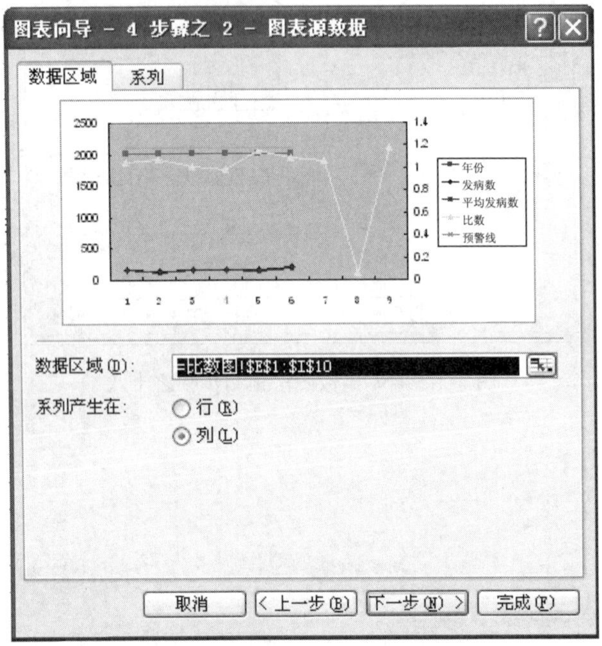

图 3-2-3-46　比数图法预测步骤之十九-1

图 3-2-3-47　比数图法预测步骤之十九-2

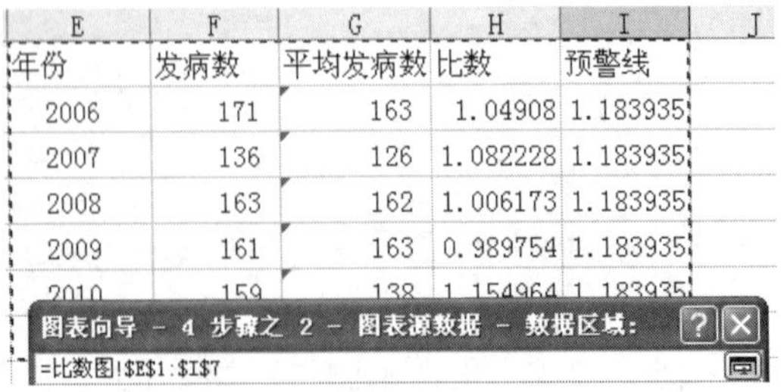

图 3-2-3-48　比数图法预测步骤之十九-3

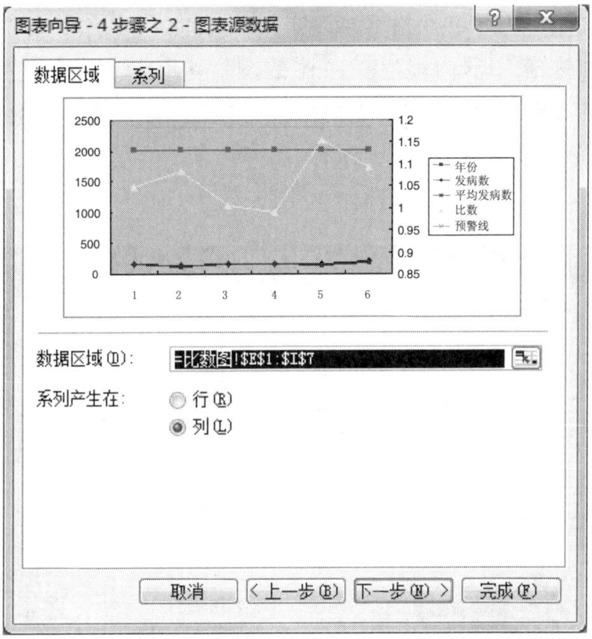

图 3-2-3-49　比数图法预测步骤之十九-4

点击图 3-2-3-45 或图 3-2-3-49 对话框的“系列”，弹出“系列”框（图 3-2-3-50）。点击“系列”框下半部分左侧“系列”选项框中的“年份”，点击“删除”，见图 3-2-3-51。点击“系列”框底部“分类（X）轴标志”数据框右侧的展开按钮，弹出

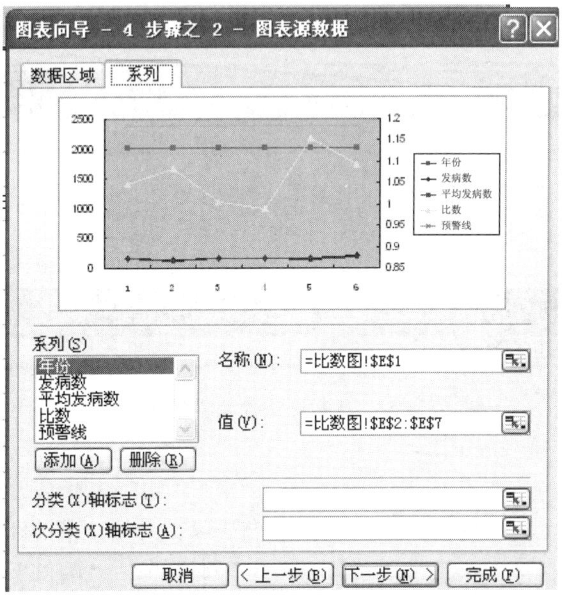

图 3-2-3-50　比数图法预测步骤之二十

“图表向导-4之步骤2-图表数据源-数据区域-分类（X）轴标志”框（图3-2-3-52）。选择数据“2006~2011”（即单元格E2-E7），“图表向导-4之步骤2-图表数据源-数据区域-分类（X）轴标志”框内显示“=比数图！E2：E7”，见图3-2-3-53。点击“=比数图！E2：E7”右侧的展开按钮，返回“图表向导-4之步骤2-图表数据源”框（图3-2-3-54）。

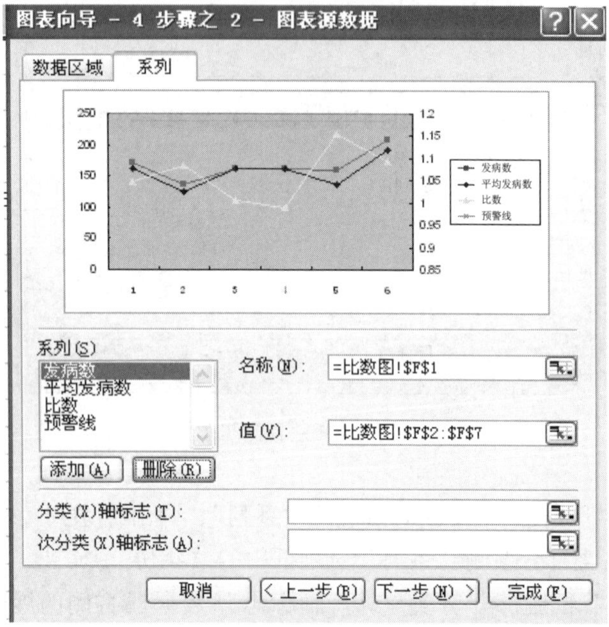

图3-2-3-51　比数图法预测步骤之二十一

图3-2-3-52　比数图法预测步骤之二十二

图3-2-3-53　比数图法预测步骤之二十三

（4）点击“下一步”按钮，弹出“图表向导-4之步骤3-图表选项”对话框（图3-2-3-55）。图表选项中的“标题”、“坐标轴”、“网格线”、“图例”、“数据标志”、“数据表”均为可选项，根据具体情况，可选可不选。本例，在标题项的分类（X）轴输

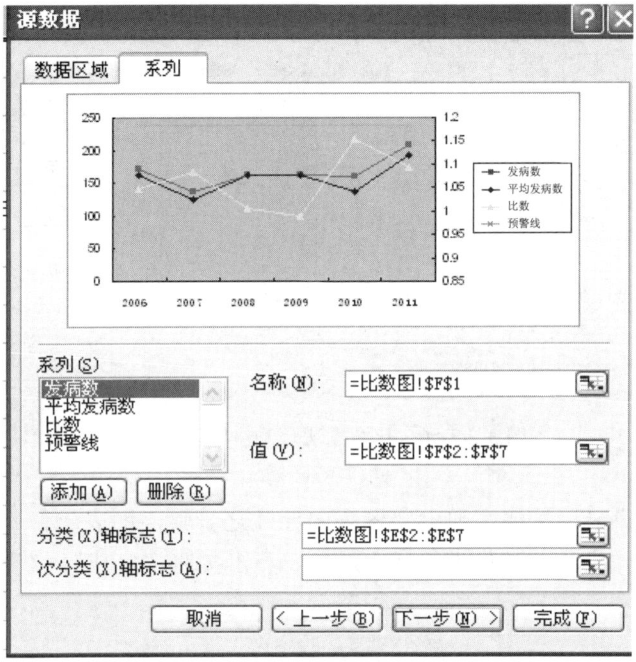

图 3-2-3-54　比数图法预测步骤之二十四

入“年度（年）”、数据（Y）轴输入“病例数”，次数据（Y）轴输入“比数”，见图 3-2-3-56；如果能够确定所做之图在报告中的排序，就在“图表标题”中录入题目；如果不能确定，可留以后输入或直接在文字报告中录入。

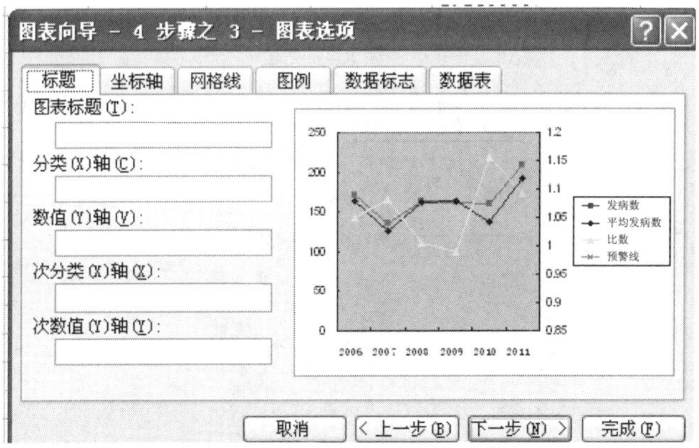

图 3-2-3-55　比数图法预测步骤之二十五

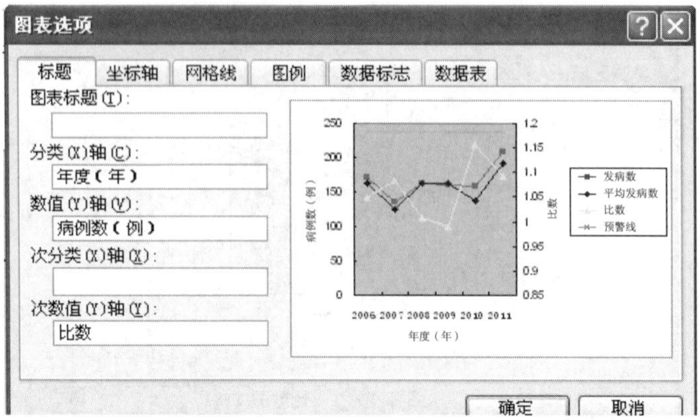

图 3-2-3-56　比数图法预测步骤之二十六

（5）点击“确定”按钮，弹出“图表向导-4 之步骤 4-图表位置”对话框（图 3-2-3-57）。系统默认作为当前工作表的插入对象。点击按钮“完成”，获得图 3-2-3-58。

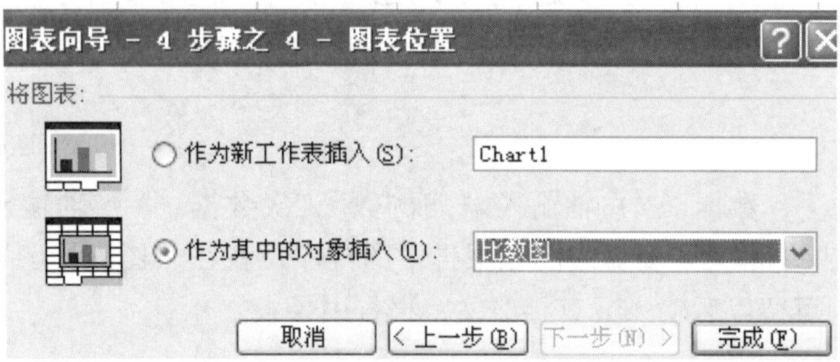

图 3-2-3-57　比数图法预测步骤之二十七

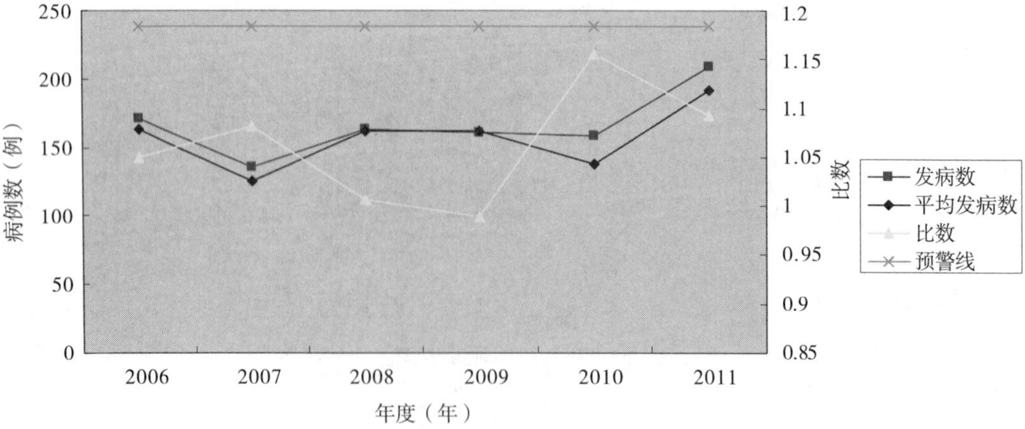

图 3-2-3-58　比数图法预测步骤之二十八

8. 预测 以预警线为依据，如果该地某月的发病情况超过上限线，则警示该地可能出现了婴幼儿腹泻疫情流行或集体单位的暴发疫情，需采取有效措施控制疫情的进一步上升。本例，2011 年 11 月该地婴幼儿腹泻发病数为 209 例，比数为 1. 09，未超过 1. 18 的比数上限值，与往年同期相比，尚不能认为该地婴幼儿腹泻疫情有异常，但需密切关注。必要时，要采取措施控制疫情发展。

三、圆形分布预测传染病疫情

例 2-3-3 的 Excel 实现方法与步骤如下：

1. 把例 2-3-3 资料按图 3-2-3-59 的结构输入 Excel 文件的一个工作表中。

	A	B	C	D	E	F
1	表3-2-3 某地2006~2010年人群因狗咬伤接种狂犬病疫苗信息					
2		2006年	2007年	2008年	2009年	2010年
3	1月	25	19	30	47	33
4	2月	37	27	43	31	37
5	3月	29	35	43	44	42
6	4月	49	54	55	51	50
7	5月	54	69	67	49	55
8	6月	56	58	69	57	65
9	7月	43	61	62	72	77
10	8月	51	58	45	62	74
11	9月	28	46	51	55	80
12	10月	31	35	41	35	58
13	11月	25	29	44	30	47
14	12月	17	26	52	27	34
15	合计					

图 3-2-3-59 圆形分布预测步骤之一

2. 在第 7-12 列的第 2 行 G2-L2，依次输入 f_i、α_i、$\sin\alpha_i$、$\cos\alpha_i$、Y、X，见图 3-2-3-60。

I20 fx

	A	B	C	D	E	F	G	H	I	J	K	L
1	表3-2-3 某地2006~2010年人群因狗咬伤接种狂犬病疫苗信息											
2		2006年	2007年	2008年	2009年	2010年	f_i	α_i	$\sin\alpha_i$	$\cos\alpha_i$	Y	X
3	1月	25	19	30	47	33	154					
4	2月	37	27	43	31	37	175					
5	3月	29	35	43	44	42	193					
6	4月	49	54	55	51	50	259					
7	5月	54	69	67	49	55	294					
8	6月	56	58	69	57	65	305					
9	7月	43	61	62	72	77	315					
10	8月	51	58	45	62	74	290					
11	9月	28	46	51	55	80	260					
12	10月	31	35	41	35	58	200					
13	11月	25	29	44	30	47	175					
14	12月	17	26	52	27	34	156					
15	合计	445	517	602	560	652	2776					
16												

图 3-2-3-60 圆形分布预测步骤之二

3. 选中单元格 B3-G15，点击工具栏中的自动求和函数按钮Σ，得出 2006~2010 年各月狂犬病疫苗累计接种人数 f_i 与 5 年累计接种人数 n，结果见图 3-2-3-60。

4. 将第 8 列的小数位数设置为“0”，即显示为整数。

5. 在单元格 H3 输入“15”，在 H4 输入函数公式“=H3+30”，见图 3-2-3-61，回车，H4 显示为“45”，见图 3-2-3-62。选中单元格 H4，按住鼠标左键下拉至 H14，得出每个月月中值对应角度，见图 3-2-3-63。

STDEV　=H3+30

	A	B	C	D	E	F	G	H	I
1	表3-2-3 某地2006~2010年人群因狗咬伤接种狂犬病疫苗信息								
2		2006年	2007年	2008年	2009年	2010年	fi	α_i	$\sin\alpha_i$
3	1月	25	19	30	47	33	154	15	
4	2月	37	27	43	31	37	175	=H3+30	
5	3月	29	35	43	44	42	193		
6	4月	49	54	55	51	50	259		
7	5月	54	69	67	49	55	294		
8	6月	56	58	69	57	65	305		
9	7月	43	61	62	72	77	315		
10	8月	51	58	45	62	74	290		
11	9月	28	46	51	55	80	260		
12	10月	31	35	41	35	58	200		
13	11月	25	29	44	30	47	175		
14	12月	17	26	52	27	34	156		

图 3-2-3-61　圆形分布预测步骤之三

H5　=H4+30

	A	B	C	D	E	F	G	H	I
1	表3-2-3 某地2006~2010年人群因狗咬伤接种狂犬病疫苗信息								
2		2006年	2007年	2008年	2009年	2010年	fi	α_i	$\sin\alpha_i$
3	1月	25	19	30	47	33	154	15	
4	2月	37	27	43	31	37	175	45	
5	3月	29	35	43	44	42	193		
6	4月	49	54	55	51	50	259		
7	5月	54	69	67	49	55	294		
8	6月	56	58	69	57	65	305		
9	7月	43	61	62	72	77	315		
10	8月	51	58	45	62	74	290		
11	9月	28	46	51	55	80	260		
12	10月	31	35	41	35	58	200		
13	11月	25	29	44	30	47	175		
14	12月	17	26	52	27	34	156		

图 3-2-3-62　圆形分布预测步骤之四

	A	B	C	D	E	F	G	H	I	J	K	L
1	表3-2-3 某地2006~2010年人群因狗咬伤接种狂犬病疫苗信息											
2		2006年	2007年	2008年	2009年	2010年	fi	α_i	$\sin\alpha_i$	$\cos\alpha_i$	Y	X
3	1月	25	19	30	47	33	154	15				
4	2月	37	27	43	31	37	175	45				
5	3月	29	35	43	44	42	193	75				
6	4月	49	54	55	51	50	259	105				
7	5月	54	69	67	49	55	294	135				
8	6月	56	58	69	57	65	305	165				
9	7月	43	61	62	72	77	315	195				
10	8月	51	58	45	62	74	290	225				
11	9月	28	46	51	55	80	260	255				
12	10月	31	35	41	35	58	200	285				
13	11月	25	29	44	30	47	175	315				
14	12月	17	26	52	27	34	156	345				

图 3-2-3-63　圆形分布预测步骤之五

6. 在单元格 I3 输入函数公式“=SIN（（H3）*PI（）/180）”，见图 3-2-3-64；回车，H4 显示为“0. 25881905”，见图 3-2-3-65。选中单元格 I3，按住鼠标左键下拉至 I14，得出每个月月中值对应角度的正弦值，见图 3-2-3-66。

STDEV　=SIN((H3)*PI( )/180)

	A	B	C	D	E	F	G	H	I	J	K
1	表3-2-3 某地2006~2010年人群因狗咬伤接种狂犬病疫苗信息										
2		2006年	2007年	2008年	2009年	2010年	fi	α_i	$\sin\alpha_i$	$\cos\alpha_i$	Y
3	1月	25	19	30	47	33	154	15	=SIN((H3)*PI( )/180)		
4	2月	37	27	43	31	37	175	45	SIN(number)		
5	3月	29	35	43	44	42	193	75			
6	4月	49	54	55	51	50	259	105			
7	5月	54	69	67	49	55	294	135			
8	6月	56	58	69	57	65	305	165			
9	7月	43	61	62	72	77	315	195			
10	8月	51	58	45	62	74	290	225			
11	9月	28	46	51	55	80	260	255			
12	10月	31	35	41	35	58	200	285			
13	11月	25	29	44	30	47	175	315			
14	12月	17	26	52	27	34	156	345			

图 3-2-3-64　圆形分布预测步骤之六

7. 在单元格 J3 输入函数公式“=COS（（H3）*PI（）/180）”，见图 3-2-3-67；回车，J3 显示为“0. 96593”，见图 3-2-3-68。选中单元格 J3，按住鼠标左键下拉至 J14，得出每个月月中值对应角度的余弦值，见图 3-2-3-69。

8. 在单元格 K3 输入函数公式“=1/G15 * SUMPRODUCT（I3：I14，G3：G14）”，见图 3-2-3-70；回车，K3 显示为“-0. 00288”，见图 3-2-3-71，即 Y 值为-0. 00288。函数 SUMPRODUCT 的意义为在给定的几组数组中，将数组间对应的元素相乘，并返回乘积之和。

I4 fx

	A	B	C	D	E	F	G	H	I	J	K	L
1	表3-2-3 某地2006~2010年人群因狗咬伤接种狂犬病疫苗信息											
2		2006年	2007年	2008年	2009年	2010年	fi	α_i	$\sin\alpha_i$	$\cos\alpha_i$	Y	X
3	1月	25	19	30	47	33	154	15	0.25881905			
4	2月	37	27	43	31	37	175	45				
5	3月	29	35	43	44	42	193	75				
6	4月	49	54	55	51	50	259	105				
7	5月	54	69	67	49	55	294	135				
8	6月	56	58	69	57	65	305	165				
9	7月	43	61	62	72	77	315	195				
10	8月	51	58	45	62	74	290	225				
11	9月	28	46	51	55	80	260	255				
12	10月	31	35	41	35	58	200	285				
13	11月	25	29	44	30	47	175	315				
14	12月	17	26	52	27	34	156	345				

图 3-2-3-65 圆形分布预测步骤之七

I22 fx

	A	B	C	D	E	F	G	H	I	J
1	表3-2-3 某地2006~2010年人群因狗咬伤接种狂犬病疫苗信息									
2		2006年	2007年	2008年	2009年	2010年	fi	α_i	$\sin\alpha_i$	$\cos\alpha_i$
3	1月	25	19	30	47	33	154	15	0.25881905	
4	2月	37	27	43	31	37	175	45	0.70710678	
5	3月	29	35	43	44	42	193	75	0.96592583	
6	4月	49	54	55	51	50	259	105	0.96592583	
7	5月	54	69	67	49	55	294	135	0.70710678	
8	6月	56	58	69	57	65	305	165	0.25881905	
9	7月	43	61	62	72	77	315	195	-0.258819	
10	8月	51	58	45	62	74	290	225	-0.7071068	
11	9月	28	46	51	55	80	260	255	-0.9659258	
12	10月	31	35	41	35	58	200	285	-0.9659258	
13	11月	25	29	44	30	47	175	315	-0.7071068	
14	12月	17	26	52	27	34	156	345	-0.258819	

图 3-2-3-66 圆形分布预测步骤之八

STDEV × ✓ fx =COS((H3)*PI( )/180)

	A	B	C	D	E	F	G	H	I	J	K	L
1	表3-2-3 某地2006~2010年人群因狗咬伤接种狂犬病疫苗信息											
2		2006年	2007年	2008年	2009年	2010年	fi	α_i	$\sin\alpha_i$	$\cos\alpha_i$	Y	X
3	1月	25	19	30	47	33	154	15	0.25881905	=COS((H3)*PI( )/180)		
4	2月	37	27	43	31	37	175	45	0.70710678	COS (number)		
5	3月	29	35	43	44	42	193	75	0.96592583			
6	4月	49	54	55	51	50	259	105	0.96592583			
7	5月	54	69	67	49	55	294	135	0.70710678			
8	6月	56	58	69	57	65	305	165	0.25881905			
9	7月	43	61	62	72	77	315	195	-0.258819			
10	8月	51	58	45	62	74	290	225	-0.7071068			
11	9月	28	46	51	55	80	260	255	-0.9659258			
12	10月	31	35	41	35	58	200	285	-0.9659258			
13	11月	25	29	44	30	47	175	315	-0.7071068			
14	12月	17	26	52	27	34	156	345	-0.258819			

图 3-2-3-67 圆形分布预测步骤之九

J4　fx

	A	B	C	D	E	F	G	H	I	J	K
1	表3-2-3 某地2006~2010年人群因狗咬伤接种狂犬病疫苗信息										
2		2006年	2007年	2008年	2009年	2010年	fi	α_i	$\sin\alpha_i$	$\cos\alpha_i$	Y
3	1月	25	19	30	47	33	154	15	0.25881905	0.96593	
4	2月	37	27	43	31	37	175	45	0.70710678		
5	3月	29	35	43	44	42	193	75	0.96592583		
6	4月	49	54	55	51	50	259	105	0.96592583		
7	5月	54	69	67	49	55	294	135	0.70710678		
8	6月	56	58	69	57	65	305	165	0.25881905		
9	7月	43	61	62	72	77	315	195	-0.258819		
10	8月	51	58	45	62	74	290	225	-0.7071068		
11	9月	28	46	51	55	80	260	255	-0.9659258		
12	10月	31	35	41	35	58	200	285	-0.9659258		
13	11月	25	29	44	30	47	175	315	-0.7071068		
14	12月	17	26	52	27	34	156	345	-0.258819		

图 3-2-3-68　圆形分布预测步骤之十

H19　fx

	A	B	C	D	E	F	G	H	I	J	K
1	表3-2-3 某地2006~2010年人群因狗咬伤接种狂犬病疫苗信息										
2		2006年	2007年	2008年	2009年	2010年	fi	α_i	$\sin\alpha_i$	$\cos\alpha_i$	Y
3	1月	25	19	30	47	33	154	15	0.25881905	0.96593	
4	2月	37	27	43	31	37	175	45	0.70710678	0.70711	
5	3月	29	35	43	44	42	193	75	0.96592583	0.25882	
6	4月	49	54	55	51	50	259	105	0.96592583	-0.2588	
7	5月	54	69	67	49	55	294	135	0.70710678	-0.7071	
8	6月	56	58	69	57	65	305	165	0.25881905	-0.9659	
9	7月	43	61	62	72	77	315	195	-0.258819	-0.9659	
10	8月	51	58	45	62	74	290	225	-0.7071068	-0.7071	
11	9月	28	46	51	55	80	260	255	-0.9659258	-0.2588	
12	10月	31	35	41	35	58	200	285	-0.9659258	0.25882	
13	11月	25	29	44	30	47	175	315	-0.7071068	0.70711	
14	12月	17	26	52	27	34	156	345	-0.258819	0.96593	

图 3-2-3-69　圆形分布预测步骤之十一

STDEV　fx =1/G15*SUMPRODUCT(I3:I14,G3:G14)

	D	E	F	G	H	I	J	K	L	M	N
1	因狗咬伤接种狂犬病疫苗信息										
2	2008年	2009年	2010年	fi	α_i	$\sin\alpha_i$	$\cos\alpha_i$	Y	X		
3	30	47	33	154	15	0.25881905	0.96593	=1/G15*SUMPRODUCT(I3:I14,G3:G14)			
4	43	31	37	175	45	0.70710678	0.70711				
5	43	44	42	193	75	0.96592583	0.25882				
6	55	51	50	259	105	0.96592583	-0.2588				
7	67	49	55	294	135	0.70710678	-0.7071				
8	69	57	65	305	165	0.25881905	-0.9659				
9	62	72	77	315	195	-0.258819	-0.9659				
10	45	62	74	290	225	-0.7071068	-0.7071				
11	51	55	80	260	255	-0.9659258	-0.2588				
12	41	35	58	200	285	-0.9659258	0.25882				
13	44	30	47	175	315	-0.7071068	0.70711				
14	52	27	34	156	345	-0.258819	0.96593				
15	602	560	652	2776							

图 3-2-3-70　圆形分布预测步骤之十二

	D	E	F	G	H	I	J	K	L
1	因狗咬伤接种狂犬病疫苗信息								
2	2008年	2009年	2010年	fi	α_i	$\sin\alpha_i$	$\cos\alpha_i$	Y	X
3	30	47	33	154	15	0.25881905	0.96593	-0.00288	
4	43	31	37	175	45	0.70710678	0.70711		
5	43	44	42	193	75	0.96592583	0.25882		
6	55	51	50	259	105	0.96592583	-0.2588		
7	67	49	55	294	135	0.70710678	-0.7071		
8	69	57	65	305	165	0.25881905	-0.9659		
9	62	72	77	315	195	-0.258819	-0.9659		
10	45	62	74	290	225	-0.7071068	-0.7071		
11	51	55	80	260	255	-0.9659258	-0.2588		
12	41	35	58	200	285	-0.9659258	0.25882		
13	44	30	47	175	315	-0.7071068	0.70711		
14	52	27	34	156	345	-0.258819	0.96593		
15	602	560	652	2776					
16									

图 3-2-3-71　圆形分布预测步骤之十四

9. 在单元格 L3 输入函数公式“= 1/G15 * SUMPRODUCT（J3：J14，G3：G14）”，见图 3-2-3-72，回车，K3 显示为“-0.17921873”，见图 3-2-3-73，即 *X* 值为 -0.17921873。

=1/G15*SUMPRODUCT(J3:J14,G3:G14)

E	F	G	H	I	J	K	L	M	N	O	P	Q	R
接种狂犬病疫苗信息													
2009年	2010年	fi	α_i	$\sin\alpha_i$	$\cos\alpha_i$	Y	X						
47	33	154	15	0.25881905	0.96593	-0.00288	=1/G15*SUMPRODUCT(J3:J14,G3:G14)						
31	37	175	45	0.70710678	0.70711		SUMPRODUCT(array1, [array2], [array3], [array4], ...)						
44	42	193	75	0.96592583	0.25882								
51	50	259	105	0.96592583	-0.2588								
49	55	294	135	0.70710678	-0.7071								
57	65	305	165	0.25881905	-0.9659								
72	77	315	195	-0.258819	-0.9659								
62	74	290	225	-0.7071068	-0.7071								
55	80	260	255	-0.9659258	-0.2588								
35	58	200	285	-0.9659258	0.25882								
30	47	175	315	-0.7071068	0.70711								
27	34	156	345	-0.258819	0.96593								
2　560	652	2776											

图 3-2-3-72　圆形分布预测步骤之十五

10. 在单元格 K7 输入 γ，K8 输入函数公式“=POWER（（POWER（K3，2）+POWER（L3，2）），0.5）”，见图 3-2-3-74；回车，K8 显示为“0.179242”，见图 3-2-3-75，即 γ 值为 0.179242。

11. 在单元格 L7 输入 *S*，在单元格 L8 输入函数公式“= 122.9548 * POWER（-LOG10（K8），0.5）”，见图 3-2-3-76；回车，L8 显示为“106.2375293”，见图 3-2-3-77，即 *S* 值为 106.2375293。

L4

	D	E	F	G	H	I	J	K	L
1	因狗咬伤接种狂犬病疫苗信息								
2	2008年	2009年	2010年	fi	α_i	$\sin\alpha_i$	$\cos\alpha_i$	Y	X
3	30	47	33	154	15	0.25881905	0.96593	-0.00288	-0.17921873
4	43	31	37	175	45	0.70710678	0.70711		
5	43	44	42	193	75	0.96592583	0.25882		
6	55	51	50	259	105	0.96592583	-0.2588		
7	67	49	55	294	135	0.70710678	-0.7071		
8	69	57	65	305	165	0.25881905	-0.9659		
9	62	72	77	315	195	-0.258819	-0.9659		
10	45	62	74	290	225	-0.7071068	-0.7071		
11	51	55	80	260	255	-0.9659258	-0.2588		
12	41	35	58	200	285	-0.9659258	0.25882		
13	44	30	47	175	315	-0.7071068	0.70711		
14	52	27	34	156	345	-0.258819	0.96593		
15	602	560	652	2776					
16									

图 3-2-3-73　圆形分布预测步骤之十六

	A	B	C	D	E	F	G	H	I	J	K	L	M	N
1	表3-2-3 某地2006-2010年人群因狗咬伤接种狂犬病疫苗信息													
2		2006年	2007年	2008年	2009年	2010年	fi	α_i	$\sin\alpha_i$	$\cos\alpha_i$	Y	X		
3	1月	25	19	30	47	33	154	15	0.25881905	0.96593	-0.00288	-0.17921873		
4	2月	37	27	43	31	37	175	45	0.70710678	0.70711				
5	3月	29	35	43	44	42	193	75	0.96592583	0.25882				
6	4月	49	54	55	51	50	259	105	0.96592583	-0.2588				
7	5月	54	69	67	49	55	294	135	0.70710678	-0.7071	γ			
8	6月	56	58	69	57	65	305	165	0.25881905	-0.9659	=POWER((POWER(K3,2)+POWER(L3,2))			
9	7月	43	61	62	72	77	315	195	-0.258819	-0.9659	,0.5)			
10	8月	51	58	45	62	74	290	225	-0.7071068	-0.7071				
11	9月	28	46	51	55	80	260	255	-0.9659258	-0.2588				
12	10月	31	35	41	35	58	200	285	-0.9659258	0.25882				
13	11月	25	29	44	30	47	175	315	-0.7071068	0.70711				
14	12月	17	26	52	27	34	156	345	-0.258819	0.96593				
15	合计	445	517	602	560	652	2776							

图 3-2-3-74　圆形分布预测步骤之十七

	A	B	C	D	E	F	G	H	I	J	K	L
1	表3-2-3 某地2006-2010年人群因狗咬伤接种狂犬病疫苗信息											
2		2006年	2007年	2008年	2009年	2010年	fi	α_i	$\sin\alpha_i$	$\cos\alpha_i$	Y	X
3	1月	25	19	30	47	33	154	15	0.25881905	0.96593	-0.00288	-0.17921873
4	2月	37	27	43	31	37	175	45	0.70710678	0.70711		
5	3月	29	35	43	44	42	193	75	0.96592583	0.25882		
6	4月	49	54	55	51	50	259	105	0.96592583	-0.2588		
7	5月	54	69	67	49	55	294	135	0.70710678	-0.7071	γ	
8	6月	56	58	69	57	65	305	165	0.25881905	-0.9659	0.179242	
9	7月	43	61	62	72	77	315	195	-0.258819	-0.9659		
10	8月	51	58	45	62	74	290	225	-0.7071068	-0.7071		
11	9月	28	46	51	55	80	260	255	-0.9659258	-0.2588		
12	10月	31	35	41	35	58	200	285	-0.9659258	0.25882		
13	11月	25	29	44	30	47	175	315	-0.7071068	0.70711		
14	12月	17	26	52	27	34	156	345	-0.258819	0.96593		
15	合计	445	517	602	560	652	2776					
16												

图 3-2-3-75　圆形分布预测步骤之十八

	B	C	D	E	F	G	H	I	J	K	L	M	N	O	P
1	某地2006-2010年人群因狗咬伤接种狂犬病疫苗信息														
2	2006年	2007年	2008年	2009年	2010年	fi	α_i	$\sin\alpha_i$	$\cos\alpha_i$	Y	X				
3	25	19	30	47	33	154	15	0.25881905	0.96593	-0.00288	-0.17921873				
4	37	27	43	31	37	175	45	0.70710678	0.70711						
5	29	35	43	44	42	193	75	0.96592583	0.25882						
6	49	54	55	51	50	259	105	0.96592583	-0.2588						
7	54	69	67	49	55	294	135	0.70710678	-0.7071	γ	S				
8	56	58	69	57	65	305	165	0.25881905	-0.9659	0.179242	=122.9548*POWER(-LOG10(K8), 0.5)				
9	43	61	62	72	77	315	195	-0.258819	-0.9659						
10	51	58	45	62	74	290	225	-0.7071068	-0.7071						
11	28	46	51	55	80	260	255	-0.9659258	-0.2588						
12	31	35	41	35	58	200	285	-0.9659258	0.25882						
13	25	29	44	30	47	175	315	-0.7071068	0.70711						
14	17	26	52	27	34	156	345	-0.258819	0.96593						
15	445	517	602	560	652	2776									

图 3-2-3-76　圆形分布预测步骤之十九

	B	C	D	E	F	G	H	I	J	K	L
1	某地2006-2010年人群因狗咬伤接种狂犬病疫苗信息										
2	2006年	2007年	2008年	2009年	2010年	fi	α_i	$\sin\alpha_i$	$\cos\alpha_i$	Y	X
3	25	19	30	47	33	154	15	0.25881905	0.96593	-0.00288	-0.17921873
4	37	27	43	31	37	175	45	0.70710678	0.70711		
5	29	35	43	44	42	193	75	0.96592583	0.25882		
6	49	54	55	51	50	259	105	0.96592583	-0.2588		
7	54	69	67	49	55	294	135	0.70710678	-0.7071	γ	S
8	56	58	69	57	65	305	165	0.25881905	-0.9659	0.179242	106.2375293
9	43	61	62	72	77	315	195	-0.258819	-0.9659		
10	51	58	45	62	74	290	225	-0.7071068	-0.7071		
11	28	46	51	55	80	260	255	-0.9659258	-0.2588		
12	31	35	41	35	58	200	285	-0.9659258	0.25882		
13	25	29	44	30	47	175	315	-0.7071068	0.70711		
14	17	26	52	27	34	156	345	-0.258819	0.96593		
15	445	517	602	560	652	2776					
16											

图 3-2-3-77　圆形分布预测步骤之二十

12. 在单元格 K9 输入 Z，K10 输入函数公式“=POWER（K8，2）＊G15”，见图 3-2-3-78，回车，K10 显示为“89.18641”，见图 3-2-3-79，即计算出的雷氏 Z 值为

	B	C	D	E	F	G	H	I	J	K	L
1	某地2006-2010年人群因狗咬伤接种狂犬病疫苗信息										
2	2006年	2007年	2008年	2009年	2010年	fi	α_i	$\sin\alpha_i$	$\cos\alpha_i$	Y	X
3	25	19	30	47	33	154	15	0.25881905	0.96593	-0.00288	-0.17921873
4	37	27	43	31	37	175	45	0.70710678	0.70711		
5	29	35	43	44	42	193	75	0.96592583	0.25882		
6	49	54	55	51	50	259	105	0.96592583	-0.2588		
7	54	69	67	49	55	294	135	0.70710678	-0.7071	γ	S
8	56	58	69	57	65	305	165	0.25881905	-0.9659	0.179242	106.2375293
9	43	61	62	72	77	315	195	-0.258819	-0.9659	Z	
10	51	58	45	62	74	290	225	-0.7071068	-0.7071	=POWER(K8, 2)*G15	
11	28	46	51	55	80	260	255	-0.9659258	-0.2588	POWER(number, power)	
12	31	35	41	35	58	200	285	-0.9659258	0.25882		
13	25	29	44	30	47	175	315	-0.7071068	0.70711		
14	17	26	52	27	34	156	345	-0.258819	0.96593		
15	445	517	602	560	652	2776					

图 3-2-3-78　圆形分布预测步骤之二十一

89.18641。$Z=89.18641>Z_{0.05}=2.9957$，有统计学意义，表示平均角存在。

	B	C	D	E	F	G	H	I	J	K	L
1	某地2006-2010年人群因狗咬伤接种狂犬病疫苗信息										
2	2006年	2007年	2008年	2009年	2010年	fi	α_i	$\sin\alpha_i$	$\cos\alpha_i$	Y	X
3	25	19	30	47	33	154	15	0.25881905	0.96593	-0.00288	-0.17921873
4	37	27	43	31	37	175	45	0.70710678	0.70711		
5	29	35	43	44	42	193	75	0.96592583	0.25882		
6	49	54	55	51	50	259	105	0.96592583	-0.2588		
7	54	69	67	49	55	294	135	0.70710678	-0.7071	γ	S
8	56	58	69	57	65	305	165	0.25881905	-0.9659	0.179242	106.2375293
9	43	61	62	72	77	315	195	-0.258819	-0.9659	Z	
10	51	58	45	62	74	290	225	-0.7071068	-0.7071	89.18641	
11	28	46	51	55	80	260	255	-0.9659258	-0.2588		
12	31	35	41	35	58	200	285	-0.9659258	0.25882		
13	25	29	44	30	47	175	315	-0.7071068	0.70711		
14	17	26	52	27	34	156	345	-0.258819	0.96593		
15	445	517	602	560	652	2776					

图 3-2-3-79　圆形分布预测步骤之二十二

13. 在单元格 K11 输入 sinα，K12 输入函数公式“=K3/K8”，见图 3-2-3-80；回车，K12 显示为“-0.016087622”，见图 3-2-3-81，即计算出 sinα 值为-0.016087622。

	B	C	D	E	F	G	H	I	J	K	L
1	某地2006-2010年人群因狗咬伤接种狂犬病疫苗信息										
2	2006年	2007年	2008年	2009年	2010年	fi	α_i	$\sin\alpha_i$	$\cos\alpha_i$	Y	X
3	25	19	30	47	33	154	15	0.25881905	0.96593	-0.00288	-0.17921873
4	37	27	43	31	37	175	45	0.70710678	0.70711		
5	29	35	43	44	42	193	75	0.96592583	0.25882		
6	49	54	55	51	50	259	105	0.96592583	-0.2588		
7	54	69	67	49	55	294	135	0.70710678	-0.7071	γ	S
8	56	58	69	57	65	305	165	0.25881905	-0.9659	0.179242	106.2375293
9	43	61	62	72	77	315	195	-0.258819	-0.9659	Z	
10	51	58	45	62	74	290	225	-0.7071068	-0.7071	89.18641	
11	28	46	51	55	80	260	255	-0.9659258	-0.2588	sina	
12	31	35	41	35	58	200	285	-0.9659258	0.25882	=K3/K8	
13	25	29	44	30	47	175	315	-0.7071068	0.70711		
14	17	26	52	27	34	156	345	-0.258819	0.96593		
15	445	517	602	560	652	2776					

图 3-2-3-80　圆形分布预测步骤之二十三

14. 在单元格 L11 输入 cosα，L12 输入函数公式“=L3/K8”，见图 3-2-3-82；回车，L12 显示为“-0.99987059”，见图 3-2-3-83，即计算出 cosα 值为-0.99987059。

15. 在单元格 K13 输入 tgα，L13 输入函数公式“=K12/L12”，见图 3-2-3-84；回车，L13 显示为“0.016089704”，见图 3-2-3-85，即计算出 tgα 值为 0.016089704。

16. 在单元格 L14 输入函数公式“=DEGREES（ATAN（L13））”，见图 3-2-3-86；回车，L14 显示为“0.921792617”，见图 3-2-3-87，即计算出 tgα 的反正切值 α=0.921792617。其中 DEGREES 函数的意义为将弧度转换为角度。

	B	C	D	E	F	G	H	I	J	K	L
1	某地2006-2010年人群因狗咬伤接种狂犬病疫苗信息										
2	2006年	2007年	2008年	2009年	2010年	fi	α_i	$\sin\alpha_i$	$\cos\alpha_i$	Y	X
3	25	19	30	47	33	154	15	0.25881905	0.96593	-0.00288	-0.17921873
4	37	27	43	31	37	175	45	0.70710678	0.70711		
5	29	35	43	44	42	193	75	0.96592583	0.25882		
6	49	54	55	51	50	259	105	0.96592583	-0.2588		
7	54	69	67	49	55	294	135	0.70710678	-0.7071	γ	S
8	56	58	69	57	65	305	165	0.25881905	-0.9659	0.179242	106.2375293
9	43	61	62	72	77	315	195	-0.258819	-0.9659	Z	
10	51	58	45	62	74	290	225	-0.7071068	-0.7071	89.18641	
11	28	46	51	55	80	260	255	-0.9659258	-0.2588	sina	
12	31	35	41	35	58	200	285	-0.9659258	0.25882	-0.01609	
13	25	29	44	30	47	175	315	-0.7071068	0.70711		
14	17	26	52	27	34	156	345	-0.258819	0.96593		
15	445	517	602	560	652	2776					

图 3-2-3-81　圆形分布预测步骤之二十四

	B	C	D	E	F	G	H	I	J	K	L
1	某地2006-2010年人群因狗咬伤接种狂犬病疫苗信息										
2	2006年	2007年	2008年	2009年	2010年	fi	α_i	$\sin\alpha_i$	$\cos\alpha_i$	Y	X
3	25	19	30	47	33	154	15	0.25881905	0.96593	-0.00288	-0.17921873
4	37	27	43	31	37	175	45	0.70710678	0.70711		
5	29	35	43	44	42	193	75	0.96592583	0.25882		
6	49	54	55	51	50	259	105	0.96592583	-0.2588		
7	54	69	67	49	55	294	135	0.70710678	-0.7071	γ	S
8	56	58	69	57	65	305	165	0.25881905	-0.9659	0.179242	106.2375293
9	43	61	62	72	77	315	195	-0.258819	-0.9659	Z	
10	51	58	45	62	74	290	225	-0.7071068	-0.7071	89.18641	
11	28	46	51	55	80	260	255	-0.9659258	-0.2588	sina	cosa
12	31	35	41	35	58	200	285	-0.9659258	0.25882	-0.01609	=L3/K8
13	25	29	44	30	47	175	315	-0.7071068	0.70711		
14	17	26	52	27	34	156	345	-0.258819	0.96593		
15	445	517	602	560	652	2776					

图 3-2-3-82　圆形分布预测步骤之二十五

	B	C	D	E	F	G	H	I	J	K	L
1	某地2006-2010年人群因狗咬伤接种狂犬病疫苗信息										
2	2006年	2007年	2008年	2009年	2010年	fi	α_i	$\sin\alpha_i$	$\cos\alpha_i$	Y	X
3	25	19	30	47	33	154	15	0.25881905	0.96593	-0.00288	-0.17921873
4	37	27	43	31	37	175	45	0.70710678	0.70711		
5	29	35	43	44	42	193	75	0.96592583	0.25882		
6	49	54	55	51	50	259	105	0.96592583	-0.2588		
7	54	69	67	49	55	294	135	0.70710678	-0.7071	γ	S
8	56	58	69	57	65	305	165	0.25881905	-0.9659	0.179242	106.2375293
9	43	61	62	72	77	315	195	-0.258819	-0.9659	Z	
10	51	58	45	62	74	290	225	-0.7071068	-0.7071	89.18641	
11	28	46	51	55	80	260	255	-0.9659258	-0.2588	sina	cosa
12	31	35	41	35	58	200	285	-0.9659258	0.25882	-0.01609	-0.99987059
13	25	29	44	30	47	175	315	-0.7071068	0.70711		
14	17	26	52	27	34	156	345	-0.258819	0.96593		
15	445	517	602	560	652	2776					

图 3-2-3-83　圆形分布预测步骤之二十六

	B	C	D	E	F	G	H	I	J	K	L
1	某地2006-2010年人群因狗咬伤接种狂犬病疫苗信息										
2	2006年	2007年	2008年	2009年	2010年	fi	α_i	sinα_i	cosα_i	Y	X
3	25	19	30	47	33	154	15	0.25881905	0.96593	-0.00288	-0.17921873
4	37	27	43	31	37	175	45	0.70710678	0.70711		
5	29	35	43	44	42	193	75	0.96592583	0.25882		
6	49	54	55	51	50	259	105	0.96592583	-0.2588		
7	54	69	67	49	55	294	135	0.70710678	-0.7071	γ	S
8	56	58	69	57	65	305	165	0.25881905	-0.9659	0.179242	106.2375293
9	43	61	62	72	77	315	195	-0.258819	-0.9659	Z	
10	51	58	45	62	74	290	225	-0.7071068	-0.7071	89.18641	
11	28	46	51	55	80	260	255	-0.9659258	-0.2588	sina	cosa
12	31	35	41	35	58	200	285	-0.9659258	0.25882	-0.01609	-0.99987059
13	25	29	44	30	47	175	315	-0.7071068	0.70711	tga	=K12/L12
14	17	26	52	27	34	156	345	-0.258819	0.96593		
15	445	517	602	560	652	2776					

图 3-2-3-84　圆形分布预测步骤之二十七

	B	C	D	E	F	G	H	I	J	K	L
1	某地2006-2010年人群因狗咬伤接种狂犬病疫苗信息										
2	2006年	2007年	2008年	2009年	2010年	fi	α_i	sinα_i	cosα_i	Y	X
3	25	19	30	47	33	154	15	0.25881905	0.96593	-0.00288	-0.17921873
4	37	27	43	31	37	175	45	0.70710678	0.70711		
5	29	35	43	44	42	193	75	0.96592583	0.25882		
6	49	54	55	51	50	259	105	0.96592583	-0.2588		
7	54	69	67	49	55	294	135	0.70710678	-0.7071	γ	S
8	56	58	69	57	65	305	165	0.25881905	-0.9659	0.179242	106.2375293
9	43	61	62	72	77	315	195	-0.258819	-0.9659	Z	
10	51	58	45	62	74	290	225	-0.7071068	-0.7071	89.18641	
11	28	46	51	55	80	260	255	-0.9659258	-0.2588	sina	cosa
12	31	35	41	35	58	200	285	-0.9659258	0.25882	-0.01609	-0.99987059
13	25	29	44	30	47	175	315	-0.7071068	0.70711	tga	0.016089704
14	17	26	52	27	34	156	345	-0.258819	0.96593		
15	445	517	602	560	652	2776					

图 3-2-3-85　圆形分布预测步骤之二十八

	B	C	D	E	F	G	H	I	J	K	L
1	某地2006-2010年人群因狗咬伤接种狂犬病疫苗信息										
2	2006年	2007年	2008年	2009年	2010年	fi	α_i	sinα_i	cosα_i	Y	X
3	25	19	30	47	33	154	15	0.25881905	0.96593	-0.00288	-0.17921873
4	37	27	43	31	37	175	45	0.70710678	0.70711		
5	29	35	43	44	42	193	75	0.96592583	0.25882		
6	49	54	55	51	50	259	105	0.96592583	-0.2588		
7	54	69	67	49	55	294	135	0.70710678	-0.7071	γ	S
8	56	58	69	57	65	305	165	0.25881905	-0.9659	0.179242	106.2375293
9	43	61	62	72	77	315	195	-0.258819	-0.9659	Z	
10	51	58	45	62	74	290	225	-0.7071068	-0.7071	89.18641	
11	28	46	51	55	80	260	255	-0.9659258	-0.2588	sina	cosa
12	31	35	41	35	58	200	285	-0.9659258	0.25882	-0.01609	-0.99987059
13	25	29	44	30	47	175	315	-0.7071068	0.70711	tga	0.016089704
14	17	26	52	27	34	156	345	-0.258819	0.96593		=DEGREES(ATAN(L13))
15	445	517	602	560	652	2776					DEGREES(angle)

图 3-2-3-86　圆形分布预测步骤之二十九

	B	C	D	E	F	G	H	I	J	K	L
1	某地2006-2010年人群因狗咬伤接种狂犬病疫苗信息										
2	2006年	2007年	2008年	2009年	2010年	fi	α_i	$\sin\alpha_i$	$\cos\alpha_i$	Y	X
3	25	19	30	47	33	154	15	0.25881905	0.96593	-0.00288	-0.17921873
4	37	27	43	31	37	175	45	0.70710678	0.70711		
5	29	35	43	44	42	193	75	0.96592583	0.25882		
6	49	54	55	51	50	259	105	0.96592583	-0.2588		
7	54	69	67	49	55	294	135	0.70710678	-0.7071	γ	S
8	56	58	69	57	65	305	165	0.25881905	-0.9659	0.179242	106.2375293
9	43	61	62	72	77	315	195	-0.258819	-0.9659	Z	
10	51	58	45	62	74	290	225	-0.7071068	-0.7071	89.18641	
11	28	46	51	55	80	260	255	-0.9659258	-0.2588	sina	cosa
12	31	35	41	35	58	200	285	-0.9659258	0.25882	-0.01609	-0.99987059
13	25	29	44	30	47	175	315	-0.7071068	0.70711	tga	0.016089704
14	17	26	52	27	34	156	345	-0.258819	0.96593		0.921792617
15	445	517	602	560	652	2776					

图 3-2-3-87　圆形分布预测步骤之三十

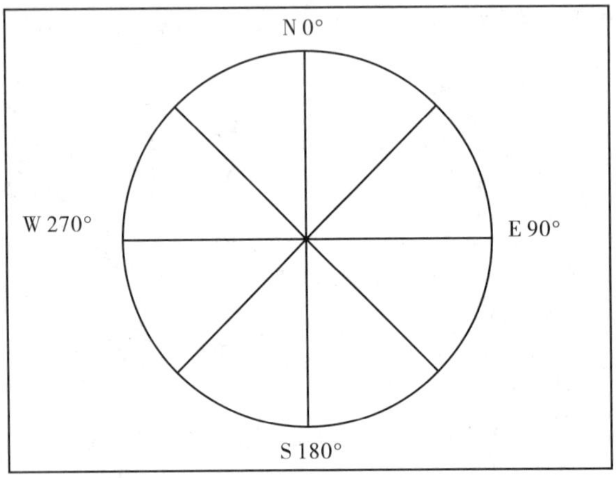

图 3-2-3-88　圆形分布象限与角度示意图

17. 根据 sinα 和 cosα 具体数值的组合，判断 α 所在象限，确定其起始值（基线值）。规则见图 3-2-3-88：sinα、cosα 均为正数（大于 0 的数），α 在第一象限，起始值为 0；sinα 是正数，cosα 是负数，α 在第二象限（即 90°～180°之间），起始值为 90；sinα、cosα 均为负值，α 在第三象限（即 180°～270°之间），起始值为 180；sinα 是负数、cosα 为正数，α 在第四象限（即 270°～360°之间），起始值为 270。本例，sinα、cosα 均为负值，α 在第三象限，起始值为 180。

18. 计算 α 对应天数　在单元格 K15、K16 分别输入"α_i 具体值"、"α_i 对应天数"，L15 输入函数公式"= 180 + L14"，见图 3-2-3-89；回车，L15 显示为"180. 921792617"，见图 3-2-3-90，即计算出 α_i 具体值为 180. 9217926。在单元格 L16

输入函数公式“=L15/0.9863”，见图 3-2-3-91；回车，L16 显示为“183.4348501”，见图 3-2-3-92，即转换出 α_i 对应天数为一年中的第 183.4348501 天，即 7 月 3 日。这里需要解释一下公式中的分母“0.9863”，将 360°（1 个圆周）转换成 365 天，则 0.9863°相当于一天。

	B	C	D	E	F	G	H	I	J	K	L
1	某地2006-2010年人群因狗咬伤接种狂犬病疫苗信息										
2	2006年	2007年	2008年	2009年	2010年	fi	α_i	sinα_i	cosα_i	Y	X
3	25	19	30	47	33	154	15	0.25881905	0.96593	-0.00288	-0.17921873
4	37	27	43	31	37	175	45	0.70710678	0.70711		
5	29	35	43	44	42	193	75	0.96592583	0.25882		
6	49	54	55	51	50	259	105	0.96592583	-0.2588		
7	54	69	67	49	55	294	135	0.70710678	-0.7071	γ	S
8	56	58	69	57	65	305	165	0.25881905	-0.9659	0.179242	106.2375293
9	43	61	62	72	77	315	195	-0.258819	-0.9659	Z	
10	51	58	45	62	74	290	225	-0.7071068	-0.7071	89.18641	
11	28	46	51	55	80	260	255	-0.9659258	-0.2588	sina	cosa
12	31	35	41	35	58	200	285	-0.9659258	0.25882	-0.01609	-0.99987059
13	25	29	44	30	47	175	315	-0.7071068	0.70711	tga	0.016089704
14	17	26	52	27	34	156	345	-0.258819	0.96593		0.921792617
15	445	517	602	560	652	2776				ai具体值	=180+L14
16										ai对应天数	

图 3-2-3-89　圆形分布预测步骤之三十一

	B	C	D	E	F	G	H	I	J	K	L
1	某地2006-2010年人群因狗咬伤接种狂犬病疫苗信息										
2	2006年	2007年	2008年	2009年	2010年	fi	α_i	sinα_i	cosα_i	Y	X
3	25	19	30	47	33	154	15	0.25881905	0.96593	-0.00288	-0.17921873
4	37	27	43	31	37	175	45	0.70710678	0.70711		
5	29	35	43	44	42	193	75	0.96592583	0.25882		
6	49	54	55	51	50	259	105	0.96592583	-0.2588		
7	54	69	67	49	55	294	135	0.70710678	-0.7071	γ	S
8	56	58	69	57	65	305	165	0.25881905	-0.9659	0.179242	106.2375293
9	43	61	62	72	77	315	195	-0.258819	-0.9659	Z	
10	51	58	45	62	74	290	225	-0.7071068	-0.7071	89.18641	
11	28	46	51	55	80	260	255	-0.9659258	-0.2588	sina	cosa
12	31	35	41	35	58	200	285	-0.9659258	0.25882	-0.01609	-0.99987059
13	25	29	44	30	47	175	315	-0.7071068	0.70711	tga	0.016089704
14	17	26	52	27	34	156	345	-0.258819	0.96593		0.921792617
15	445	517	602	560	652	2776				ai具体值	180.9217926
16										ai对应天数	

图 3-2-3-90　圆形分布预测步骤之三十二

	B	C	D	E	F	G	H	I	J	K	L
1	某地2006-2010年人群因狗咬伤接种狂犬病疫苗信息										
2	2006年	2007年	2008年	2009年	2010年	fi	α_i	sinα_i	cosα_i	Y	X
3	25	19	30	47	33	154	15	0.25881905	0.96593	-0.00288	-0.17921873
4	37	27	43	31	37	175	45	0.70710678	0.70711		
5	29	35	43	44	42	193	75	0.96592583	0.25882		
6	49	54	55	51	50	259	105	0.96592583	-0.2588		
7	54	69	67	49	55	294	135	0.70710678	-0.7071	γ	S
8	56	58	69	57	65	305	165	0.25881905	-0.9659	0.179242	106.2375293
9	43	61	62	72	77	315	195	-0.258819	-0.9659	Z	
10	51	58	45	62	74	290	225	-0.7071068	-0.7071	89.18641	
11	28	46	51	55	80	260	255	-0.9659258	-0.2588	sina	cosa
12	31	35	41	35	58	200	285	-0.9659258	0.25882	-0.01609	-0.99987059
13	25	29	44	30	47	175	315	-0.7071068	0.70711	tga	0.016089704
14	17	26	52	27	34	156	345	-0.258819	0.96593		0.921792617
15	445	517	602	560	652	2776				ai具体值	180.9217926
16										a_i对应天数	=L15/0.9863
17											

图 3-2-3-91 圆形分布预测步骤之三十三

	B	C	D	E	F	G	H	I	J	K	L
1	某地2006-2010年人群因狗咬伤接种狂犬病疫苗信息										
2	2006年	2007年	2008年	2009年	2010年	fi	α_i	sinα_i	cosα_i	Y	X
3	25	19	30	47	33	154	15	0.25881905	0.96593	-0.00288	-0.17921873
4	37	27	43	31	37	175	45	0.70710678	0.70711		
5	29	35	43	44	42	193	75	0.96592583	0.25882		
6	49	54	55	51	50	259	105	0.96592583	-0.2588		
7	54	69	67	49	55	294	135	0.70710678	-0.7071	γ	S
8	56	58	69	57	65	305	165	0.25881905	-0.9659	0.179242	106.2375293
9	43	61	62	72	77	315	195	-0.258819	-0.9659	Z	
10	51	58	45	62	74	290	225	-0.7071068	-0.7071	89.18641	
11	28	46	51	55	80	260	255	-0.9659258	-0.2588	sina	cosa
12	31	35	41	35	58	200	285	-0.9659258	0.25882	-0.01609	-0.99987059
13	25	29	44	30	47	175	315	-0.7071068	0.70711	tga	0.016089704
14	17	26	52	27	34	156	345	-0.258819	0.96593		0.921792617
15	445	517	602	560	652	2776				ai具体值	180.9217926
16										a_i对应天数	183.4348501

图 3-2-3-92 圆形分布预测步骤之三十四

四、灰色模型预测传染病疫情

完成例 2-3-4 的具体操作步骤与方法如下：

1. 把例 2-3-4 资料按图 3-2-3-93 的结构输入 Excel 文件的一个工作表中。

2. 生成数列 Y_t 在第 4 列第 3 行单元格 D3 中输入公式“=C3”；回车，D3 显示结果同 C3，见图 3-2-3-94；在第 4 列第 4 行单元格 D4 中输入公式“=D3+C4”，回车，D4 显示为“32”，见图 3-2-3-95；选中单元格 D4，按住鼠标左键，下拉至 D17，获得数列 Y_t，见图 3-2-3-96。

	A	B	C	D	E	F	G	H	I	J
1	表3-2-4　某乡镇流行性乙型脑炎发病情况									
2	年度	t	X_t	Y_t	Z_t	Z^2_t	Z_tX_t	y_t	$\bar{x}_t$	残差（q）
3	1996	0	16							
4	1997	1	16							
5	1998	2	17							
6	1999	3	18							
7	2000	4	18							
8	2001	5	18							
9	2002	6	19							
10	2003	7	20							
11	2004	8	20							
12	2005	9	20							
13	2006	10	18							
14	2007	11	19							
15	2008	12	19							
16	2009	13	20							
17	2010	14	20							
18	合计									
19										

图 3-2-3-93　灰色模型预测步骤之一

D3　fx　=C3

	A	B	C	D	E	F	G	H	I	J
1	表3-2-4　某乡镇流行性乙型脑炎发病情况									
2	年度	t	X_t	Y_t	Z_t	Z^2_t	Z_tX_t	y_t	$\bar{x}_t$	残差（q）
3	1996	0	16	16						
4	1997	1	16							
5	1998	2	17							
6	1999	3	18							
7	2000	4	18							
8	2001	5	18							
9	2002	6	19							
10	2003	7	20							
11	2004	8	20							
12	2005	9	20							
13	2006	10	18							
14	2007	11	19							
15	2008	12	19							
16	2009	13	20							
17	2010	14	20							
18	合计									

图 3-2-3-94　灰色模型预测步骤之二

D4　fx　=D3+C4

	A	B	C	D	E	F	G	H	I	J
1	表3-2-4　某乡镇流行性乙型脑炎发病情况									
2	年度	t	X_t	Y_t	Z_t	Z^2_t	Z_tX_t	y_t	$\bar{x}_t$	残差（q）
3	1996	0	16	16						
4	1997	1	16	32						
5	1998	2	17							
6	1999	3	18							
7	2000	4	18							
8	2001	5	18							
9	2002	6	19							
10	2003	7	20							
11	2004	8	20							
12	2005	9	20							
13	2006	10	18							
14	2007	11	19							
15	2008	12	19							
16	2009	13	20							
17	2010	14	20							
18	合计									

图 3-2-3-95　灰色模型预测步骤之三

	A	B	C	D	E	F	G	H	I	J
1				表3-2-4 某乡镇流行性乙型脑炎发病情况						
2	年度	t	X_t	Y_t	Z_t	Z^2_t	Z_tX_t	y_t	$\hat{x}_t$	残差（q）
3	1996	0	16	16						
4	1997	1	16	32						
5	1998	2	17	49						
6	1999	3	18	67						
7	2000	4	18	85						
8	2001	5	18	103						
9	2002	6	19	122						
10	2003	7	20	142						
11	2004	8	20	162						
12	2005	9	20	182						
13	2006	10	18	200						
14	2007	11	19	219						
15	2008	12	19	238						
16	2009	13	20	258						
17	2010	14	20	278						
18	合计									
19										

图 3-2-3-96 灰色模型预测步骤之四

3. 对累加生成数据 Y_t 作移动平均数生成 Z_t 在第 5 列第 4 行单元格 E4 中输入公式“=0.5*（D3+D4）”；回车，E4 显示为“24”，见图 3-2-3-97；选中单元格 E4，按住鼠标左键，下拉至 E17，获得数列 Z_t，见图 3-2-3-98。

E4 =0.5*(D3+D4)

	A	B	C	D	E	F	G	H	I	J
1				表3-2-4 某乡镇流行性乙型脑炎发病情况						
2	年度	t	X_t	Y_t	Z_t	Z^2_t	Z_tX_t	y_t	$\hat{x}_t$	残差（q）
3	1996	0	16	16						
4	1997	1	16	32	24					
5	1998	2	17	49						
6	1999	3	18	67						
7	2000	4	18	85						
8	2001	5	18	103						
9	2002	6	19	122						
10	2003	7	20	142						
11	2004	8	20	162						
12	2005	9	20	182						
13	2006	10	18	200						
14	2007	11	19	219						
15	2008	12	19	238						
16	2009	13	20	258						
17	2010	14	20	278						
18	合计									

图 3-2-3-97 灰色模型预测步骤之五

4. 生成 Z_t^2 在第 6 列第 4 行单元格 F4 中输入公式“=POWER（E4，2）”；回车，E4 显示为“576”，见图 3-2-3-99；选中单元格 F4，按住鼠标左键，下拉至 F17，获得数列 Z_t^2，见图 3-2-3-100。

	A	B	C	D	E	F	G	H	I	J
1	表3-2-4　某乡镇流行性乙型脑炎发病情况									
2	年度	t	X_t	Y_t	Z_t	Z^2_t	Z_tX_t	y_t	$\bar{x}_t$	残差（q）
3	1996	0	16	16						
4	1997	1	16	32	24					
5	1998	2	17	49	41					
6	1999	3	18	67	58					
7	2000	4	18	85	76					
8	2001	5	18	103	94					
9	2002	6	19	122	113					
10	2003	7	20	142	132					
11	2004	8	20	162	152					
12	2005	9	20	182	172					
13	2006	10	18	200	191					
14	2007	11	19	219	210					
15	2008	12	19	238	229					
16	2009	13	20	258	248					
17	2010	14	20	278	268					
18	合计									

图 3-2-3-98　灰色模型预测步骤之六

F4　=POWER(E4,2)

	A	B	C	D	E	F	G	H	I	J
1	表3-2-4　某乡镇流行性乙型脑炎发病情况									
2	年度	t	X_t	Y_t	Z_t	Z^2_t	Z_tX_t	y_t	$\bar{x}_t$	残差（q）
3	1996	0	16	16						
4	1997	1	16	32	24	576				
5	1998	2	17	49	41					
6	1999	3	18	67	58					
7	2000	4	18	85	76					
8	2001	5	18	103	94					
9	2002	6	19	122	113					
10	2003	7	20	142	132					
11	2004	8	20	162	152					
12	2005	9	20	182	172					
13	2006	10	18	200	191					
14	2007	11	19	219	210					
15	2008	12	19	238	229					
16	2009	13	20	258	248					
17	2010	14	20	278	268					
18	合计									

图 3-2-3-99　灰色模型预测步骤之七

	A	B	C	D	E	F	G	H	I	J
1	表3-2-4　某乡镇流行性乙型脑炎发病情况									
2	年度	t	X_t	Y_t	Z_t	Z^2_t	Z_tX_t	y_t	$\bar{x}_t$	残差（q）
3	1996	0	16	16						
4	1997	1	16	32	24	576				
5	1998	2	17	49	41	1640				
6	1999	3	18	67	58	3364				
7	2000	4	18	85	76	5776				
8	2001	5	18	103	94	8836				
9	2002	6	19	122	113	12656				
10	2003	7	20	142	132	17424				
11	2004	8	20	162	152	23104				
12	2005	9	20	182	172	29584				
13	2006	10	18	200	191	36481				
14	2007	11	19	219	210	43890				
15	2008	12	19	238	229	52212				
16	2009	13	20	258	248	61504				
17	2010	14	20	278	268	71824				
18	合计									

图 3-2-3-100　灰色模型预测步骤之八

5. 生成 Z_tX_t 在第 7 列第 4 行单元格 G4 中输入公式“=E4 * C4”；回车，E4 显示为“384”，见图 3-2-3-101；选中单元格 G4，按住鼠标左键，下拉至 G17，获得数列 Z_tX_t，见图 3-2-3-102。

G4 =E4*C4

	A	B	C	D	E	F	G	H	I	J
1			表3-2-4 某乡镇流行性乙型脑炎发病情况							
2	年度	t	X_t	Y_t	Z_t	$Z^2{}_t$	Z_tX_t	y_t	$\bar{x}_t$	残差（q）
3	1996	0	16	16						
4	1997	1	16	32	24	576	384			
5	1998	2	17	49	41	1640				
6	1999	3	18	67	58	3364				
7	2000	4	18	85	76	5776				
8	2001	5	18	103	94	8836				
9	2002	6	19	122	113	12656				
10	2003	7	20	142	132	17424				
11	2004	8	20	162	152	23104				
12	2005	9	20	182	172	29584				
13	2006	10	18	200	191	36481				
14	2007	11	19	219	210	43890				
15	2008	12	19	238	229	52212				
16	2009	13	20	258	248	61504				
17	2010	14	20	278	268	71824				
18	合计									

图 3-2-3-101 灰色模型预测步骤之九

	A	B	C	D	E	F	G	H	I	J
1			表3-2-4 某乡镇流行性乙型脑炎发病情况							
2	年度	t	X_t	Y_t	Z_t	$Z^2{}_t$	Z_tX_t	y_t	$\bar{x}_t$	残差（q）
3	1996	0	16	16						
4	1997	1	16	32	24	576	384			
5	1998	2	17	49	41	1640	689			
6	1999	3	18	67	58	3364	1044			
7	2000	4	18	85	76	5776	1368			
8	2001	5	18	103	94	8836	1692			
9	2002	6	19	122	113	12656	2138			
10	2003	7	20	142	132	17424	2640			
11	2004	8	20	162	152	23104	3040			
12	2005	9	20	182	172	29584	3440			
13	2006	10	18	200	191	36481	3438			
14	2007	11	19	219	210	43890	3981			
15	2008	12	19	238	229	52212	4342			
16	2009	13	20	258	248	61504	4960			
17	2010	14	20	278	268	71824	5360			
18	合计									

图 3-2-3-102 灰色模型预测步骤之十

6. 分别计算 X_t、Z_t、Z_t^2、Z_tX_t 四个数列之和。在第 3 列第 18 行单元格 C18 中输入公式“=SUM（C3：C17）”，回车，C18 显示为“278”，见图 3-2-3-103；在第 5 列第 18 行单元格 E18 中输入公式“=SUM（E3：E17）”，回车，E18 显示为“2006”，见图 3-2-3-104；选中单元格 E18，按住鼠标左键，右拉至 G18，各数列之和见图 3-2-3-105。

C18　=SUM(C3:C17)

	A	B	C	D	E	F	G	H	I	J
1	表3-2-4　某乡镇流行性乙型脑炎发病情况									
2	年度	t	X_t	Y_t	Z_t	Z^2_t	Z_tX_t	y_t	$\bar{x}_t$	残差（q）
3	1996	0	16	16						
4	1997	1	16	32	24	576	384			
5	1998	2	17	49	41	1640	689			
6	1999	3	18	67	58	3364	1044			
7	2000	4	18	85	76	5776	1368			
8	2001	5	18	103	94	8836	1692			
9	2002	6	19	122	113	12656	2138			
10	2003	7	20	142	132	17424	2640			
11	2004	8	20	162	152	23104	3040			
12	2005	9	20	182	172	29584	3440			
13	2006	10	18	200	191	36481	3438			
14	2007	11	19	219	210	43890	3981			
15	2008	12	19	238	229	52212	4342			
16	2009	13	20	258	248	61504	4960			
17	2010	14	20	278	268	71824	5360			
18	合计		278							
19										

图 3-2-3-103　灰色模型预测步骤之十一

E18　=SUM(E4:E17)

	A	B	C	D	E	F	G	H	I	J
1	表3-2-4　某乡镇流行性乙型脑炎发病情况									
2	年度	t	X_t	Y_t	Z_t	Z^2_t	Z_tX_t	y_t	$\bar{x}_t$	残差（q）
3	1996	0	16	16						
4	1997	1	16	32	24	576	384			
5	1998	2	17	49	41	1640	689			
6	1999	3	18	67	58	3364	1044			
7	2000	4	18	85	76	5776	1368			
8	2001	5	18	103	94	8836	1692			
9	2002	6	19	122	113	12656	2138			
10	2003	7	20	142	132	17424	2640			
11	2004	8	20	162	152	23104	3040			
12	2005	9	20	182	172	29584	3440			
13	2006	10	18	200	191	36481	3438			
14	2007	11	19	219	210	43890	3981			
15	2008	12	19	238	229	52212	4342			
16	2009	13	20	258	248	61504	4960			
17	2010	14	20	278	268	71824	5360			
18	合计		278		2006					
19										

图 3-2-3-104　灰色模型预测步骤之十二

G18　=SUM(G4:G17)

	A	B	C	D	E	F	G	H	I	J
1	表3-2-4　某乡镇流行性乙型脑炎发病情况									
2	年度	t	X_t	Y_t	Z_t	Z^2_t	Z_tX_t	y_t	$\bar{x}_t$	残差（q）
3	1996	0	16	16						
4	1997	1	16	32	24	576	384			
5	1998	2	17	49	41	1640	689			
6	1999	3	18	67	58	3364	1044			
7	2000	4	18	85	76	5776	1368			
8	2001	5	18	103	94	8836	1692			
9	2002	6	19	122	113	12656	2138			
10	2003	7	20	142	132	17424	2640			
11	2004	8	20	162	152	23104	3040			
12	2005	9	20	182	172	29584	3440			
13	2006	10	18	200	191	36481	3438			
14	2007	11	19	219	210	43890	3981			
15	2008	12	19	238	229	52212	4342			
16	2009	13	20	258	248	61504	4960			
17	2010	14	20	278	268	71824	5360			
18	合计		278		2006	368872	38514			
19										

图 3-2-3-105　灰色模型预测步骤之十三

7. 计算X_t的标准差与D、a、b的值。在第19行的单元格C19-F19分别输入s、D、a、b，见图3-2-3-106；在单元格C20输入公式“=STDEV（C3：C17）”，回车，该单元格显示标准差s为“1.407463”，见图3-2-3-107；在单元格D20输入公式“=ROUND（（15 * F18-POWER（E18，2）），4）”，回车，该单元格显示D为“1509044，见图3-2-3-108；在单元格E20输入公式“=ROUND（（C18 * E18-15 * G18）/D20，4）”，回车，该单元格显示a为“-0.0133”，见图3-2-3-109；在单元格F20输入公式“=ROUND（（F18 * C18-E18 * G18）/D20，4）”，回车，该单元格显示b为“16.7572”，见图3-2-3-110。

	A	B	C	D	E	F	G	H	I	J
1	表3-2-4　某乡镇流行性乙型脑炎发病情况									
2	年度	t	X_t	Y_t	Z_t	Z^2_t	Z_tX_t	y_t	$\bar{x}_t$	残差（q）
3	1996	0	16	16						
4	1997	1	16	32	24	576	384			
5	1998	2	17	49	41	1640	689			
6	1999	3	18	67	58	3364	1044			
7	2000	4	18	85	76	5776	1368			
8	2001	5	18	103	94	8836	1692			
9	2002	6	19	122	113	12656	2138			
10	2003	7	20	142	132	17424	2640			
11	2004	8	20	162	152	23104	3040			
12	2005	9	20	182	172	29584	3440			
13	2006	10	18	200	191	36481	3438			
14	2007	11	19	219	210	43890	3981			
15	2008	12	19	238	229	52212	4342			
16	2009	13	20	258	248	61504	4960			
17	2010	14	20	278	268	71824	5360			
18	合计		278		2006	368872	38514			
19			s	D	a	b				

图3-2-3-106　灰色模型预测步骤之十四

	A	B	C	D	E	F	G	H	I	J
1	表3-2-4　某乡镇流行性乙型脑炎发病情况									
2	年度	t	X_t	Y_t	Z_t	Z^2_t	Z_tX_t	y_t	$\bar{x}_t$	残差（q）
3	1996	0	16	16						
4	1997	1	16	32	24	576	384			
5	1998	2	17	49	41	1640	689			
6	1999	3	18	67	58	3364	1044			
7	2000	4	18	85	76	5776	1368			
8	2001	5	18	103	94	8836	1692			
9	2002	6	19	122	113	12656	2138			
10	2003	7	20	142	132	17424	2640			
11	2004	8	20	162	152	23104	3040			
12	2005	9	20	182	172	29584	3440			
13	2006	10	18	200	191	36481	3438			
14	2007	11	19	219	210	43890	3981			
15	2008	12	19	238	229	52212	4342			
16	2009	13	20	258	248	61504	4960			
17	2010	14	20	278	268	71824	5360			
18	合计		278		2006	368872	38514			
19			s	D	a	b				
20			1.407463							

图3-2-3-107　灰色模型预测步骤之十五

	A	B	C	D	E	F	G	H	I	J
1				表3-2-4　某乡镇流行性乙型脑炎发病情况						
2	年度	t	X_t	Y_t	Z_t	Z^2_t	Z_tX_t	y_t	$\bar{x}_t$	残差（q）
3	1996	0	16	16						
4	1997	1	16	32	24	576	384			
5	1998	2	17	49	41	1640	689			
6	1999	3	18	67	58	3364	1044			
7	2000	4	18	85	76	5776	1368			
8	2001	5	18	103	94	8836	1692			
9	2002	6	19	122	113	12656	2138			
10	2003	7	20	142	132	17424	2640			
11	2004	8	20	162	152	23104	3040			
12	2005	9	20	182	172	29584	3440			
13	2006	10	18	200	191	36481	3438			
14	2007	11	19	219	210	43890	3981			
15	2008	12	19	238	229	52212	4342			
16	2009	13	20	258	248	61504	4960			
17	2010	14	20	278	268	71824	5360			
18	合计		278		2006	368872	38514			
19			s	D	a	b				
20			1.407463	1509044						

图 3-2-3-108　灰色模型预测步骤之十六

	A	B	C	D	E	F	G	H	I	J
1				表3-2-4　某乡镇流行性乙型脑炎发病情况						
2	年度	t	X_t	Y_t	Z_t	Z^2_t	Z_tX_t	y_t	$\bar{x}_t$	残差（q）
3	1996	0	16	16						
4	1997	1	16	32	24	576	384			
5	1998	2	17	49	41	1640	689			
6	1999	3	18	67	58	3364	1044			
7	2000	4	18	85	76	5776	1368			
8	2001	5	18	103	94	8836	1692			
9	2002	6	19	122	113	12656	2138			
10	2003	7	20	142	132	17424	2640			
11	2004	8	20	162	152	23104	3040			
12	2005	9	20	182	172	29584	3440			
13	2006	10	18	200	191	36481	3438			
14	2007	11	19	219	210	43890	3981			
15	2008	12	19	238	229	52212	4342			
16	2009	13	20	258	248	61504	4960			
17	2010	14	20	278	268	71824	5360			
18	合计		278		2006	368872	38514			
19			s	D	a	b				
20			1.407463	1509044	-0.0133					

图 3-2-3-109　灰色模型预测步骤之十七

F20　=ROUND((F18*C18-E18*G18)/D20,4)

	A	B	C	D	E	F	G	H	I	J
1				表3-2-4　某乡镇流行性乙型脑炎发病情况						
2	年度	t	X_t	Y_t	Z_t	Z^2_t	Z_tX_t	y_t	$\bar{x}_t$	残差（q）
3	1996	0	16	16						
4	1997	1	16	32	24	576	384			
5	1998	2	17	49	41	1640	689			
6	1999	3	18	67	58	3364	1044			
7	2000	4	18	85	76	5776	1368			
8	2001	5	18	103	94	8836	1692			
9	2002	6	19	122	113	12656	2138			
10	2003	7	20	142	132	17424	2640			
11	2004	8	20	162	152	23104	3040			
12	2005	9	20	182	172	29584	3440			
13	2006	10	18	200	191	36481	3438			
14	2007	11	19	219	210	43890	3981			
15	2008	12	19	238	229	52212	4342			
16	2009	13	20	258	248	61504	4960			
17	2010	14	20	278	268	71824	5360			
18	合计		278		2006	368872	38514			
19			s	D	a	b				
20			1.407463	1509044	-0.0133	16.7572				

图 3-2-3-110　灰色模型预测步骤之十八

8. 生成 y_t。在第 8 列第 3 行单元格 H3 中输入公式“=D3”，回车，H3 显示为“16”，见图 3-2-3-111；第 4 行单元格 H4 中输入公式“=ROUND（（C3-16.7572/-0.0133）*EXP（0.0133*B4）+16.7572/-0.0133，4）”，回车，H4 显示为“33”，见图 3-2-3-112；选中单元格 H4，按住鼠标左键，下拉至 H17，获得数列 y_t，见图 3-2-3-113。

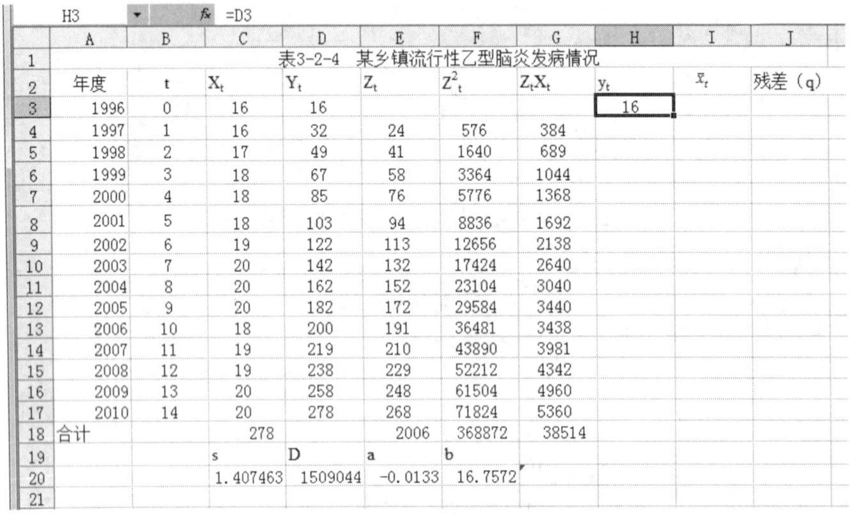

H3 =D3

	A	B	C	D	E	F	G	H	I	J
1	表3-2-4 某乡镇流行性乙型脑炎发病情况									
2	年度	t	X_t	Y_t	Z_t	Z^2_t	Z_tX_t	y_t	$\bar{x}_t$	残差（q）
3	1996	0	16	16				16		
4	1997	1	16	32	24	576	384			
5	1998	2	17	49	41	1640	689			
6	1999	3	18	67	58	3364	1044			
7	2000	4	18	85	76	5776	1368			
8	2001	5	18	103	94	8836	1692			
9	2002	6	19	122	113	12656	2138			
10	2003	7	20	142	132	17424	2640			
11	2004	8	20	162	152	23104	3040			
12	2005	9	20	182	172	29584	3440			
13	2006	10	18	200	191	36481	3438			
14	2007	11	19	219	210	43890	3981			
15	2008	12	19	238	229	52212	4342			
16	2009	13	20	258	248	61504	4960			
17	2010	14	20	278	268	71824	5360			
18	合计		278		2006	368872	38514			
19			s	D	a	b				
20			1.407463	1509044	-0.0133	16.7572				
21										

图 3-2-3-111 灰色模型预测步骤之十九

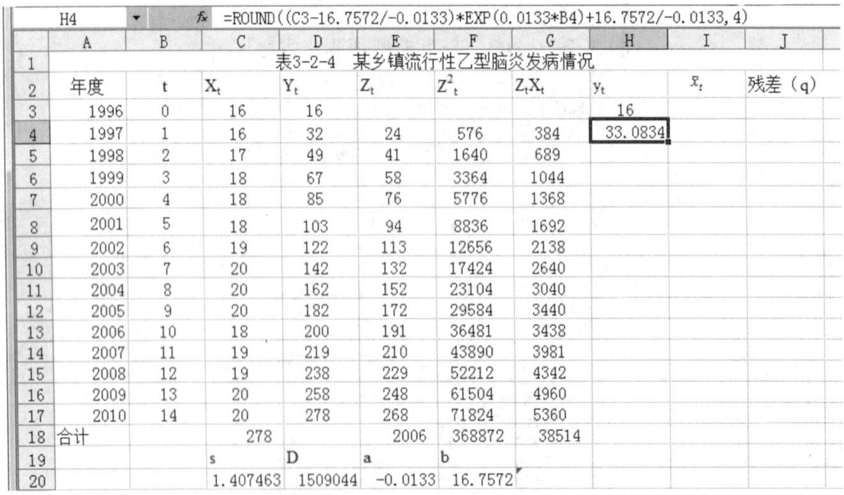

H4 =ROUND((C3-16.7572/-0.0133)*EXP(0.0133*B4)+16.7572/-0.0133,4)

	A	B	C	D	E	F	G	H	I	J
1	表3-2-4 某乡镇流行性乙型脑炎发病情况									
2	年度	t	X_t	Y_t	Z_t	Z^2_t	Z_tX_t	y_t	$\bar{x}_t$	残差（q）
3	1996	0	16	16				16		
4	1997	1	16	32	24	576	384	33.0834		
5	1998	2	17	49	41	1640	689			
6	1999	3	18	67	58	3364	1044			
7	2000	4	18	85	76	5776	1368			
8	2001	5	18	103	94	8836	1692			
9	2002	6	19	122	113	12656	2138			
10	2003	7	20	142	132	17424	2640			
11	2004	8	20	162	152	23104	3040			
12	2005	9	20	182	172	29584	3440			
13	2006	10	18	200	191	36481	3438			
14	2007	11	19	219	210	43890	3981			
15	2008	12	19	238	229	52212	4342			
16	2009	13	20	258	248	61504	4960			
17	2010	14	20	278	268	71824	5360			
18	合计		278		2006	368872	38514			
19			s	D	a	b				
20			1.407463	1509044	-0.0133	16.7572				

图 3-2-3-112 灰色模型预测步骤之二十

	A	B	C	D	E	F	G	H	I	J
1				表3-2-4　某乡镇流行性乙型脑炎发病情况						
2	年度	t	X_t	Y_t	Z_t	Z^2_t	Z_tX_t	y_t	$\hat{x}_t$	残差（q）
3	1996	0	16	16				16		
4	1997	1	16	32	24	576	384	33.0834		
5	1998	2	17	49	41	1640	689	50.3954		
6	1999	3	18	67	58	3364	1044	68.98		
7	2000	4	18	85	76	5776	1368	87.8273		
8	2001	5	18	103	94	8836	1692	105.8724		
9	2002	6	19	122	113	12656	2138	124.159		
10	2003	7	20	142	132	17424	2640	143.7881		
11	2004	8	20	162	152	23104	3040	163.6946		
12	2005	9	20	182	172	29584	3440	182.7554		
13	2006	10	18	200	191	36481	3438	202.0714		
14	2007	11	19	219	210	43890	3981	219.331		
15	2008	12	19	238	229	52212	4342	240.3097		
16	2009	13	20	258	248	61504	4960	260.3963		
17	2010	14	20	278	268	71824	5360	281.9565		
18	合计		278		2006	368872	38514			
19			s	D	a	b				
20			1.407463	1509044	-0.0133	16.7572				

图 3-2-3-113　灰色模型预测步骤之二十一

9. 生成 $\hat{x}_t$ 。在第 9 列第 4 行单元格 I4 中输入公式“=H4-H3”，回车，I4 显示为“17”，见图 3-2-3-114；选中单元格 I4，按住鼠标左键，下拉至 I17，获得数列，见图 3-2-3-115。

I4　=H4-H3

	A	B	C	D	E	F	G	H	I	J
1				表3-2-4　某乡镇流行性乙型脑炎发病情况						
2	年度	t	X_t	Y_t	Z_t	Z^2_t	Z_tX_t	y_t	$\hat{x}_t$	残差（q）
3	1996	0	16	16				16		
4	1997	1	16	32	24	576	384	33.0834	17	
5	1998	2	17	49	41	1640	689	50.3954		
6	1999	3	18	67	58	3364	1044	68.98		
7	2000	4	18	85	76	5776	1368	87.8273		
8	2001	5	18	103	94	8836	1692	105.8724		
9	2002	6	19	122	113	12656	2138	124.159		
10	2003	7	20	142	132	17424	2640	143.7881		
11	2004	8	20	162	152	23104	3040	163.6946		
12	2005	9	20	182	172	29584	3440	182.7554		
13	2006	10	18	200	191	36481	3438	202.0714		
14	2007	11	19	219	210	43890	3981	219.331		
15	2008	12	19	238	229	52212	4342	240.3097		
16	2009	13	20	258	248	61504	4960	260.3963		
17	2010	14	20	278	268	71824	5360	281.9565		
18	合计		278		2006	368872	38514			
19			s	D	a	b				
20			1.407463	1509044	-0.0133	16.7572				
21										

图 3-2-3-114　灰色模型预测步骤之二十二

	A	B	C	D	E	F	G	H	I	J
1	表3-2-4　某乡镇流行性乙型脑炎发病情况									
2	年度	t	X_t	Y_t	Z_t	Z^2_t	Z_tX_t	y_t	$\bar{x}_t$	残差（q）
3	1996	0	16	16				16		
4	1997	1	16	32	24	576	384	33.0834	17	
5	1998	2	17	49	41	1640	689	50.3954	17	
6	1999	3	18	67	58	3364	1044	68.98	19	
7	2000	4	18	85	76	5776	1368	87.8273	19	
8	2001	5	18	103	94	8836	1692	105.8724	18	
9	2002	6	19	122	113	12656	2138	124.159	18	
10	2003	7	20	142	132	17424	2640	143.7881	20	
11	2004	8	20	162	152	23104	3040	163.6946	20	
12	2005	9	20	182	172	29584	3440	182.7554	19	
13	2006	10	18	200	191	36481	3438	202.0714	19	
14	2007	11	19	219	210	43890	3981	219.331	17	
15	2008	12	19	238	229	52212	4342	240.3097	21	
16	2009	13	20	258	248	61504	4960	260.3963	20	
17	2010	14	20	278	268	71824	5360	281.9565	22	
18	合计		278		2006	368872	38514			
19			s	D	a	b				
20			1.407463	1509044	-0.0133	16.7572				
21										

图 3-2-3-115　灰色模型预测步骤之二十三

10. 生成残差（q）。在第 10 列第 4 行单元格 J4 中输入公式“=C4-I4”，回车，J4 显示为“-1”，见图 3-2-3-116；选中单元格 J4，按住鼠标左键，下拉至 J17，获得数列 q，见图 3-2-3-117。

J4　=C4-I4

	A	B	C	D	E	F	G	H	I	J
1	表3-2-4　某乡镇流行性乙型脑炎发病情况									
2	年度	t	X_t	Y_t	Z_t	Z^2_t	Z_tX_t	y_t	$\bar{x}_t$	残差（q）
3	1996	0	16	16				16		
4	1997	1	16	32	24	576	384	33.0834	17	-1
5	1998	2	17	49	41	1640	689	50.3954	17	
6	1999	3	18	67	58	3364	1044	68.98	19	
7	2000	4	18	85	76	5776	1368	87.8273	19	
8	2001	5	18	103	94	8836	1692	105.8724	18	
9	2002	6	19	122	113	12656	2138	124.159	18	
10	2003	7	20	142	132	17424	2640	143.7881	20	
11	2004	8	20	162	152	23104	3040	163.6946	20	
12	2005	9	20	182	172	29584	3440	182.7554	19	
13	2006	10	18	200	191	36481	3438	202.0714	19	
14	2007	11	19	219	210	43890	3981	219.331	17	
15	2008	12	19	238	229	52212	4342	240.3097	21	
16	2009	13	20	258	248	61504	4960	260.3963	20	
17	2010	14	20	278	268	71824	5360	281.9565	22	
18	合计		278		2006	368872	38514			
19			s	D	a	b				
20			1.407463	1509044	-0.0133	16.7572				

图 3-2-3-116 灰色模型预测步骤之二十四

11. 计算数列 q 标准差。在第 10 列第 18 行单元格 J18 中输入公式“=STDEV（J4:J17）”，回车，J18 显示为“1.032914”，见图 3-2-3-118。

	A	B	C	D	E	F	G	H	I	J
1			表3-2-4 某乡镇流行性乙型脑炎发病情况							
2	年度	t	X_t	Y_t	Z_t	Z^2_t	Z_tX_t	y_t	$\bar{x}_t$	残差（q）
3	1996	0	16	16				16		
4	1997	1	16	32	24	576	384	33.0834	17	-1
5	1998	2	17	49	41	1640	689	50.3954	17	0
6	1999	3	18	67	58	3364	1044	68.98	19	-1
7	2000	4	18	85	76	5776	1368	87.8273	19	-1
8	2001	5	18	103	94	8836	1692	105.8724	18	0
9	2002	6	19	122	113	12656	2138	124.159	18	1
10	2003	7	20	142	132	17424	2640	143.7881	20	0
11	2004	8	20	162	152	23104	3040	163.6946	20	0
12	2005	9	20	182	172	29584	3440	182.7554	19	1
13	2006	10	18	200	191	36481	3438	202.0714	19	-1
14	2007	11	19	219	210	43890	3981	219.331	17	2
15	2008	12	19	238	229	52212	4342	240.3097	21	-2
16	2009	13	20	258	248	61504	4960	260.3963	20	0
17	2010	14	20	278	268	71824	5360	281.9565	22	-2
18	合计		278		2006	368872	38514			
19			s	D	a	b				
20			1.407463	1509044	-0.0133	16.7572				
21										

图 3-2-3-117　灰色模型预测步骤之二十五

J18　=STDEV(J4:J17)

	A	B	C	D	E	F	G	H	I	J
1			表3-2-4 某乡镇流行性乙型脑炎发病情况							
2	年度	t	X_t	Y_t	Z_t	Z^2_t	Z_tX_t	y_t	$\bar{x}_t$	残差（q）
3	1996	0	16	16				16		
4	1997	1	16	32	24	576	384	33.0834	17	-1
5	1998	2	17	49	41	1640	689	50.3954	17	0
6	1999	3	18	67	58	3364	1044	68.98	19	-1
7	2000	4	18	85	76	5776	1368	87.8273	19	-1
8	2001	5	18	103	94	8836	1692	105.8724	18	0
9	2002	6	19	122	113	12656	2138	124.159	18	1
10	2003	7	20	142	132	17424	2640	143.7881	20	0
11	2004	8	20	162	152	23104	3040	163.6946	20	0
12	2005	9	20	182	172	29584	3440	182.7554	19	1
13	2006	10	18	200	191	36481	3438	202.0714	19	-1
14	2007	11	19	219	210	43890	3981	219.331	17	2
15	2008	12	19	238	229	52212	4342	240.3097	21	-2
16	2009	13	20	258	248	61504	4960	260.3963	20	0
17	2010	14	20	278	268	71824	5360	281.9565	22	-2
18	合计		278		2006	368872	38514			1.032914
19			s	D	a	b				
20			1.407463	1509044	-0.0133	16.7572				

图 3-2-3-118　灰色模型预测步骤之二十六

12. 计算 C 值，C 值是预测效果评价指标。值越小表示模型预测效果越好。在单元格 G19 输入“C”，在单元格 G20 输入公式“=J18/C20”，得出 C 值为“0.733883”，模型勉强合适，见图 3-2-3-119。

13. 预测 2011~2015 年的疫情。按照图 3-2-3-120 下半部分所示，在单元格 A21-25 分别输入 2011~2015，代表 2011~2015 年；在 B21-25 分别输入 15-19，代表第 15-19 个数列。选中单元格 H13-I17，将其复制到单元格 H21-I25，则单元格 I21-25 显示

	A	B	C	D	E	F	G	H	I	J
1				表3-2-4　某乡镇流行性乙型脑炎发病情况						
2	年度	t	X_t	Y_t	Z_t	Z^2_t	Z_tX_t	y_t	$\bar{x}_t$	残差（q）
3	1996	0	16	16				16		
4	1997	1	16	32	24	576	384	33.0834	17	-1
5	1998	2	17	49	41	1640	689	50.3954	17	0
6	1999	3	18	67	58	3364	1044	68.98	19	-1
7	2000	4	18	85	76	5776	1368	87.8273	19	-1
8	2001	5	18	103	94	8836	1692	105.8724	18	0
9	2002	6	19	122	113	12656	2138	124.159	18	1
10	2003	7	20	142	132	17424	2640	143.7881	20	0
11	2004	8	20	162	152	23104	3040	163.6946	20	0
12	2005	9	20	182	172	29584	3440	182.7554	19	1
13	2006	10	18	200	191	36481	3438	202.0714	19	-1
14	2007	11	19	219	210	43890	3981	219.331	17	2
15	2008	12	19	238	229	52212	4342	240.3097	21	-2
16	2009	13	20	258	248	61504	4960	260.3963	20	0
17	2010	14	20	278	268	71824	5360	281.9565	22	-2
18	合计		278		2006	368872	38514			1.032914
19			s	D	a	b	C			
20			1.407463	1509044	-0.0133	16.7572	0.733883			
21										

图 3-2-3-119　灰色模型预测步骤之二十七

结果为对应年份的疫情预测结果，见图 3-2-3-120，即预计 2011～2015 年该乡镇流行性乙型脑炎的发病例数依次为 20、19、21、21、21 例。与往年基本持平。因此，应继续做好现有的流行性乙型脑炎防控工作，避免疫情加重。

	A	B	C	D	E	F	G	H	I	J
1				表3-2-4　某乡镇流行性乙型脑炎发病情况						
2	年度	t	X_t	Y_t	Z_t	Z^2_t	Z_tX_t	y_t	$\bar{x}_t$	残差（q）
3	1996	0	16	16				16		
4	1997	1	16	32	24	576	384	33.0834	17	-1
5	1998	2	17	49	41	1640	689	50.3954	17	0
6	1999	3	18	67	58	3364	1044	68.98	19	-1
7	2000	4	18	85	76	5776	1368	87.8273	19	-1
8	2001	5	18	103	94	8836	1692	105.8724	18	0
9	2002	6	19	122	113	12656	2138	124.159	18	1
10	2003	7	20	142	132	17424	2640	143.7881	20	0
11	2004	8	20	162	152	23104	3040	163.6946	20	0
12	2005	9	20	182	172	29584	3440	182.7554	19	1
13	2006	10	18	200	191	36481	3438	202.0714	19	-1
14	2007	11	19	219	210	43890	3981	219.331	17	2
15	2008	12	19	238	229	52212	4342	240.3097	21	-2
16	2009	13	20	258	248	61504	4960	260.3963	20	0
17	2010	14	20	278	268	71824	5360	281.9565	22	-2
18	合计		278		2006	368872	38514			1.032914
19			s	D	a	b	C			
20			1.266647	1509044	-0.0133	16.7572	0.815471			
21	2011	15						279.7312	20	
22	2012	16						298.7786	19	
23	2013	17						319.648	21	
24	2014	18						340.7969	21	
25	2015	19						362.2289	21	

图 3-2-3-120　灰色模型预测步骤之二十八

五、线性回归预测传染病疫情

例 2-3-5 的具体操作步骤与方法如下：

（一）添加趋势线法

1. 把例 2-3-5 资料按图 3-2-3-120 的结构输入 Excel 文件的一个工作表中。

	A	B	C
1	表3-2-5　某乡镇1996-2010年菌痢发病情况		
2	年份	年份编号	发病率（/10万）
3	1996	1	385.12
4	1997	2	343.22
5	1998	3	298.61
6	1999	4	281.05
7	2000	5	255.27
8	2001	6	257.18
9	2002	7	267.11
10	2003	8	241.95
11	2004	9	230.03
12	2005	10	238.66
13	2006	11	220.39
14	2007	12	194.32
15	2008	13	181.33
16	2009	14	179.58
17	2010	15	186.01

图 3-2-3-121　添加趋势线线性回归预测步骤之一

2. 选择 B2：C17 单元格区域，点击菜单栏的“插入”菜单，弹出“插入”菜单可选内容（图 3-2-3-122）。点击其中的“图表”，弹出“图表向导-4 之步骤 1-图表类型”对话框（图 3-2-3-123）。选择左侧“图表类型”下面的“折线图”，右侧“子图表类型”中的折线图（图 3-2-3-124）。

3. 点击“下一步”按钮，弹出“图表向导-4 之步骤 2-图表数据源”对话框（图 3-2-3-125），其中数据区域框内出现“= 线性回归！ B2：C17”，即一开始选择的数据区域。点击“系列”，弹出“系列”框（图 3-2-3-126）。点击“系列”框下半部分左侧“系列”选项框中的“年份编号”，点击“删除”，见图 3-2-3-127。

4. 点击“下一步”按钮，弹出“图表向导-4 之步骤 3-图表选项”对话框（图 3-2-3-128），图表选项中的“标题”、“坐标轴”、“网格线”、“图例”、“数据标志”、“数据表”都是可选项，根据具体情况，可选可不选。在标题项的图表标题输入“图×× 1996~2010 年某乡镇菌痢发病情况”、分类（X）轴输入“年份编号”、数据（Y）轴输入“发病数”，见图 3-2-3-129；其他默认系统选项。

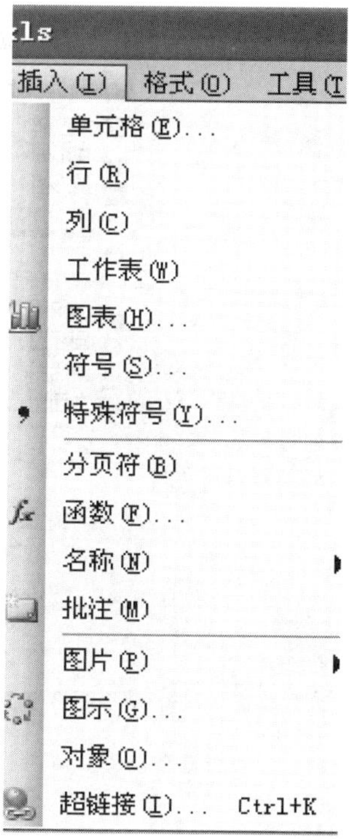

图 3-2-3-122　添加趋势线线性回归预测步骤之二

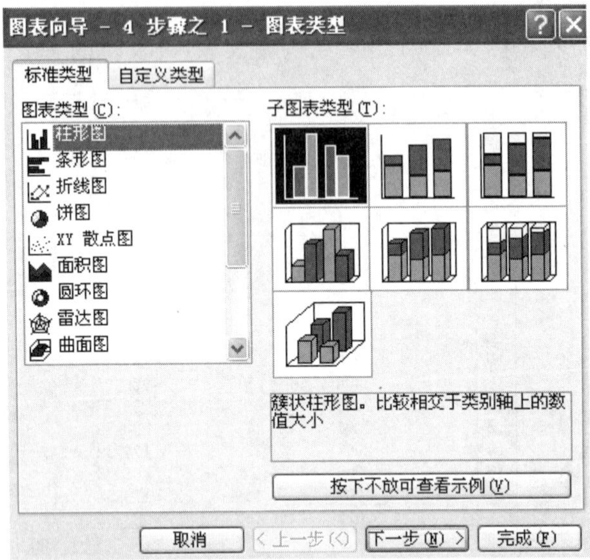

图 3-2-3-123　添加趋势线线性回归预测步骤之三

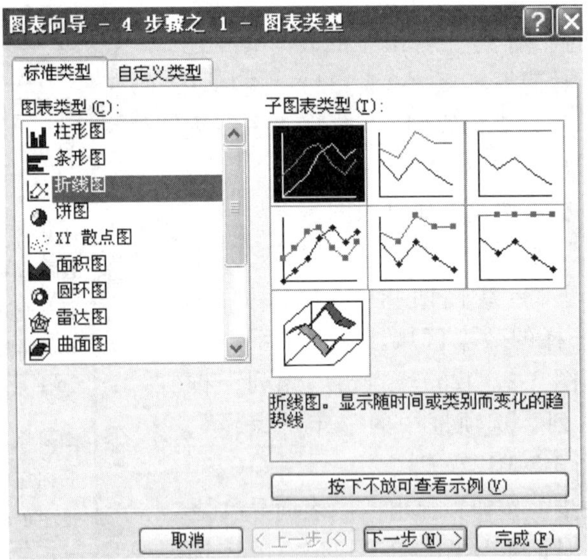

图 3-2-3-124　添加趋势线线性回归预测步骤之四

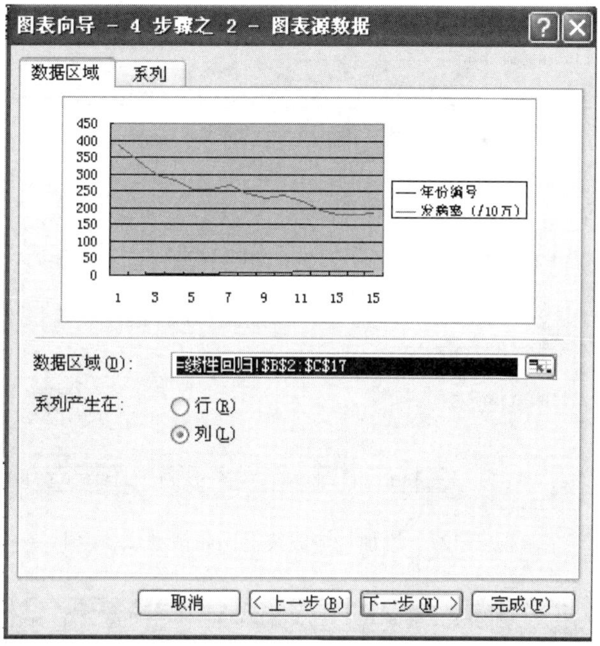

图 3-2-3-125　添加趋势线线性回归预测步骤之五

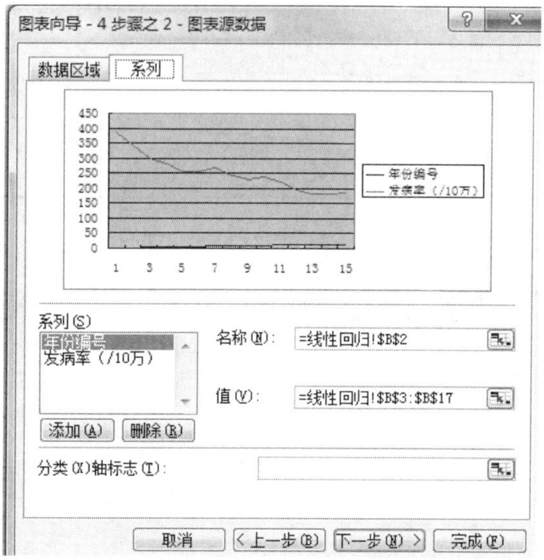

图 3-2-3-126　添加趋势线线性回归预测步骤之六

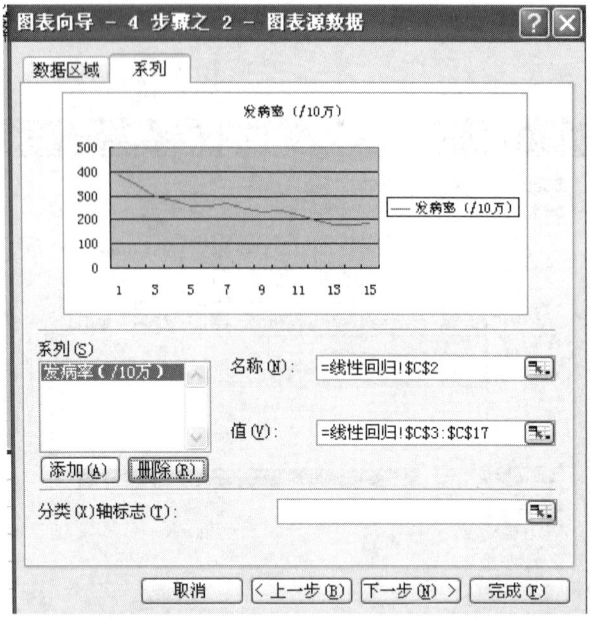

图 3-2-3-127　添加趋势线线性回归预测步骤之七

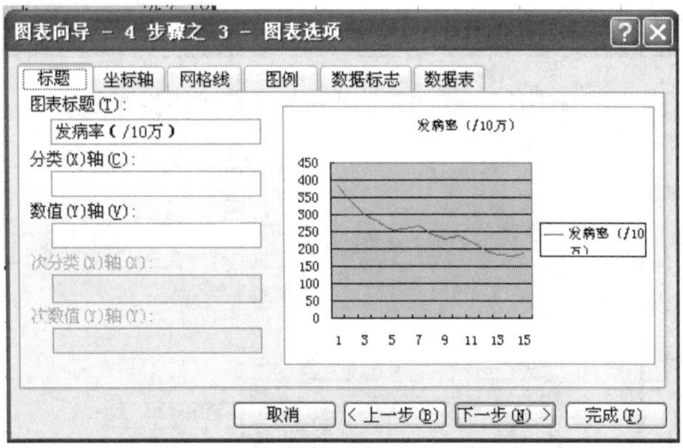

图 3-2-3-128　添加趋势线线性回归预测步骤之八

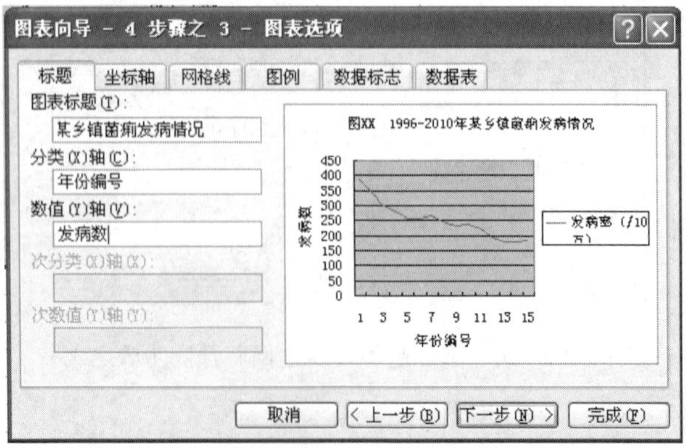

图 3-2-3-129　添加趋势线线性回归预测步骤之九

5. 点击“下一步”按钮，弹出“图表向导-4之步骤4-图表位置”对话框（图3-2-3-130）。系统默认作为当前工作表的插入对象。点击按钮“完成”，获得图3-2-3-131。选中图题，将之拖至图下方，获得符合习惯要求的统计图，为了美观，还可把图例移至图中，见图3-2-3-132。

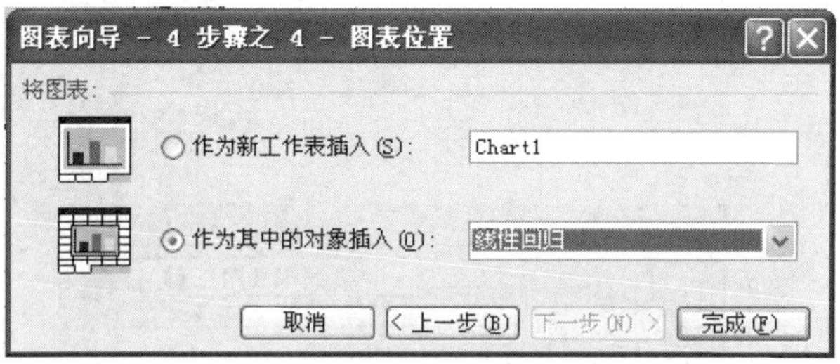

图3-2-3-130　添加趋势线线性回归预测步骤之十

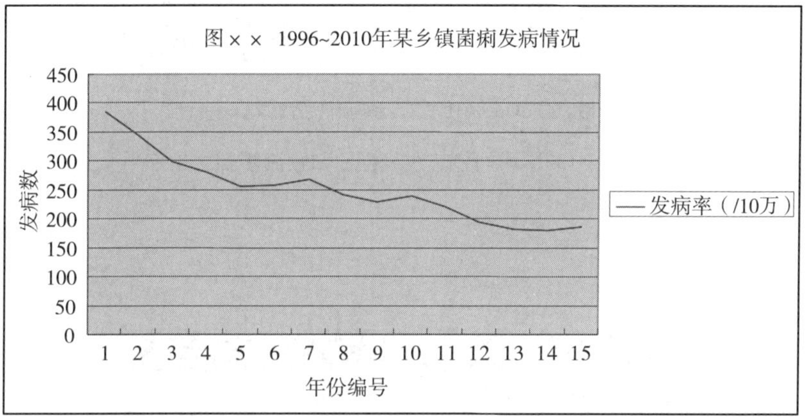

图3-2-3-131　添加趋势线线性回归预测步骤之十一

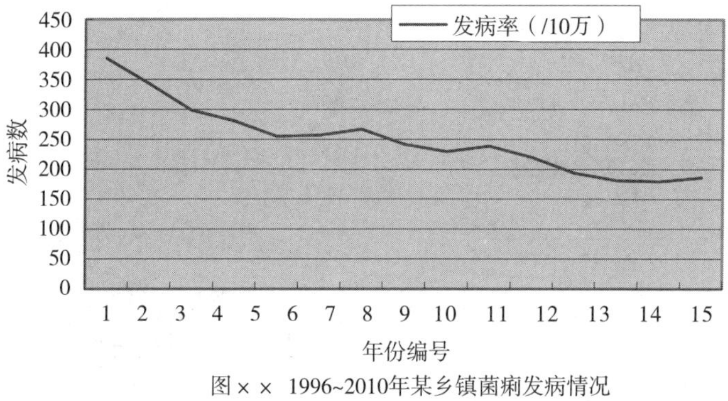

图3-2-3-132　添加趋势线线性回归预测步骤之十二

6. 添加趋势线　右击图 3-2-3-132 中的折线，弹出选择菜单（图 3-2-3-133）；点击“添加趋势线”，弹出“添加趋势线”对话框（图 3-2-3-134），系统默认为“线性”，本处按照系统默认处理；点击“添加趋势线”对话框的“选项”主题，弹出“添加趋势线”的“选项”界面（图 3-2-3-135）；点击“趋势线名称”框内的“自定义”按钮，在其右侧的框内输入“趋势线”；点击该界面下半部分的“显示公式”和“显示 R 平方值”，见图 3-2-3-136；点击“确定”按钮，获得添加趋势线线性回归预测结果，见图 3-2-3-137。

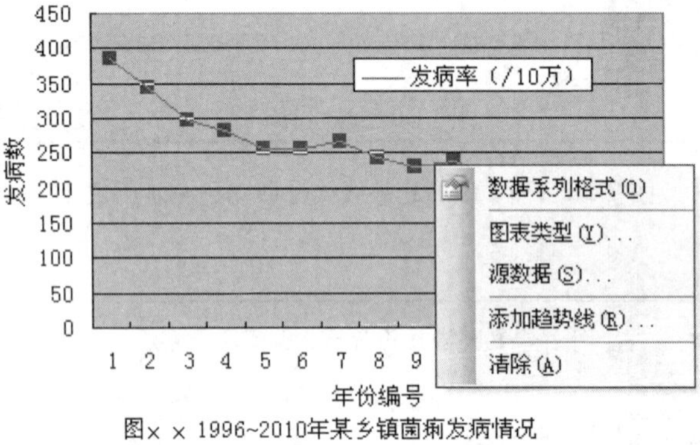

图 3-2-3-133　添加趋势线线性回归预测步骤之十三

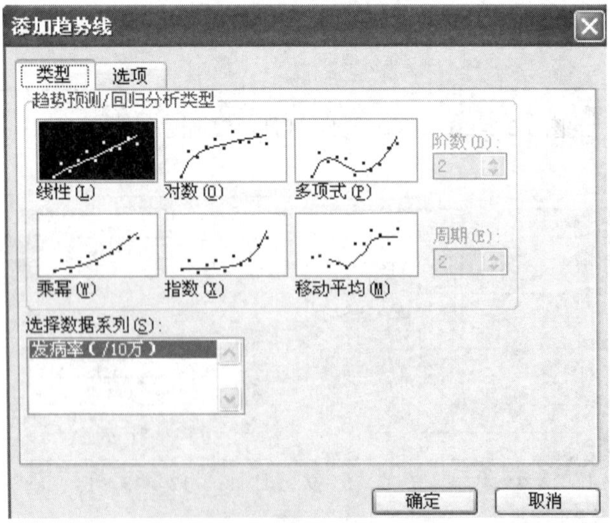

图 3-2-3-134　添加趋势线线性回归预测步骤之十四

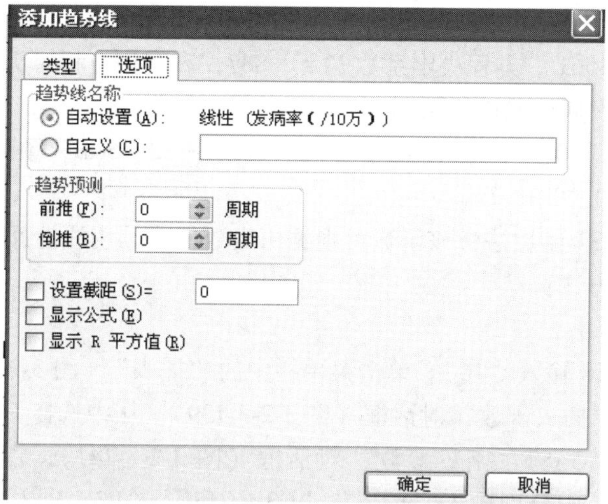

图 3-2-3-135 添加趋势线线性回归预测步骤之十五

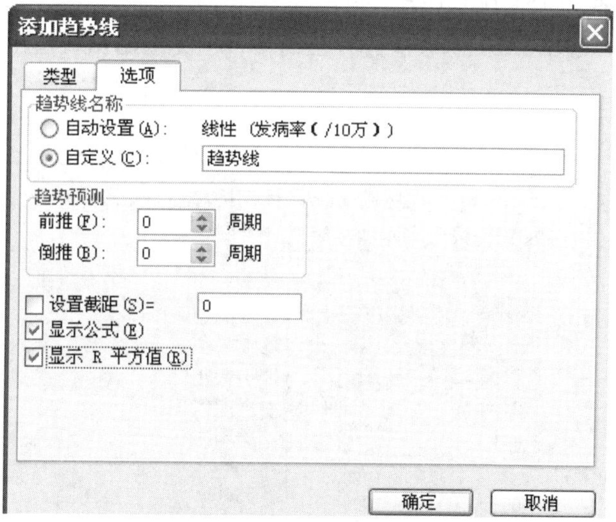

图 3-2-3-136 添加趋势线线性回归预测步骤之十六

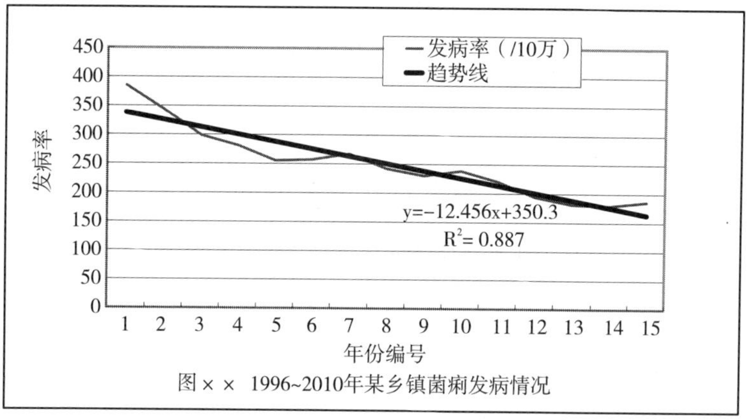

图 3-2-3-137 添加趋势线线性回归预测步骤之十七

7. 预测　图 3-2-3-137 的趋势线预测菌痢的发病水平可能下降。其线性回归方程为：$\hat{y}=350.3-12.456x$。方程决定系数 $R^2=0.887$，表明该方程对历史数据的拟合效果较好，可对菌痢的发病情况进行预测。

当 $x=16$ 时（即 2011 年），代入方程 $\hat{y}=350.3-12.456x$，预测出 2011 年该乡镇菌痢的发病率为 150.00/10 万。

（二）FORECAST 函数法　该函数可根据历史数值，利用线性回归原理对新值进行预测。具体步骤与方法：

1. 同方法一。

2. 在单元格 B18 输入“16”。单击菜单栏中的“插入”（图 3-2-3-138）；点击其中的“函数”，弹出“插入函数”对话框（图 3-2-3-139）；从中选择 FORECAST，见图 3-2-3-140；弹出 FORECAST“函数参数”对话框（图 3-2-3-141）；在“x”、“known_y's”、“known_x's”中分别输入“B18”、“C3：C17”、“B3：B17”，则在对话框左下方显示 $x=16$（即 2011 年）时，线性回归方程 y 值为 151.0070476，即预测出 2011 年该乡镇菌痢的发病率为 151.00/10 万，见图 3-2-3-142。

需要注意的是 FORECAST 函数法过程虽简单，但无法给出线性回归方程。

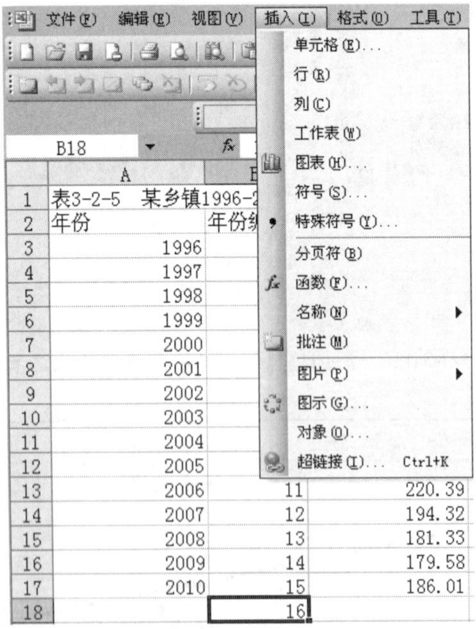

图 3-2-3-138　FORECAST 函数法预测步骤之一

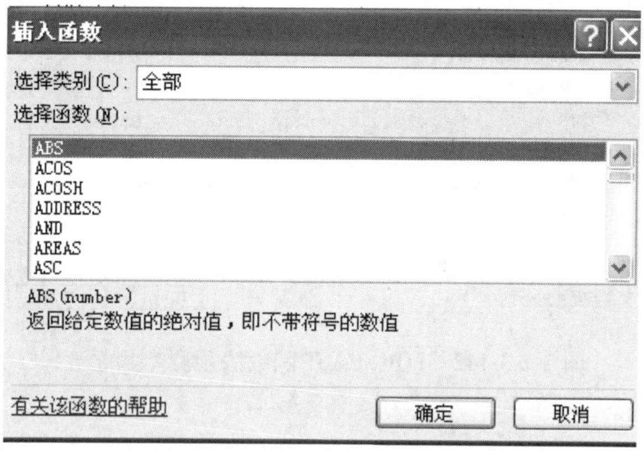

图 3-2-3-139　FORECAST 函数法预测步骤之二

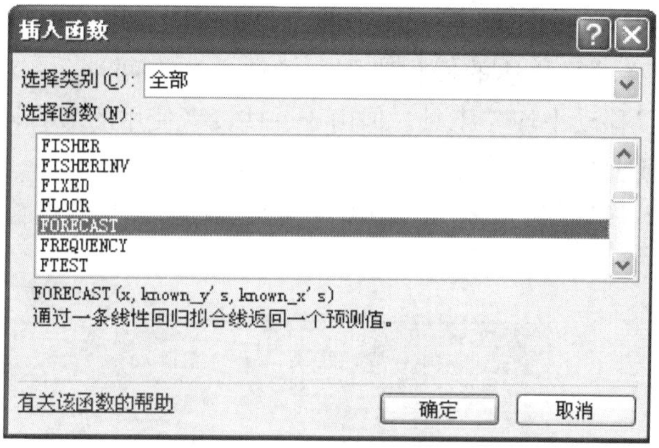

图 3-2-3-140　FORECAST 函数法预测步骤之三

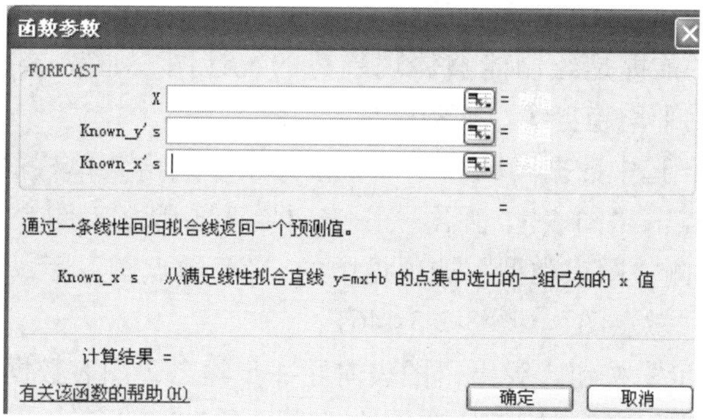

图 3-2-3-141　FORECAST 函数法预测步骤之四

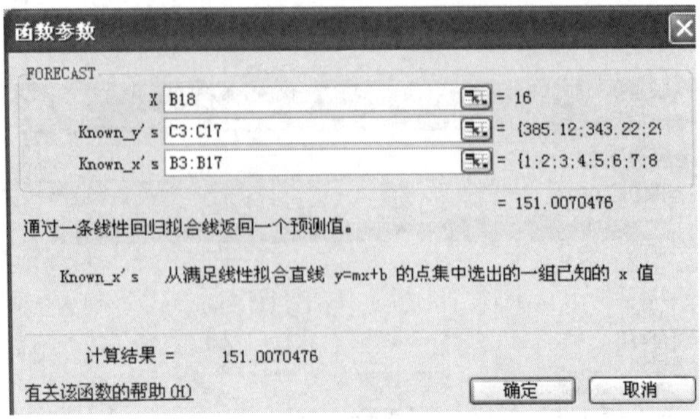

图 3-2-3-142　FORECAST 函数法预测步骤之五

六、移动平均法预测传染病疫情

（一）历史移动平均法

例 2-3-6 的实现过程如下：

Excel 软件实现移动平均法的操作步骤与具体方法有两种，一种是通过添加趋势线，另一种是通过“移动平均”工具。但由于一些读者使用的 Excel 不是完整版，无法应用“移动平均”工具实现此操作，故仅介绍添加趋势线法。

1. 按照图 3-2-3-143 结构将 2008～2010 年手足口病月发病数据输入 Excel 文件。

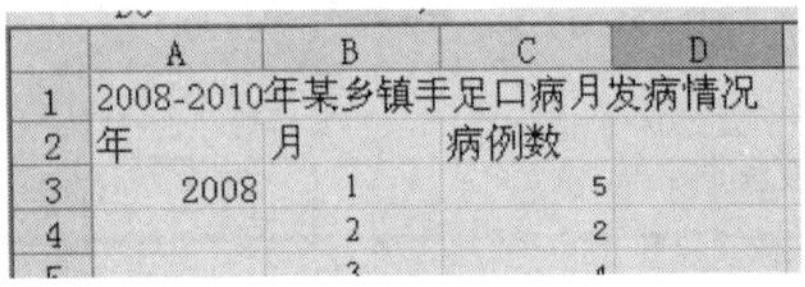

图 3-2-3-143　历史移动平均法预测步骤之一

添加趋势线法的前提是绘制能够体现趋势的统计图，如散点图、线图、条图等，在此基础上添加移动平均趋势线。本例绘制散点图。

2. 绘制散点图。选中数据区域 A2～C38 单元格，点击菜单栏的“插入”，屏幕显示见图 3-2-3-144。点击“图表”，弹出“图表向导-4 步骤之 1-图表类型”对话框（图 3-2-3-145）。选择左侧“图表类型”选项框中的“XY 散点图”后，在右侧“子图表类型”选择左上角的“散点图”（图 3-2-3-146）。

3. 点击“下一步”按钮，弹出“图表向导-4 步骤之 2-图表数据源”对话框，数据区域框内显示区域即绘制趋势图开始选中的区域（图 3-2-3-147）。

4. 点击“下一步”按钮，弹出“图表向导-4 步骤之 3-图表选项”对话框（图 3-2-3-148）。输入图标标题“图×× 2008～2010 年某乡镇手足口病发病数与历史移动平均”、分类（X）轴“年月”、数量（Y）轴“病例数”，见图 3-2-3-149，其他选择系统默认设置。

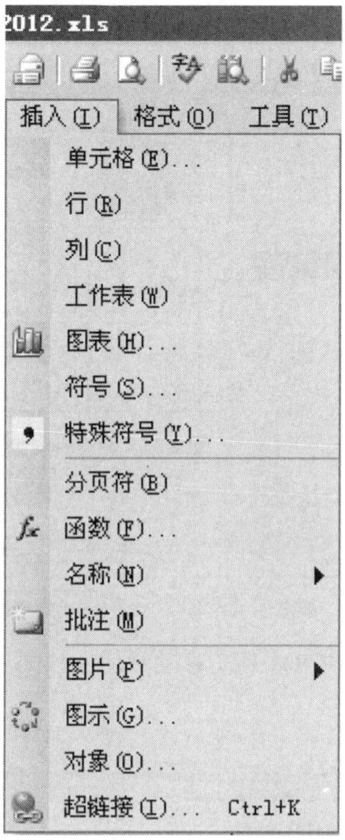

图 3-2-3-144　历史移动平均法预测步骤之二

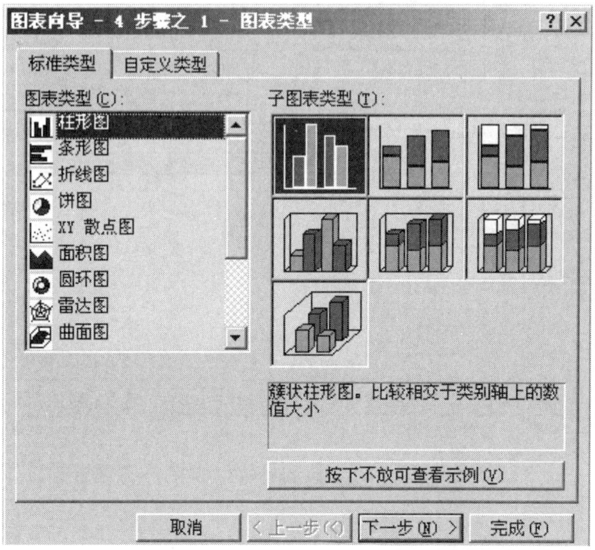

图 3-2-3-145　历史移动平均法预测步骤之三

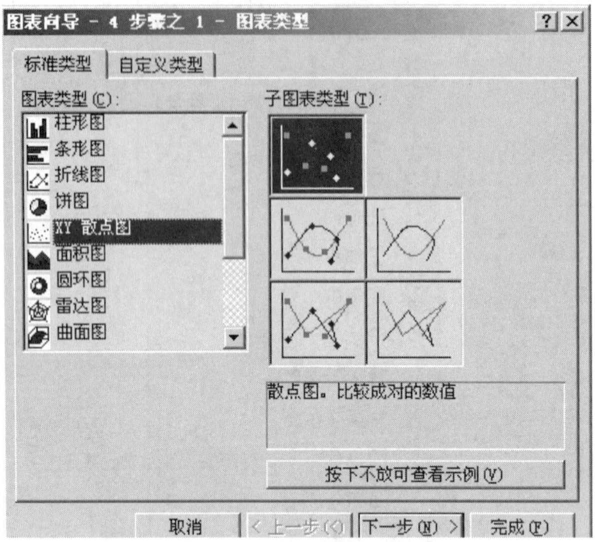

图 3-2-3-146　历史移动平均法预测步骤之四

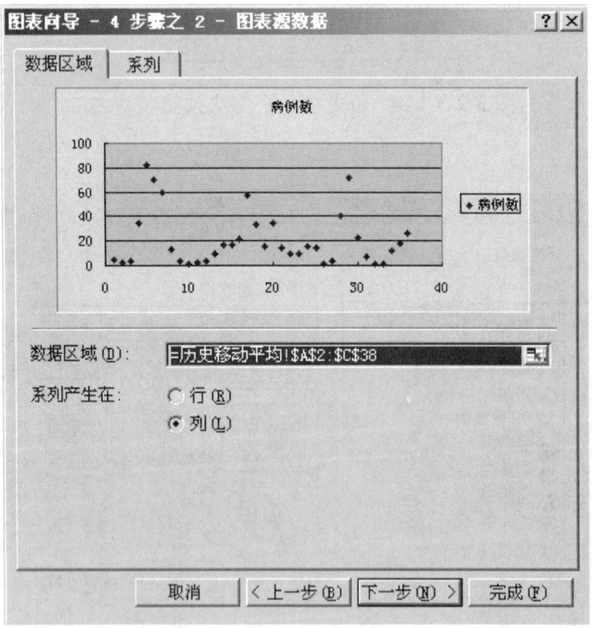

图 3-2-3-147　历史移动平均法预测步骤之五

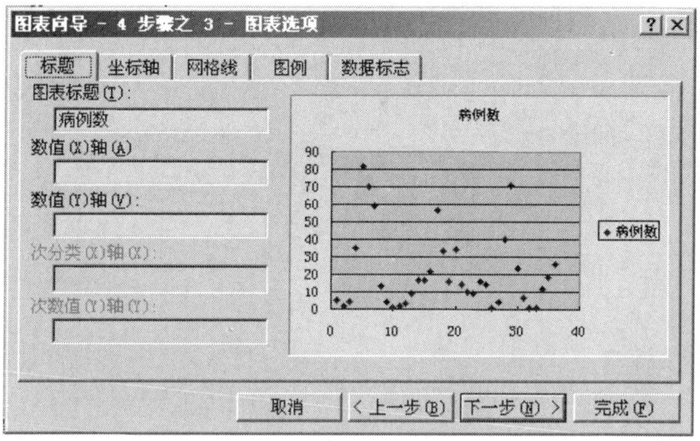

图 3-2-3-148　历史移动平均法预测步骤之六

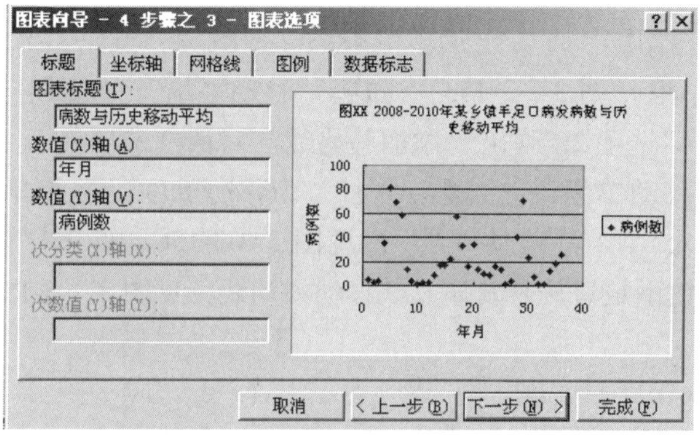

图 3-2-3-149　历史移动平均法预测步骤之七

5. 点击“下一步”按钮，弹出“图表向导-4 步骤之 4-图表位置”对话框（图 3-2-3-150）。点击“完成”按钮，获得系统默认散点图。选中图题，将之拖至图下方，获得符合习惯要求的图 3-2-3-151，得出该乡镇 2008~2010 年某乡镇手足口病发病趋势散点图。

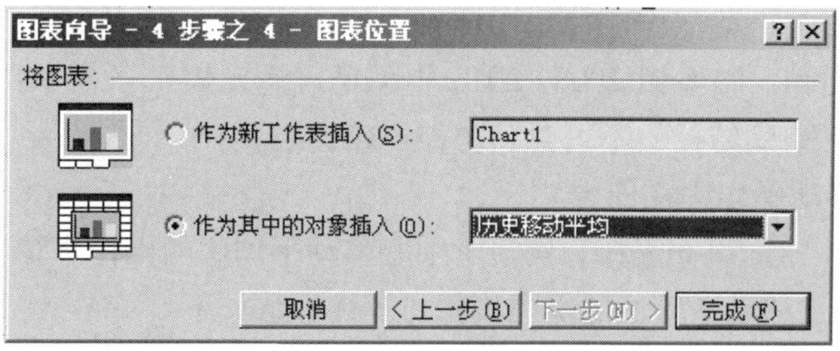

图 3-2-3-150　历史移动平均法预测步骤之八

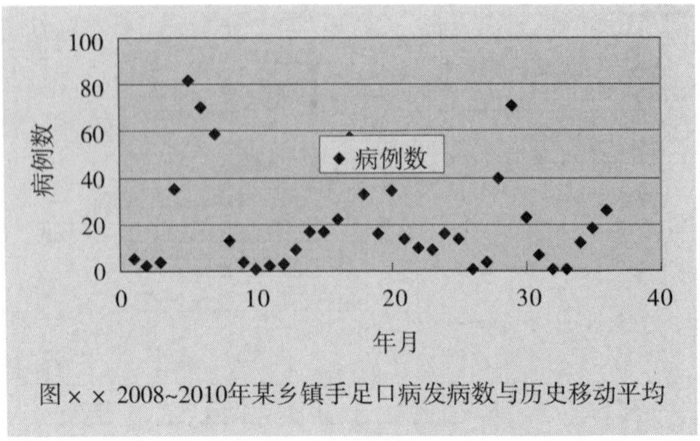

图 3-2-3-151　历史移动平均法预测步骤九

注：该图横轴数字表示的是 2008~2010 年连续的月数

6. 右击散点，弹出可选功能菜单（图 3-2-3-152）。点击“添加趋势线”，弹出“添加趋势线”对话框（图 3-2-3-153）。选择“移动平均”，“周期”中输入“12”，见图 3-2-3-154。单击“选项”，弹出“添加趋势线”对话框选项界面（图 3-2-3-155）。系统默认以“天”为移动单位，本例是以“月”为移动单位，故点击“趋势线名称”框内“自定义”，输入“12 月移动平均”，见图 3-2-3-156。点击“确定”按钮，得出 2008~2010 年该乡镇手足口病月发病及其移动平均线，见图 3-2-3-157。

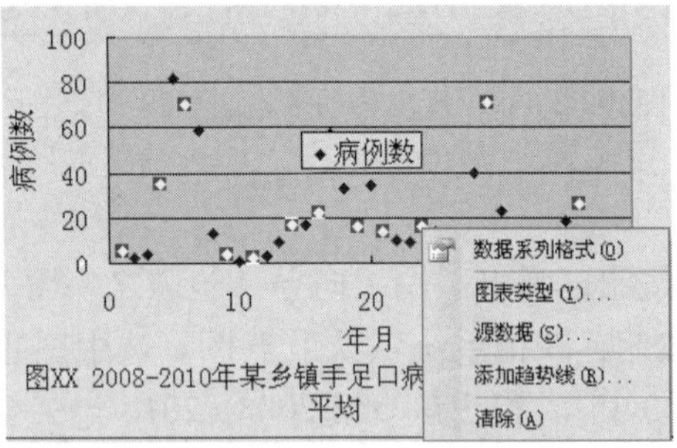

图 3-2-3-152　历史移动平均法预测步骤之十

从图中可以看出，该乡镇 2008~2010 年手足口病发病水平基本持平，提醒相关人员应继续加强手足口病防控，不可对其防控掉以轻心。

（二）中心移动平均法（偶数）

例 2-3-7：仍以例 2-3-6 资料为例演示中心移动平均法的操作步骤与具体方法。

Excel 软件实现移动平均法的操作步骤与具体方法如下：

1. 按照图 3-2-3-158 结构将 2008~2010 年手足口病月发病数据输入 Excel 文件。

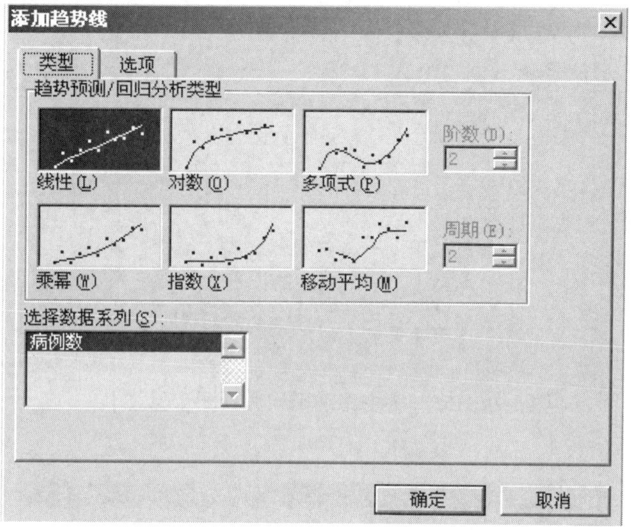

图 3-2-3-153　历史移动平均法预测步骤之十一

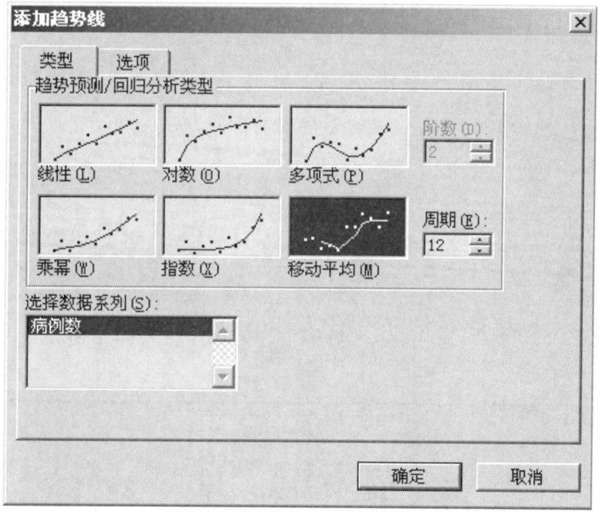

图 3-2-3-154　历史移动平均法预测步骤之十二

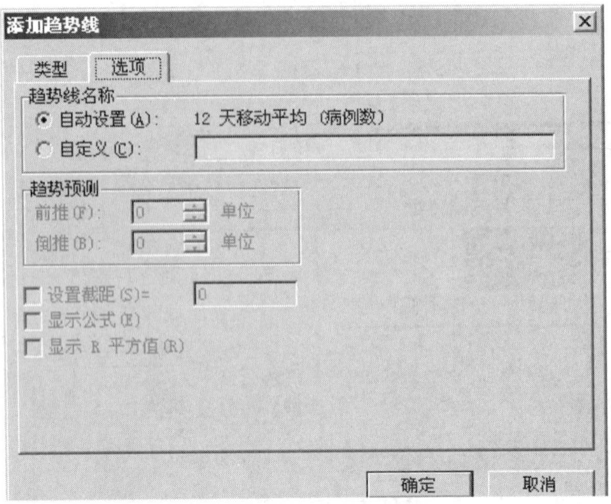

图 3-2-3-155　历史移动平均法预测步骤之十三

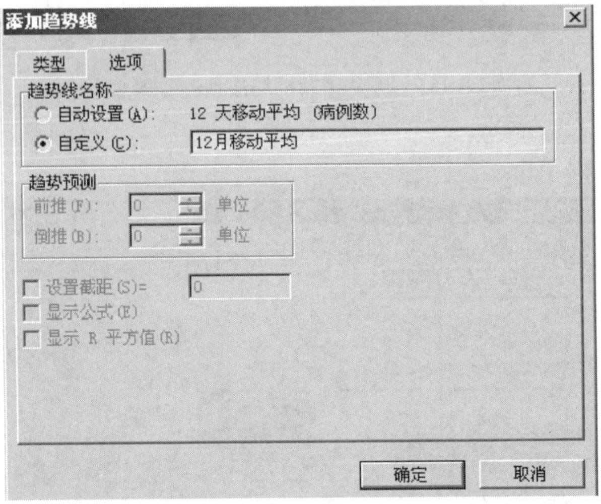

图 3-2-3-156　历史移动平均法预测步骤之十四

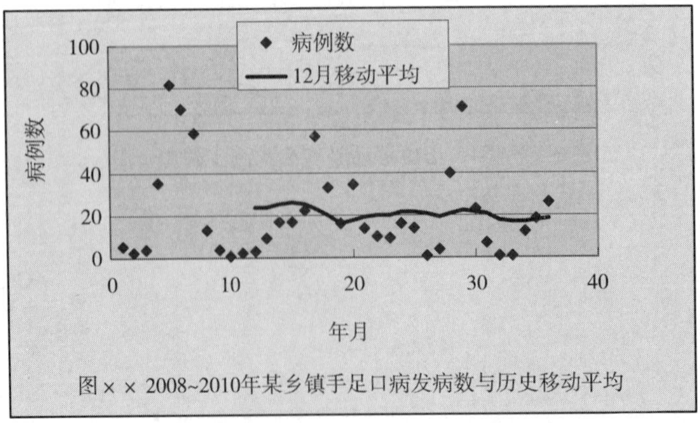

图 3-2-3-157　历史移动平均法预测步骤之十五

	A	B	C	D	E
1	2008~2010年某乡镇手足口病月发病情况				
2	年	月	病例数	第一次移动	中心移动平均数
3	2008	1	5		
4		2	2		
5		3	4		

图 3-2-3-158　中心移动平均法（偶数）预测步骤之一

由于数据资料为 3 年共 36 个月的月度数据，移动数应为 12 次，平均移动项数属于偶数，需采用两次移动平均。

2. 求第一次移动平均值　选择第 4 列第 8 行单元格 D8，输入公式“=AVERAGE（C3：C14）”，回车，得出 2008 年 1~12 月手足口病发病数的平均值，见图 3-2-3-159。选中 D8，按住鼠标左键，下拉至单元格 D32，得出所有第一次移动平均值，见图 3-2-3-160。

D8　fx =AVERAGE(C3:C14)

	A	B	C	D	E
1	2008-2010年某乡镇手足口病月发病情况				
2	年	月	病例数	第一次移动	中心移动平均数
3	2008	1	5		
4		2	2		
5		3	4		
6		4	35		
7		5	82		
8		6	70	23.3333333	

图 3-2-3-159　中心移动平均法（偶数）预测步骤之二

D32　fx =AVERAGE(C27:C38)

	A	B	C	D
7		5	82	
8		6	70	23.3333333
9		7	59	23.6666667
10		8	13	24.9166667
11		9	4	26
12		10	1	24.9166667
13		11	2	22.8333333
14		12	3	19.75
15	2009	1	9	16.1666667
16		2	17	17.9166667
17		3	17	18.75
18		4	22	19.5
19		5	57	20.0833333
20		6	33	21.1666667
21		7	16	21.5833333
22		8	34	20.25
23		9	14	19.1666667
24		10	10	20.6666667
25		11	9	21.8333333
26		12	16	21
27	2010	1	14	20.25
28		2	1	17.5
29		3	4	16.4166667
30		4	40	16.5833333
31		5	71	17.3333333
32		6	23	18.1666667
33		7	7	

图 3-2-3-160　中心移动平均法（偶数）预测步骤之三

3. 求中心移动平均数　即第二次移动平均值。选择第 5 列第 9 行单元格 E9，输入公式“=AVERAGE（D8：D9）”，回车，得出 2008 年 1~12 月手足口病发病数的平均值，见图 3-2-3-161。选中 E9，按住鼠标左键，下拉至单元格 E32，得出所有中心移动平均数，见图 3-2-3-162。

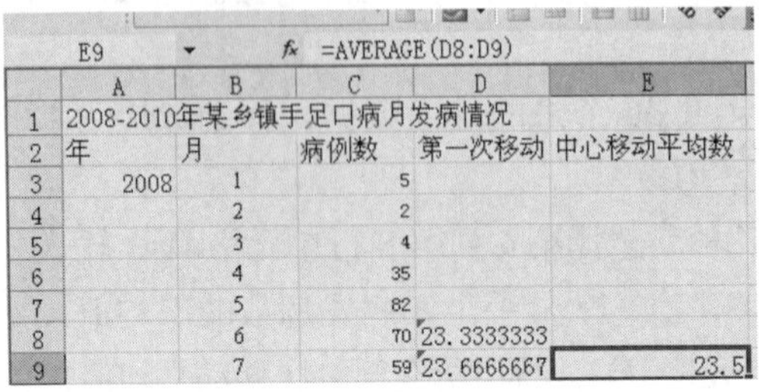
E9　=AVERAGE(D8:D9)

	A	B	C	D	E
1	2008-2010年某乡镇手足口病月发病情况				
2	年	月	病例数	第一次移动	中心移动平均数
3	2008	1	5		
4		2	2		
5		3	4		
6		4	35		
7		5	82		
8		6	70	23.3333333	
9		7	59	23.6666667	23.5

图 3-2-3-161　中心移动平均法（偶数）预测步骤之四

4. 制作原始数据与移动平均数统计图，分析手足口病发病的长期趋势。

第一步，点击菜单栏的“插入”，屏幕显示见图 3-2-3-163。点击“图表”，弹出“图表向导-4 步骤之 1-图表类型”对话框（图 3-2-3-164）。选择左侧“图表类型”选项框中的“折线图”后，在右侧“子图表类型”选择左上角的“折线图”（图 3-2-3-165）。

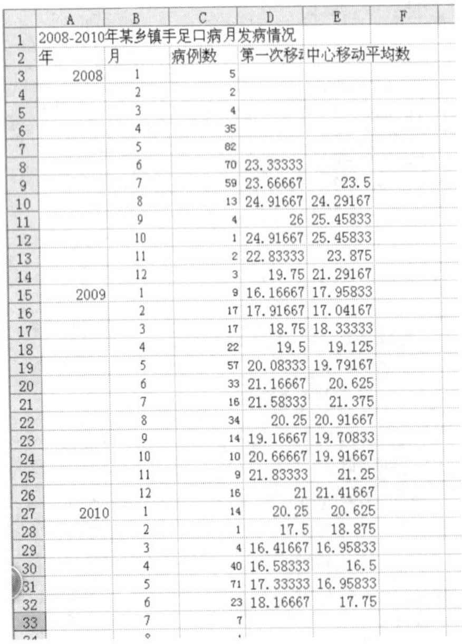

	A	B	C	D	E	F
1	2008-2010年某乡镇手足口病月发病情况					
2	年	月	病例数	第一次移动	中心移动平均数	
3	2008	1	5			
4		2	2			
5		3	4			
6		4	35			
7		5	82			
8		6	70	23.33333		
9		7	59	23.66667	23.5	
10		8	13	24.91667	24.29167	
11		9	4	26	25.45833	
12		10	1	24.91667	25.45833	
13		11	2	22.83333	23.875	
14		12	3	19.75	21.29167	
15	2009	1	9	16.16667	17.95833	
16		2	17	17.91667	17.04167	
17		3	17	18.75	18.33333	
18		4	22	19.5	19.125	
19		5	57	20.08333	19.79167	
20		6	33	21.16667	20.625	
21		7	16	21.58333	21.375	
22		8	34	20.25	20.91667	
23		9	14	19.16667	19.70833	
24		10	10	20.66667	19.91667	
25		11	9	21.83333	21.25	
26		12	16	21	21.41667	
27	2010	1	14	20.25	20.625	
28		2	1	17.5	18.875	
29		3	4	16.41667	16.95833	
30		4	40	16.58333	16.5	
31		5	71	17.33333	16.95833	
32		6	23	18.16667	17.75	
33		7	7			

图 3-2-3-162　中心移动平均法（偶数）预测步骤之五

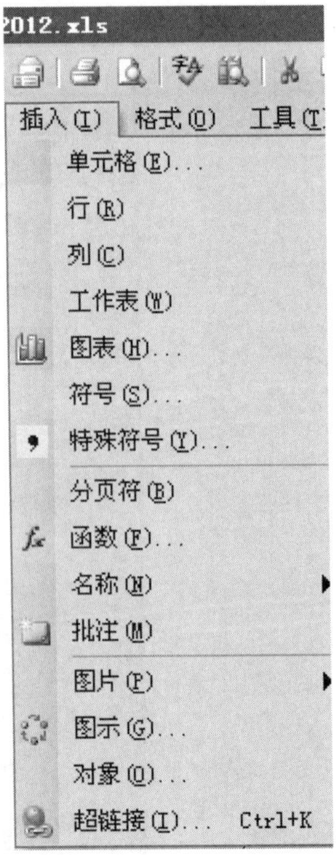

图 3-2-3-163　中心移动平均法（偶数）预测步骤之六

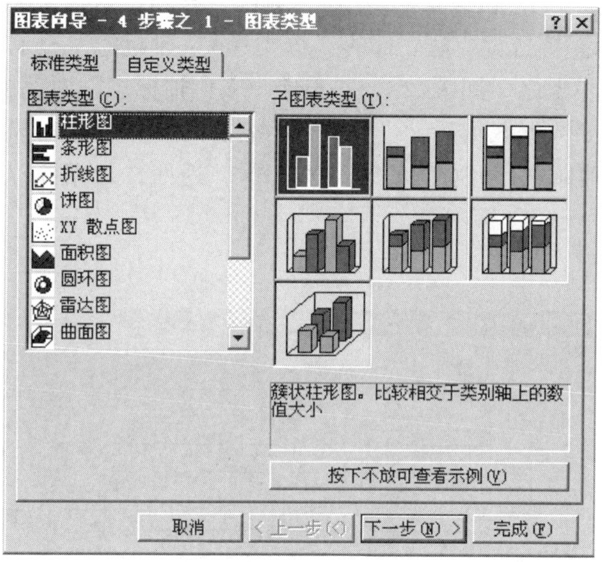

图 3-2-3-164　中心移动平均法（偶数）预测步骤之七

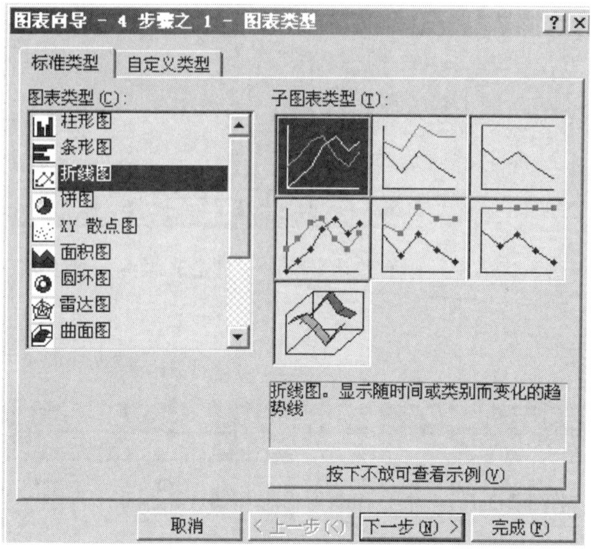

图 3-2-3-165　中心移动平均法（偶数）预测步骤之八

第二步，点击“下一步”按钮，弹出“图表向导-4 步骤之 2-图表数据源”对话框（图 3-2-3-166）。点击数据区域框右侧的展开按钮，弹出“图表向导-4 步骤之 2-图表数据源-数据区域”框（图 3-2-3-167）。选择单元格 A2～E38 为数据区域（图 3-2-3-168）。点击数据区域框右侧的展开按钮，弹出“数据源”对话框（图 3-2-3-169）。点击“系列”，弹出“图表向导-4 步骤之 2-图表数据源”对话框（图 3-2-3-170）。选择该框下半部分左侧“系列”选项栏中的“年”，单击“删除”按钮；选择“月”，单击“删除”按钮；选择“第一次移动”，单击“删除”按钮；执行3次删除后，屏幕显示如图3-2-3-171所示。单击对话框底部的“分类（*X*）轴标志”框右侧的展开按钮，弹出“图表向导-4步骤之2-图表数据源-分类（*X*）轴标志”对话框（图3-2-3-172）。选择单元格A3～B38数据区域后，“分类（*X*）轴标志”框显示如图3-2-3-173所示。单击“分类（*X*）轴标志”框右侧的展开按钮，返回“数据源”对话框（图3-2-3-174）。

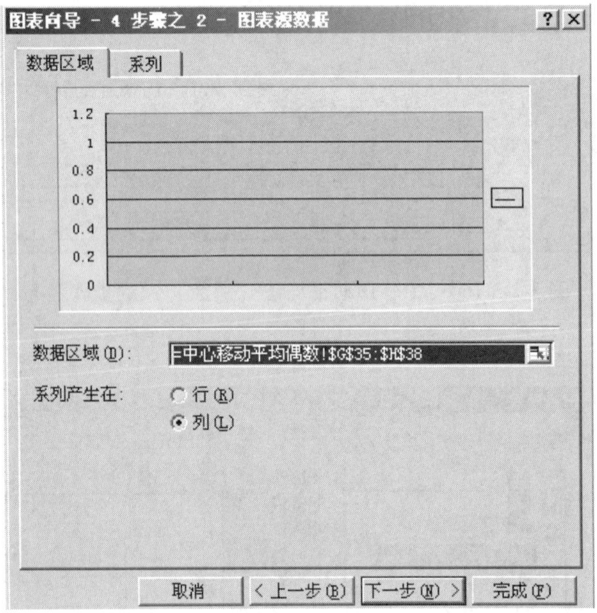

图3-2-3-166　中心移动平均法（偶数）预测步骤之九

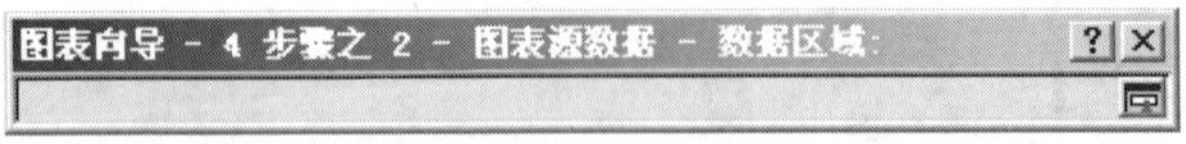

图3-2-3-167　中心移动平均法（偶数）预测步骤之十

图3-2-3-168　中心移动平均法（偶数）预测步骤之十一

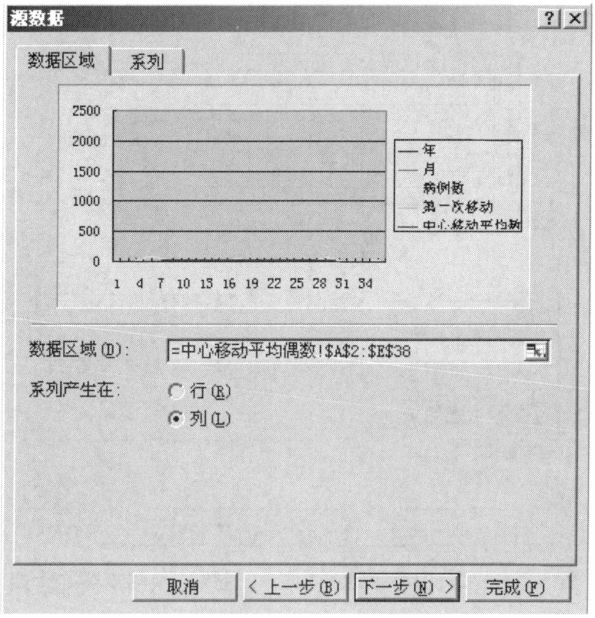

图 3-2-3-169　中心移动平均法（偶数）预测步骤之十二

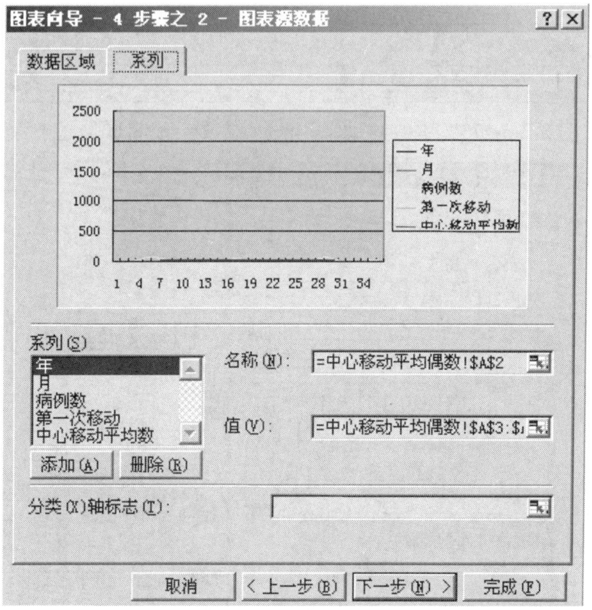

图 3-2-3-170　中心移动平均法（偶数）预测步骤之十三

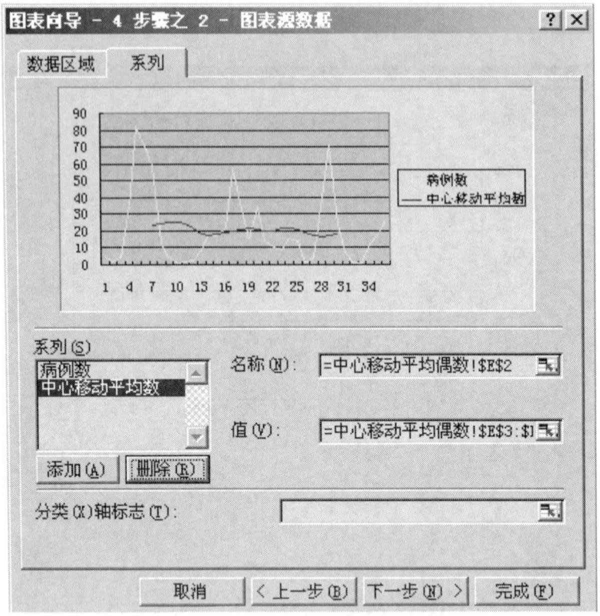

图 3-2-3-171　中心移动平均法（偶数）预测步骤之十四

图 3-2-3-172　中心移动平均法（偶数）预测步骤之十五

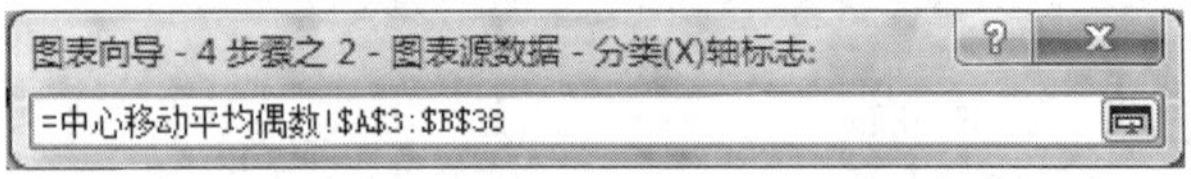

图 3-2-3-173　中心移动平均法（偶数）预测步骤之十六

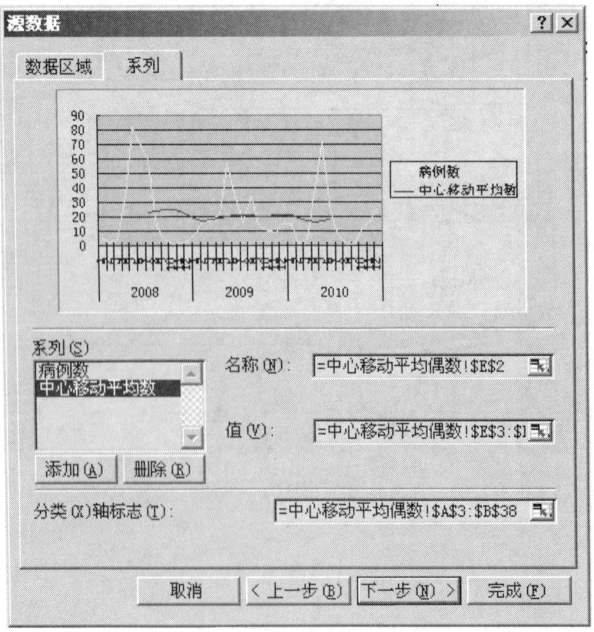

图 3-2-3-174　中心移动平均法（偶数）预测步骤之十七

第三步，点击“下一步”按钮，弹出“图表向导-4 步骤之 3-图表选项”对话框（图 3-2-3-175）。输入图表标题“图×× 2008～2010 年某乡镇手足口病发病数与中心移动平均数”、分类（X）轴“年月”、数量（Y）轴“病例数”，其他选择系统默认设置，点击“完成”按钮，得出该乡镇 2008～2010 年某乡镇手足口病发病趋势图（图 3-2-3-176）。将图题拖至图下方，将图例移至图中，获得符合制图要求且较为美观的发病趋势图（图 3-2-3-177）。

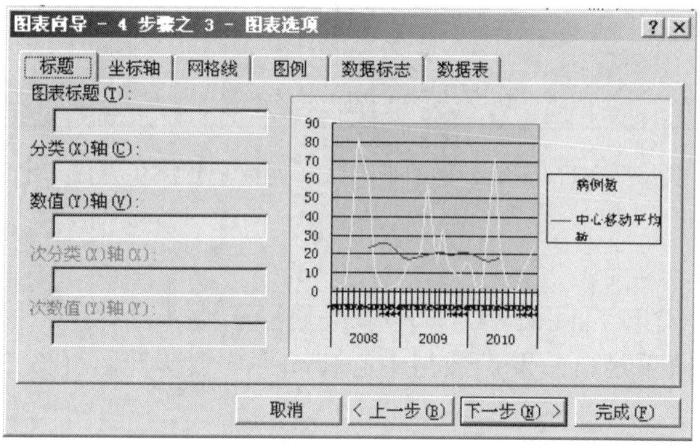

图 3-2-3-175　中心移动平均法（偶数）预测步骤之十八

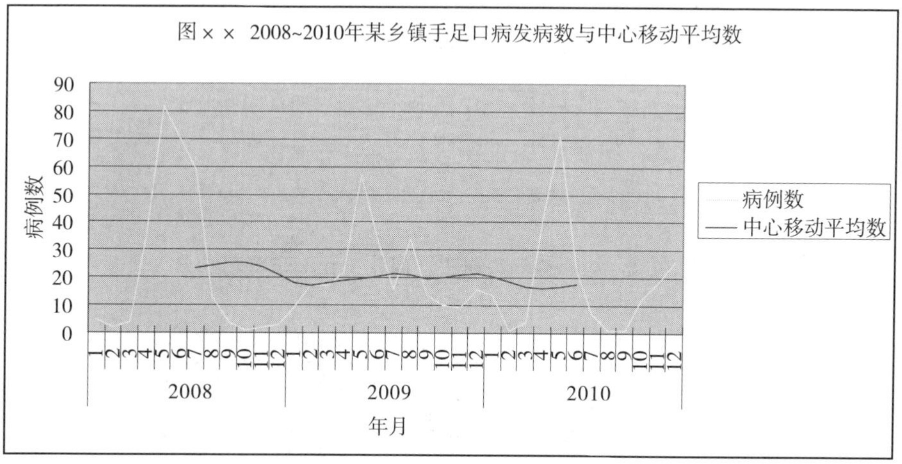

图 3-2-3-176　中心移动平均法（偶数）预测步骤之十九

第四步，为了更清楚地展示两条折线的区别，对其中 1 条折线的显示方式进行编辑。选择“中心移动平均数”线条，如图 3-2-3-178 所示，其线条上出现■标识。右击鼠标，弹出图表选项菜单（图 3-2-3-179），选择“数据系列格式”，弹出“数据系列格式”对话框（图 3-2-3-180），选择“图案”主题中右侧“数据标记”下方的“前景

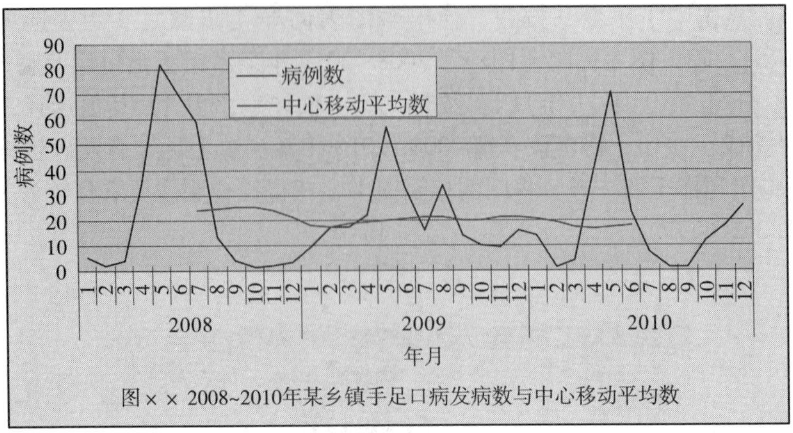

图 3-2-3-177　中心移动平均法（偶数）预测步骤之二十

色”和“后景色”中的“自动”（图 3-2-3-181）；点击下方的“确定”按钮，获得 2008~2010 年某乡镇手足口病发病数与中心移动平均数统计图（图 3-2-3-182）。

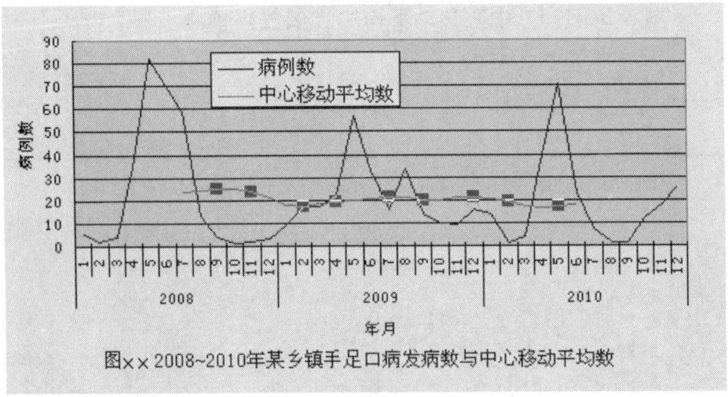

图 3-2-3-178　中心移动平均法（偶数）预测步骤之二十一

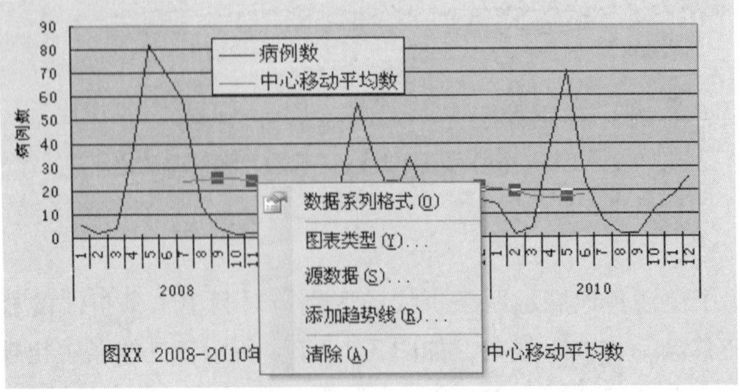

图 3-2-3-179　中心移动平均法（偶数）预测步骤之二十二

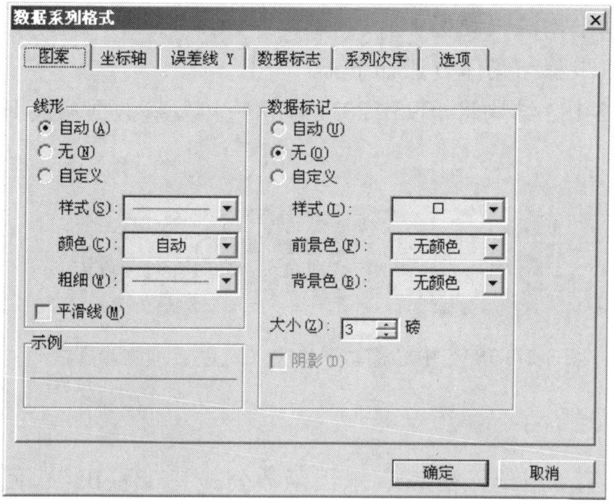

图 3-2-3-180　中心移动平均法（偶数）预测步骤之二十三

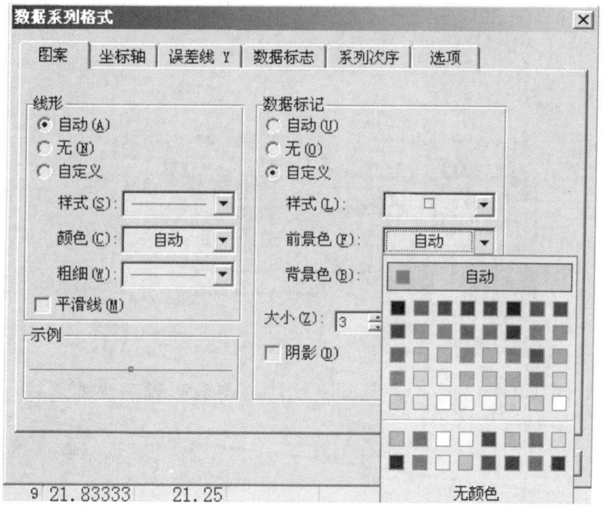

图 3-2-3-181　中心移动平均法（偶数）预测步骤之二十四

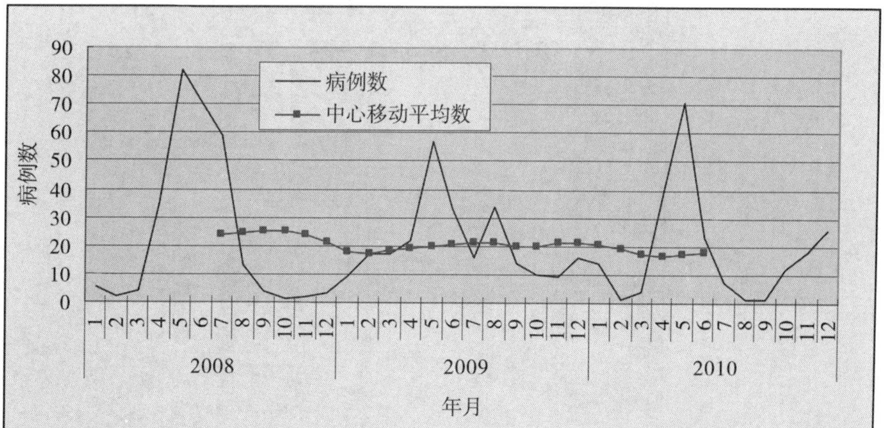

图×× 2008~2010年某乡镇手足口病发病数与中心移动平均数

图 3-2-3-182　中心移动平均法（偶数）预测步骤之二十五

（三）中心移动平均法（奇数）

例 2-3-8 的操作步骤与具体方法如下：

1. 按照图 3-2-3-183 结构将 1995～2011 年水痘年发病数据输入 Excel 文件。

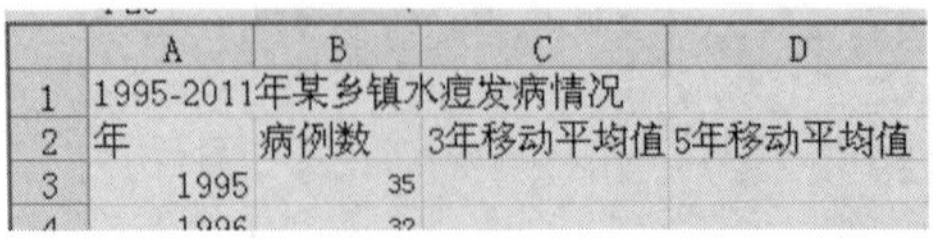

	A	B	C	D
1	1995-2011年某乡镇水痘发病情况			
2	年	病例数	3年移动平均值	5年移动平均值
3	1995	35		
4	1996	32		

图 3-2-3-183　中心移动平均法（奇数）预测步骤之一

2. 选中第 3 列第 4 行单元格 C4，输入函数公式“B3：B5”，回车，得出第一个 3 年移动平均值（1995～1997 年的平均值）为“37”，见图 3-2-3-184。选中单元格 C_4，按住鼠标左键下拉至 C18，得出该乡镇水痘发病数的 3 年中心移动平均值，见图 3-2-3-185。

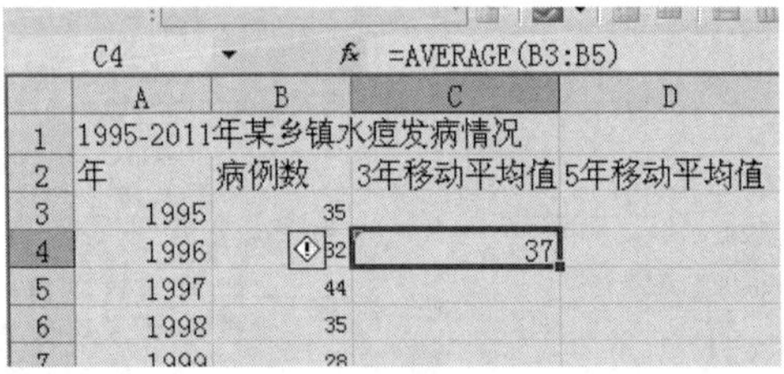

C4　=AVERAGE(B3:B5)

	A	B	C	D
1	1995-2011年某乡镇水痘发病情况			
2	年	病例数	3年移动平均值	5年移动平均值
3	1995	35		
4	1996	32	37	
5	1997	44		
6	1998	35		
7	1999	28		

图 3-2-3-184　中心移动平均法（奇数）预测步骤之二

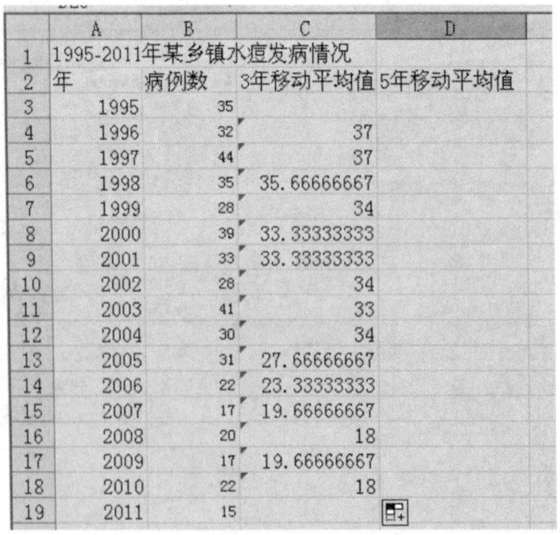

	A	B	C	D
1	1995-2011年某乡镇水痘发病情况			
2	年	病例数	3年移动平均值	5年移动平均值
3	1995	35		
4	1996	32	37	
5	1997	44	37	
6	1998	35	35.66666667	
7	1999	28	34	
8	2000	39	33.33333333	
9	2001	33	33.33333333	
10	2002	28	34	
11	2003	41	33	
12	2004	30	34	
13	2005	31	27.66666667	
14	2006	22	23.33333333	
15	2007	17	19.66666667	
16	2008	20	18	
17	2009	17	19.66666667	
18	2010	22	18	
19	2011	15		

图 3-2-3-185　中心移动平均法（奇数）预测步骤之三

3. 选中第 4 列第 5 行单元格 D5，输入函数公式“B3：B7”，回车，得出第一个 5 年移动平均值（1995～1999 年的平均值）为“34. 8”，见图 3-2-3-186。选中单元格 D5，按住鼠标左键下拉至 D17，得出该乡镇水痘发病数的 5 年中心移动平均值，见图 3-2-3-187。

D5　fx =AVERAGE(B3:B7)

	A	B	C	D
1	1995-2011年某乡镇水痘发病情况			
2	年	病例数	3年移动平均值	5年移动平均值
3	1995	35		
4	1996	32	37	
5	1997	44	37	34.8
6	1998	35	35.66666667	
7	1999	28	34	
8	2000	39	33.33333333	
9	2001	33	33.33333333	
10	2002	28	34	
11	2003	41	33	
12	2004	30	34	
13	2005	31	27.66666667	
14	2006	22	23.33333333	
15	2007	17	19.66666667	
16	2008	20	18	
17	2009	17	19.66666667	
18	2010	22	18	
19	2011	15		

图 3-2-3-186　中心移动平均法（奇数）预测步骤之四

	A	B	C	D
1	1995-2011年某乡镇水痘发病情况			
2	年	病例数	3年移动平均值	5年移动平均值
3	1995	35		
4	1996	32	37	
5	1997	44	37	34.8
6	1998	35	35.66666667	35.6
7	1999	28	34	35.8
8	2000	39	33.33333333	32.6
9	2001	33	33.33333333	33.8
10	2002	28	34	34.2
11	2003	41	33	32.6
12	2004	30	34	30.4
13	2005	31	27.66666667	28.2
14	2006	22	23.33333333	24
15	2007	17	19.66666667	21.4
16	2008	20	18	19.6
17	2009	17	19.66666667	18.2
18	2010	22	18	
19	2011	15		

图 3-2-3-187　中心移动平均法（奇数）预测步骤之五

4. 绘制原始数据与移动平均后的趋势图，分析其发病变化趋势

第一步，先选择单元格 A2～D19 区域为数据区域，点击菜单栏的“插入”，屏幕显示见图 3-2-3-188。点击“图表”，弹出“图表向导-4 步骤之 1-图表类型”对话框（图 3-2-3-189）。选择左侧“图表类型”选项框中的“折线图”后，在右侧“子图表类型”

选择左上角的“折线图”（图 3-2-3-190）。

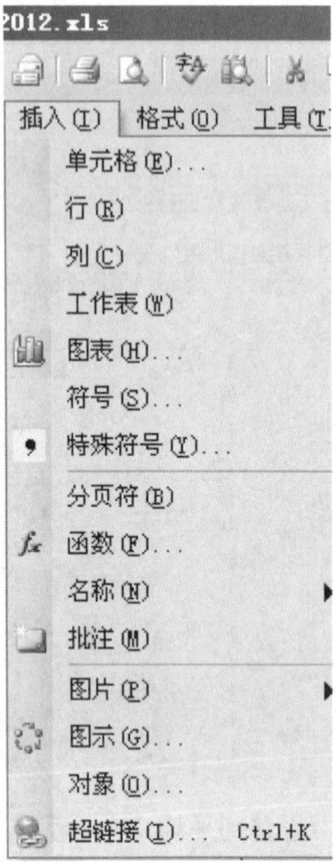

图 3-2-3-188　中心移动平均法（奇数）预测步骤之六

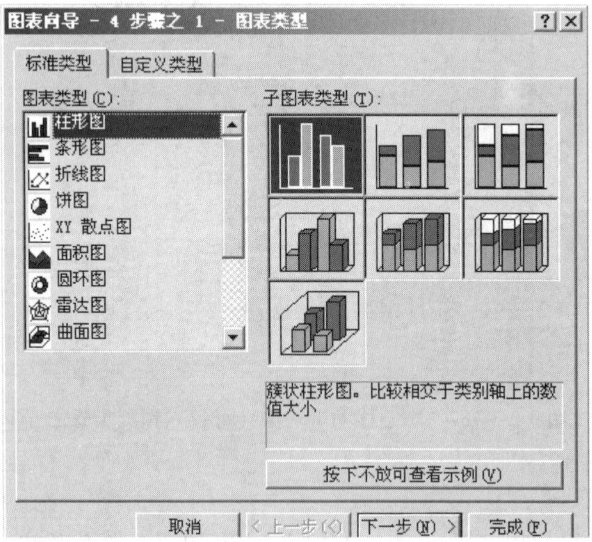

图 3-2-3-189　中心移动平均法（奇数）预测步骤之七

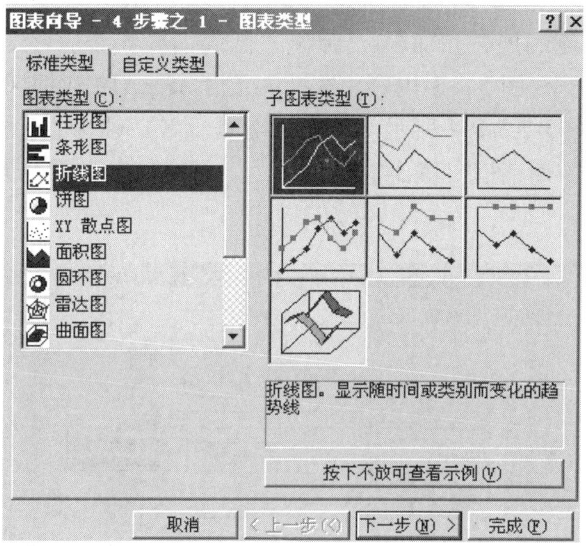

图 3-2-3-190　中心移动平均法（奇数）预测步骤之八

第二步，点击“下一步”按钮，弹出“图表向导-4 步骤之 2-图表数据源”对话框，数据区域框内显示“=奇数中心移动！A2：D19”，见图 3-2-3-191，表示系统自动选择 A2~D19 单元格区域为数据分析区域。点击“系列”，弹出“图表向导-4

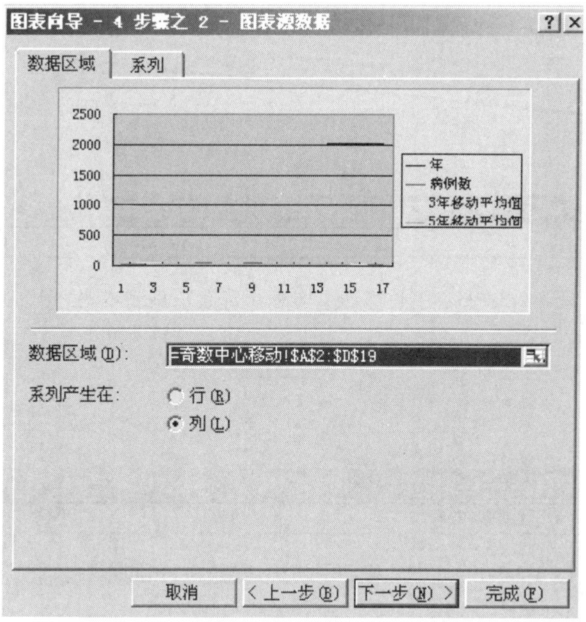

图 3-2-3-191　中心移动平均法（奇数）预测步骤之九

步骤之 2-图表数据源”系列主题对话框，选择该框下半部分左侧“系列”选项栏中的“年”，单击“删除”按钮，屏幕显示如图 3-2-3-192 所示。单击对话框底部的“分类（X）轴标志”框右侧的展开按钮，弹出“图表向导-4 步骤之 2-图表数据源-分类（X）轴标志”对话框（图 3-2-3-193）。选择单元格 A3～A19 数据区域后，“分类（X）轴标志”框显示如图 3-2-3-194 所示。单击“分类（X）轴标志”框右侧的展开按钮，返回“数据源”对话框（图 3-2-3-195）。

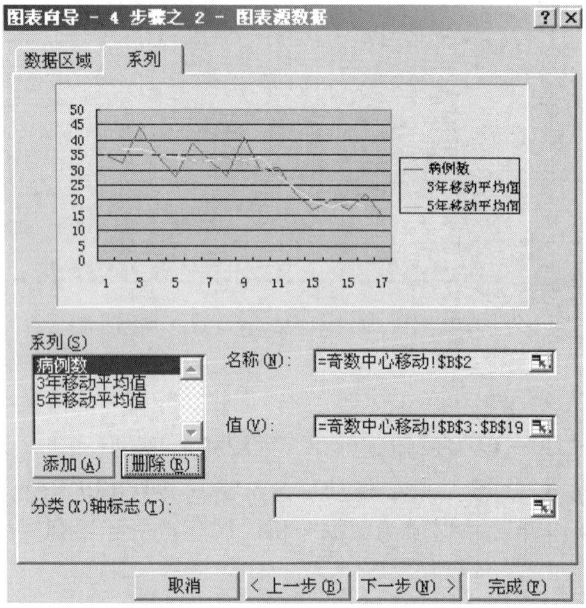

图 3-2-3-192　中心移动平均法（奇数）预测步骤之十

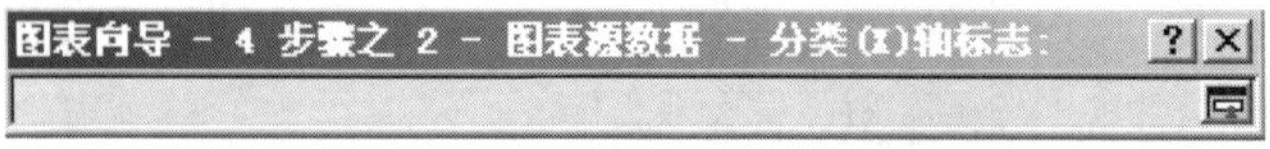

图 3-2-3-193　中心移动平均法（奇数）预测步骤之十一

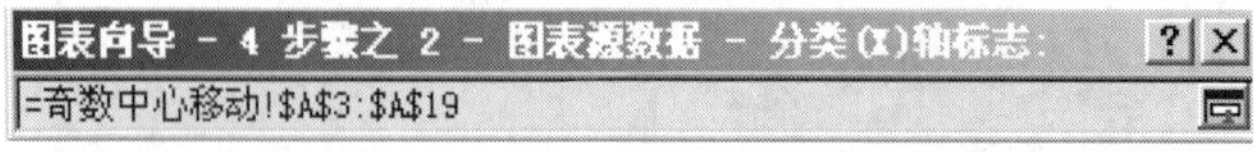

图 3-2-3-194　中心移动平均法（奇数）预测步骤之十二

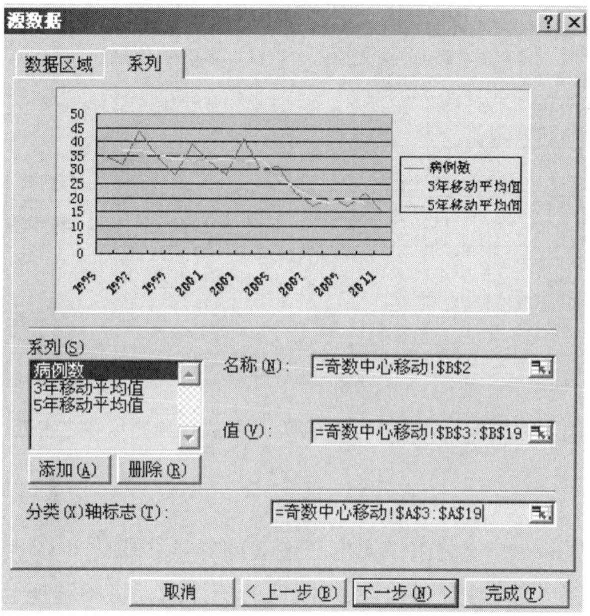

图 3-2-3-195　中心移动平均法（奇数）预测步骤之十三

第三步，点击“下一步”按钮，弹出“图表向导-4 步骤之 3-图表选项”对话框（图 3-2-3-196）。输入图表标题“图×× 1995～2011 年某乡镇水痘发病数与中心移动平均数”、分类（X）轴“年份”、数量（Y）轴“病例数”，其他选择系统默认设置，见图 3-2-3-197。

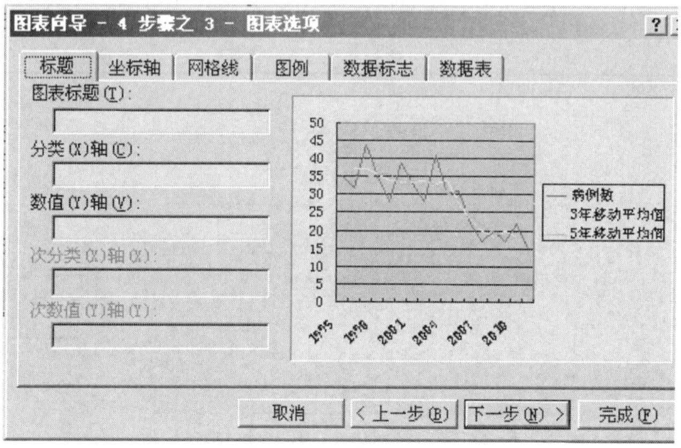

图 3-2-3-196　中心移动平均法（奇数）预测步骤之十四

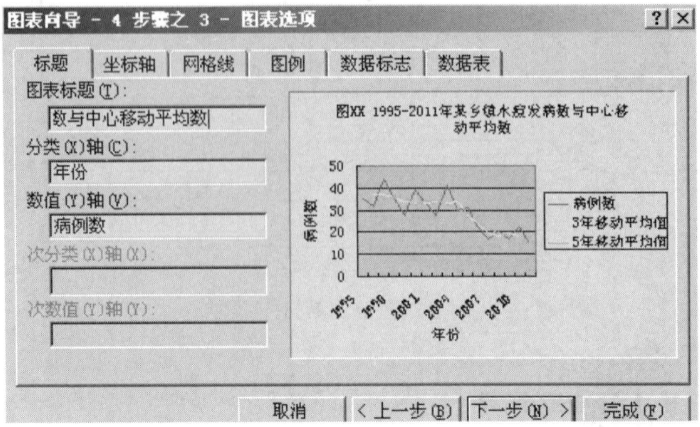

图 3-2-3-197　中心移动平均法（奇数）预测步骤之十五

第四步，点击“下一步”按钮，弹出“图表向导-4 步骤之 4-图表位置”对话框（图 3-2-3-198）。单击“完成”按钮，获得系统默认的统计图，将图题拖至图下方，得到符合制图原则的 1995~2011 年某乡镇水痘发病数与中心移动平均趋势图，见图 3-2-3-199。

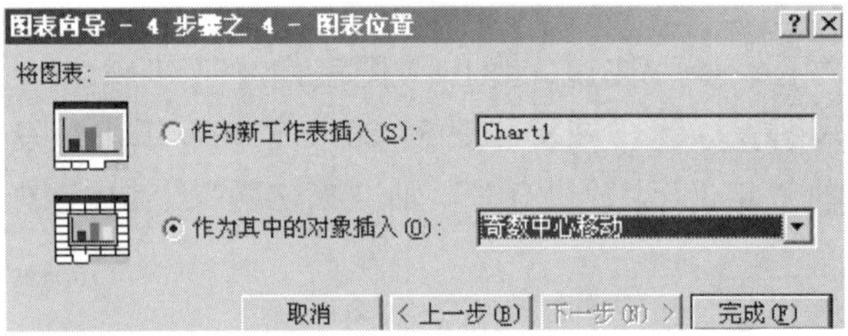

图 3-2-3-198　中心移动平均法（奇数）预测步骤之十六

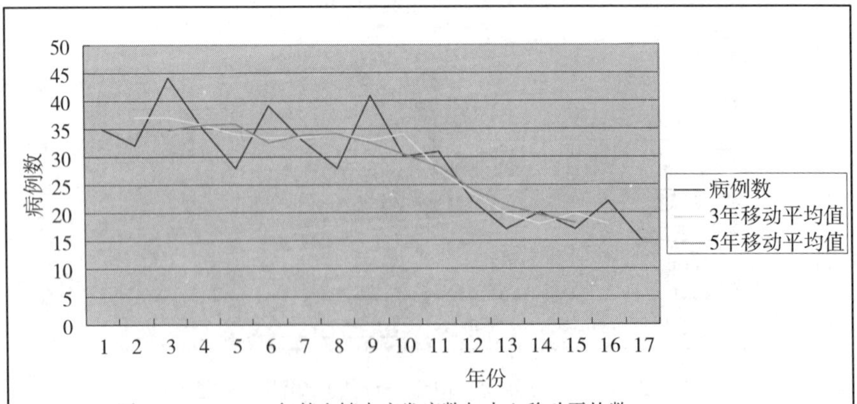

图×× 1995~2011年某乡镇水痘发病数与中心移动平均数

图 3-2-3-199　中心移动平均法（奇数）预测步骤之十七

第五步，为了更清楚地展示三条折线的区别，对其中 2 条折线的显示方式进行编辑。右击“3 年移动平均值”线条，弹出图表选项菜单（图 3-2-3-200），选择“数据系列格式”，弹出“数据系列格式”对话框（图 3-2-3-201），选择“图案”主题中右侧“数据标记”下方的“前景色”和“后景色”中的“自动”，见图 3-2-3-201 右下角部分；点击下方的“确定”按钮，获得如图 3-2-3-202 所示 1995~2011 年某乡镇水痘发病数与中心移动平均数统计图。右击图 3-2-3-202 中“5 年移动平均值”线条，弹出图表选项菜单，选择“数据系列格式”，弹出“数据系列格式”对话框，选择“图案”主题中右侧“数据标记”下方“样式”中的“△”，见图 3-2-3-203；选择“前景色”和“后景色”中的“自动”后，屏幕显示为图 3-2-3-204 所示；点击下方的“确定”按钮，获得如图所示 1995~2011 年某乡镇水痘发病与 3 年、5 年中心移动后的趋势图 3-2-3-205。

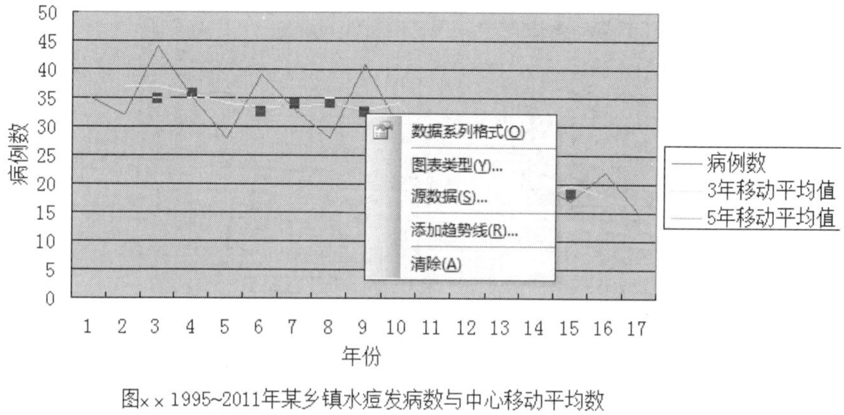

图 3-2-3-200　中心移动平均法（奇数）预测步骤之十八

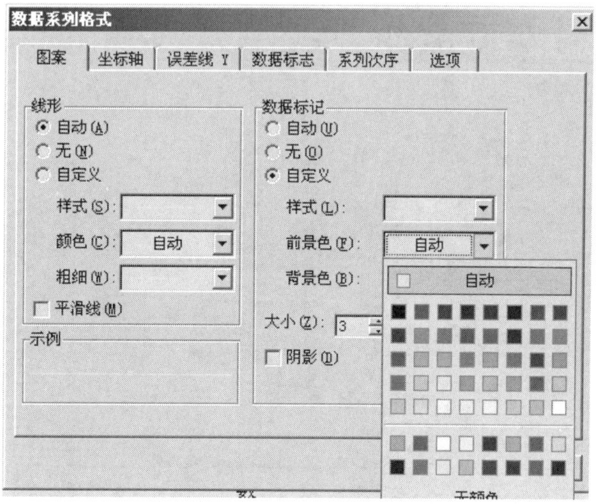

图 3-2-3-201　中心移动平均法（奇数）预测步骤之十九

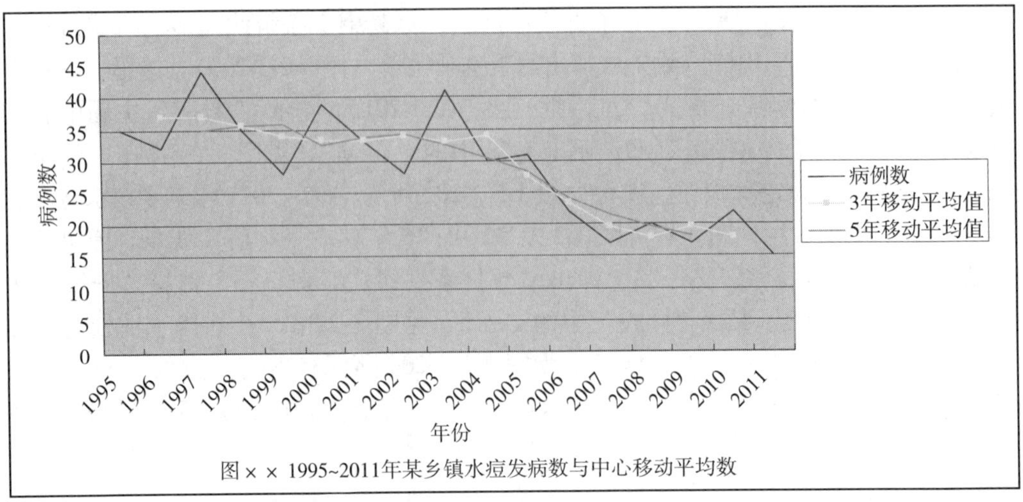

图 3-2-3-202　中心移动平均法（奇数）预测步骤之二十

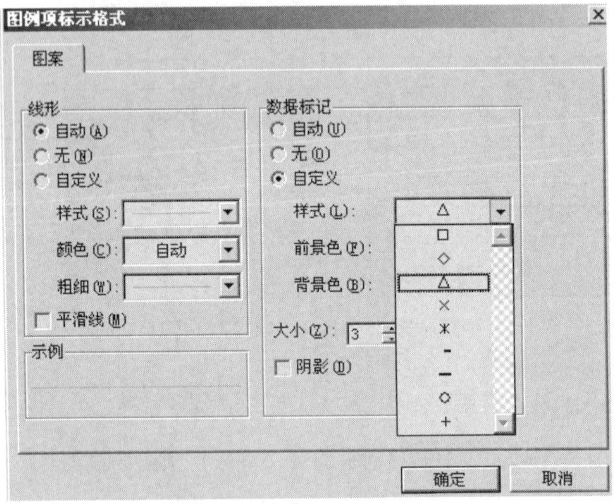

图 3-2-3-203　中心移动平均法（奇数）预测步骤之二十一

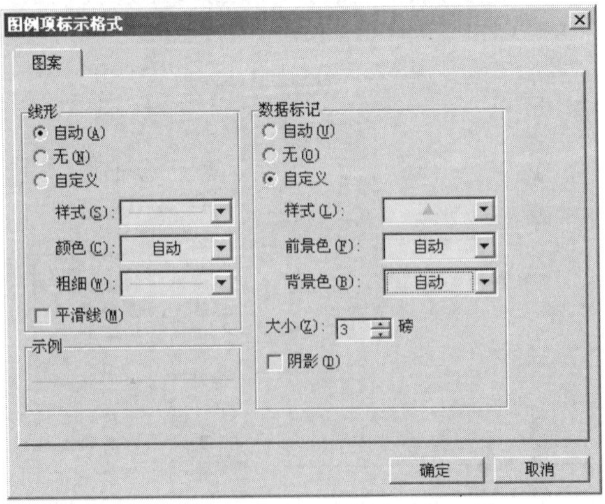

图 3-2-3-204　中心移动平均法（奇数）预测步骤之二十二

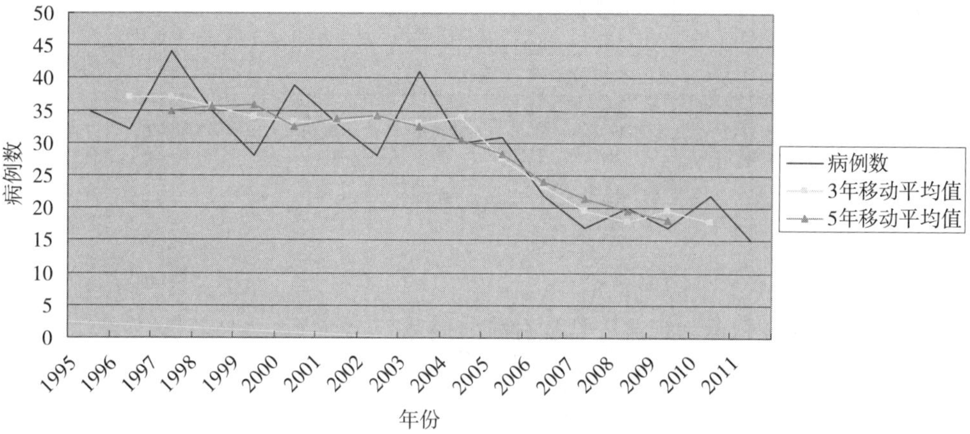

图×× 1995~2011年某乡镇水痘发病数与中心移动平均数

图 3-2-3-205　中心移动平均法（奇数）预测步骤之二十三

第四节　借助 Excel 软件完成慢性病流行病学分析

资料详见例 2-4-1。

一、数据整理

打开 Excel 文件“高血压”，删除与本次分析目的无关的信息，只保留本次分析所需信息（性别、年龄、职业、村民组、诊断疾病）和识别信息（卡片 ID）（见图 3-2-4-1）。

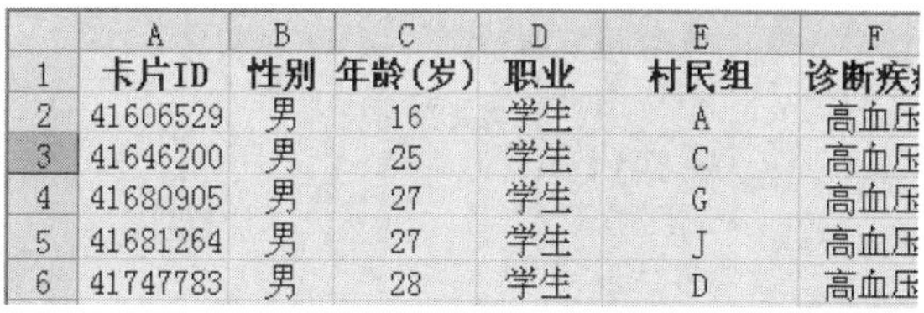

	A	B	C	D	E	F
1	卡片ID	性别	年龄(岁)	职业	村民组	诊断疾
2	41606529	男	16	学生	A	高血压
3	41646200	男	25	学生	C	高血压
4	41680905	男	27	学生	G	高血压
5	41681264	男	27	学生	J	高血压
6	41747783	男	28	学生	D	高血压

图 3-2-4-1　高血压患者基本信息

二、流行强度的快速计算

1. 确认病例数与人口数　高血压患者工作表中除第 1 行外，每行表示 1 例患者，故高血压患者数 =“行数-1” =776-1=775（例）。已知该村常住居民为 13800 人。

2. 在该工作表中选择任意一空白单元格，本例选择单元格 G1（第 1 行第 7 列交叉处），输入“=775/13800＊100”，回车，见图 3-2-4-2；G1 显示数字“5.615942029”即为 2010 年底该村居民高血压患病率 5.62%。

	A	B	C	D	E	F	G
1	卡片ID	性别	年龄(岁)	职业	村民组	诊断疾病	5.615942029
2	41606529	男	16	学生	A	高血压	

图 3-2-4-2　患病率计算过程

三、借助 Excel 软件实现流行特征分析与表述

（一）人群特征分析

1. 年龄特征

（1）找年龄的最大值和最小值：在 Excel 文件中，用“排序”功能完成。

第一步，打开文件“高血压.xls”文件，找到存放 2010 年该社区高血压病例信息的工作表。

第二步，单击菜单栏的“数据”，见图 3-2-4-3；点击其中的“排序”，弹出“排序”对话框（图 3-2-4-4）；在排序对话框的“主要关键字”下方的下拉框中选择“年龄”，该框右侧有升序、降序两个可选项，选“升序”，表示按照从小到大的顺序对年龄排序；选“降序”，表示按照从大到小的顺序对年龄排序；通过排序结果确定最大值与最小值；系统默认为“升序”；本例亦选“升序”。注意，在“排序”对话框的下半部分“我的数据区域”，选择“有标题行”，则该工作表第一行的内容不被排序，否则会被排序；系统默认为“有标题行”；本例，选择“有标题行”。“排序”对话框的操作情况见图 3-2-4-5，与图 3-2-4-4 相同，原因是我们对排序的要求与系统默认的相同；如果与系统默认的不同，这两张图随之不同。最后，点击该对话框底部的“确定”按钮，得出排序结果，见图 3-2-4-6；可以发现年龄的最小值是 16 岁，最大值是 90 岁。

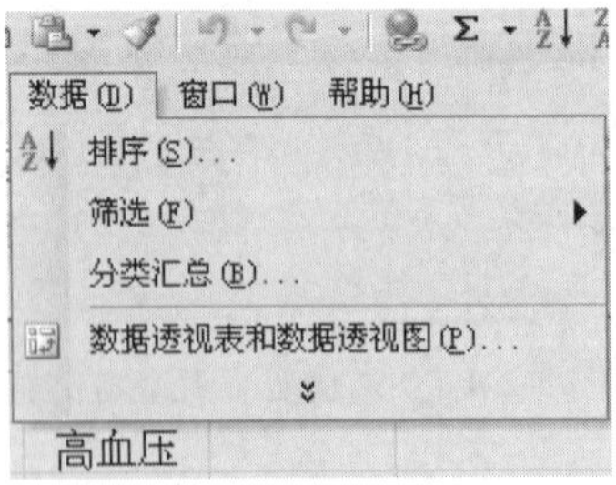

图 3-2-4-3　确定年龄最大值与最小值示意图之一

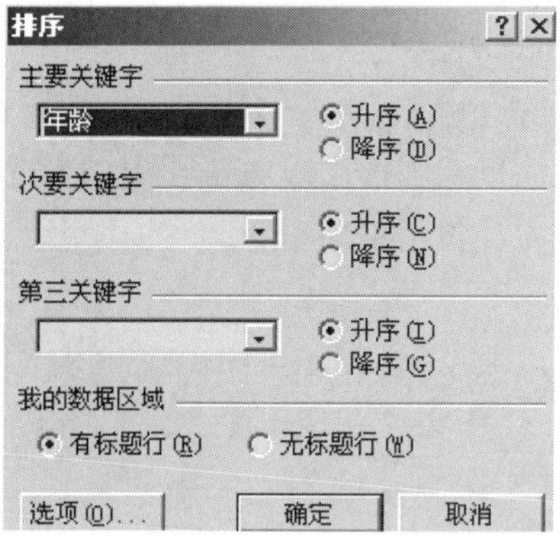

图 3-2-4-4　确定年龄最大值与最小值示意图之二

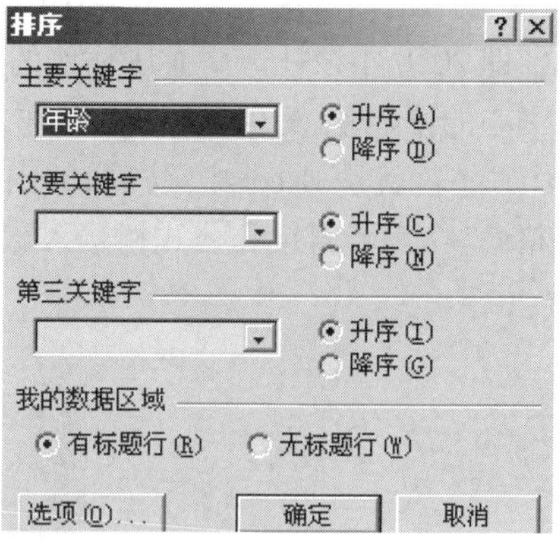

图 3-2-4-5　确定年龄最大值与最小值示意图之三

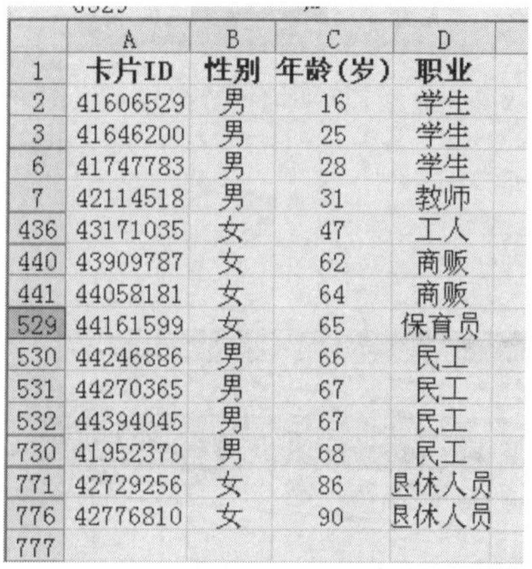

	A	B	C	D
1	卡片ID	性别	年龄(岁)	职业
2	41606529	男	16	学生
3	41646200	男	25	学生
6	41747783	男	28	学生
7	42114518	男	31	教师
436	43171035	女	47	工人
440	43909787	女	62	商贩
441	44058181	女	64	商贩
529	44161599	女	65	保育员
530	44246886	男	66	民工
531	44270365	男	67	民工
532	44394045	男	67	民工
730	41952370	男	68	民工
771	42729256	女	86	退休人员
776	42776810	女	90	退休人员
777				

图 3-2-4-6　确定年龄最大值与最小值示意图之四

（2）计算平均年龄：在 Excel 文件中，用算术平均数函数“AVERAGE”计算。

第一步，打开文件“高血压. xls”，找到存放 2010 年乙村高血压病例信息的工作表。

第二步，选中单元格 C777，点击菜单栏的“插入”，屏幕显示见图 3-2-4-7。

第三步，点击“函数”，弹出插入函数对话框（图 3-2-4-8）。

第四步，选择对话框中“选择函数”下面的“AVERAGE”（图 3-2-4-9）。接着点击对话框底部的“确定”按钮，弹出“函数参数”对话框（图 3-2-4-10）。

第五步，在“函数参数”对话框中的“Number1”行对应的框内直接输入“C2：C776”，见图 3-2-4-11 所示。细心的读者会发现，在该对话框左下方有“计算结果 = 58. 20645161”。

第六步，点击“函数参数”对话框底部的“确定”按钮，屏幕返回工作表，单元格 C777 显示的内容为“58. 20645161”，见图 3-2-4-12。该值与第五步发现的计算结果相同，即 2010 年该社区高血压病例的平均年龄为 58. 21 岁。

细心的读者会发现，Excel 工作表上方的公式栏中显示“fx = AVERAGE（C2：C776）”，这就是 Excel 中平均数的函数表达式；如果熟悉该函数表达式的话，可选中单元格 C777 后，直接在公式栏输入该表达式；回车，得出平均年龄。

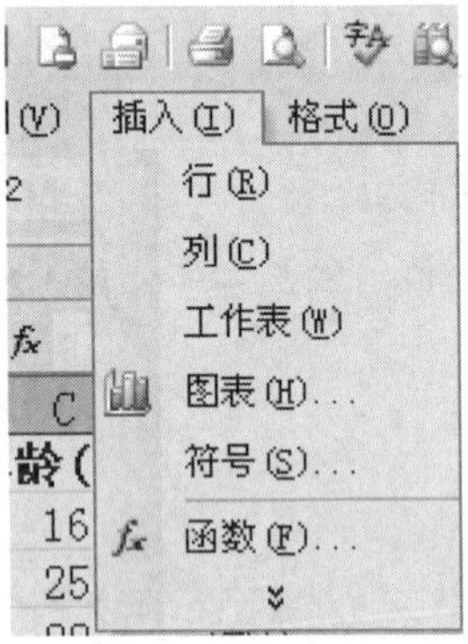

图 3-2-4-7　计算平均年龄操作示意图之一

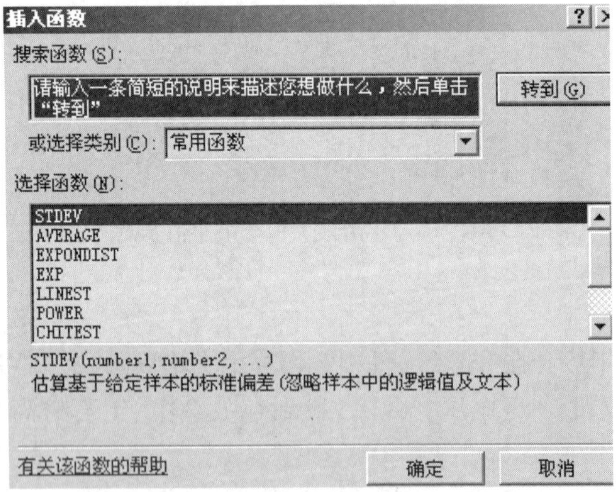

图 3-2-4-8　计算平均年龄操作示意图之二

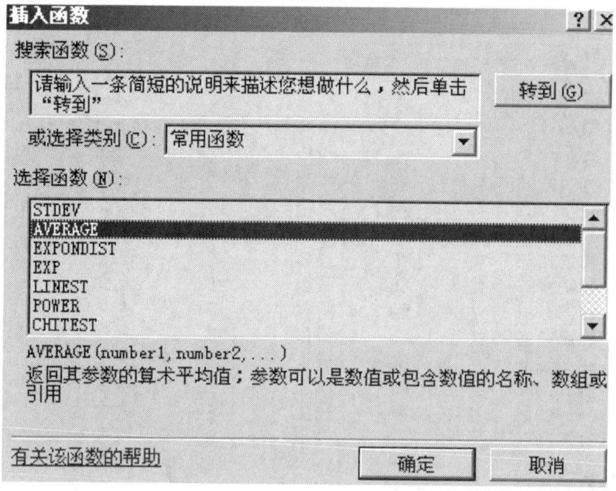

图 3-2-4-9　计算平均年龄操作示意图之三

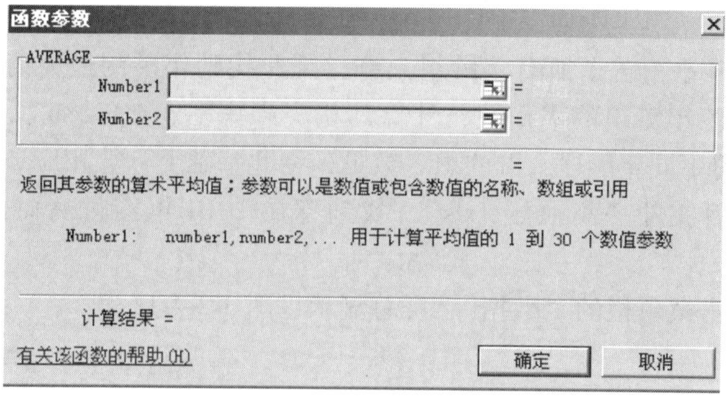

图 3-2-4-10　计算平均年龄操作示意图之四

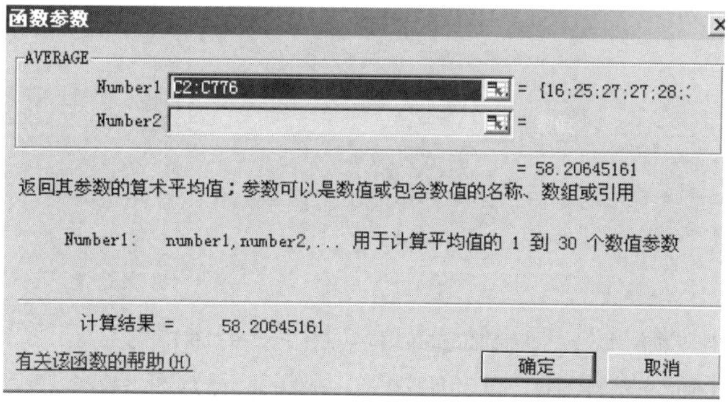

图 3-2-4-11　计算平均年龄操作示意图之五

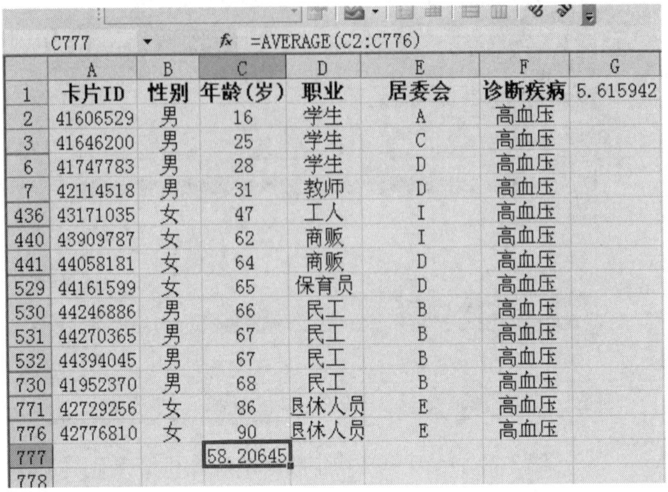
C777 fx =AVERAGE(C2:C776)

	A	B	C	D	E	F	G
1	卡片ID	性别	年龄(岁)	职业	居委会	诊断疾病	5.615942
2	41606529	男	16	学生	A	高血压	
3	41646200	男	25	学生	C	高血压	
6	41747783	男	28	学生	D	高血压	
7	42114518	男	31	教师	D	高血压	
436	43171035	女	47	工人	I	高血压	
440	43909787	女	62	商贩	I	高血压	
441	44058181	女	64	商贩	D	高血压	
529	44161599	女	65	保育员	D	高血压	
530	44246886	男	66	民工	B	高血压	
531	44270365	男	67	民工	B	高血压	
532	44394045	男	67	民工	B	高血压	
730	41952370	男	68	民工	B	高血压	
771	42729256	女	86	退休人员	E	高血压	
776	42776810	女	90	退休人员	E	高血压	
777			58.20645				
778							

图 3-2-4-12　计算平均年龄操作示意图之六

由于该资料几乎覆盖了所有年龄组人群，因此找到年龄的最大值、最小值与平均数后，还要统计各年龄组的患病数，计算其相应患病率。在 Excel 文件中，可以通过“筛选”功能获得不同年龄段人群的患者数量，在此基础上计算相应患病率。

第一步，打开文件“高血压. xls”，找到存放 2010 年乙村高血压病例信息的工作表。

第二步，点击菜单栏的“数据”，屏幕显示见图 3-2-4-13。

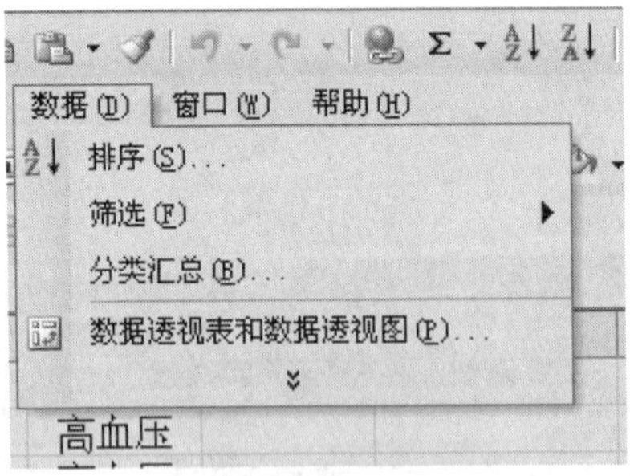

图 3-2-4-13　计算各年龄组患病率操作示意图之一

第三步，点击“筛选”，弹出筛选菜单（图 3-2-4-14）。

第四步，点击筛选菜单中“自动筛选”，屏幕显示为图 3-2-4-15 所示，标题行的每个单元格右侧都出现了一个下拉菜单提示按钮；点击“年龄（岁）”右侧的该按钮，弹出自动筛选中的功能菜单（图 3-2-4-16）；选择自动筛选菜单中的“（自定义……）”，弹出“自定义自动筛选方式”对话框（图 3-2-4-17）。

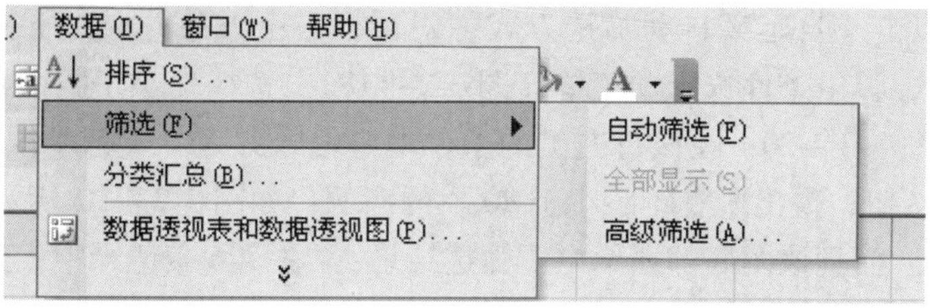

图 3-2-4-14　计算各年龄组患病率操作示意图之二

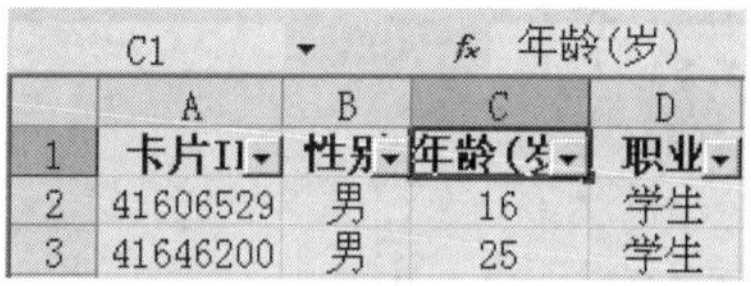

图 3-2-4-15　计算各年龄组患病率操作示意图之三

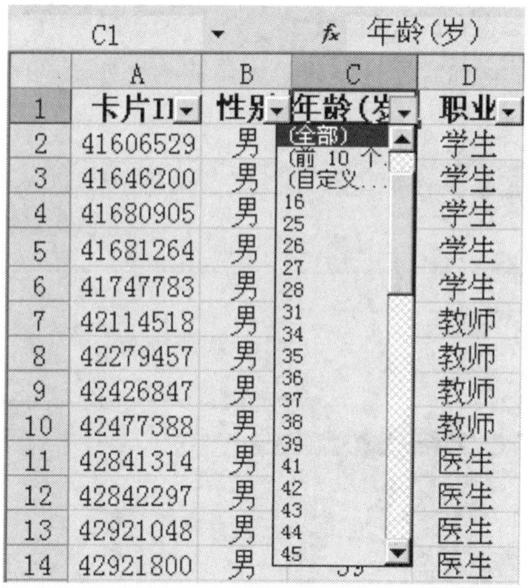

图 3-2-4-16　计算各年龄组患病率操作示意图之四

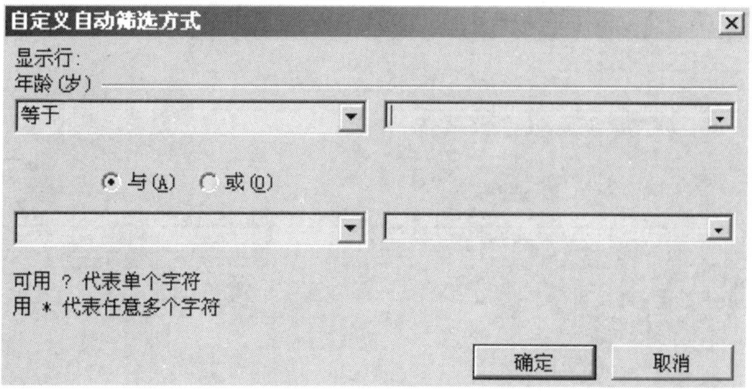

图 3-2-4-17　计算各年龄组患病率操作示意图之五

第五步，点击“自定义自动筛选方式”对话框右上方条件选择下拉菜单“等于”右侧的按钮，弹出条件选择项菜单（图 3-2-4-18）；选择“小于”（屏幕显示为图 3-2-4-19），弹出图 3-2-4-20；在该行右侧的条件框中输入“20”，见图 3-2-4-21；点击底部的“确定”按钮，得出所有年龄小于 20 岁的病例，如图 3-2-4-22 所示共有 5 例患者年龄小于 20 岁，而且该图底部还给出了筛选结果：“在 776 条记录中找到 5 个”。

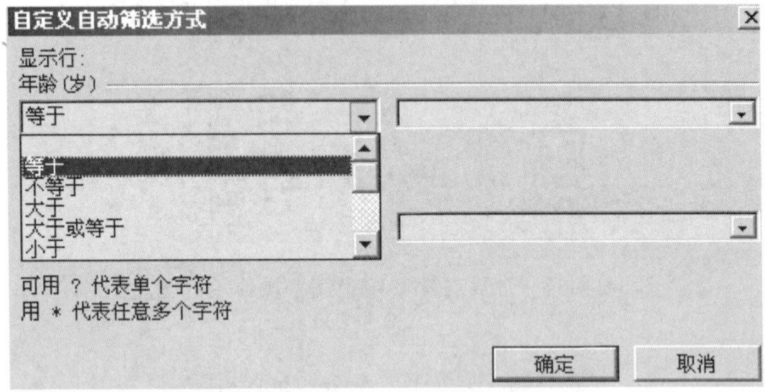

图 3-2-4-18　计算各年龄组患病率操作示意图之六

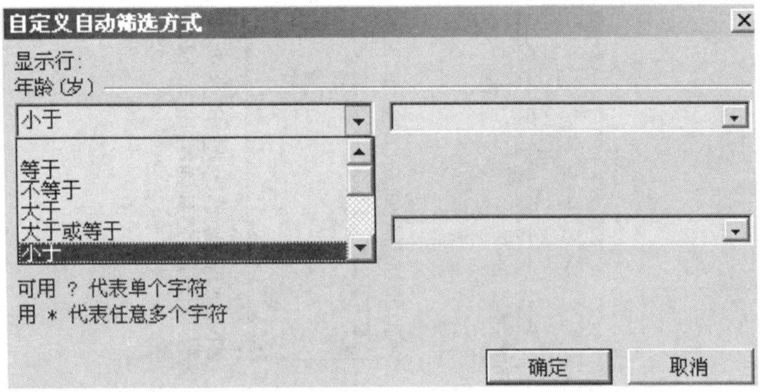

图 3-2-4-19　计算各年龄组患病率操作示意图之七

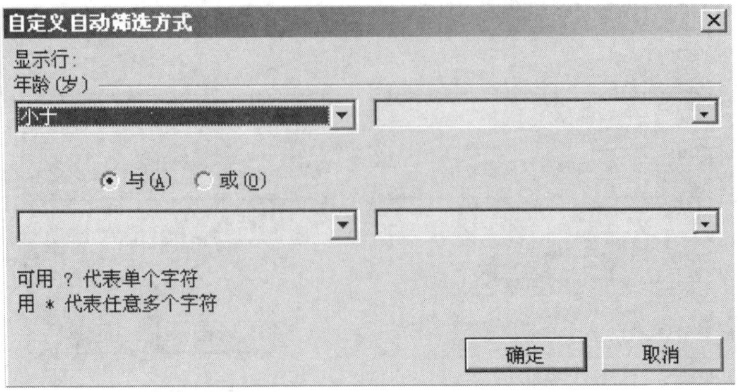

图 3-2-4-20　计算各年龄组患病率操作示意图之八

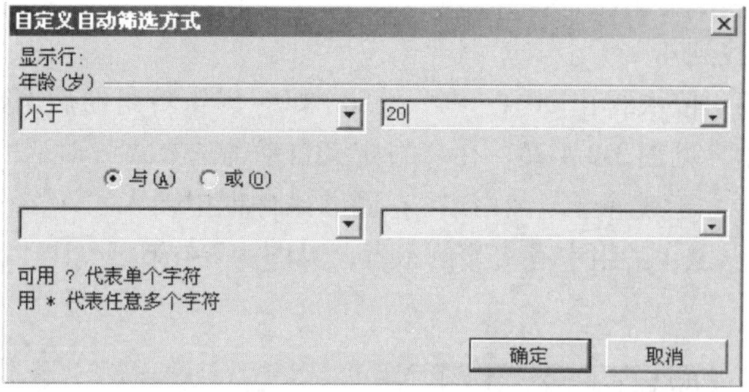

图 3-2-4-21　计算各年龄组患病率操作示意图之九

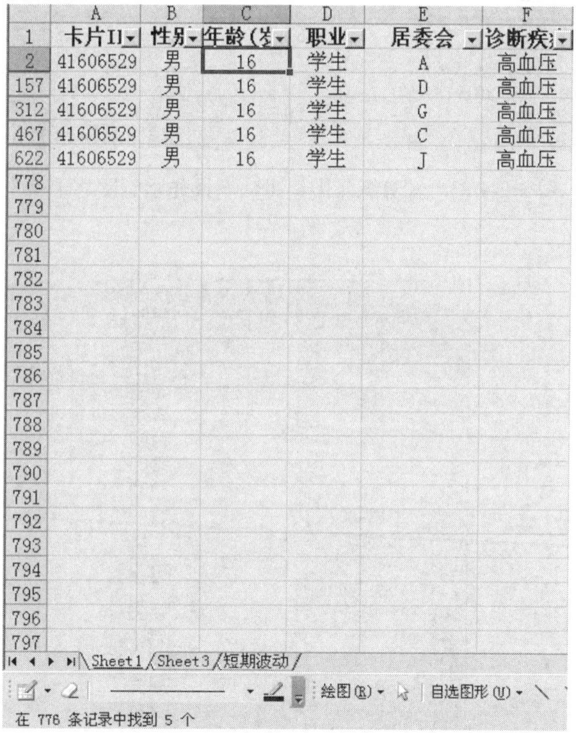

图 3-2-4-22　计算各年龄组患病率操作示意图之十

第六步，点击“年龄（岁）”右侧的该按钮，在弹出的自动筛选功能菜单中选择“（自定义……）”，弹出“自定义自动筛选方式”对话框；点击“自定义自动筛选方式”对话框右上方条件选择下拉菜单“等于”右侧的按钮，弹出条件选择项菜单（图 3-2-4-23）；选择“大于或等于”（屏幕显示为图 3-2-4-23），在该行右侧的条件框中输入“20”，见图 3-2-4-23；选择该对话框中部的“与（A）”；点击“自定义自动筛选方式”对话框左下方条件选择下拉菜单右侧的按钮，选择“小于”，在该对话框右下方的条件框中输入“30”，见图3-2-4-23；点击底部的“确定”按钮，得出所有年龄大于或等于20岁，但小于30岁的病例，见图3-2-4-24；该图底部给出筛选结果：“在776条记录中找到40个”。

重复以上步骤，依次得出30～、40～、50、60～岁年龄组的病例数。对于70岁及以上年龄组的操作，见图3-2-4-25，在“自定义自动筛选方式”对话框右上方条件选择下拉菜单中选择“大于或等于”，在该行右侧的条件框中输入“70”；点击“确定”按钮，获得70岁及以上年龄组中有175例患者，见图3-2-4-26。

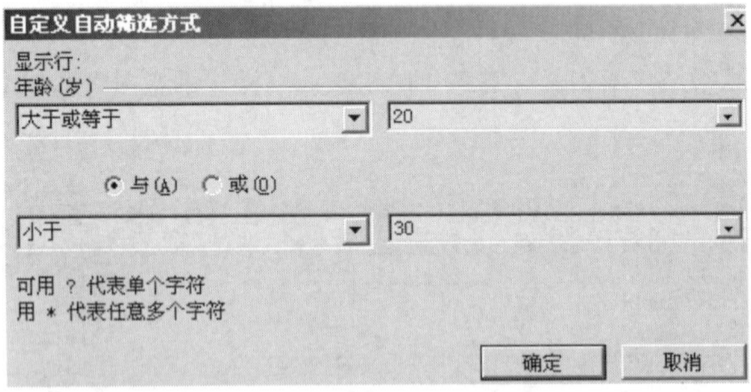

图3-2-4-23　计算各年龄组患病率操作示意图之十一

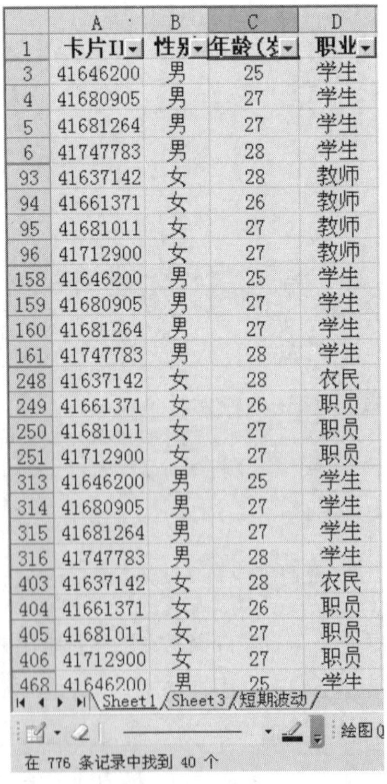

	A	B	C	D
1	卡片II	性别	年龄(岁	职业
3	41646200	男	25	学生
4	41680905	男	27	学生
5	41681264	男	27	学生
6	41747783	男	28	学生
93	41637142	女	28	教师
94	41661371	女	26	教师
95	41681011	女	27	教师
96	41712900	女	27	教师
158	41646200	男	25	学生
159	41680905	男	27	学生
160	41681264	男	27	学生
161	41747783	男	28	学生
248	41637142	女	28	农民
249	41661371	女	26	职员
250	41681011	女	27	职员
251	41712900	女	27	职员
313	41646200	男	25	学生
314	41680905	男	27	学生
315	41681264	男	27	学生
316	41747783	男	28	学生
403	41637142	女	28	农民
404	41661371	女	26	职员
405	41681011	女	27	职员
406	41712900	女	27	职员
468	41646200	男	25	学生

图3-2-4-24　计算各年龄组患病率操作示意图之十二

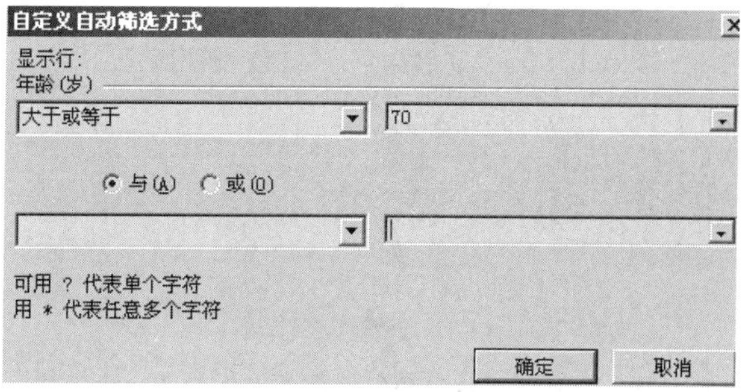

图 3-2-4-25　计算各年龄组患病率操作示意图之十三

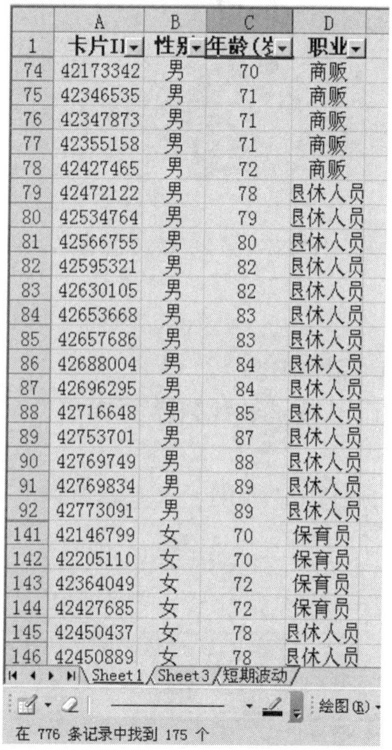

	A	B	C	D
1	卡片ID	性别	年龄(岁)	职业
74	42173342	男	70	商贩
75	42346535	男	71	商贩
76	42347873	男	71	商贩
77	42355158	男	71	商贩
78	42427465	男	72	商贩
79	42472122	男	78	退休人员
80	42534764	男	79	退休人员
81	42566755	男	80	退休人员
82	42595321	男	82	退休人员
83	42630105	男	82	退休人员
84	42653668	男	83	退休人员
85	42657686	男	83	退休人员
86	42688004	男	84	退休人员
87	42696295	男	84	退休人员
88	42716648	男	85	退休人员
89	42753701	男	87	退休人员
90	42769749	男	88	退休人员
91	42769834	男	89	退休人员
92	42773091	男	89	退休人员
141	42146799	女	70	保育员
142	42205110	女	70	保育员
143	42364049	女	72	保育员
144	42427685	女	72	保育员
145	42450437	女	78	退休人员
146	42450889	女	78	退休人员

图 3-2-4-26　计算各年龄组患病率操作示意图之十四

第七步，将自动筛选结果、当地人口数根据年龄组整理成图 3-2-4-27 所示的统计表，输入单元格 H3～J10。

第八步，在单元格 K4 输入公式“=I4/J4＊100”，回车；选中单元格 K4，按住鼠标左键，下拉至 K10，得出不同年龄组的高血压患病率（图 3-2-4-28）。

2. 性别　在 Excel 文件中，在“筛选”功能、建立数据透视表等的基础上实现性别比的计算。

H	I	J	K
年龄组(岁)	患者数	人口数	患病率(%)
0-	5	1464	
20-	40	1279	
30-	75	1859	
40-	115	2239	
50-	185	2676	
60-	180	2363	
70及以上	175	1921	

图 3-2-4-27　计算各年龄组患病率操作示意图之十五

年龄组(岁)	患者数	人口数	患病率(%)
0-	5	1464	0.341586
20-	40	1279	3.127776
30-	75	1859	4.033924
40-	115	2239	5.135543
50-	185	2676	6.913675
60-	180	2363	7.618854
70及以上	175	1921	9.110484

图 3-2-4-28　计算各年龄组患病率操作示意图之十六

（1）“筛选”的基础上计算性别比

第一步，打开文件“高血压. xls”，找到存放 2010 年该社区高血压病例信息的工作表。

第二步，选中“性别”所在单元格 B2，点击菜单栏的“数据”，屏幕显示见图 3-2-4-29。

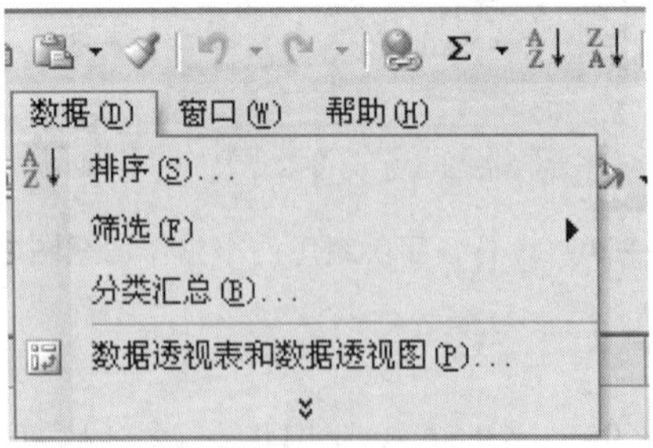

图 3-2-4-29　计算性别比操作示意图之一

第三步，点击“筛选”，弹出筛选菜单（图 3-2-4-30）。

第四步，点击筛选菜单中“自动筛选”，屏幕显示为图 3-2-4-31 所示，标题行的每

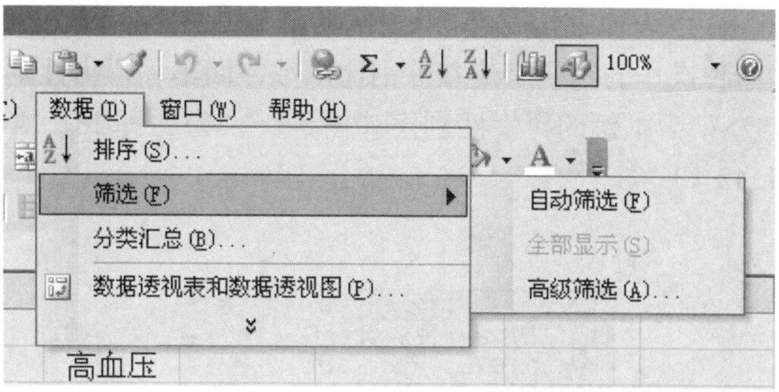

图 3-2-4-30　计算性别比操作示意图之二

个单元格右侧都出现了一个下拉菜单提示按钮；点击该按钮，弹出自动筛选中的功能菜单，见图 3-2-4-32；选择自动筛选菜单中的“男”，则筛选出所有的男性病例；若选“女”，则筛选出所有的女性病例；本例，选“男”，得到所有的男性病例，见图 3-2-4-33，请注意在该文件底部左侧显示“在 776 条记录中找到 455 个”，意思是在 775 例高血压患者中，男性病例为 455 例。为了更清楚的显示此句话，这里将其放大为图 3-2-4-34。同样的方法，得出女性病例数为 320 例。

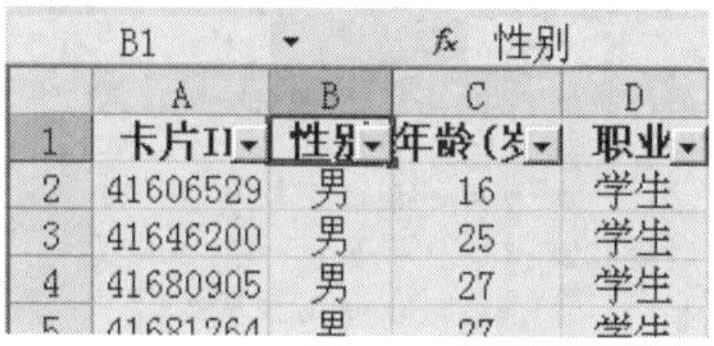

图 3-2-4-31　计算性别比操作示意图之三

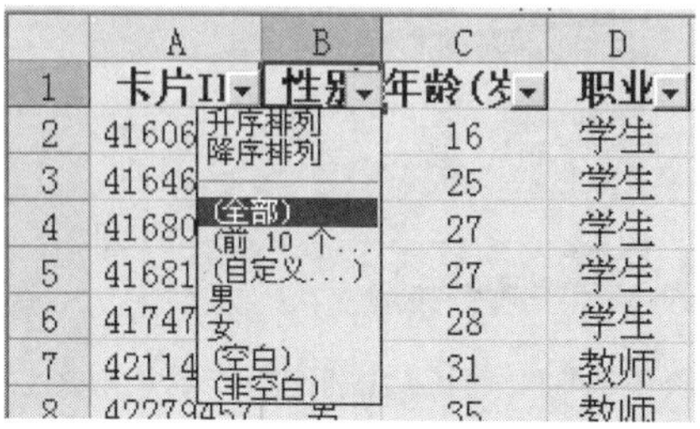

图 3-2-4-32　计算性别比操作示意图之四

第五步，在工作表空白处，输入男女病例数及性别比，本例在单元格 H100、H101 和 H102 分别输入“男”、“女”、“性别比”，在单元格 I99、I100 和 I101 分别输入“病例数”、“455”、“320”，见图 3-2-4-35。

第六步，计算性别比。有两种方法可实现此操作，一种是在单元格 I102 直接输入公式“=I100/I101”；另一种方法是在单元格 I102 输入“=”，点击 I100，输入除号“/”，点击 I101；两种操作的实质是建立性别比函数，回车，得出性别比，单元格 I102 显示数值“1.421875”为本例的男女性别比（图 3-2-4-36），即 2010 年该村高血压病例的男女性别比为 1.42∶1。

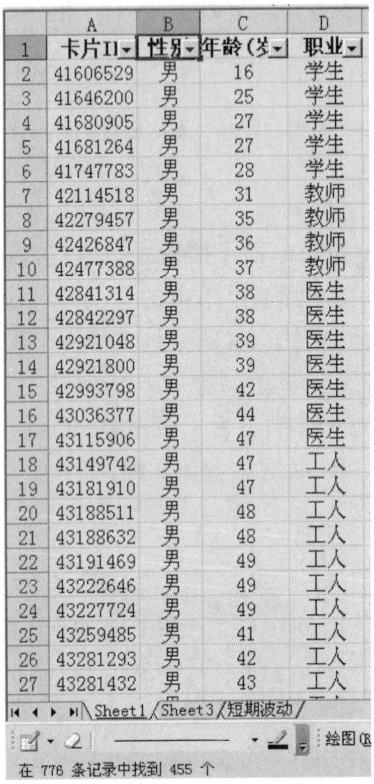

	A	B	C	D
1	卡片II	性别	年龄(岁	职业
2	41606529	男	16	学生
3	41646200	男	25	学生
4	41680905	男	27	学生
5	41681264	男	27	学生
6	41747783	男	28	学生
7	42114518	男	31	教师
8	42279457	男	35	教师
9	42426847	男	36	教师
10	42477388	男	37	教师
11	42841314	男	38	医生
12	42842297	男	38	医生
13	42921048	男	39	医生
14	42921800	男	39	医生
15	42993798	男	42	医生
16	43036377	男	44	医生
17	43115906	男	47	医生
18	43149742	男	47	工人
19	43181910	男	47	工人
20	43188511	男	48	工人
21	43188632	男	48	工人
22	43191469	男	49	工人
23	43222646	男	49	工人
24	43227724	男	49	工人
25	43259485	男	41	工人
26	43281293	男	42	工人
27	43281432	男	43	工人

图 3-2-4-33　计算性别比操作示意图之五

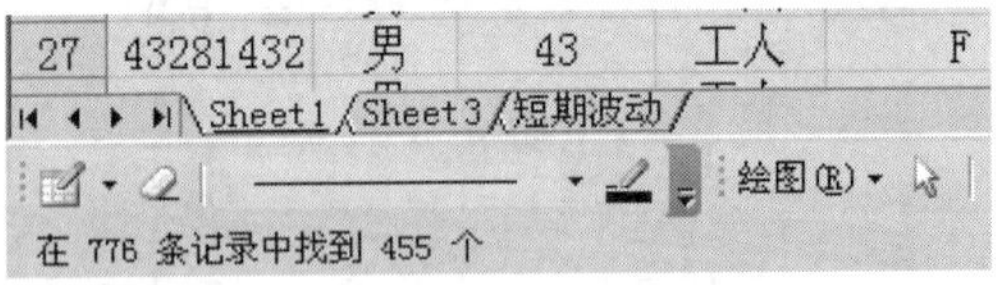

图 3-2-4-34　计算性别比操作示意图之六

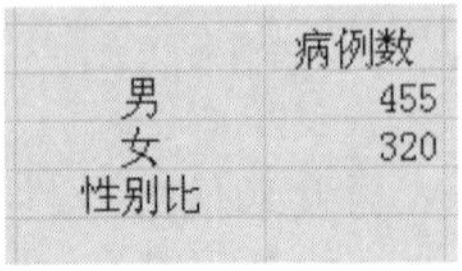

	病例数
男	455
女	320
性别比	

图 3-2-4-35　计算性别比操作示意图之七

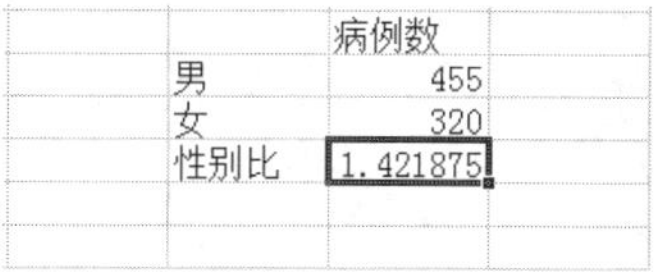

图 3-2-4-36　计算性别比操作示意图之八

（2）“数据透视表”的基础上计算性别比

第一步，打开文件“高血压. xls”，找到存放 2010 年乙村高血压病例的工作表。

第二步，选中该工作表中有数据的任一单元格，点击菜单栏的“数据”，屏幕显示见图 3-2-4-37。

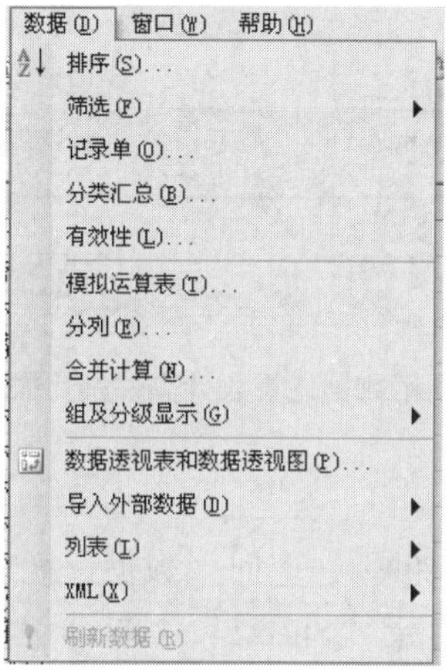

图 3-2-4-37　利用数据透视表计算性别比操作示意图之一

第三步，选择“数据”菜单中的“数据透视表和数据透视图”子菜单，进入数据透视表向导，弹出“数据透视表和数据透视图向导——3 步骤之 1”对话框（图 3-2-4-38）。

第四步，选择“Microsoft Excel 数据列表或数据库”为数据源，所需创建的报表类型为“数据透视表”；单击“下一步”；弹出“数据透视表和数据透视图向导——3 步骤之 2”对话框（图 3-2-4-39）。

第五步，选择待分析数据区域，一般情况下 Excel 会自动根据当前光标所在位置确定待分析数据区域，直接单击“下一步”按钮即可。如果 Excel 自动确定待分析数据区域不是实际分析区域，则点击“选定区域”框右侧的展开按钮，弹出“数据透视表和数据透视图向导——3 步骤之 2”对话框的选择特定区域数据操作界面（图 3-2-4-40）。方便起见，本例，选择单元格 A1 ~ F776（即所有的数据信息区域）为数据区域（图 3-2-4-41），数据区域框内显示“Sheet1！ $ A $ 1： $ F $ 776”；点击“Sheet1！ $ A

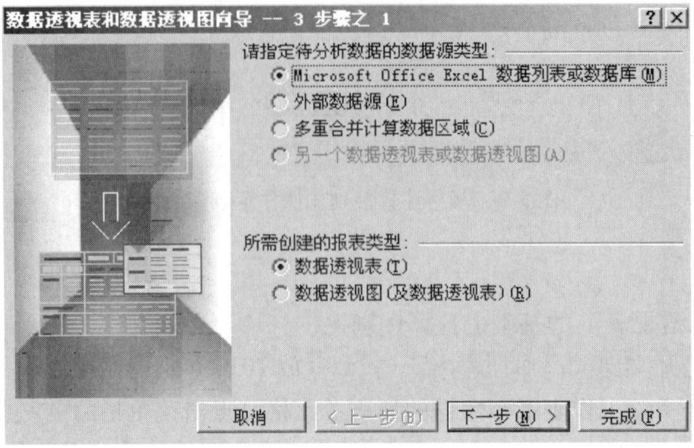

图 3-2-4-38　利用数据透视表计算性别比操作示意图之二

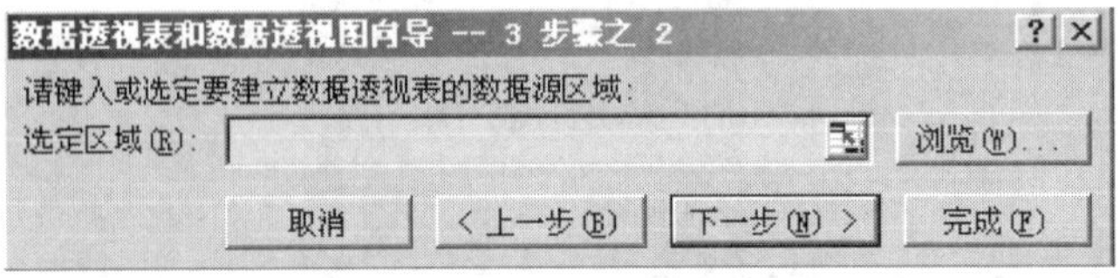

图 3-2-4-39　利用数据透视表计算性别比操作示意图之三

$1：$F$776”右侧的展开按钮，返回“数据透视表和数据透视图向导——3 步骤之 2”对话框，数据区域框内显示“Sheet1！A1：F776”，见图 3-2-4-42。当然，也可直接选择“性别”与“诊断疾病”两个区域的全部数据为特定区域数据，只是操作略为复杂，这里不在演示，有兴趣者可参阅例手足口病流行特征分析部分。

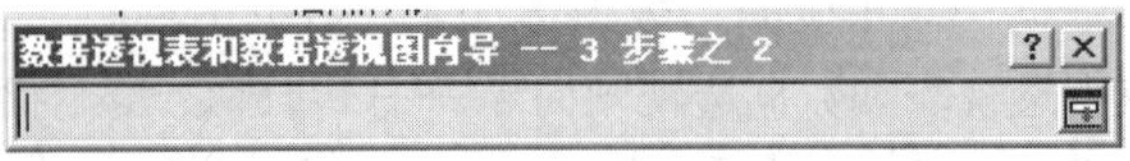

图 3-2-4-40　利用数据透视表计算性别比操作示意图之四

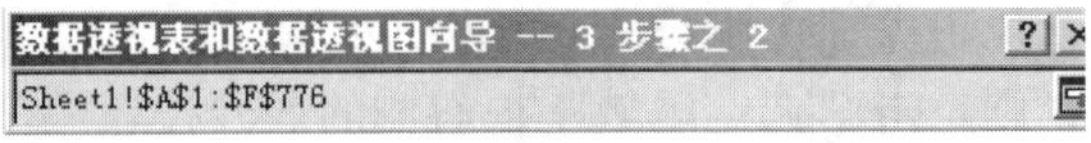

图 3-2-4-41　利用数据透视表计算性别比操作示意图之五

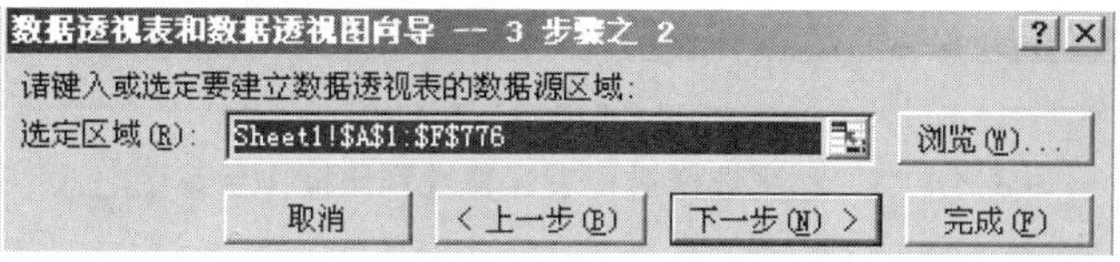

图 3-2-4-42　利用数据透视表计算性别比操作示意图之六

第六步，单击“下一步”按钮；弹出“数据透视表和数据透视图向导——3 步骤之 3”对话框的“数据透视表显示位置”界面（图 3-2-4-43）。选择“新建工作表”则将数据表的结果放在一个新的工作表中；选择“当前工作表”，则将结果放在当前工作表中，此时需要指定一个空白位置放置数据表。

本例，选择“当前工作表”为显示位置，见图 3-2-4-44；点击“当前工作表”下方数据区域框右侧的展开按钮，弹出“数据透视表和数据透视图向导——3 步骤之 3”对话框的选择特定放置区域操作界面（图 3-2-4-45）；选择该工作表的一个空白单元格，图 3-2-4-46 数据框显示放置位置区域为“Sheet1！ H19”，即第 8 列第 19 行的单元格 H19。

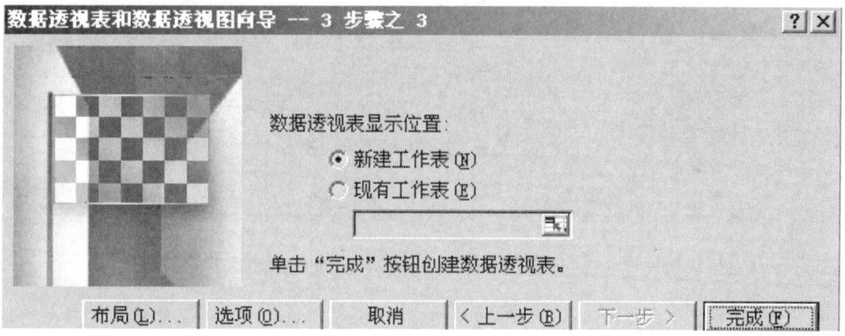

图 3-2-4-43　利用数据透视表计算性别比操作示意图之六

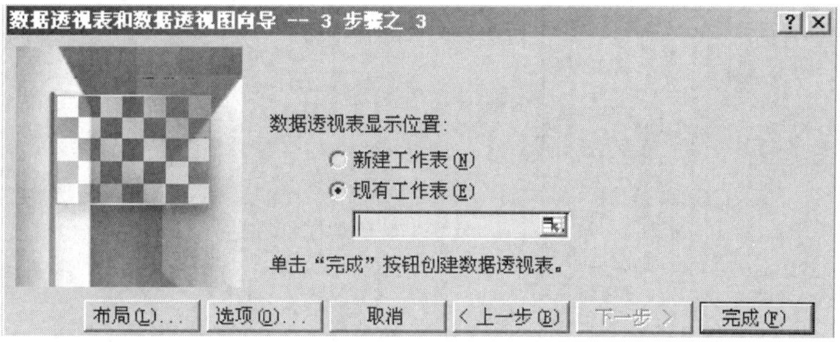

图 3-2-4-44　利用数据透视表计算性别比操作示意图之七

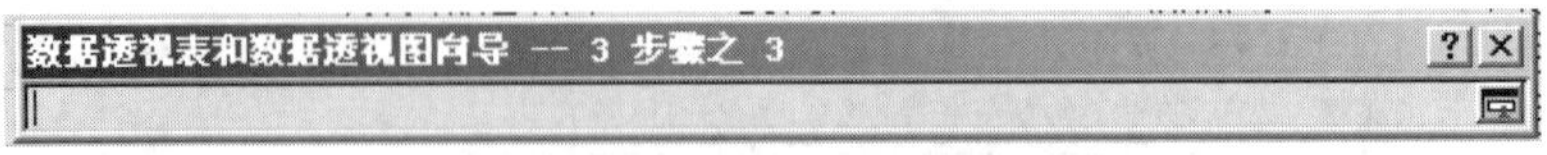

图 3-2-4-45　利用数据透视表计算性别比操作示意图之八

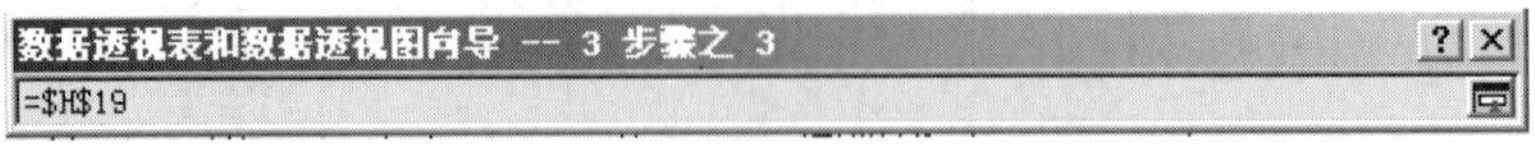

图 3-2-4-46　利用数据透视表计算性别比操作示意图之九

第七步，点击“Sheet1！＄H＄19”右侧的展开按钮，弹出“数据透视表和数据透视图向导——3 步骤之 3”对话框的选择特定放置区域操作界面，此时“当前工作表”下方数据区域框出现了“Sheet1！＄H＄19”，见图 3-2-4-47；点击“完成”按钮；在当前工作表中出现了图 3-2-4-48 所示的数据透视表结构。

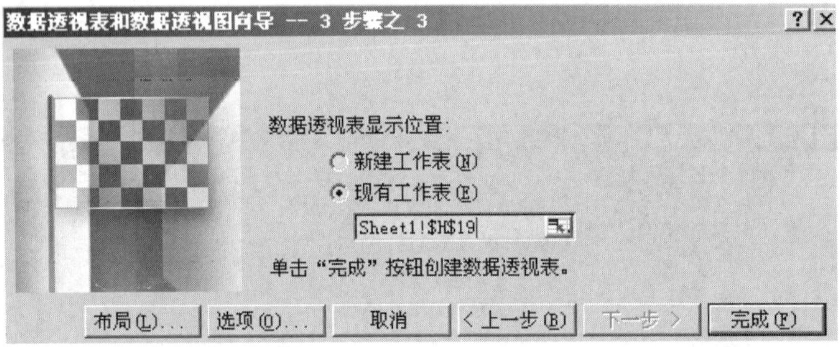

图 3-2-4-47　利用数据透视表计算性别比操作示意图之十

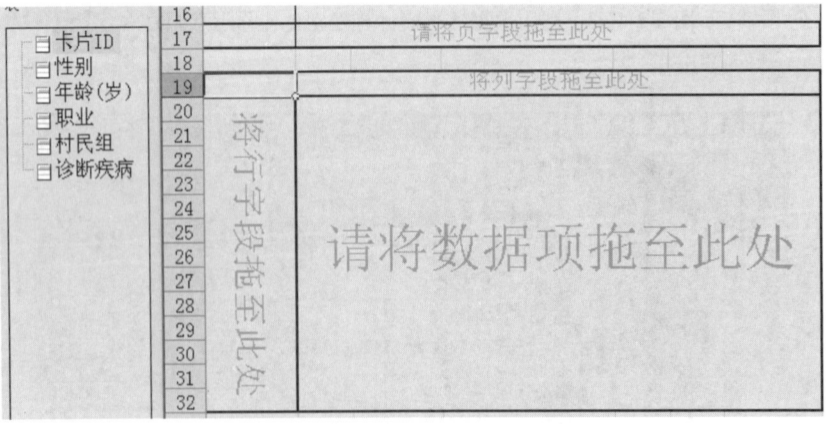

图 3-2-4-48　利用数据透视表计算性别比操作示意图之十一

第八步，将右侧数据透视表字段中的“性别”、“诊断疾病”分别拖至透视表结构中的“将行字段拖至此处”、“将数据项拖至此处”；得出男女性别汇总表，如图 3-2-4-49 所示。

计数项:诊断疾病	
性别	汇总
男	455
女	320
总计	775

图 3-2-4-49　利用数据透视表计算性别比操作示意图之十二

第九步，计算性别比。可以采用“筛选”功能基础上计算性别比第六步的两种方法。也可以完成数据透视表之后，按需要修改数据表显示格式，对于初学者，该操作可能有些困难，此处不在演示，留给有兴趣者探索。

3. 职业　在 Excel 文件中，可以在筛选、数据透视表等基础上实现构成比的计算。对于指标分类较多的情况，建议在建立数据透视表的基础上完成。本例仅演示在数据透视表的基础上实现构成比的计算。

第一步，打开文件“高血压. xls”，找到存放 2010 年该社区高血压病例的工作表。

第二步，选中该工作表中有数据的任一单元格，点击菜单栏的“数据”，屏幕显示见图 3-2-4-50。

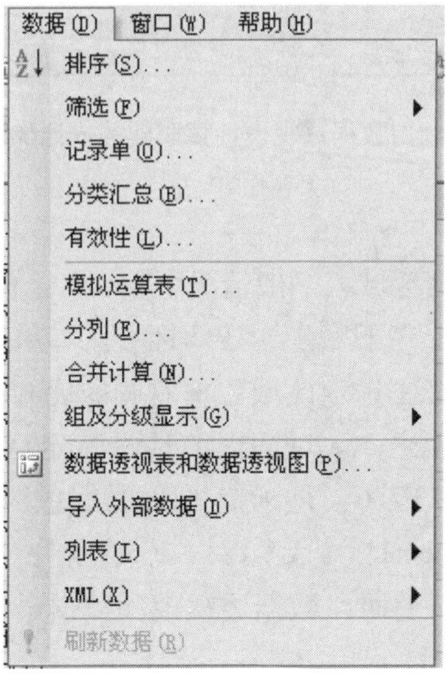

图 3-2-4-50　利用数据透视表计算职业构成比操作示意图之一

第三步，选择“数据”菜单中的“数据透视表和数据透视图”子菜单，进入数据透视表向导，弹出“数据透视表和数据透视图向导——3 步骤之 1”对话框（图 3-2-4-51）。

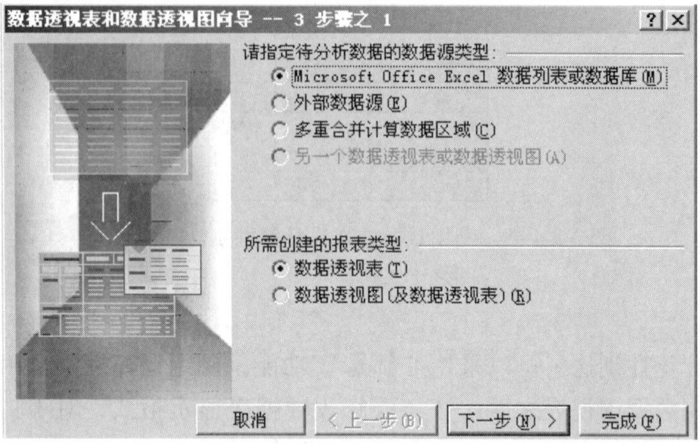

图 3-2-4-51　利用数据透视表计算职业构成比操作示意图之二

第四步，选择“Microsoft Excel 数据列表或数据库”为数据源，所需创建的报表类型为“数据透视表”；单击“下一步”；弹出“数据透视表和数据透视图向导——3 步骤之 2”对话框（图 3-2-4-52）。

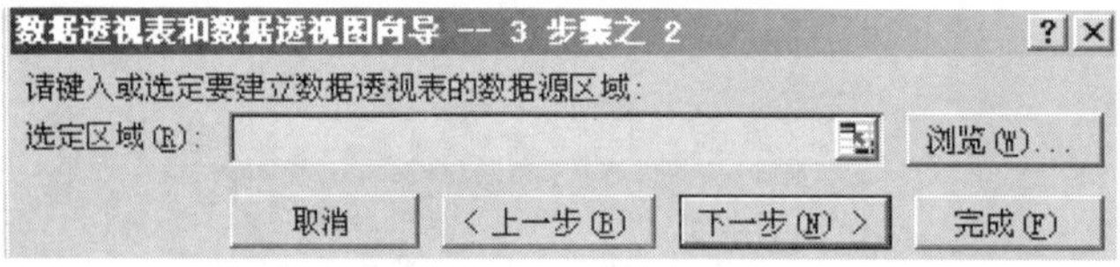

图 3-2-4-52　利用数据透视表计算职业构成比操作示意图之三

第五步，选择待分析数据区域，一般情况下 Excel 会自动根据当前光标所在位置确定待分析数据区域，直接单击“下一步”按钮即可。如果 Excel 自动确定待分析数据区域不是实际分析区域，则点击“选定区域”框右侧的展开按钮，弹出“数据透视表和数据透视图向导——3 步骤之 2”对话框的选择特定区域数据操作界面（图 3-2-4-53）。本例，选择单元格 A1 ~ F776（即所有的数据信息区域）为数据区域（图 3-2-4-54），数据区域框内显示“Sheet1！ A1： F776”；点击“Sheet1！ A1： F776”右侧的展开按钮，返回“数据透视表和数据透视图向导——3 步骤之 2”对

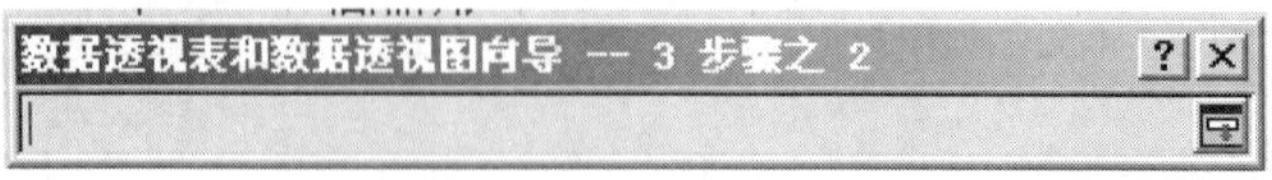

图 3-2-4-53　利用数据透视表计算职业构成比操作示意图之四

话框，数据区域框内显示“Sheet1！ A1：F776”，见图 3-2-4-55。

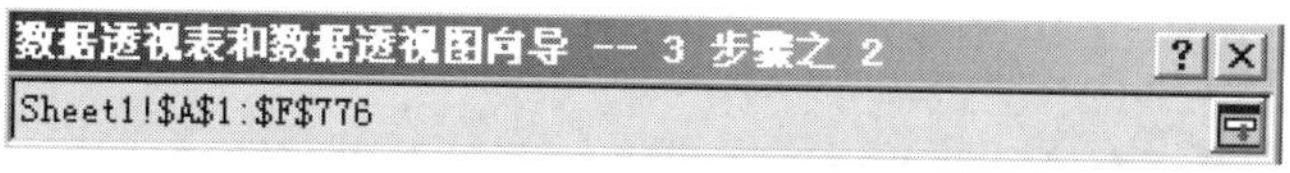

图 3-2-4-54 利用数据透视表计算职业构成比操作示意图之五

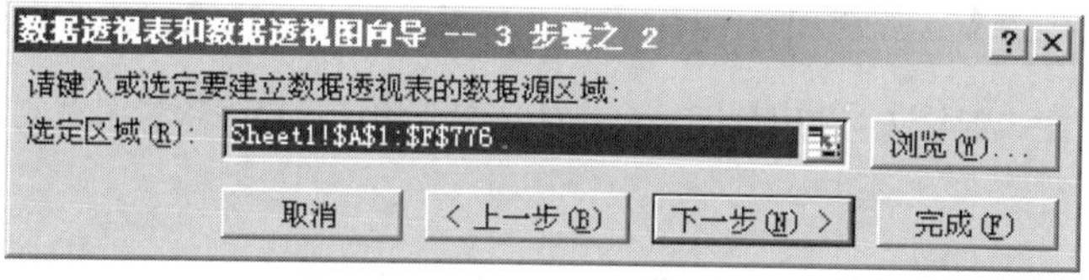

图 3-2-4-55 利用数据透视表计算职业构成比操作示意图之六

第六步，单击“下一步”按钮；弹出“数据透视表和数据透视图向导——3 步骤之 3”对话框的“数据透视表显示位置”对话框（图 3-2-4-56）选择“新建工作表”则将数据表的结果放在一个新的工作表中；选择“当前工作表”，则将结果放在当前工作表中，此时需要指定一个空白位置放置数据表。

本例，选择“当前工作表”，见图 3-2-4-57；点击“当前工作表”下方数据区域框右侧的展开按钮，弹出“数据透视表和数据透视图向导——3 步骤之 3”对话框的选择特定放置区域操作界面（图 3-2-4-58）；选择该工作表的一个空白单元格，图 3-2-4-59 显示放置位置区域为“Sheet1！ H4”，即第 8 列第 4 行的单元格 H4。

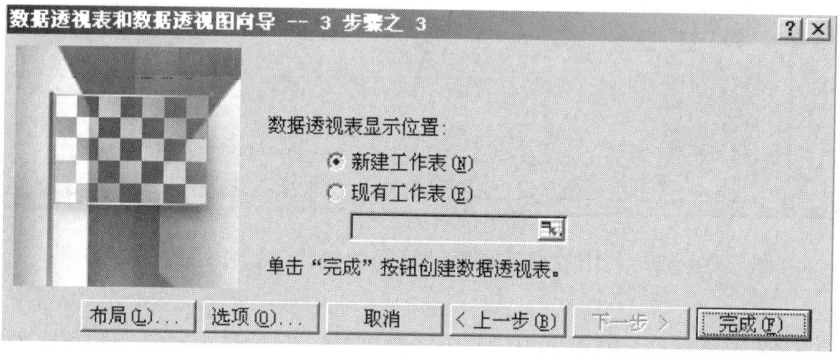

图 3-2-4-56 利用数据透视表计算职业构成比操作示意图之七

第七步，点击“Sheet1！ H4”右侧的展开按钮，弹出“数据透视表和数据透视图向导——3 步骤之 3”对话框的选择特定放置区域操作界面，此时“现有工作表”下方数据区域框出现了“Sheet1！ H4”，见图 3-2-4-60；点击“完成”按钮；在当前工作表中出现了图 3-2-4-61 所示的数据透视表结构。

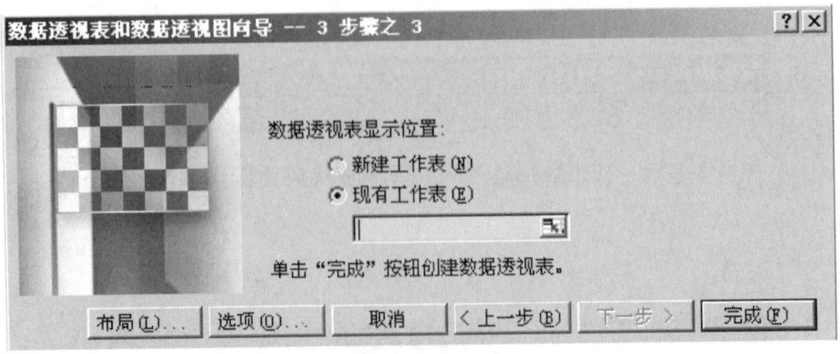

图 3-2-4-57　利用数据透视表计算职业构成比操作示意图之八

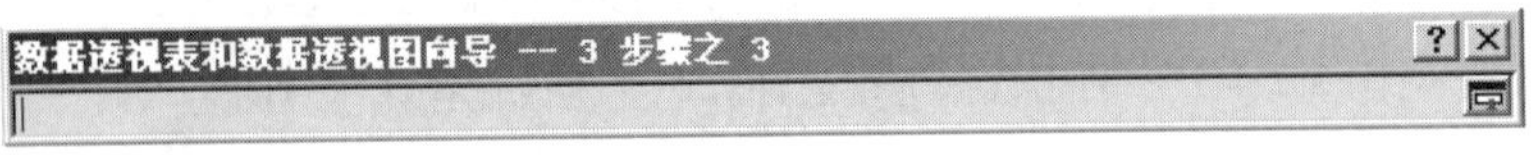

图 3-2-4-58　利用数据透视表计算职业构成比操作示意图之九

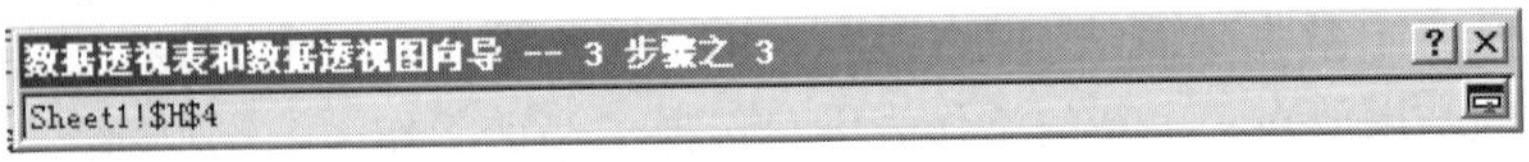

图 3-2-4-59　利用数据透视表计算职业构成比操作示意图之十

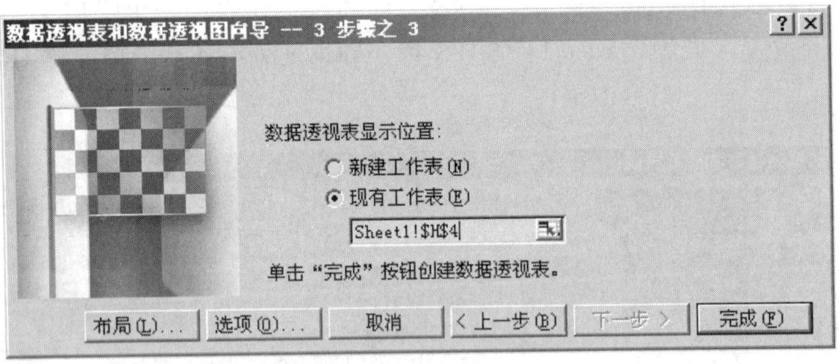

图 3-2-4-60　利用数据透视表计算职业构成比操作示意图之十一

第八步，将右侧数据透视表字段中的“职业”、“诊断疾病”分别拖至透视表结构中的“将行字段拖至此处”、“将数据项拖至此处”；得出职业汇总表，如图 3-2-4-62 所示。

第九步，将汇总结果复制到 K6～L_{11}，在单元格 K5、L5、M5 输入“职业”、“汇总”、“构成比（%）”，以计算职业构成比。有两种方法可实现此操作，一种是在单元格 M6 直接输入公式“=L6/775＊100”，回车，M6 显示“1.548387”；选中单元格 M6，按住鼠标左键下拉至 M11，单元格 M6～M10 显示数值为各种职业人群病例数占全部病

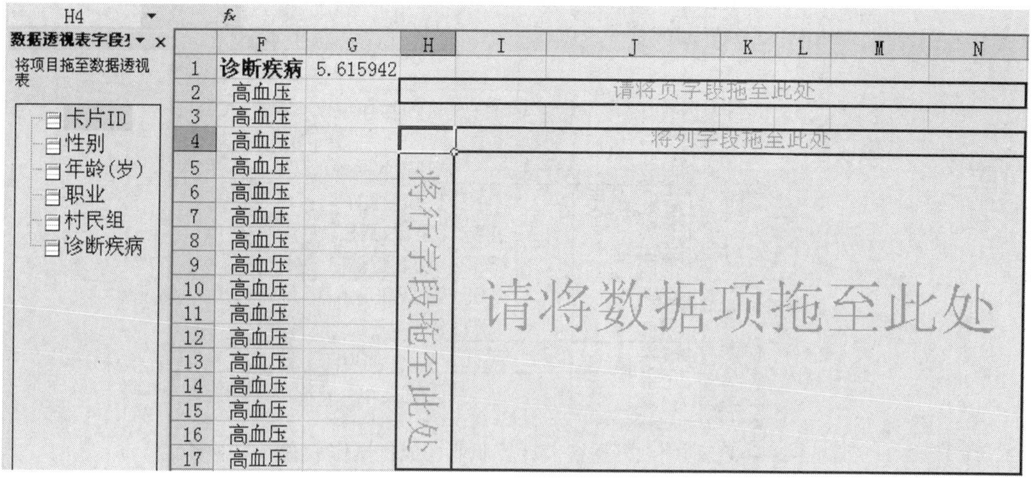

图 3-2-4-61　利用数据透视表计算职业构成比操作示意图之十二

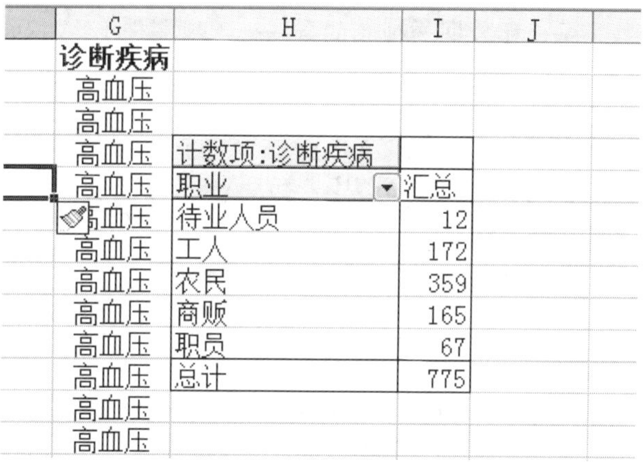
G
H
I
J
诊断疾病
高血压
计数项:诊断疾病
职业
汇总
待业人员
12
工人
172
农民
359
商贩
165
职员
67
总计
775

图 3-2-4-62　利用数据透视表计算职业构成比操作示意图之十三

例的构成比，单元格 M11 显示数值（“100”）是上述所有职业构成比之和，见图 3-2-4-63。可见该村高血压患者中，农民（46.32%）、工人（22.19%）、商贩（21.29%）较多。需解释的是，为什么要将汇总结果复制到其他区域，用复制数据计算构成比，而不是直接用数据透视表汇总计算，因为直接用透视表汇总结果会导致公式循环引用，无法得出结果。

另一种方法是采用输入与点击相结合的方法，建立构成比计算公式。就本例而言，直接输入公式是操作最简单的方法。故不演示第二种方法的具体操作。

（二）地区特征分析　本例，分析各个村民组分别有多少居民患有高血压。在 Excel 文件中，通过数据透视表功能完成。

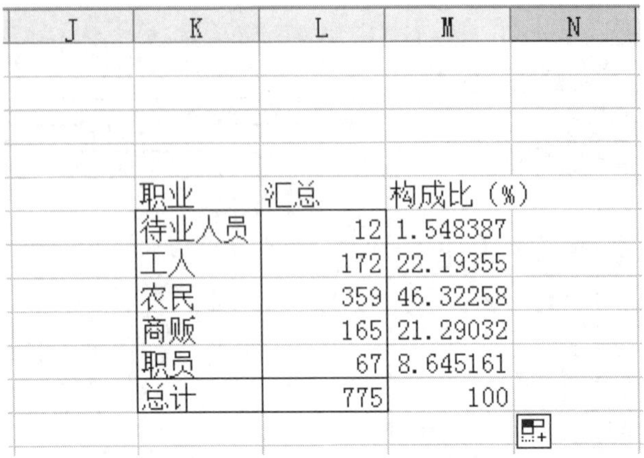

J	K	L	M	N
	职业	汇总	构成比（%）	
	待业人员	12	1.548387	
	工人	172	22.19355	
	农民	359	46.32258	
	商贩	165	21.29032	
	职员	67	8.645161	
	总计	775	100	

图 3-2-4-63　利用数据透视表计算职业构成比操作示意图之十四

1. 具体分析方法与过程

（1）打开文件“高血压. xls”，找到存放 2010 年该村高血压病例的工作表。

（2）选择“数据”菜单中的“数据透视表和数据透视图”子菜单，进入数据透视表向导，弹出“数据透视表和数据透视图向导——3 步骤之 1”对话框（图 3-2-4-64）。

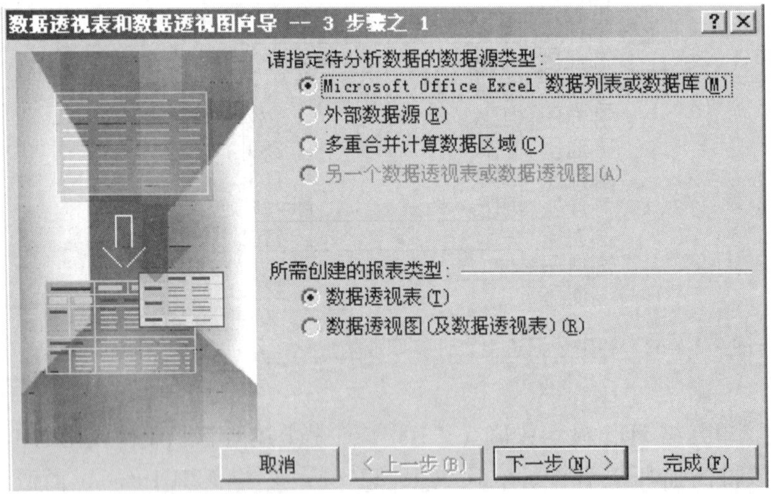

图 3-2-4-64　地区特征分析操作示意图之一

（3）选择“Microsoft Excel 数据列表或数据库”为数据源，所需创建的报表类型为“数据透视表”；单击“下一步”；弹出“数据透视表和数据透视图向导——3 步骤之 2”对话框（图 3-2-4-65）。接着选择待分析数据区域，一般情况下 Excel 会自动根据当前光标所在单元格确定待分析数据区域，直接单击“下一步”按钮即可。如果 Excel 自动确定待分析数据区域不是实际分析区域，则点击“选定区域”框右侧的展开按钮，弹出“数据透视表和数据透视图向导——3 步骤之 2”对话框的选择特定区域数据操作界面。本例，Excel 自动显示待分析数据区域“＄A＄1：＄G＄777”，是实际分析数据区域，直接单击“下一步”按钮，弹出“数据透视表和数据透视图向导——3 步骤之 3”对话框（图 3-2-4-66）。

（4）在该对话框选择数据透视表显示位置。本例选择“当前工作表”，见图 3-2-4-67，则将结果放在当前工作表中，此时需要指定一个空白位置放置数据表，点击“当前工作表”下方数据区域框右侧的展开按钮，弹出“数据透视表和数据透视图向导——3 步骤之 3”对话框的选择特定放置区域操作界面（图 3-2-4-68）；选择该工作表的一个空白单元格，图 3-2-4-69 显示放置位置区域为“Sheet1！＄G＄4”，即第 7 列第 4 行的单元格 G4。

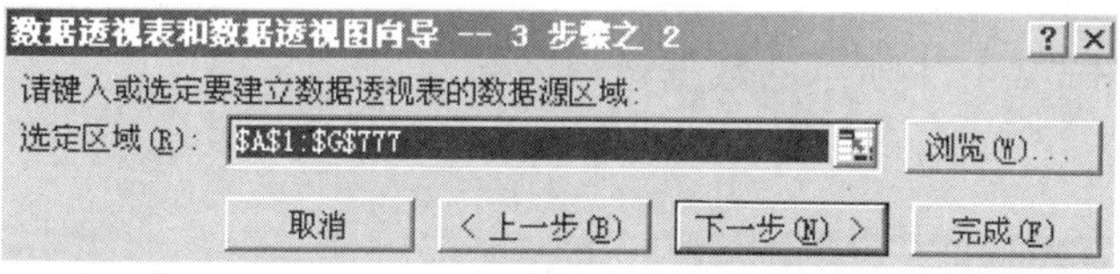

图 3-2-4-65　地区特征分析操作示意图之二

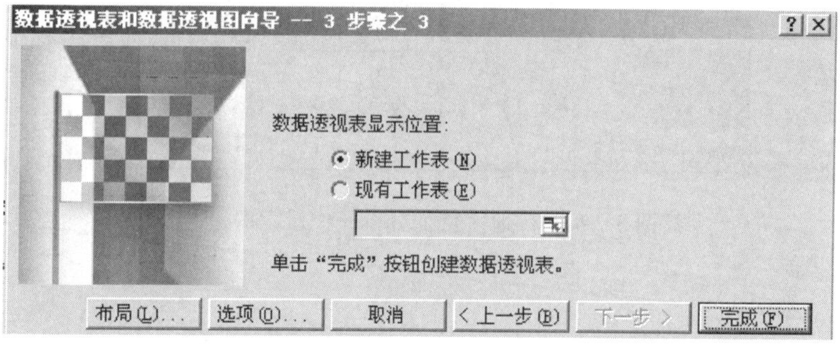

图 3-2-4-66　地区特征分析操作示意图之三

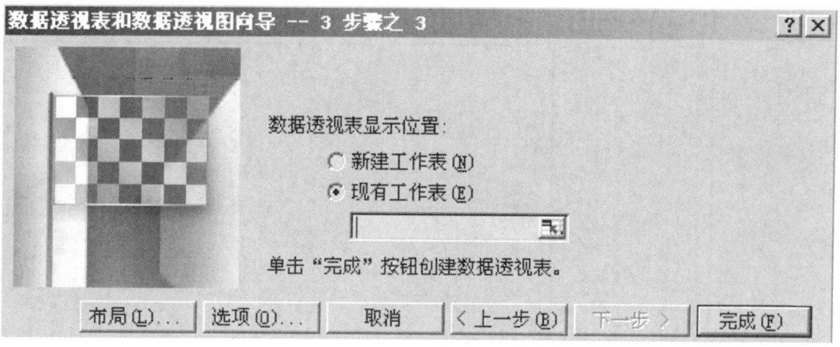

图 3-2-4-67　地区特征分析操作示意图之四

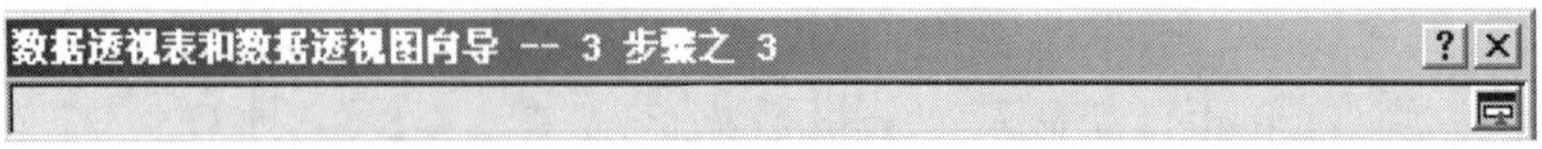

图 3-2-4-68　地区特征分析操作示意图之五

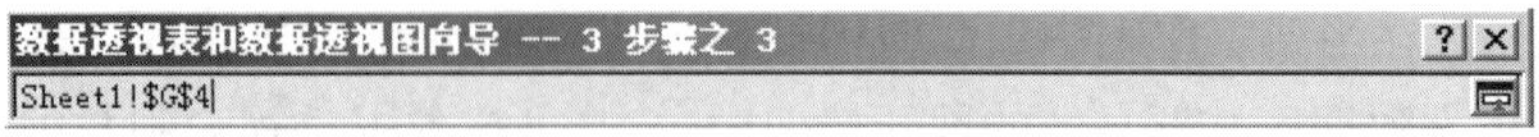

图 3-2-4-69　地区特征分析操作示意图之六

（5）点击“Sheet1！ G4”右侧的展开按钮，弹出“数据透视表和数据透视图向导——3 步骤之 3”对话框的选择特定放置区域操作界面，此时“当前工作表”下方数据区域框出现了“Sheet1！ G4”，见图 3-2-4-70；点击“完成”按钮；在当前工作表中出现了图 3-2-4-71 所示的数据透视表结构。

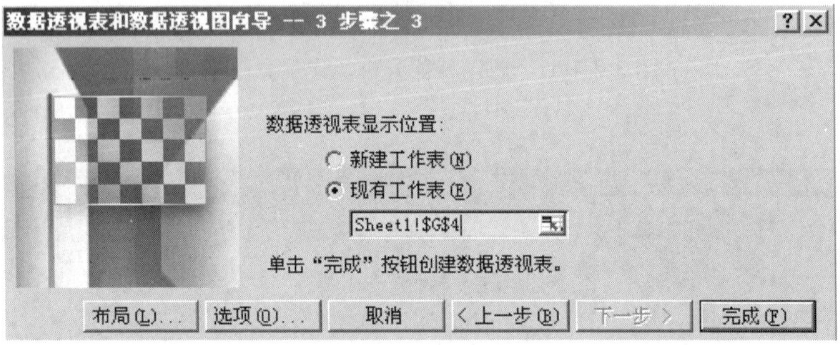

图 3-2-4-70　地区特征分析操作示意图之七

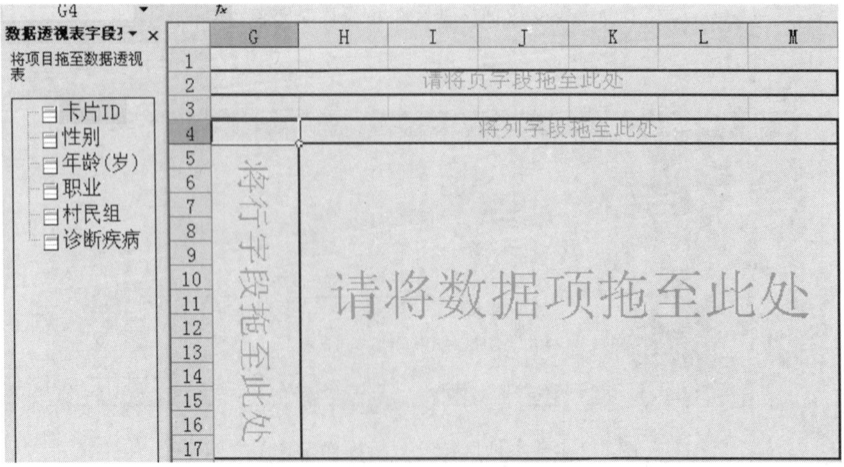

图 3-2-4-71　地区特征分析操作示意图之八

（6）将右侧数据透视表字段中的“村民组”、“诊断疾病”分别拖至透视表结构中的“将行字段拖至此处”、“将数据项拖至此处”；得出各居委会病例汇总表（图 3-2-4-72），该表清楚描述了该村高血压患者在各村民组的分布情况，各组都患有高血压，但 A、B、D 村民组较多。

计数项:诊断疾病	
村民组	汇总
A	105
B	111
C	67
D	93
E	73
F	57
G	57
H	65
I	72
J	75
(空白)	
总计	775

图 3-2-4-72　地区特征分析操作示意图之九

居民健康档案信息非常丰富，在流行特征分析基础上，还可以分析高血压患者的危险因素，如年龄、性别、职业、婚姻状态、基础疾病史、家族史、身高、体重、腰围、文化程度等对高血压的影响。如果单独分析一种因素对高血压患病的影响，可选用 t 检验、u 检验、卡方检验、秩和检验、线性回归相关等方法，在 Excel 文件中完成；实际上，高血压等慢性非传染性疾病是多因素作用的结果，单因素分析只是在众多因素中进行初筛，最终都要进行多因素分析。多因素分析，可选逐步回归、Logistic 回归、Cox 回归等。尽管多因素分析只是增加了几个变量，但计算过程随着变量个数的增加而变的更加复杂，计算难度随之迅速增加，是 Excel 软件难以胜任的，需借助 SAS、SPSS、Stata 等专用统计软件完成。

（三）绘制年龄分布图　本例用直条图显示不同年龄组的高血压。

1. 选择“年龄组”与“患者数”两列数据　点击菜单栏的“插入”，屏幕显示见图 3-2-4-73。点击“图表”，弹出“图表向导-4 步骤之 1-图表类型”对话框，选择左侧“图表类型”选项框中的“柱形图”后，在右侧“子图表类型”选择左上角的“簇状柱形图”（图 3-2-4-74）。

2. 点击“下一步”按钮，弹出“图表向导-4 步骤之 2-图表数据源”对话框（图 3-2-4-75）。

3. 点击“下一步”按钮，弹出“图表向导-4 步骤之 3-图表选项”对话框（图 3-2-4-76）。输入图标标题“图××　某乡镇乙村高血压患者的年龄分布”、分类（X）轴“年龄（岁）”、数量（Y）轴“病例数”，见图 3-2-4-77；其他选择系统默认设置，点

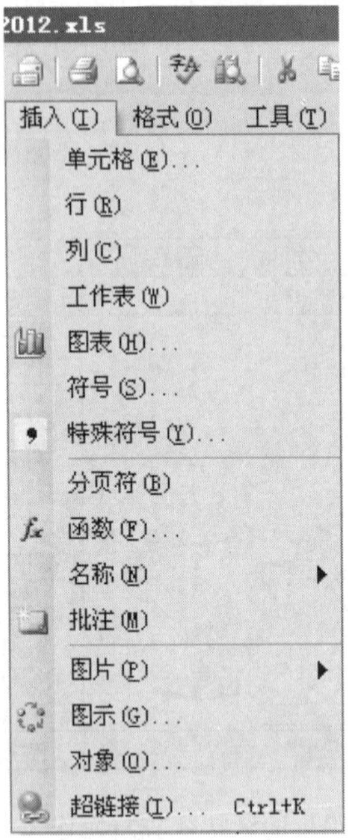

图 3-2-4-73　绘制年龄分布图操作示意图之一

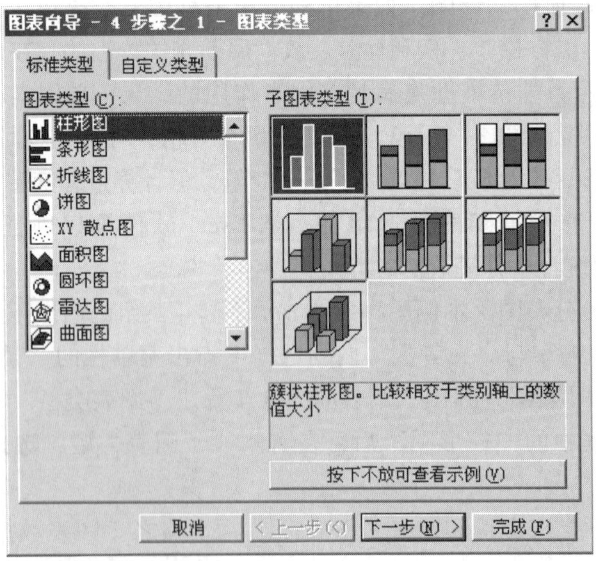

图 3-2-4-74　绘制年龄分布图操作示意图之二

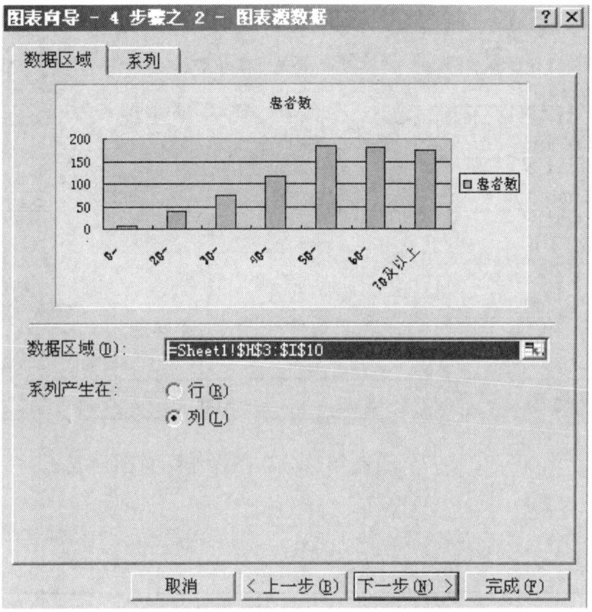

图 3-2-4-75　绘制年龄分布图操作示意图之三

击“确定”按钮，得出患者的年龄分布条图（图 3-2-4-78）。选中图题，将之拖至图下方，得到符合制图原则的统计图，将图例移至图中，该图更为美观，见图 3-2-4-79。

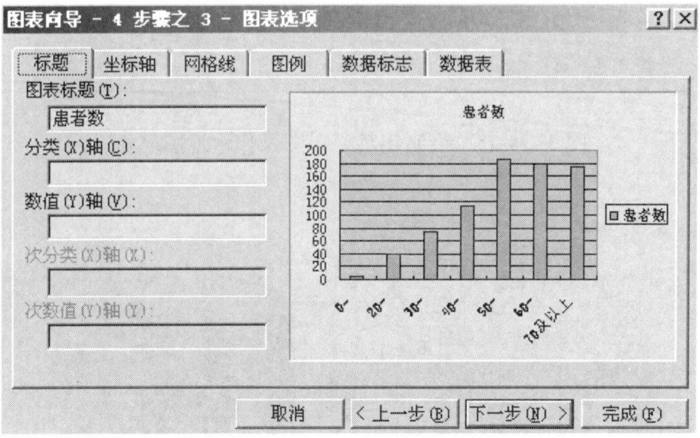

图 3-2-4-76　绘制年龄分布图操作示意图之四

如果选择年龄组和患病率两个数据区域，重复上述步骤与方法，则得出不同年龄组人群的高血压患病率，见图 3-2-4-80。比较两张图，会发现前者显示 50~岁组发病数最多，但后者则显示患病率随着年龄的增长而增长。提示，如果想展示哪个年龄组的患者多时，则绘制前者；若欲展示不同年龄组的患病率高低，则绘制后者。

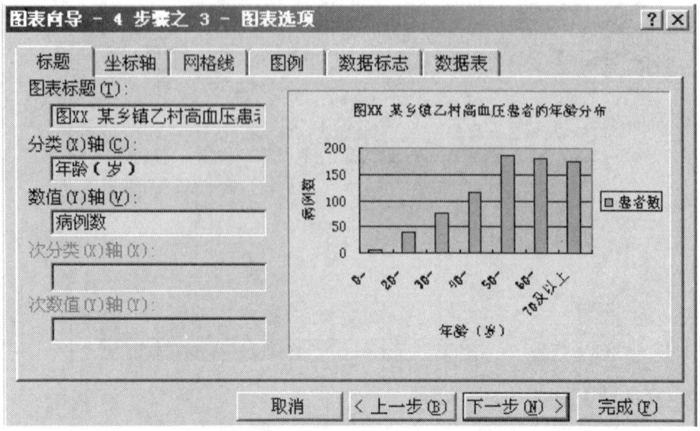

图 3-2-4-77　绘制年龄分布图操作示意图之五

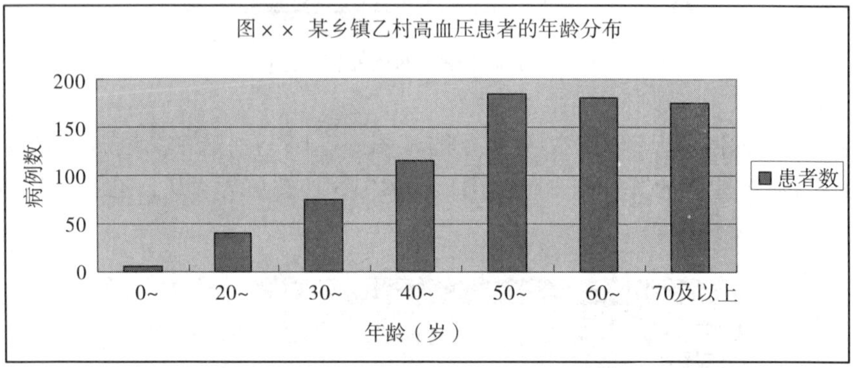

图 3-2-4-78　绘制年龄分布图操作示意图之六

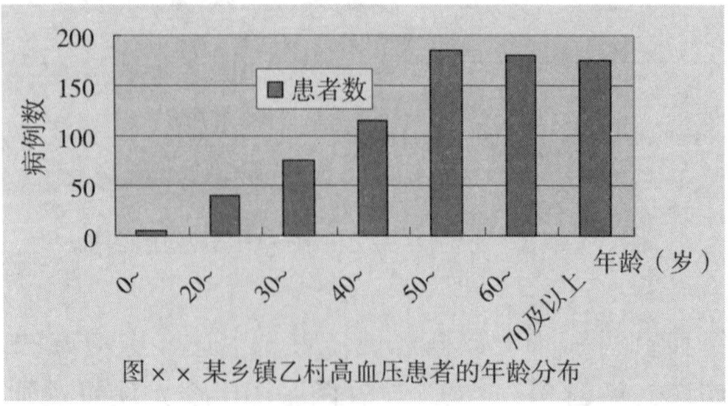

图 3-2-4-79　绘制年龄分布图操作示意图之七

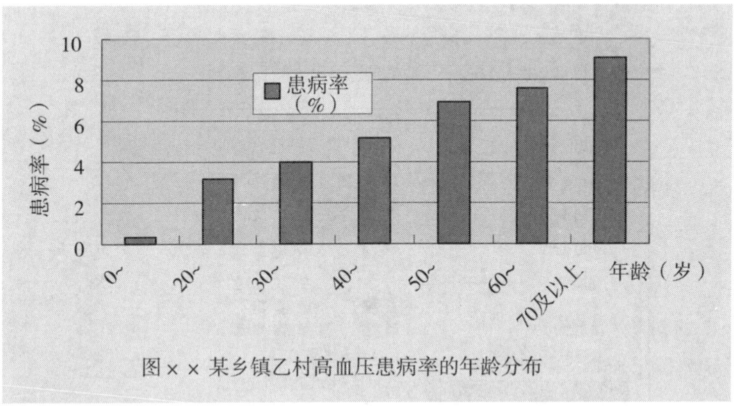

图 3-2-4-80　绘制年龄分布图操作示意图之八

有人认为以病例数为纵坐标时，宜使用直方图。在 Excel 软件中，直方图的绘制是在直条图的基础上完成的。操作步骤如下：

点击图 3-2-4-79 中的任意直条，则每个直条上出现一个“■”，见图 3-2-4-81；点击鼠标右键，弹出可选菜单（图 3-2-4-82）；点击“数据系列格式”，弹出“数据系列格式”对话框（图 3-2-83）；点击对话框中的“选项”，弹出“选项”对话框（图 3-2-4-84）；将“分类间距”系统默认值“150”改为“0”，见图 3-2-4-85；点击“确定”按钮，获得图 3-2-4-86 所示的年龄分布直方图。

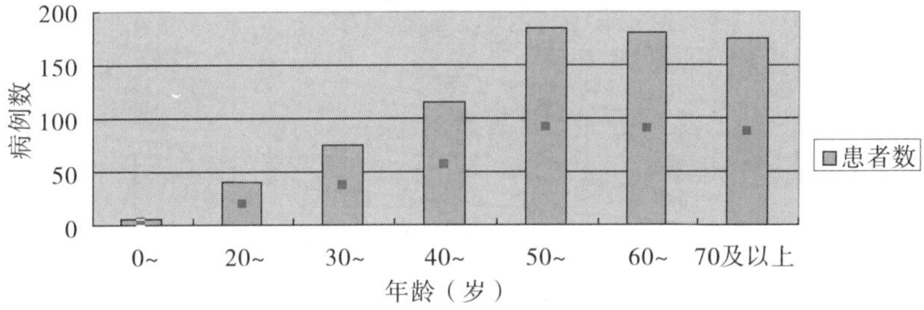

图××某乡镇乙村高血压患者的年龄分布

图 3-2-4-81　绘制年龄分布图操作示意图之九

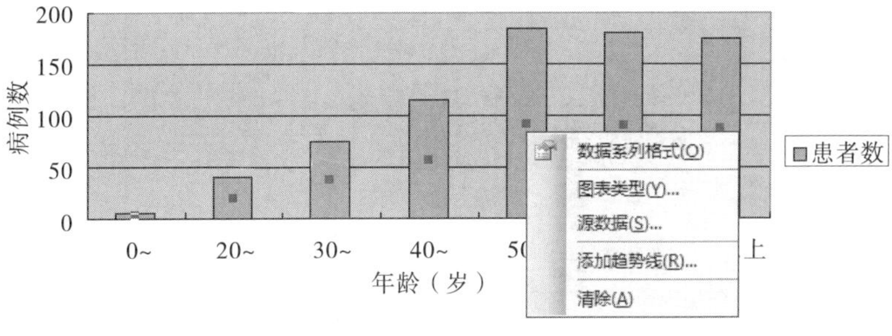

图 3-2-4-82　绘制年龄分布图操作示意图之十

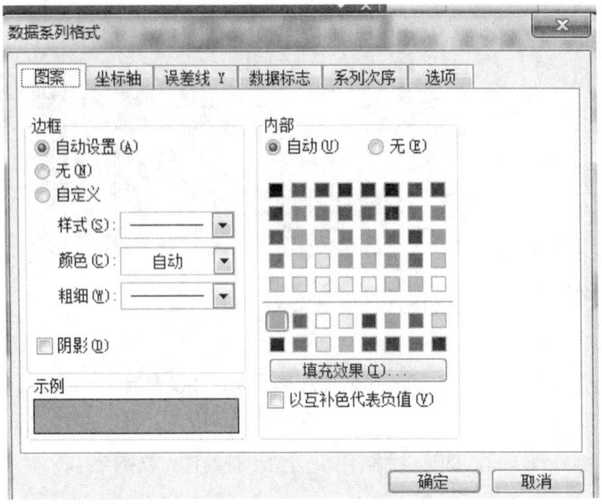

图 3-2-4-83　绘制年龄分布图操作示意图之十一

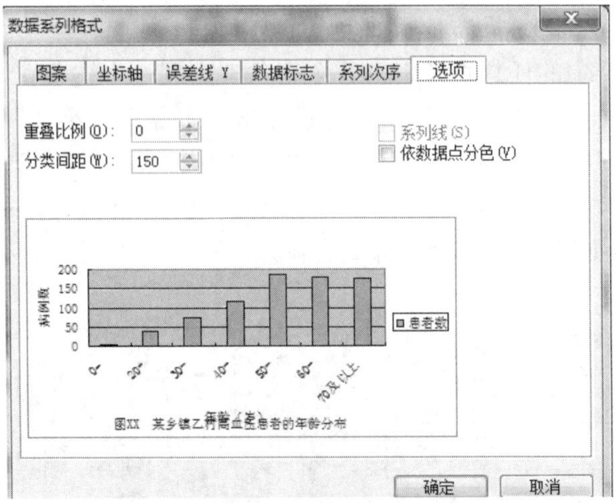

图 3-2-4-84　绘制年龄分布图操作示意图之十二

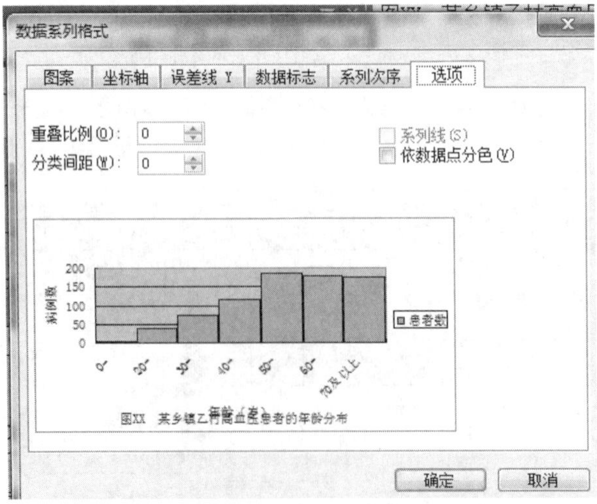

图 3-2-4-85　绘制年龄分布图操作示意图之十三

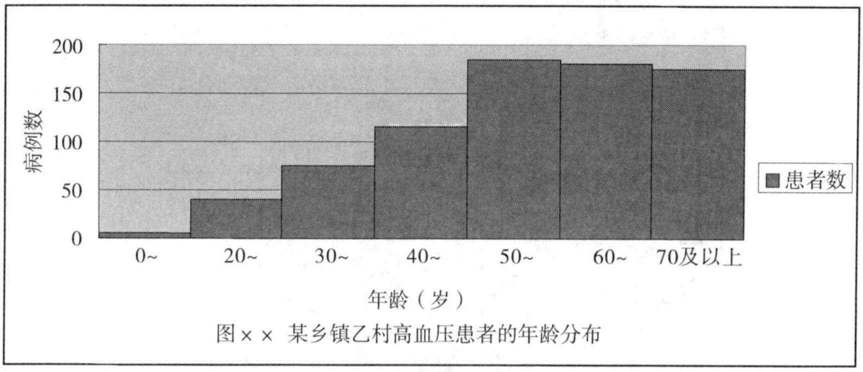

图 3-2-4-86 绘制年龄分布图操作示意图之十四

（四）绘制职业分布图 本例采用圆图表达其职业分布特征。

1. 点击菜单栏的“插入”，屏幕显示见图 3-2-4-87。点击“图表”，弹出“图表向导-4 步骤之 1-图表类型”对话框，选择左侧“图表类型”选项框中的“饼图”后，在右侧“子图表类型”选择左上角的“饼图”（图 3-2-4-88）。

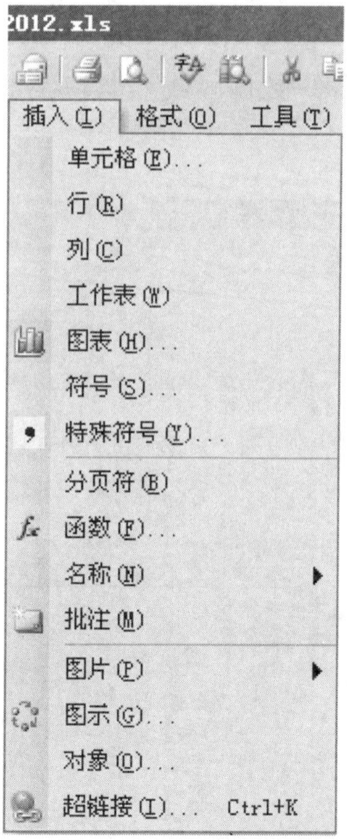

图 3-2-4-87 绘制职业分布图操作示意图之一

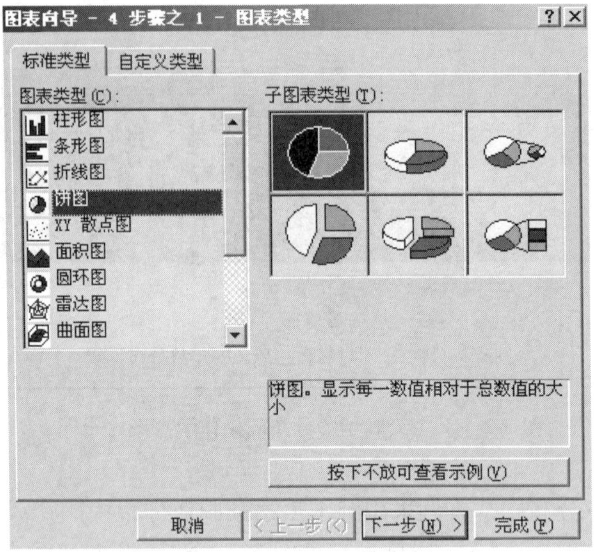

图 3-2-4-88　绘制职业分布图操作示意图之二

2. 点击“下一步”按钮，弹出“图表向导-4 步骤之 2-图表数据源”对话框（图 3-2-4-89）。点击“数据区域”对应数据区域右侧的展开按钮，弹出“图表向导-4 步骤之 2-图表数据源-数据区域”框（图 3-2-4-90）。选择单元格 K6～L_{10} 为数据区域，“图表向导-4 步骤之 2-图表数据源-数据区域”框显示“=Sheet1！＄K＄6：＄L＄10”，

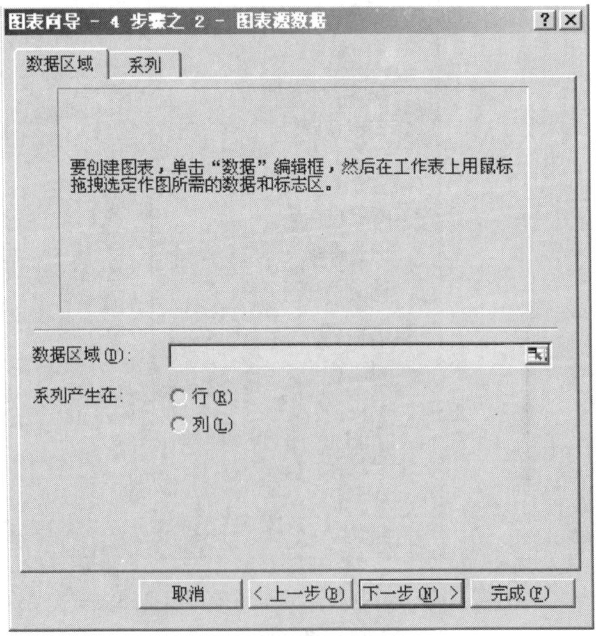

图 3-2-4-89　绘制职业分布图操作示意图之三

见图 3-2-4-91。点击“=Sheet1！ K6： L10”右侧的展开按钮，弹出“数据源”框（图 3-2-4-92）。

图 3-2-4-90　绘制职业分布图操作示意图之四

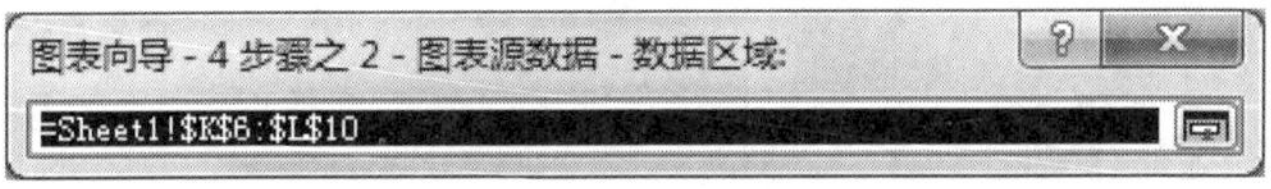

图 3-2-4-91　绘制职业分布图操作示意图之五

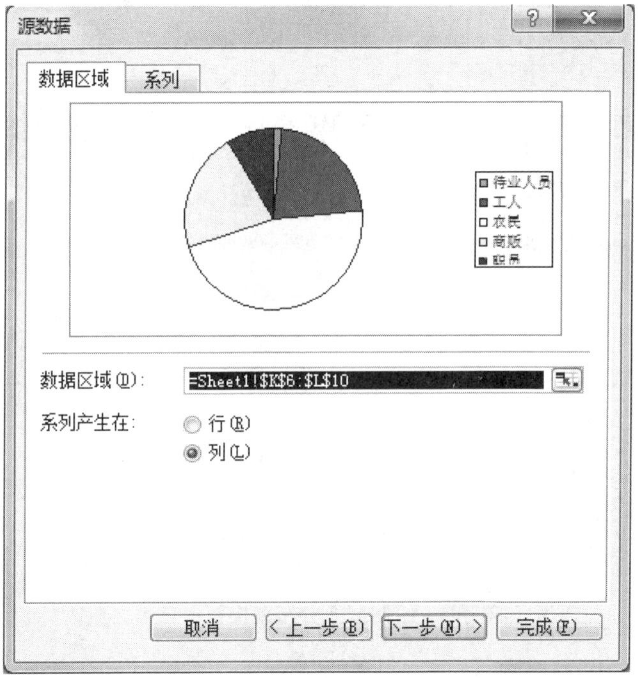

图 3-2-4-92　绘制职业分布图操作示意图之六

3. 点击“下一步”按钮，弹出“图表向导-4 步骤之 3-图表选项”对话框（图 3-2-4-93）。该框内包括标题、图例、数据标志 3 个主题，均为可选项。在图表标题中输入标题“图×× 2010 年某乡乙村高血压的职业分布”，见图 3-2-4-94。其他均选择系统默认值。

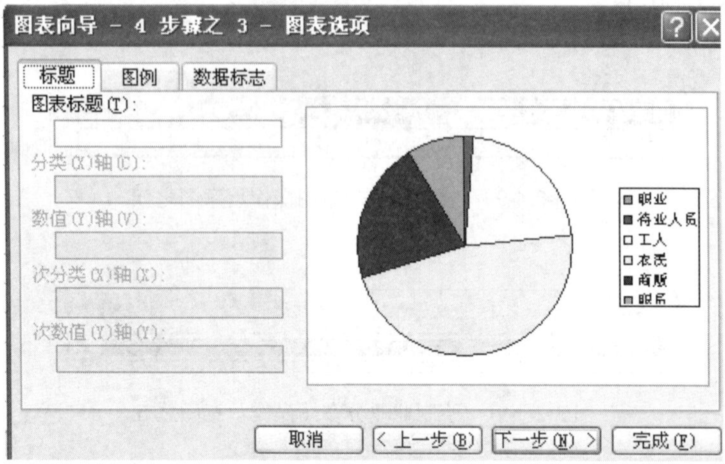

图 3-2-4-93　绘制职业分布图操作示意图之七

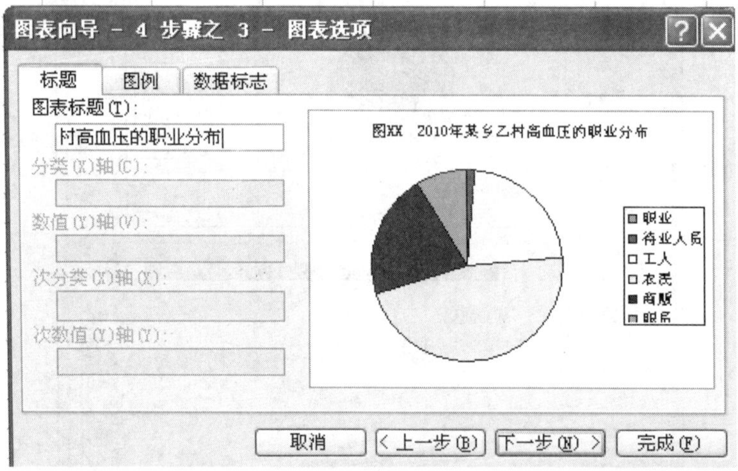

图 3-2-4-94　绘制职业分布图操作示意图之八

4. 点击按钮“确定”，弹出“图表向导-4 步骤之 4-图表位置”对话框（图 3-2-4-95），选择“作为其中的对象插入”，则该图插入当前工作表的指定位置。点击“完成”按钮，则在当前工作表中出现了系统默认的该社区高血压患病职业分布圆图（图 3-2-4-96）。选中图题，将之拖至图下方，获得符合制图原则的职业分布图（图 3-2-4-97）。

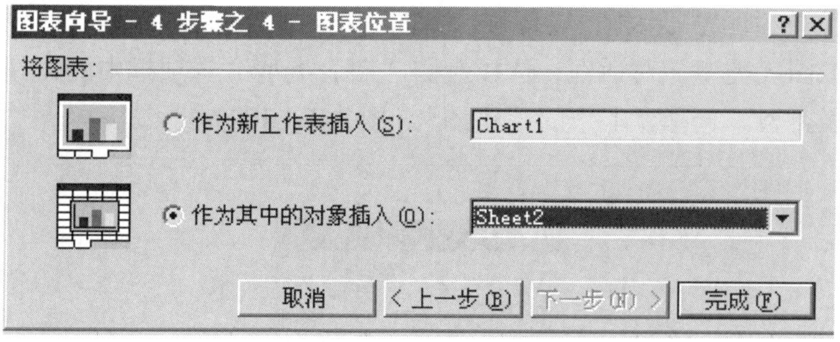

图 3-2-4-95　绘制职业分布图操作示意图之九

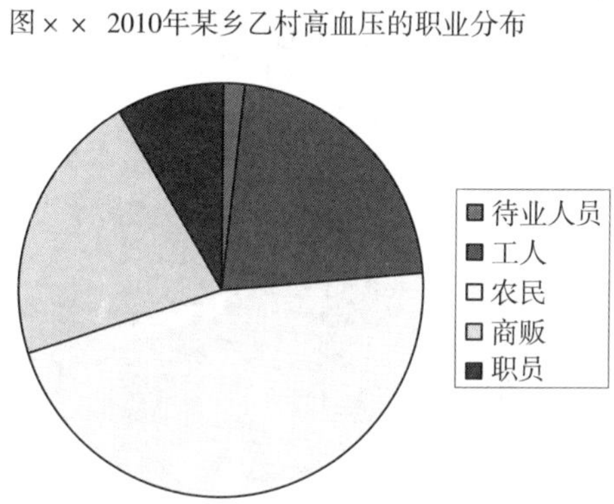

图 3-2-4-96　绘制职业分布图操作示意图之十

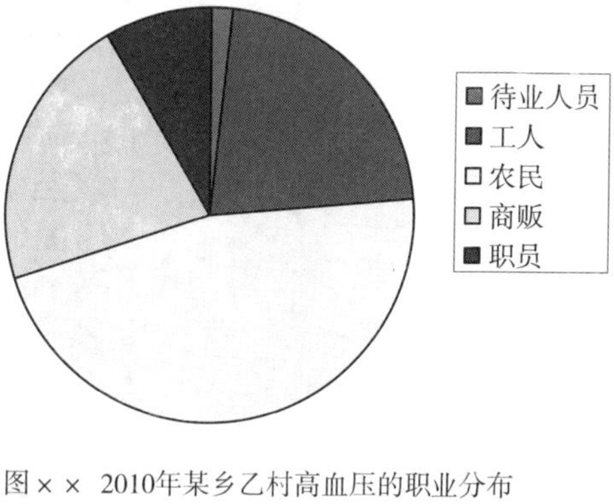

图 3-2-4-97　绘制职业分布图操作示意图之十一

（五）绘制地区分布图　本例采用圆图展示地区特征。

1. 将透视表结果复制到另外一个空白区域。本例复制到单元格 J6～K15，在 J5、K5 单元格输入“村民组”、“汇总”，见图 3-2-4-98。

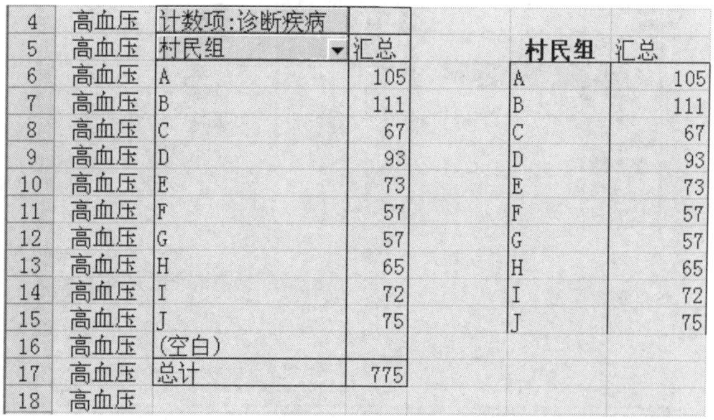

4	高血压	计数项:诊断疾病			
5	高血压	村民组	汇总	村民组	汇总
6	高血压	A	105	A	105
7	高血压	B	111	B	111
8	高血压	C	67	C	67
9	高血压	D	93	D	93
10	高血压	E	73	E	73
11	高血压	F	57	F	57
12	高血压	G	57	G	57
13	高血压	H	65	H	65
14	高血压	I	72	I	72
15	高血压	J	75	J	75
16	高血压	(空白)			
17	高血压	总计	775		
18	高血压				

图 3-2-4-98　绘制地区分布图操作示意图之一

2. 点击菜单栏的“插入”，屏幕显示见图 3-2-4-99。点击“图表”，弹出“图表向导-4 步骤之 1-图表类型”对话框，选择左侧“图表类型”选项框中的“饼图”后，在右侧“子图表类型”选择左上角的“饼图”（图 3-2-4-100）。

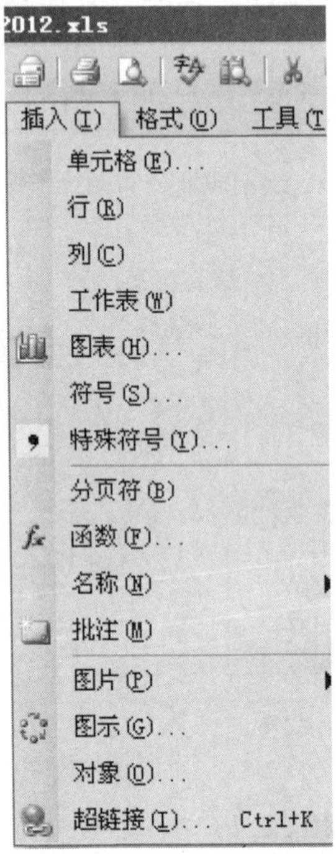

图 3-2-4-99　绘制地区分布图操作示意图之二

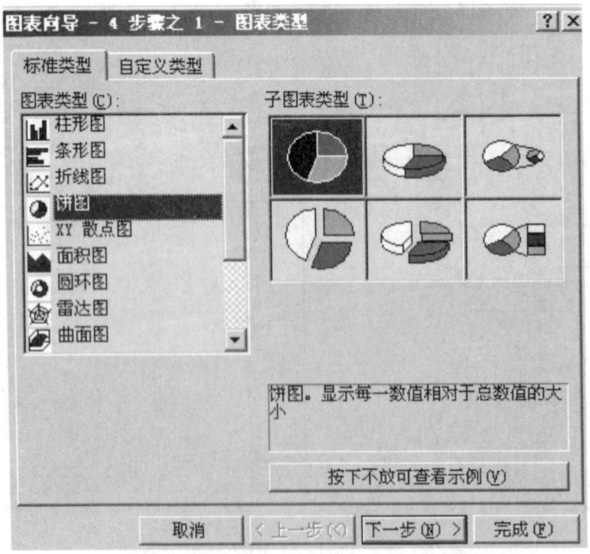

图 3-2-4-100　绘制地区分布图操作示意图之三

3. 点击“下一步”按钮，弹出“图表向导-4 步骤之 2-图表数据源”对话框（图 3-2-4-101）。点击“数据区域”对应数据区域右侧的展开按钮，弹出“图表向导-4 步骤之 2-图表数据源-数据区域”框（图 3-2-4-102）。选择单元格 J5～K15 为数据区域，“图表向导-4 步骤之 2-图表数据源-数据区域”框显示“=Sheet1！ J5：K15”，见图 3-2-4-103。点击“=Sheet1！ J5：K15”右侧的展开按钮，弹出“数据源”框（图 3-2-4-104）。点击“系列”主题项，弹出“图表向导-4 步骤之 2-图表数据源”系列主题对话框（图 3-2-4-105）。

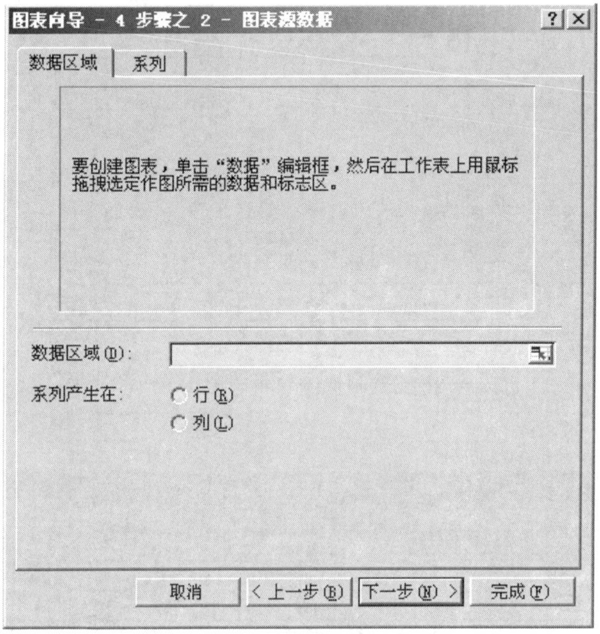

图 3-2-4-101　绘制地区分布图操作示意图之四

图 3-2-4-102　绘制地区分布图操作示意图之五

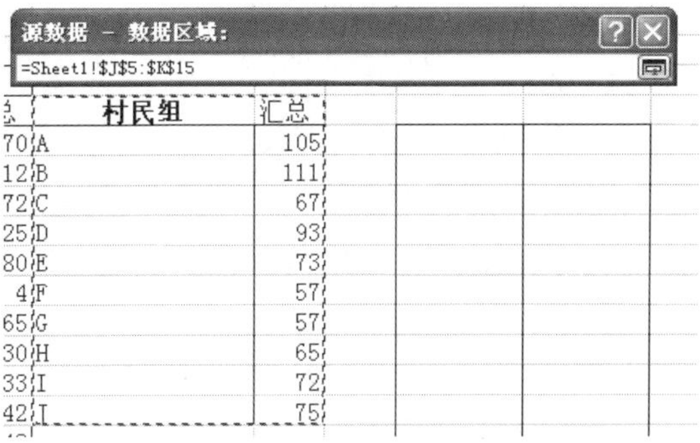

图 3-2-4-103　绘制地区分布图操作示意图之六

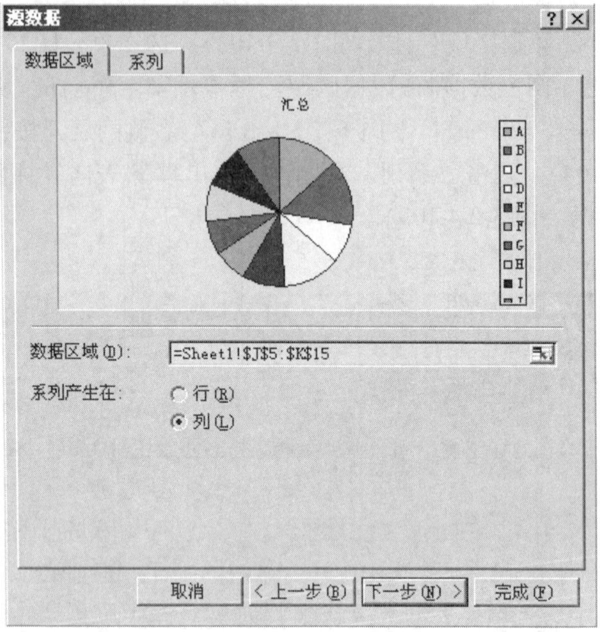

图 3-2-4-104　绘制地区分布图操作示意图之七

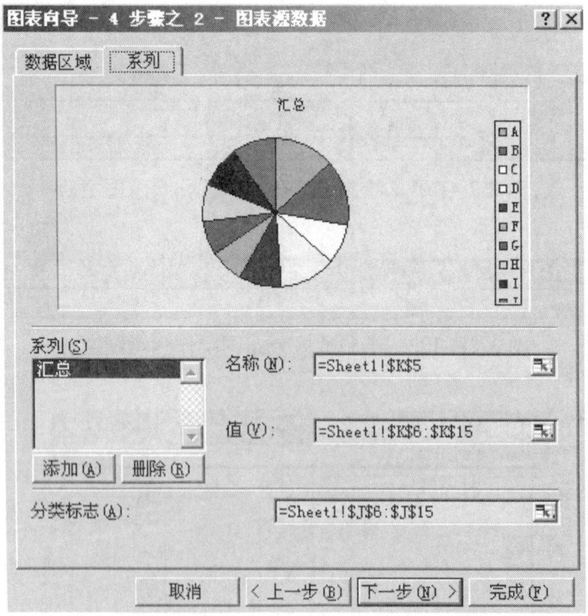

图 3-2-4-105　绘制地区分布图操作示意图之八

4. 点击“下一步”按钮，弹出“图表向导-4 步骤之 3-图表选项”对话框（图 3-2-4-106）。该框内包括标题、图例、数据标志 3 个主题，均为可选项。在图表标题中输入标题“图××　2010 年某乡镇乙村高血压患者村民组分布情况”，见图 3-2-4-107。点击按钮“数据标志”，弹出“数据标志”选项对话框（图 3-2-4-108）。点击“百分比”前面的方框□，该方框内出现√，见图 3-2-4-109。其他均选择系统默认值。

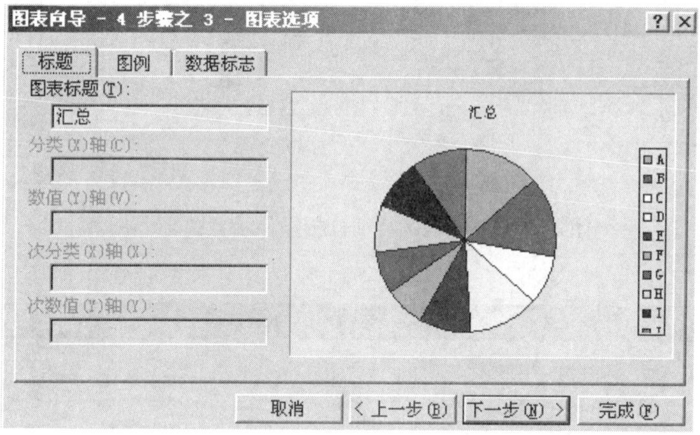

图 3-2-4-106　绘制地区分布图操作示意图之九

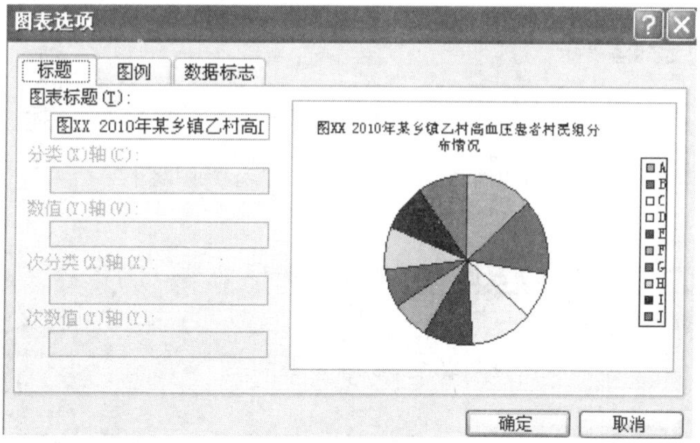

图 3-2-4-107　绘制地区分布图操作示意图之十

5. 点击按钮“确定”，弹出“图表向导-4 步骤之 4-图表位置”对话框（图 3-2-4-110），选择“作为其中的对象插入”，则该图插入当前工作表的指定位置。点击“完成”按钮，则在当前工作表中出现了系统默认的高血压发病村民组分布图（图 3-2-4-111）。选中图题，并拖至图下方，得到符合绘图原则的地区分布图（图 3-2-4-112）。

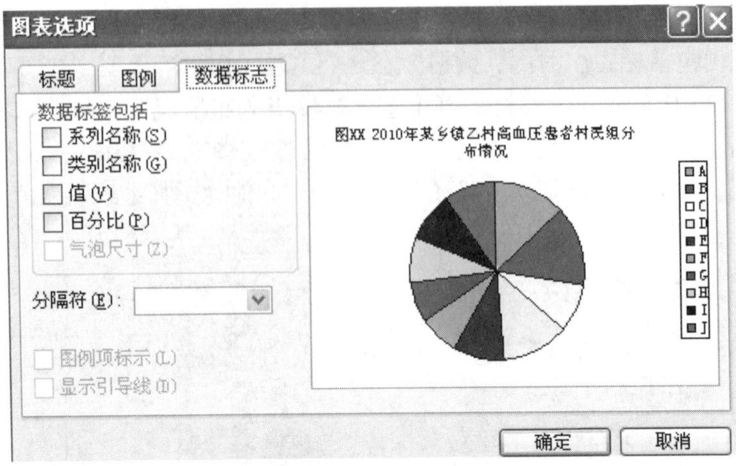

图 3-2-4-108 地区特征分析操作示意图之十一

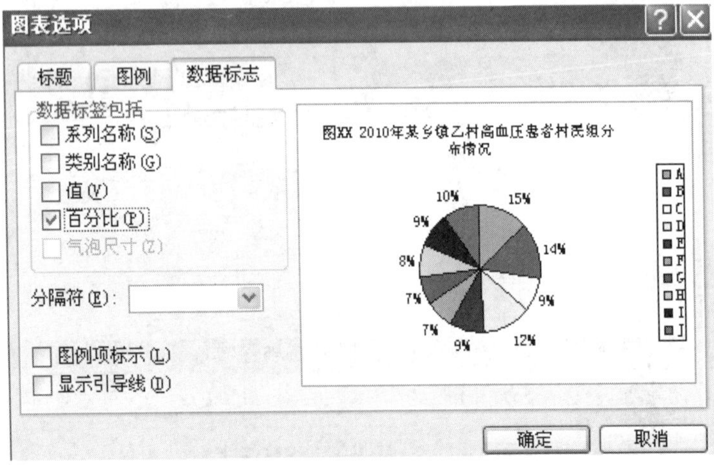

图 3-2-4-109 地区特征分析操作示意图之十二

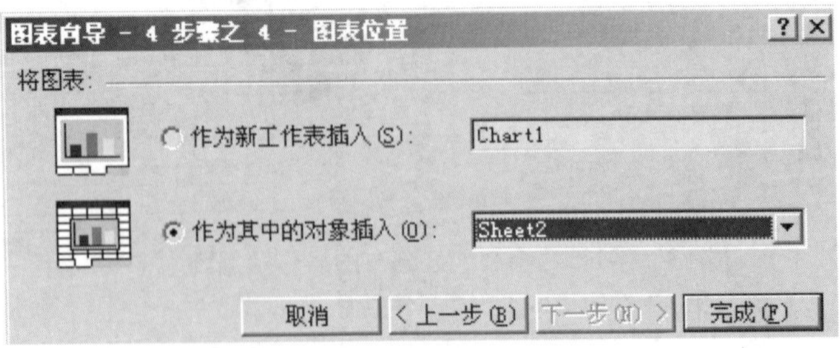

图 3-2-4-110 地区特征分析操作示意图之十三

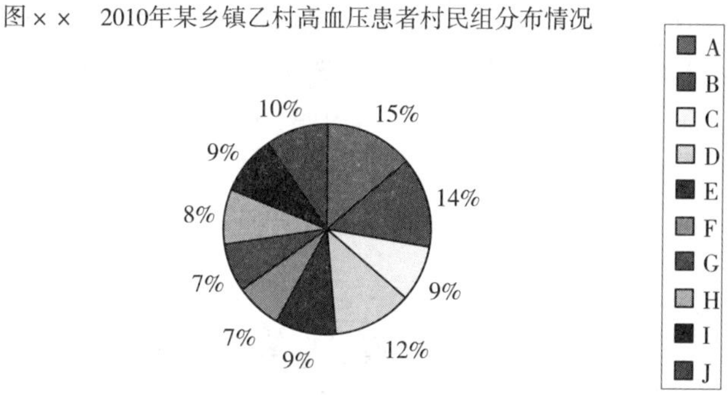

图 3-2-4-111　地区特征分析操作示意图之十四

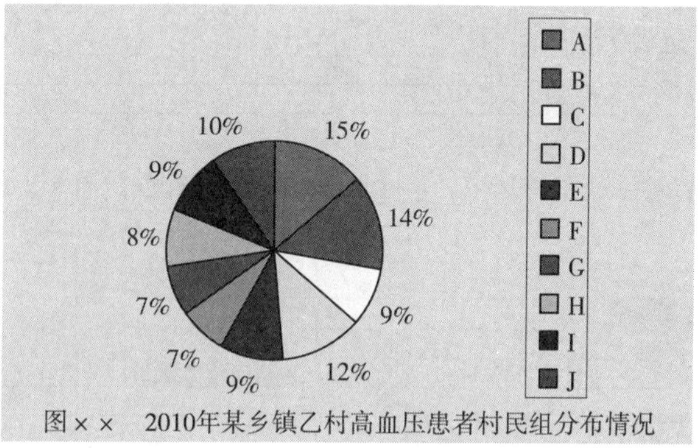

图 3-2-4-112　地区特征分析操作示意图之十五

第五节　借助 Excel 软件完成慢性病预测

本节是借助 Excel 软件完成第二部分第五章慢性病预测。

一、年增长率法预测高血压患病情况

1. 把整理后的资料按图 3-2-5-1 的结构输入 Excel 文件的一个工作表中。
2. 在第 4 列第 4 行的单元格 D4 中输入相对比的计算公式　输入方法有两种，一种

2	年龄组	2000年（%）	2010年（%）	相对比	增长率（%）	2020年		
3						患病率（%）	人口数	患病人数
4	0-	0.1	0.11				6790	
5	20-	3.3	5.1				4890	
6	30-	4.4	9.3				5335	
7	40-	6.9	14.2				5957	
8	50-	7.8	17.9				6698	
9	60-	8.8	19.2				5217	
10	70及以上	10.3	19.7				4671	
11	合计							
12								

图 3-2-5-1　年增长率法预测步骤之一

是直接在该单元格输入“=C4/B4”，见图 3-2-5-2；另一种是在单元格 D4 输入“=”，点击单元格 C4，输入除号“/”，点击单元格 B4；回车后，两种操作方法的结果一致，单元格 D4 显示为“1.10”，见图 3-2-5-3；选中单元格 D4，按住鼠标左键下拉至 D10，得出 2010 年与 2000 年各年龄组人群高血压患病率之比，见图 3-2-5-4。

STDEV　=C4/B4

	A	B	C	D	E	F	G	H
1	表3-3-1 某地高血压患病率趋势预测							
2	年龄组	2000年（%）	2010年（%）	相对比（%）	增长率（%）	2020年		
3						患病率（%）	人口数	患病人数
4	0-	0.1	0.11	=C4/B4			6790	
5	20-	3.3	5.1				4890	
6	30-	4.4	9.3				5335	
7	40-	6.9	14.2				5957	
8	50-	7.8	17.9				6698	
9	60-	8.8	19.2				5217	
10	70及以上	10.3	19.7				4671	
11	合计							
12								

图 3-2-5-2　年增长率法预测步骤之二

D4　=C4/B4

	A	B	C	D	E	F	G	H
1	表3-3-1 某地高血压患病率趋势预测							
2	年龄组	2000年（%）	2010年（%）	相对比（%）	增长率（%）	2020年		
3						患病率（%）	人口数	患病人数
4	0-	0.1	0.11	1.10			6790	
5	20-	3.3	5.1				4890	
6	30-	4.4	9.3				5335	
7	40-	6.9	14.2				5957	
8	50-	7.8	17.9				6698	
9	60-	8.8	19.2				5217	
10	70及以上	10.3	19.7				4671	
11	合计							
12								

图 3-2-5-3　年增长率法预测步骤之三

F18

	A	B	C	D	E	F	G	H
1	表3-3-1 某地高血压患病率趋势预测							
2	年龄组	2000年（%）	2010年（%）	相对比（%）	增长率（%）	2020年		
3						患病率（%）	人口数	患病人数
4	0-	0.1	0.11	1.10			6790	
5	20-	3.3	5.1	1.55			4890	
6	30-	4.4	9.3	2.11			5335	
7	40-	6.9	14.2	2.06			5957	
8	50-	7.8	17.9	2.29			6698	
9	60-	8.8	19.2	2.18			5217	
10	70及以上	10.3	19.7	1.91			4671	
11	合计							
12								

图 3-2-5-4　年增长率法预测步骤之四

3. 在第 5 列第 4 行的单元格 E4 中输入增长率的函数计算公式“=（（C4/B4）^（1/（10-1））-1）＊100”，见图 3-2-5-5；回车，得出 20 岁以下年龄组人群 10 年中的高血压患病率增长为 1.06%，见图 3-2-5-6；选中单元格 E4，按住鼠标左键下拉至 E10，得出 2010 年与 2000 年相比，各年龄组人群高血压患病率的增长率，见图 3-2-5-7。

STDEV　fx =((C4/B4)^(1/(10-1))-1)*100

	A	B	C	D	E	F	G	H
1	表3-3-1 某地高血压患病率趋势预测							
2	年龄组	2000年（%）	2010年（%）	相对比	增长率（%）	2020年		
3						患病率（%）	人口数	患病人数
4	0-	0.1	0.11	=((C4/B4)^(1/(10-1))-1)*100			6790	
5	20-	3.3	5.1	1.55			4890	
6	30-	4.4	9.3	2.11			5335	
7	40-	6.9	14.2	2.06			5957	
8	50-	7.8	17.9	2.29			6698	
9	60-	8.8	19.2	2.18			5217	
10	70及以上	10.3	19.7	1.91			4671	
11	合计							
12								

图 3-2-5-5　年增长率法预测步骤之五

E5　fx =((C5/B5)^(1/(10-1))-1)*100

	A	B	C	D	E	F	G	H
1	表3-3-1 某地高血压患病率趋势预测							
2	年龄组	2000年（%）	2010年（%）	相对比	增长率（%）	2020年		
3						患病率（%）	人口数	患病人数
4	0-	0.1	0.11	1.10	1.06		6790	
5	20-	3.3	5.1	1.55			4890	
6	30-	4.4	9.3	2.11			5335	
7	40-	6.9	14.2	2.06			5957	
8	50-	7.8	17.9	2.29			6698	
9	60-	8.8	19.2	2.18			5217	
10	70及以上	10.3	19.7	1.91			4671	
11	合计							
12								

图 3-2-5-6　年增长率法预测步骤之六

	A	B	C	D	E	F	G	H
1	表3-3-1 某地高血压患病率趋势预测							
2	年龄组	2000年（%）	2010年（%）	相对比	增长率（%）	2020年		
3						患病率（%）	人口数	患病人数
4	0-	0.1	0.11	1.10	1.06		6790	
5	20-	3.3	5.1	1.55	4.96		4890	
6	30-	4.4	9.3	2.11	8.67		5335	
7	40-	6.9	14.2	2.06	8.35		5957	
8	50-	7.8	17.9	2.29	9.67		6698	
9	60-	8.8	19.2	2.18	9.06		5217	
10	70及以上	10.3	19.7	1.91	7.47		4671	
11	合计							
12								

图 3-2-5-7　年增长率法预测步骤之七

4. 在第6列第4行的单元格F4中输入根据年增长率预测2020年患病率的函数计算公式“=C4＊（1+E4/100）”，见图3-2-5-8；回车，得出20岁以下年龄组人群2020年的高血压患病率，见图3-2-5-9；选中单元格F4，按住鼠标左键下拉至F10，得出各年龄组人群2020年高血压患病率，见图3-2-5-10。

STDEV　=C4*(1+E4/100)

	A	B	C	D	E	F	G	H
1	表3-3-1 某地高血压患病率趋势预测							
2	年龄组	2000年（%）	2010年（%）	相对比	增长率（%）	2020年		
3						患病率（%）	人口数	患病人数
4	0-	0.1	0.11	1.10		=C4*(1+E4/100)		
5	20-	3.3	5.1	1.55	4.96		4890	
6	30-	4.4	9.3	2.11	8.67		5335	
7	40-	6.9	14.2	2.06	8.35		5957	
8	50-	7.8	17.9	2.29	9.67		6698	
9	60-	8.8	19.2	2.18	9.06		5217	
10	70及以上	10.3	19.7	1.91	7.47		4671	
11	合计							
12								

图3-2-5-8　年增长率法预测步骤之八

F5　=C5*(1+E5/100)

	A	B	C	D	E	F	G	H
1	表3-3-1 某地高血压患病率趋势预测							
2	年龄组	2000年（%）	2010年（%）	相对比	增长率（%）	2020年		
3						患病率（%）	人口数	患病人数
4	0-	0.1	0.11	1.10	1.06	0.11	6790	
5	20-	3.3	5.1	1.55	4.96		4890	
6	30-	4.4	9.3	2.11	8.67		5335	
7	40-	6.9	14.2	2.06	8.35		5957	
8	50-	7.8	17.9	2.29	9.67		6698	
9	60-	8.8	19.2	2.18	9.06		5217	
10	70及以上	10.3	19.7	1.91	7.47		4671	
11	合计							
12								

图3-2-5-9　年增长率法预测步骤之九

F18

	A	B	C	D	E	F	G	H
1	表3-3-1 某地高血压患病率趋势预测							
2	年龄组	2000年（%）	2010年（%）	相对比	增长率（%）	2020年		
3						患病率（%）	人口数	患病人数
4	0-	0.1	0.11	1.10	1.06	0.11	6790	
5	20-	3.3	5.1	1.55	4.96	5.35	4890	
6	30-	4.4	9.3	2.11	8.67	10.11	5335	
7	40-	6.9	14.2	2.06	8.35	15.39	5957	
8	50-	7.8	17.9	2.29	9.67	19.63	6698	
9	60-	8.8	19.2	2.18	9.06	20.94	5217	
10	70及以上	10.3	19.7	1.91	7.47	21.17	4671	
11	合计							
12								

图3-2-5-10　年增长率法预测步骤之十

5. 在第 8 列第 4 行的单元格 H4 中输入根据年增长率预测 2020 年患病人数的函数计算公式“=F4＊G4/100”，见图 3-2-5-11；回车，得出 0～岁组人群的高血压患者数，见图 3-2-5-12；选中单元格 H4，按住鼠标左键下拉至 H10，得出 2020 年各年龄组高血压患者数，见图 3-2-5-13。

AVERAGE　=F4*G4/100

	A	B	C	D	E	F	G	H
1	表3-3-1 某地高血压患病率趋势预测							
2	年龄组	2000年（%）	2010年（%）	相对比	增长率（%）	2020年		
3						患病率（%）	人口数	患病人数
4	0-	0.1	0.11	1.10	1.06	0.11		=F4*G4/100
5	20-	3.3	5.1	1.55	4.96	5.35	4890	
6	30-	4.4	9.3	2.11	8.67	10.11	5335	
7	40-	6.9	14.2	2.06	8.35	15.39	5957	
8	50-	7.8	17.9	2.29	9.67	19.63	6698	
9	60-	8.8	19.2	2.18	9.06	20.94	5217	
10	70及以上	10.3	19.7	1.91	7.47	21.17	4671	
11	合计							
12								

图 3-2-5-11　年增长率法预测步骤之十一

H5　fx

	A	B	C	D	E	F	G	H
1	表3-3-1 某地高血压患病率趋势预测							
2	年龄组	2000年（%）	2010年（%）	相对比	增长率（%）	2020年		
3						患病率（%）	人口数	患病人数
4	0-	0.1	0.11	1.10	1.06	0.11	6790	8
5	20-	3.3	5.1	1.55	4.96	5.35	4890	
6	30-	4.4	9.3	2.11	8.67	10.11	5335	
7	40-	6.9	14.2	2.06	8.35	15.39	5957	
8	50-	7.8	17.9	2.29	9.67	19.63	6698	
9	60-	8.8	19.2	2.18	9.06	20.94	5217	
10	70及以上	10.3	19.7	1.91	7.47	21.17	4671	
11	合计							

图 3-2-5-12　年增长率法预测步骤之十二

	A	B	C	D	E	F	G	H
1	表3-3-1 某地高血压患病率趋势预测							
2	年龄组	2000年（%）	2010年（%）	相对比	增长率（%）	2020年		
3						患病率（%）	人口数	患病人数
4	0-	0.1	0.11	1.10	1.06	0.11	6790	8
5	20-	3.3	5.1	1.55	4.96	5.35	4890	262
6	30-	4.4	9.3	2.11	8.67	10.11	5335	539
7	40-	6.9	14.2	2.06	8.35	15.39	5957	917
8	50-	7.8	17.9	2.29	9.67	19.63	6698	1315
9	60-	8.8	19.2	2.18	9.06	20.94	5217	1092
10	70及以上	10.3	19.7	1.91	7.47	21.17	4671	989
11	合计							
12								

图 3-2-5-13　年增长率法预测步骤之十三

6. 选中在第 7 列第 11 行的单元格 G11，点击工具栏的自动求和函数∑，见图 3-2-5-14；回车，得出 2020 年人口数总和“39558”，见图 3-2-5-15。同样的方法，获得患病总人数，见图 3-2-5-16。

AVERAGE　=SUM(G4:G10)

	A	B	C	D	E	F	G	H
1	表3-3-1 某地高血压患病率趋势预测							
2	年龄组	2000年（%）	2010年（%）	相对比	增长率（%）	2020年		
3						患病率（%）	人口数	患病人数
4	0-	0.1	0.11	1.10	1.06	0.11	6790	8
5	20-	3.3	5.1	1.55	4.96	5.35	4890	262
6	30-	4.4	9.3	2.11	8.67	10.11	5335	539
7	40-	6.9	14.2	2.06	8.35	15.39	5957	917
8	50-	7.8	17.9	2.29	9.67	19.63	6698	1315
9	60-	8.8	19.2	2.18	9.06	20.94	5217	1092
10	70及以上	10.3	19.7	1.91	7.47	21.17	4671	989
11	合计						=SUM(G4:G10)	
12							SUM(number1, [number2], ...)	
13								

图 3-2-5-14　年增长率法预测步骤之十四

	A	B	C	D	E	F	G	H
1	表3-3-1 某地高血压患病率趋势预测							
2	年龄组	2000年（%）	2010年（%）	相对比	增长率（%）	2020年		
3						患病率（%）	人口数	患病人数
4	0-	0.1	0.11	1.10	1.06	0.11	6790	8
5	20-	3.3	5.1	1.55	4.96	5.35	4890	262
6	30-	4.4	9.3	2.11	8.67	10.11	5335	539
7	40-	6.9	14.2	2.06	8.35	15.39	5957	917
8	50-	7.8	17.9	2.29	9.67	19.63	6698	1315
9	60-	8.8	19.2	2.18	9.06	20.94	5217	1092
10	70及以上	10.3	19.7	1.91	7.47	21.17	4671	989
11	合计						39558	
12								
13								

图 3-2-5-15　年增长率法预测步骤之十五

H11　fx　=SUM(H4:H10)

	A	B	C	D	E	F	G	H
1	表3-3-1 某地高血压患病率趋势预测							
2	年龄组	2000年（%）	2010年（%）	相对比	增长率（%）	2020年		
3						患病率（%）	人口数	患病人数
4	0-	0.1	0.11	1.10	1.06	0.11	6790	8
5	20-	3.3	5.1	1.55	4.96	5.35	4890	262
6	30-	4.4	9.3	2.11	8.67	10.11	5335	539
7	40-	6.9	14.2	2.06	8.35	15.39	5957	917
8	50-	7.8	17.9	2.29	9.67	19.63	6698	1315
9	60-	8.8	19.2	2.18	9.06	20.94	5217	1092
10	70及以上	10.3	19.7	1.91	7.47	21.17	4671	989
11	合计						39558	5121
12								

图 3-2-5-16　年增长率法预测步骤之十六

7. 在第 8 列第 12 行的单元格 H12 中输入患病率的函数计算公式"=H11/G11＊100"。输入方法有两种，一种是直接在该单元格输入"=H11/G11＊100"，见图 3-2-5-17；另一种是选中单元格 H12，输入"="，点击单元格 H11，输入除号"/"，点击单元格 G11，输入"＊100"；回车后，两种操作方法的结果一致，单元格 H12 显示为"12.95"，见图 3-2-5-18。

AVERAGE　=H11/G11*100

	A	B	C	D	E	F	G	H
1	表3-3-1 某地高血压患病率趋势预测							
2	年龄组	2000年（%）	2010年（%）	相对比	增长率（%）	2020年		
3						患病率（%）	人口数	患病人数
4	0-	0.1	0.11	1.10	1.06	0.11	6790	8
5	20-	3.3	5.1	1.55	4.96	5.35	4890	262
6	30-	4.4	9.3	2.11	8.67	10.11	5335	539
7	40-	6.9	14.2	2.06	8.35	15.39	5957	917
8	50-	7.8	17.9	2.29	9.67	19.63	6698	1315
9	60-	8.8	19.2	2.18	9.06	20.94	5217	1092
10	70及以上	10.3	19.7	1.91	7.47	21.17	4671	989
11	合计						39558	5121
12								=H11/G11*100
13								

图 3-2-5-17　年增长率法预测步骤之十七

	A	B	C	D	E	F	G	H
1	表3-3-1 某地高血压患病率趋势预测							
2	年龄组	2000年（%）	2010年（%）	相对比	增长率（%）	2020年		
3						患病率（%）	人口数	患病人数
4	0-	0.1	0.11	1.10	1.06	0.11	6790	8
5	20-	3.3	5.1	1.55	4.96	5.35	4890	262
6	30-	4.4	9.3	2.11	8.67	10.11	5335	539
7	40-	6.9	14.2	2.06	8.35	15.39	5957	917
8	50-	7.8	17.9	2.29	9.67	19.63	6698	1315
9	60-	8.8	19.2	2.18	9.06	20.94	5217	1092
10	70及以上	10.3	19.7	1.91	7.47	21.17	4671	989
11	合计						39558	5121
12								12.95

图 3-2-5-18　年增长率法预测步骤之十八

3. 预测结果的解释　通过年增长率法预测，如果不采取高血压控制策略措施的前提下，2020 年该地人群高血压患病率将达到 12.95%，即每 100 人中就有大约 13 人是高血压患者，高血压防控形势严峻，迫切需要政府、专业机构、社区、家庭、个人迅速行动起来，共同参与控制人群高血压的发生、发展。

二、指数趋势法预测糖尿病患病情况

Excel 软件实现指数趋势法的操作步骤与具体方法有 3 种：添加趋势线、两边取对数和指数回归函数 LOGEST 法。本处介绍添加趋势线，其他两种方法留待有兴趣和一定数学基础的读者完成。

1. 按照图 3-2-5-19 结构将 2005～2012 年糖尿病年发病数据输入 Excel 文件。

	A	B	C
1	某乡镇2005~2012年糖尿病发病情况		
2	年份	年份编号	患病率（‰）
3	2005	1	66.12
4	2006	2	93.22
5	2007	3	118.61
6	2008	4	121.05
7	2009	5	135.27
8	2010	6	167.18
9	2011	7	200.11
10	2012	8	211.95

图 3-2-5-19　指数趋势法预测步骤之一

添加趋势线法的前提是绘制能够体现趋势的统计图，如散点图、线图、条图等，在此基础上添加移动平均趋势线。本例绘制直条图。

2. 绘制直条图　选中数据区域 A2～C10，点击菜单栏的“插入”，屏幕显示见图 3-2-5-20。点击图 3-2-5-20 中的“图表”，弹出“图表向导-4 步骤之 1-图表类型”对话框（图 3-2-5-21）。选择左侧“图表类型”选项框中的“柱形图”后，在右侧“子图表类

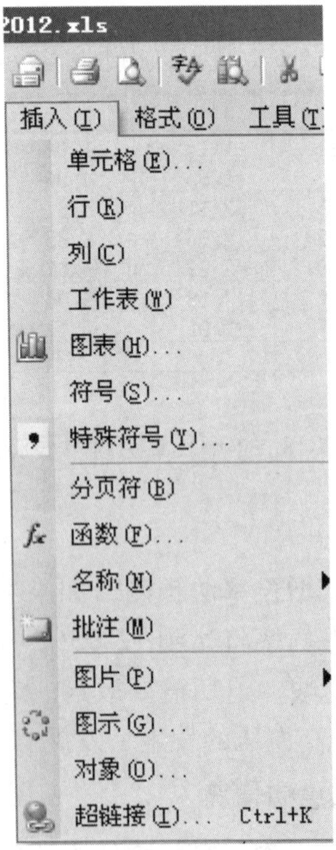

图 3-2-5-20　指数趋势法预测步骤之二

型”选择左上角的“柱形图”（图 3-2-5-22）。

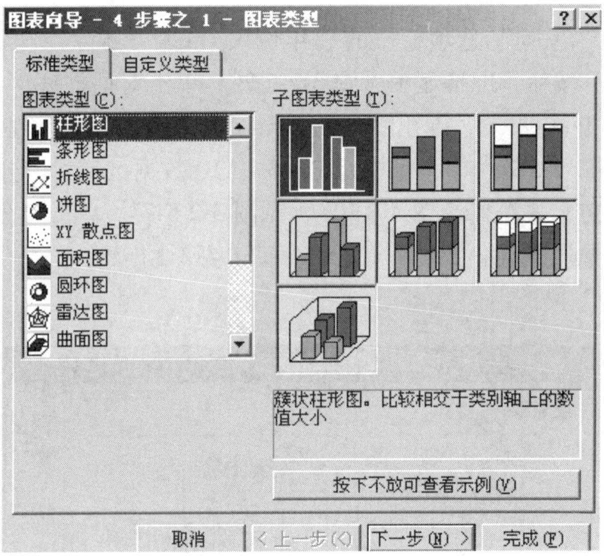

图 3-2-5-21　指数趋势法预测步骤之三

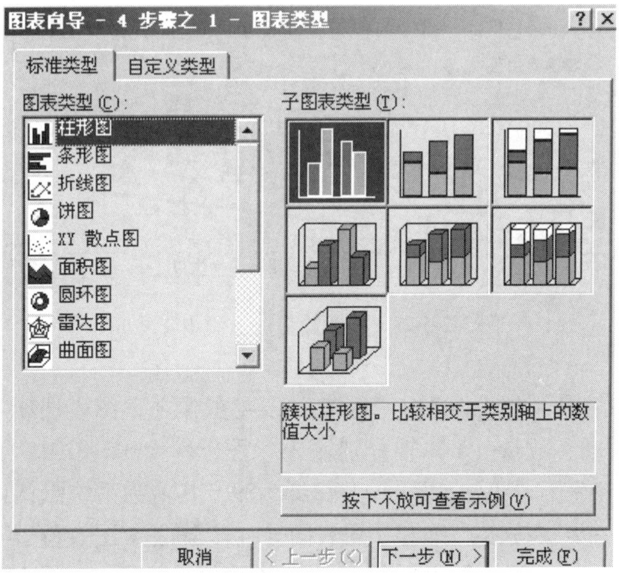

图 3-2-5-22　指数趋势法预测步骤之四

3. 点击“下一步”按钮，弹出“图表向导-4 步骤之 2-图表数据源”对话框，数据区域框内显示区域即绘制趋势图开始时预先选中的区域（图 3-2-5-23）。点击“序列”，弹出“图表向导-4 步骤之 2-图表数据源”的“序列”主题对话框（图 3-2-5-24）。选择该框下半部分左侧“系列”选项栏中的“年份”，单击“删除”按钮，选择“年份编号”，单击“删除”按钮，屏幕显示见图 3-2-5-25。单击对话框底部的“分类（X）轴标志”框右侧的展开按钮，弹出“图表向导-4 步骤之 2-图表数据源-分类（X）轴标志”对话框（图 3-2-5-26）。选择单元格 A3～A10 数据区域，“分类（X）轴标志”框显示“=指数趋势！ A3： A10”，见图 3-2-5-27。单击“分类（X）轴标志”框右侧的展开按钮，返回“数据源”对话框（图 3-2-5-28）。

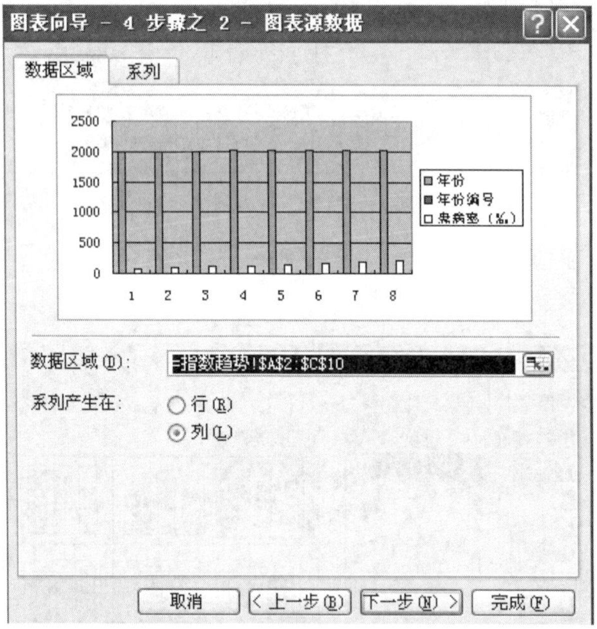

图 3-2-5-23　指数趋势法预测步骤之五

4. 点击“下一步”按钮，弹出“图表向导-4 步骤之 2-图表选项”对话框。在图表标题、分类（X）轴、数量（Y）轴分别输入“图×× 2005～2012 年某乡镇糖尿病发病数与趋势”、“年份”、“患病率”，见图 3-2-5-29，其他为系统默认设置。

5. 点击“下一步”按钮，弹出“图表向导-4 步骤之 4-图表位置”对话框（图 3-2-5-30）。点击“完成”按钮，得出系统默认的该乡镇 2005～2012 年糖尿病发病趋势图（图 3-2-5-31）。选中图题，将之拖至图下方，得到符合制图原则的发病趋势图（图 3-2-5-32）。

（6）右击条图，弹出可选功能菜单（图 3-2-5-33）。点击“添加趋势线”，弹出“添加趋势线”对话框（图 3-2-5-34）。选择“指数”，见图 3-2-5-35。单击“选项”，弹出“添加趋势线”对话框选项界面（图 3-2-5-36）。点击“趋势线名称”框内“自定义”，输入“趋势线”，单击“添加趋势线”对话框下半部分的“显示公式”和“显示

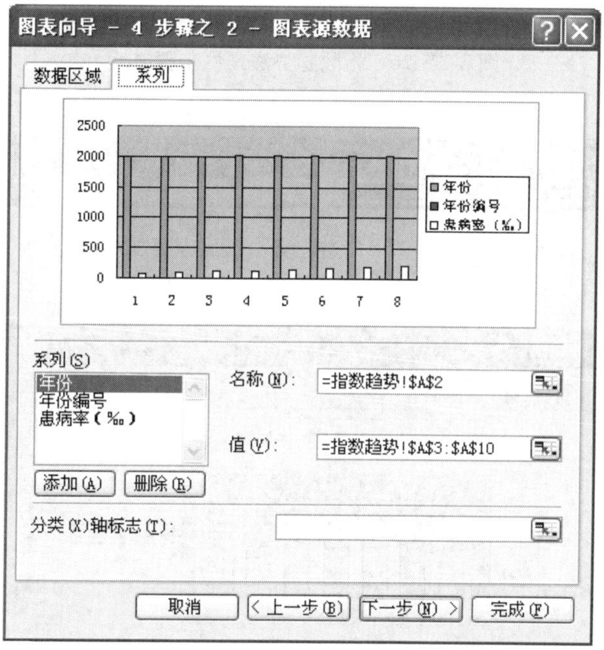

图 3-2-5-24　指数趋势法预测步骤之六

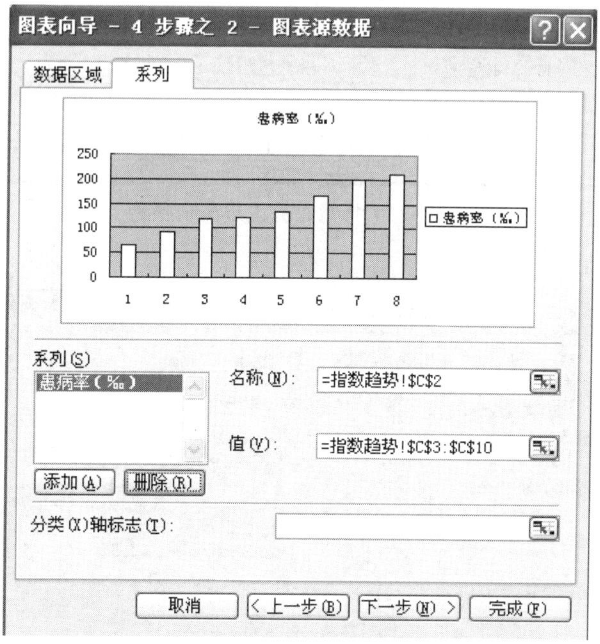

图 3-2-5-25　指数趋势法预测步骤之七

图 3-2-5-26　指数趋势法预测步骤之八

图 3-2-5-27　指数趋势法预测步骤之九

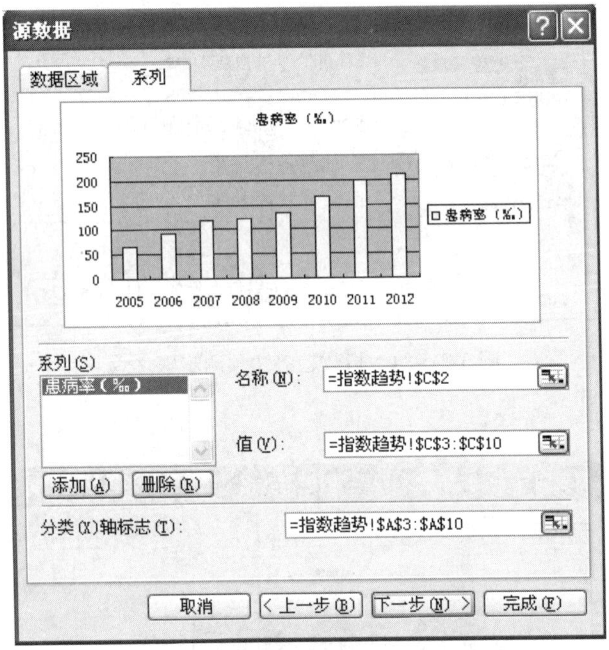

图 3-2-5-28　指数趋势法预测步骤之十

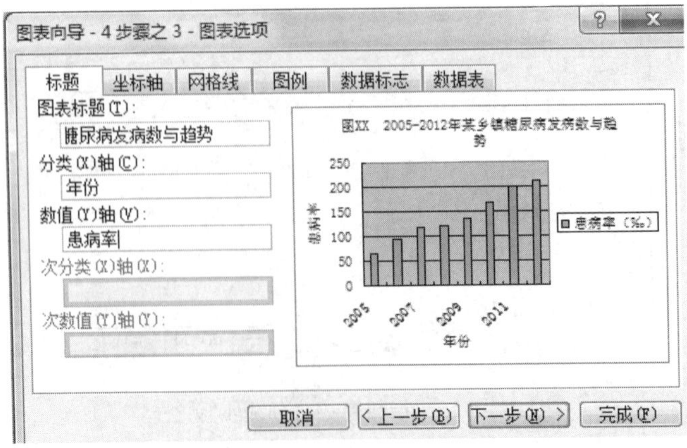

图 3-2-5-29　指数趋势法预测步骤之十一

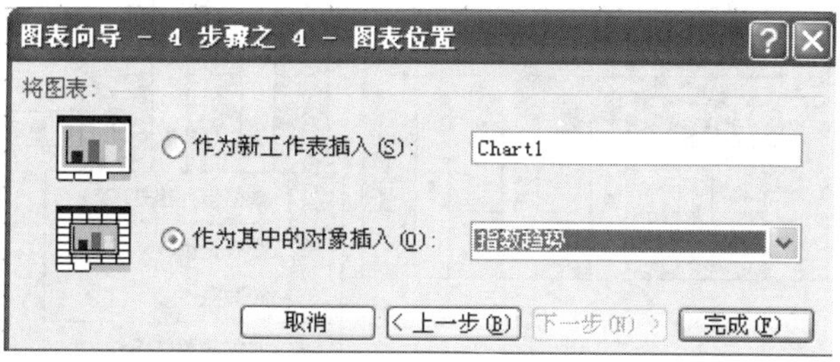

图 3-2-5-30　指数趋势法预测步骤之十二

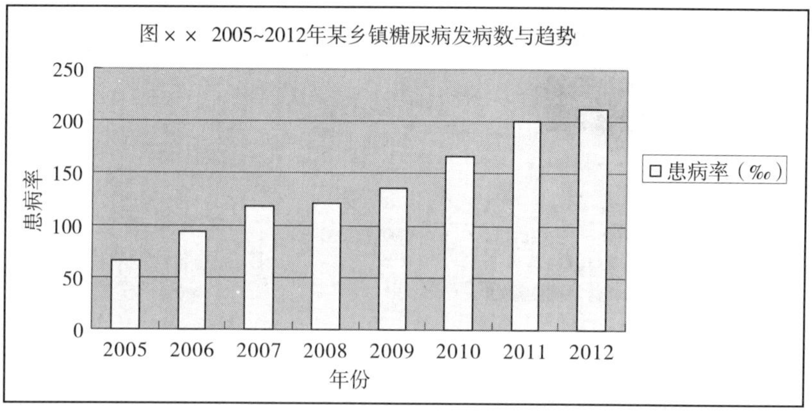

图 3-2-5-31　指数趋势法预测步骤之十三

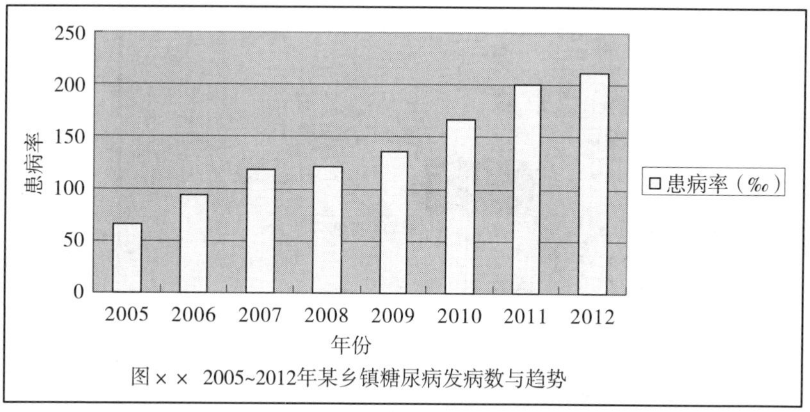

图 3-2-5-32　指数趋势法预测步骤之十四

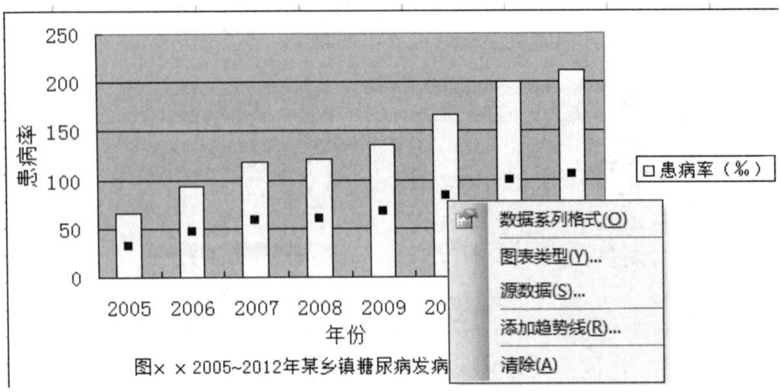

图 3-2-5-33　指数趋势法预测步骤之十五

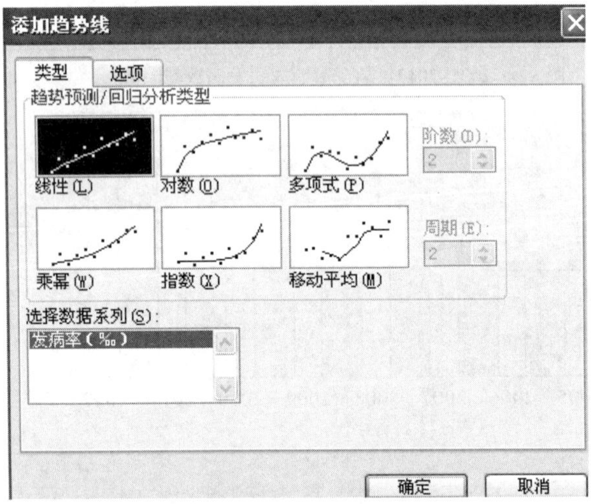

图 3-2-5-34　指数趋势法预测步骤之十六

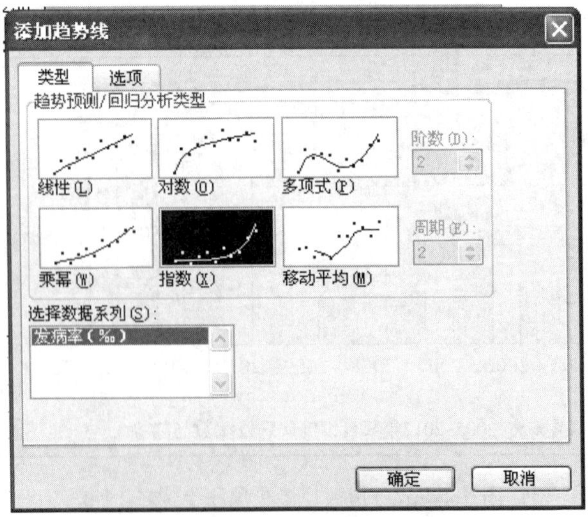

图 3-2-5-35　指数趋势法预测步骤之十七

R 平方值”前面的复选框□，见图 3-2-5-37。点击“确定”按钮，得出该乡镇 2005～2012 年某乡镇糖尿病发病趋势图、指数方程和决定系数，见图 3-2-5-38；其中指数方程 $\hat{y}=64.712e^{0.1561x}$，决定系数 $R^2=0.9561$。决定系数高达 0.9561，说明该方法预测效果好。

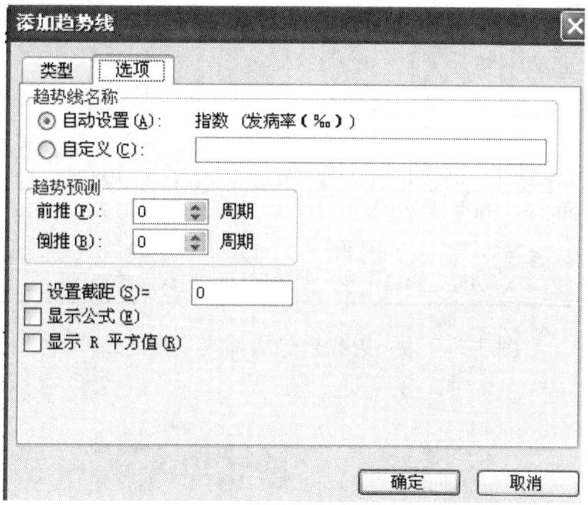

图 3-2-5-36 指数趋势法预测步骤之十八

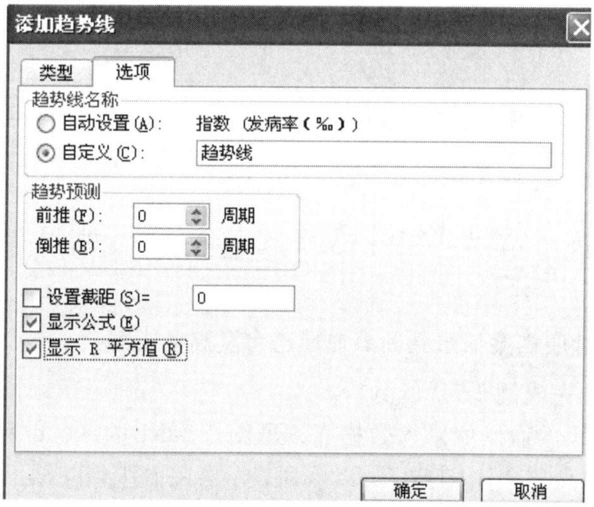

图 3-2-5-37 指数趋势法预测步骤之十九

7. 测算 2015 年的发病情况。在单元格 A11～13 输入 2013、2014、2015，单元格 B11～13 输入 9、10、11，单元格 C13 输入公式“=64.712＊EXP（0.1561＊11）”，回车，得出 2015 年的预测患病率为“360.34‰”，见图 3-2-5-39。

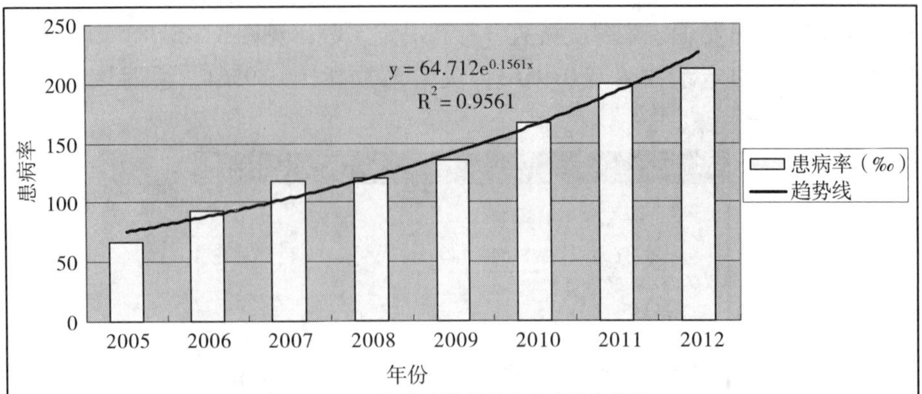

图×× 2005~2012年某乡镇糖尿病发病数与趋势

图 3-2-5-38 指数趋势法预测步骤之二十

	A	B	C
1	某乡镇2005~2012年糖尿病发病情况		
2	年份	年份编号	患病率（‰）
3	2005	1	66.12
4	2006	2	93.22
5	2007	3	118.61
6	2008	4	121.05
7	2009	5	135.27
8	2010	6	167.18
9	2011	7	200.11
10	2012	8	211.95
11	2013	9	
12	2014	10	
13	2015	11	360.34

图 3-2-5-39 指数趋势法预测步骤之二十一

第六节 借助 Excel 软件完成居民一般情况分析

一、利用居民健康档案信息判断高血压患者及高危人群

在 Excel 文件中完成例 2-7-1 的分析。

1. 将 100 名居民的血压值录入数据库，见图 3-2-6-1 的 A、B 两列。在 C1 单元格输入“属于高血压/高危个体/正常”，以该列表示居民血压判断结果，并将 100 名居民的血压判断结果输入 C2~C101，见图 3-2-6-1 的 C 列。

2. 用“自动筛选”、“数据透视表”或“分类汇总”功能，清点辖区居民中有多少

	A	B	C	D
1	序号	血压值	属于高血压/高危个体/正常	
2	1	150/90	高血压	
3	2	135/89	高危个体	
4	3	121/80	正常	
5	4	150/90	高血压	

图 3-2-6-1 居民血压情况

人属于高血压高危个体、多少人是高血压患者。“自动筛选”、“数据透视表”的操作方法与步骤详见第三章第一节相关内容，本处介绍“分类汇总”功能。

（1）对要汇总变量排序：选择 C 列，点击菜单栏的“数据”按钮，弹出可选数据菜单（图 3-2-6-2）。点击“排序”，弹出“排序”对话框（图 3-2-6-3）。在“主要关键字”下拉选项中，选择“属于高血压/高危个体/正常”，单击其右侧的“升序”，在“我的数据区域”单击“有标题行”，点击“确定”按钮，则将患者血压情况按照升序排序（图 3-2-6-4）。

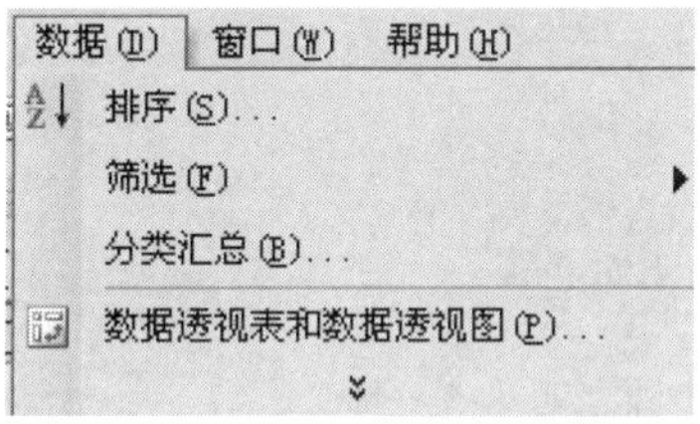

图 3-2-6-2　分类汇总操作步骤之一

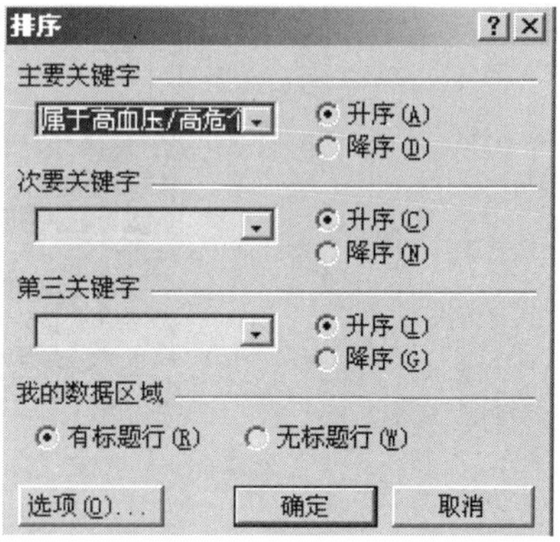

图 3-2-6-3　分类汇总操作步骤之二

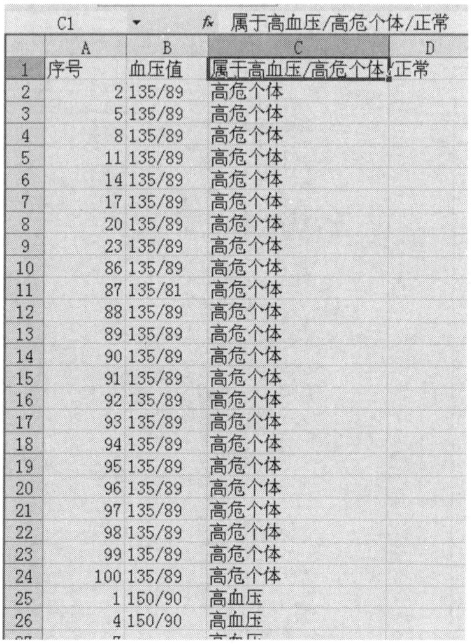
C1　fx 属于高血压/高危个体/正常

	A	B	C	D
1	序号	血压值	属于高血压/高危个体/正常	
2	2	135/89	高危个体	
3	5	135/89	高危个体	
4	8	135/89	高危个体	
5	11	135/89	高危个体	
6	14	135/89	高危个体	
7	17	135/89	高危个体	
8	20	135/89	高危个体	
9	23	135/89	高危个体	
10	86	135/89	高危个体	
11	87	135/81	高危个体	
12	88	135/89	高危个体	
13	89	135/89	高危个体	
14	90	135/89	高危个体	
15	91	135/89	高危个体	
16	92	135/89	高危个体	
17	93	135/89	高危个体	
18	94	135/89	高危个体	
19	95	135/89	高危个体	
20	96	135/89	高危个体	
21	97	135/89	高危个体	
22	98	135/89	高危个体	
23	99	135/89	高危个体	
24	100	135/89	高危个体	
25	1	150/90	高血压	
26	4	150/90	高血压	

图 3-2-6-4　分类汇总操作步骤之三

（2）对汇总变量进行分类汇总：点击菜单栏的“数据”按钮，弹出可选数据菜单。点击“分类汇总”，弹出“分类汇总”对话框（图 3-2-6-5）。在“分类字段”下拉选项中，选择“属于高血压/高危个体/正常”，在“汇总方式”下拉选项中，选择“计数”，在“选定汇总项”下拉选项中，选择“属于高血压/高危个体/正常”，点击“确定”按钮，则将患者血压进行了分类汇总（图 3-2-6-6）。

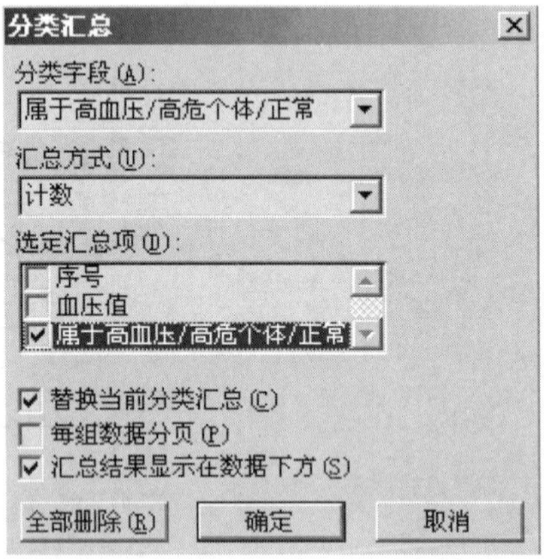

图 3-2-6-5　分类汇总操作步骤之四

请注意，图 3-2-6-6 左上角显示“1”、“2”、“3”，点击“2”，显示分类汇总结果整理表，从中可以发现高血压高危个体 23 人、高血压患者 12 名、血压正常者 65 人，见图 3-2-6-7。

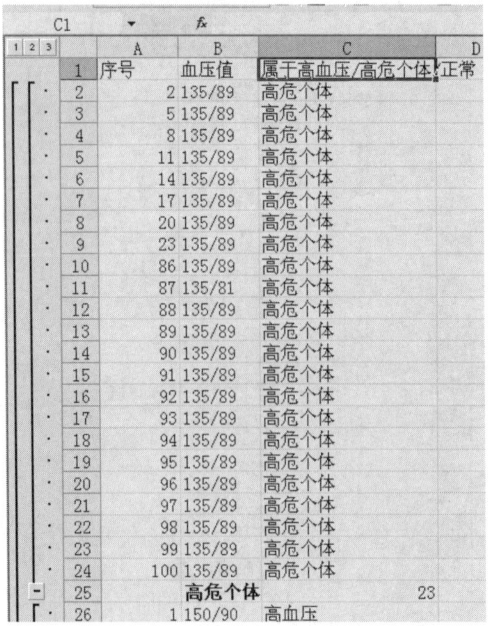

	A	B	C	D
1	序号	血压值	属于高血压/高危个体/正常	
2	2	135/89	高危个体	
3	5	135/89	高危个体	
4	8	135/89	高危个体	
5	11	135/89	高危个体	
6	14	135/89	高危个体	
7	17	135/89	高危个体	
8	20	135/89	高危个体	
9	23	135/89	高危个体	
10	86	135/89	高危个体	
11	87	135/81	高危个体	
12	88	135/89	高危个体	
13	89	135/89	高危个体	
14	90	135/89	高危个体	
15	91	135/89	高危个体	
16	92	135/89	高危个体	
17	93	135/89	高危个体	
18	94	135/89	高危个体	
19	95	135/89	高危个体	
20	96	135/89	高危个体	
21	97	135/89	高危个体	
22	98	135/89	高危个体	
23	99	135/89	高危个体	
24	100	135/89	高危个体	
25		**高危个体**	23	
26	1	150/90	高血压	

图 3-2-6-6　分类汇总操作步骤之五

	A	B	C	D
1	序号	血压值	属于高血压/高危个体/正常	
25		**高危个体 计数**	23	
38		**高血压 计数**	12	
104		**正常 计数**	65	
105		**总计数**	100	

图 3-2-6-7　分类汇总操作步骤之六

（3）计算高血压高危个体构成情况与高血压患病率：前者是高危个体占全部人群的百分比，用高危个体计数 23 除以总计数 100，得到其构成比为 23%；后者是辖区居民患病率，用高血压计数 12 除以总计数 100，得到其患病率为 12%。在 Excel 文件中实现构成比与患病率的操作方法与步骤详见第三部分相关章节。

（4）在上述基础上，开展高血压流行病学特征分析，详见本章第四节。

二、利用居民健康档案信息进行肥胖情况分析

例 2-7-2：某乡镇卫生院与丁村联合于 2012 年对该村居民（假设该村共有居民 100 人）全部进行了健康体检，掌握了每位居民的身高、体重，试分析辖区居民体质指数 BMI。

1. 将 100 名居民的身高、体重录入 Excel 数据库，单元格 A1～C1 分别为变量序号、身高（m）、体重（kg），A2～C101 是具体数据结果；在 D1 单元格输入“BMI”，该列存放 BMI 结果，E1 输入“体重是否正常”，见图 3-2-6-8。

	A	B	C	D	E
1	序号	身高（m）	体重（kg）	BMI	体重是否正常

图 3-2-6-8　居民体重情况基本数据库式样

2. 计算 BMI　在 D2 单元格输入公式“＝C2/POWER（B2，2）”，回车，得到“20.88889”，即 1 号居民的 BMI 是“20.88889”，见图 3-2-6-9。

D2　　fx　=C2/POWER(B2,2)

	A	B	C	D
1	序号	身高（m）	体重（kg）	BMI
2	1	1.5	47	20.88889

图 3-2-6-9　BMI 计算操作步骤之一

3. 按住 D2 单元格，下拉至单元格 D101，得到所有居民的 BMI，见图 3-2-6-10。

4. 根据 BMI 所在范围，判断居民体重正常与否，分为正常、超重、肥胖。在单元格 E2 输入判断结果，见图 3-2-6-11。

	A	B	C	D
1	序号	身高（m）	体重（kg）	BMI
2	1	1.5	47	20.8888
3	2	1.35	46	25.2400
4	3	1.8	112	34.567
5	4	1.58	52	20.8
6	5	1.44	40	19.2901
7	6	1.62	55	20.9571
8	7	1.55	45	18.7304
9	8	1.57	52	21.0961
10	9	1.58	60	24.0346
11	10	1.61	61	23.5330
12	11	1.79	71	22.1591
13	12	1.08	32	27.4348
14	13	1.57	50	20.284
15	14	1.51	46	20.1745
16	15	1.67	52	18.6453
17	16	1.78	82	25.8805
18	17	1.87	112	32.0283
19	18	1.68	66	23.3843
20	19	1.78	112	35.3490
21	20	1.8	72	22.2222
22	21	1.8	79	24.3827
23	22	1.8	62	19.135
24	23	1.8	65	20.0617
25	24	1.99	100	25.2518
26	25	1.98	92	23.4669

图 3-2-6-10　BMI 计算操作步骤之二

	A	B	C	D	E
1	序号	身高（m）	体重（kg）	BMI	体重是否正常
2	1	1.5	47	20.88889	正常
3	2	1.35	46	25.24005	超重
4	3	1.8	112	34.5679	肥胖
5	4	1.58	52	20.83	正常
6	5	1.44	40	19.29012	正常
7	6	1.62	55	20.95717	正常
8	7	1.55	45	18.73049	正常
9	8	1.57	52	21.09619	正常
10	9	1.58	60	24.03461	超重
11	10	1.61	61	23.53304	正常
12	11	1.79	71	22.15911	正常
13	12	1.08	32	27.43484	超重
14	13	1.57	50	20.2848	正常
15	14	1.51	46	20.17455	正常
16	15	1.67	52	18.64534	正常
17	16	1.78	82	25.88057	超重
18	17	1.87	112	32.02837	肥胖
19	18	1.68	66	23.38435	正常
20	19	1.78	112	35.34907	肥胖
21	20	1.8	72	22.22222	正常
22	21	1.8	79	24.38272	超重
23	22	1.8	62	19.1358	正常
24	23	1.8	65	20.06173	正常
25	24	1.99	100	25.25189	超重
26	25	1.98	92	23.46699	正常

图 3-2-6-11　BMI 计算操作步骤之三

5. 用“自动筛选”、“分类汇总”或“数据透视表”功能，清点辖区居民中有多少人体重正常、多少人超重、多少人肥胖。“自动筛选”、“数据透视表”的具体操作方法与步骤详见第三章第一节相关内容。“分类汇总”功能的实现同例 2-7-1，需要注意的是：①一定要先对指标“体重是否正常”进行排序；②在“分类汇总”对话框的“汇总方式”下拉选项中，一定要选择“计数”，而不是其他选项；③分类汇总结果在图 3-2-6-12 左上角的“2”中，点击“2”，屏幕显示出汇总结果，见图 3-2-6-13。

G121

	A	B	C	D	E
1	序号	身高（m）	体重（kg）	BMI	体重是否正常
2	2	1.35	46	25.24005487	超重

图 3-2-6-12　分类汇总结果数据库显示样式一

G121

	A	B	C	D	E
1	序号	身高（m）	体重（kg）	BMI	体重是否正常
21				**超重 计数**	19
46				**肥胖 计数**	24
104				**正常 计数**	57
105				**总计数**	100

图 3-2-6-13　分类汇总结果数据库显示样式二

6. 计算体重情况构成比，用正常、超重、肥胖人数除以居民总数，得到的构成比依次为 57%、19%、24%。

7. 用 BMI 预测高血压、冠心病、脑卒中、糖尿病等慢性非传染性疾病的发病风险。定性预测，肥胖者是慢性病的高危人群；该社区工作人员获得了全体居民的 BMI，掌握了哪些居民体重异常，属于慢性病高危人群，便可针对具体高危居民进行健康教育与行为干预。定量预测，可采用简单回归方法完成，但对于慢性病这种典型的多因论疾病，单一因素定量预测准确性较差，本例不演示其完成过程。

三、利用居民健康档案信息进行向心性肥胖分析

Excel 文件中完成例 2-7-3 的分析。

1. 将 100 名居民的腰围（cm）、臀围（cm）录入 Excel 数据库，单元格 A1～C1 分别为变量序号、腰围（cm）、臀围（cm），A2～C101 是具体数据结果；在单元格 D1 输入“腰围臀围比值”，该列存放居民腰围臀围比值结果，E1 输入“腰围臀围比值是否正常”，见图 3-2-6-14。

	A	B	C	D	E	F
1	序号	腰围	臀围	腰臀围比值	腰臀围比值是否正常	
2						

图 3-2-6-14　居民腰围臀围比值情况基本数据库式样

2. 计算腰围臀围比值，在 D2 单元格输入公式“= B2/C2”，回车，得到“0.71794872”，即 1 号居民的腰围臀围比值是“0.71794872”，见图 3-2-6-15。

D2　fx =B2/C2

	A	B	C	D
1	序号	腰围	臀围	腰臀围比值
2	57	56	78	0.71794872

图 3-2-6-15　腰围臀围比值计算操作步骤之一

3. 按住 D2 单元格，下拉至单元格 D101，得到所有居民的腰围臀围比值，见图 3-2-6-16。

	A	B	C	D
1	序号	腰围	臀围	腰臀围比值
2	1	67	84	0.79761905
3	2	69	80	0.8625
4	3	71	82	0.86585366
5	4	73	90	0.81111111
6	5	75	96	0.78125
7	6	77	88	0.875
8	7	79	100	0.79
9	8	91	91	1
10	9	80	100	0.8

图 3-2-6-16　腰围臀围比值计算操作步骤之二

4. 根据每个具体的腰围臀围比值，与标准进行比较，判断居民属于正常体型，还是向心性肥胖。在 E2 单元格输入判断结果，见图 3-2-6-17。

	A	B	C	D	E	F
1	序号	腰围	臀围	腰臀围比值	腰臀围比值是否正常	
2	1	67	84	0.79761905	正常	
3	2	69	80	0.8625	正常	
4	3	71	82	0.86585366	正常	
5	4	73	90	0.81111111	正常	
6	5	75	96	0.78125	正常	
7	6	77	88	0.875	正常	
8	7	79	100	0.79	正常	
9	8	91	91	1	异常	
10	9	80	100	0.8	正常	

图 3-2-6-17　腰围臀围比值计算操作步骤之三

5. 用“自动筛选”、“分类汇总”或“数据透视表”功能，清点辖区居民中有多少人腰围臀围比值正常、多少人异常。“自动筛选”、“数据透视表”的具体操作方法与步骤详见第三章第一节相关内容。“分类汇总”功能的实现过程见例 2-7-1。需注意的是：①一定要先对指标“腰围臀围比值是否正常”进行排序；②在“分类汇总”对话框的“汇总方式”下拉选项中，一定要选择“计数”，而不是其他选项；③分类汇总结果在图 3-2-6-18 左上角的“2”中，点击“2”，屏幕便显示出具体汇总结果，见图 3-2-6-19。

	A	B	C	D	E	F
1	序号	腰围	臀围	腰臀围比值	腰臀围比值是否正常	
2	8	91	91	1	异常	

图 3-2-6-18　分类汇总结果数据库显示样式一

	A	B	C	D	E	F
1	序号	腰围	臀围	腰臀围比值	腰臀围比值是否正常	
25				**异常 计数**	23	
103				**正常 计数**	77	
104				**总计数**	100	
105						

图 3-2-6-19　分类汇总结果数据库显示样式二

6. 计算腰围臀围比值异常构成比，用异常值计数除以总计数即可。本例为 23%。构成比的计算方法与步骤，详见第三部第二章相关内容。

7. BMI 与腰围臀围比值相结合，判断居民慢性病的患病风险。最简单的定量判断，也涉及两因素分析，是 Excel 软件难以完成的，可使用 SPSS、SAS、Stata、Epi Info 等其他软件。

第七节　借助 Excel 软件完成居民生活方式情况分析

本节详细介绍如何在 Excel 文件中分析第二部分第八章例题。

一、利用居民健康档案信息分析居民锻炼身体情况

例 2-8-1 的分析方法与步骤：

1. 将 100 名居民的锻炼结果录入数据库，见图 3-2-7-1。

	A	B	C	D	E
1	序号	锻炼频率	每次持续时间	坚持锻炼时间（月）	锻炼方式
2	1	每天	1	6	骑自行车
3	2	每天	1	12	骑自行车
4	3	每天	1	24	骑自行车
5	4	每周 1 次以上	0.5	36	快走
6	5	每周 1 次以上	0.5	6	快走
7	6	每周 1 次以上	0.5	12	快走
8	7	每周 1 次以上	0.5	24	快走
9	8	不锻炼			
10	9	不锻炼			
11	10	不锻炼			
12	11	不锻炼			
13	12	偶尔			
14	13	偶尔			
15	14	偶尔			

图 3-2-7-1　居民锻炼结果

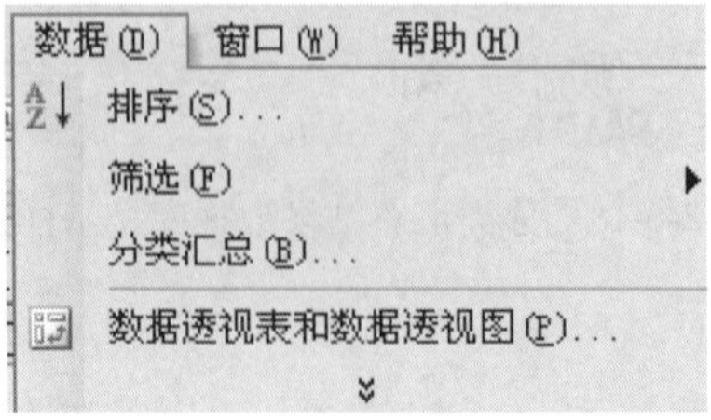

图 3-2-7-2 分类汇总操作步骤之一

2. 锻炼频率分析方法与步骤 用“自动筛选”、“数据透视表”或“分类汇总”功能均可实现。“自动筛选”、“数据透视表”的操作方法与步骤详见第三部分相关章节。本节以“分类汇总”功能完成。

(1) 对预分类汇总变量“锻炼频率”进行排序：选择 B 列，点击菜单栏的“数据”按钮，弹出可选数据菜单，见图 3-2-7-2。点击“排序”，弹出“排序”对话框(图 3-2-7-3)。在“主要关键字”下拉选项中，选择“锻炼频率”，单击其右侧的“升序”，在“我的数据区域”单击“有标题行”，点击“确定”按钮，则对锻炼频率按照由低到高的顺序进行排序，见图 3-2-7-4。

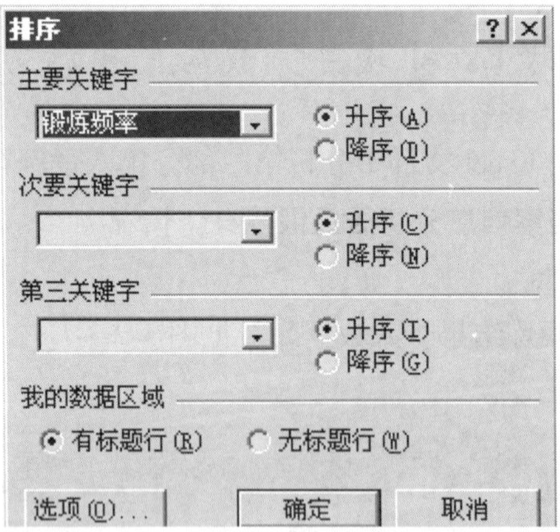

图 3-2-7-3 分类汇总操作步骤之二

(2) 对要汇总变量进行分类汇总：点击菜单栏的“数据”按钮，弹出可选数据菜单，见图 3-2-7-2。点击“分类汇总”，弹出“分类汇总”对话框（图 3-2-7-5)。在“分类字段”下拉选项中，选择“锻炼频率”，在“汇总方式”下拉选项中，选择“计数”，在“选定汇总项”下拉选项中，选择“锻炼频率”，点击“确定”按钮，则将患者血压进行了分类汇总，见图 3-2-7-6。

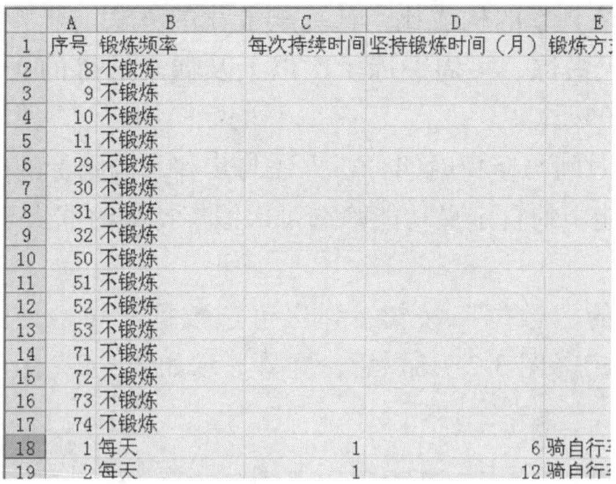

	A	B	C	D	E
1	序号	锻炼频率	每次持续时间	坚持锻炼时间（月）	锻炼方
2	8	不锻炼			
3	9	不锻炼			
4	10	不锻炼			
5	11	不锻炼			
6	29	不锻炼			
7	30	不锻炼			
8	31	不锻炼			
9	32	不锻炼			
10	50	不锻炼			
11	51	不锻炼			
12	52	不锻炼			
13	53	不锻炼			
14	71	不锻炼			
15	72	不锻炼			
16	73	不锻炼			
17	74	不锻炼			
18	1	每天	1	6	骑自行
19	2	每天	1	12	骑自行

图 3-2-7-4　分类汇总操作步骤之三

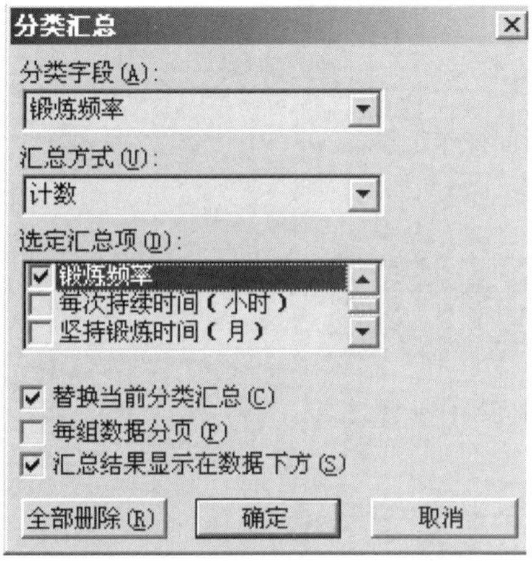

图 3-2-7-5　分类汇总操作步骤之四

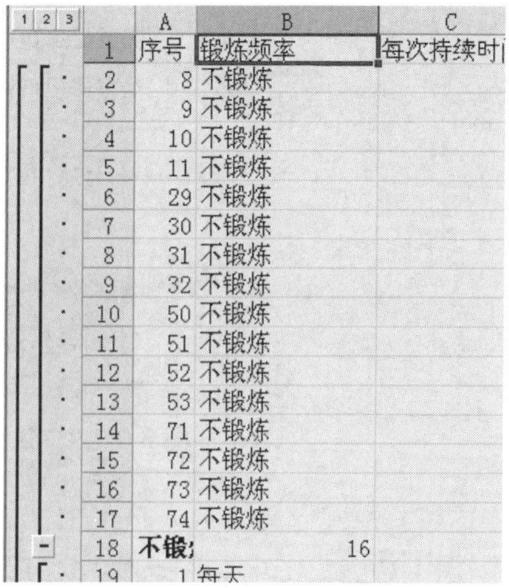

	A	B	C
1	序号	锻炼频率	每次持续时间
2	8	不锻炼	
3	9	不锻炼	
4	10	不锻炼	
5	11	不锻炼	
6	29	不锻炼	
7	30	不锻炼	
8	31	不锻炼	
9	32	不锻炼	
10	50	不锻炼	
11	51	不锻炼	
12	52	不锻炼	
13	53	不锻炼	
14	71	不锻炼	
15	72	不锻炼	
16	73	不锻炼	
17	74	不锻炼	
18	**不锻**	16	
19	1	每天	

图 3-2-7-6　分类汇总操作步骤之五

请注意，图 3-2-7-6 左上角显示“1”、“2”、“3”，点击“2”，显示分类汇总结果整理表，从中可以发现不锻炼、每天锻炼、每周锻炼 1 次以上及偶尔锻炼的人数分别 16、20、24 与 40，见图 3-2-7-7。

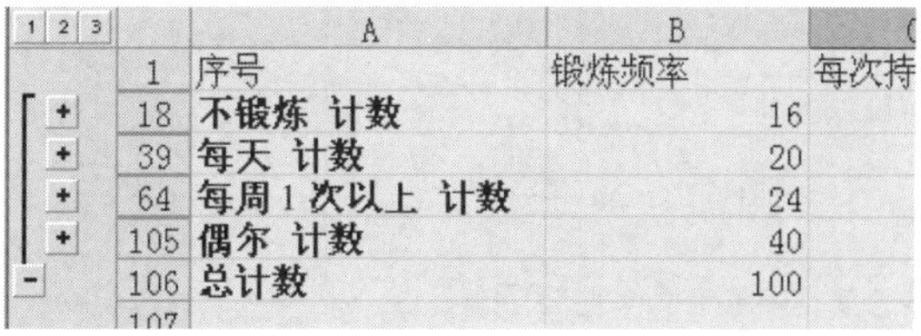

	A	B	C
1	序号	锻炼频率	每次持
18	**不锻炼 计数**	16	
39	**每天 计数**	20	
64	**每周 1 次以上 计数**	24	
105	**偶尔 计数**	40	
106	**总计数**	100	
107			

图 3-2-7-7　分类汇总操作步骤之六

（3）计算不同锻炼频率的构成比：计算构成比的方法与步骤详见第三部分相关章节，本例不锻炼、每天锻炼、每周锻炼 1 次以上及偶尔锻炼的居民分别占全体居民的 16%、20%、24%及 40%。

3. 每次锻炼持续时间与坚持时间分析方法与步骤　两指标的分析方法与步骤相同，此处利用自动筛选功能中的自定义功能筛选每次锻炼持续时间大于 30 分钟（0.5 小时）的居民。

（1）点击菜单栏的“数据”按钮，弹出可选数据菜单，见图 3-2-7-2。点击“筛选”，选择“自动筛选”（图 3-2-7-8）后，屏幕显示如图 3-2-7-9。

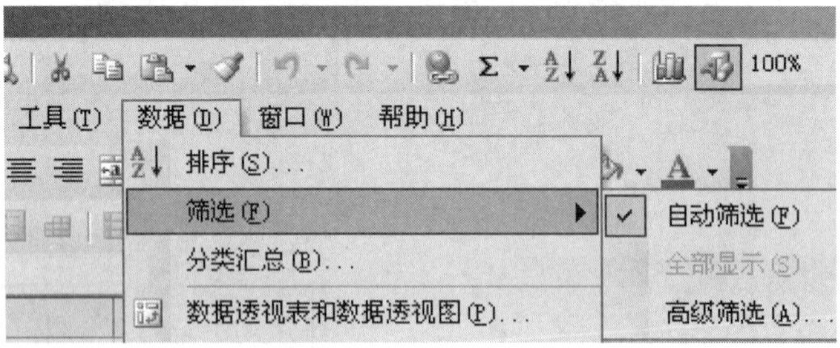

图 3-2-7-8　每次锻炼持续时间操作步骤之一

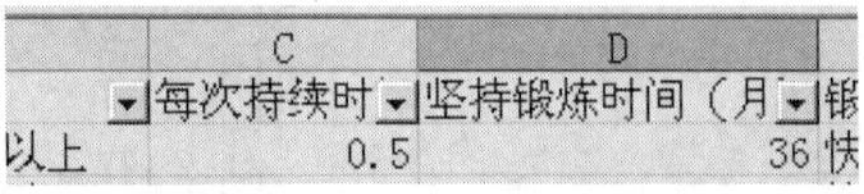

图 3-2-7-9　每次锻炼持续时间操作步骤之二

（2）点击变量“每次持续时间”右侧的，弹出“自动筛选”功能的可选项，见图 3-2-7-10。点击“自定义”，弹出“自定义自动筛选方式”对话框（图 3-2-7-11）。

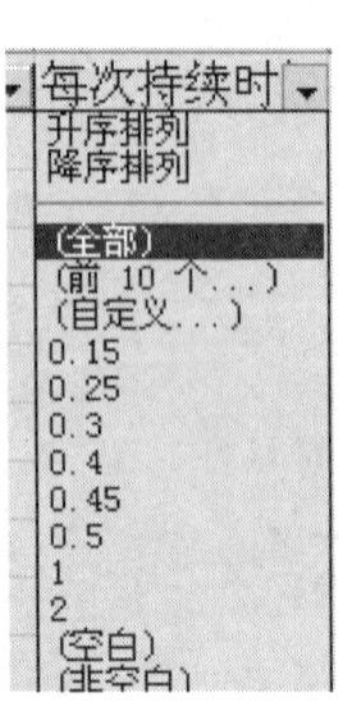

图 3-2-7-10　每次锻炼持续时间操作步骤之三

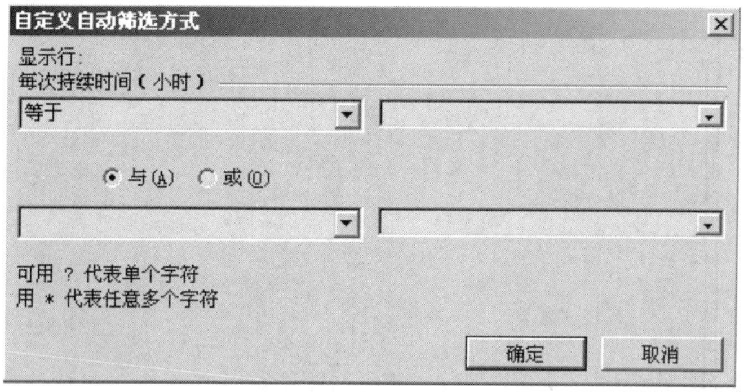

图 3-2-7-11　每次锻炼持续时间操作步骤之四

（3）在“每次持续时间”下方左侧选项框中选择“大于或等于”，在右侧的框中输入“0.5”，见图 3-2-7-12。点击“确定”按钮，获得所有每次锻炼持续时间大于 0.5 小时的居民，见图 3-2-7-13，该图左下方显示“在 100 条记录中找到 38 条”。即每次锻炼持续时间至少 0.5 小时的居民有 38 名。

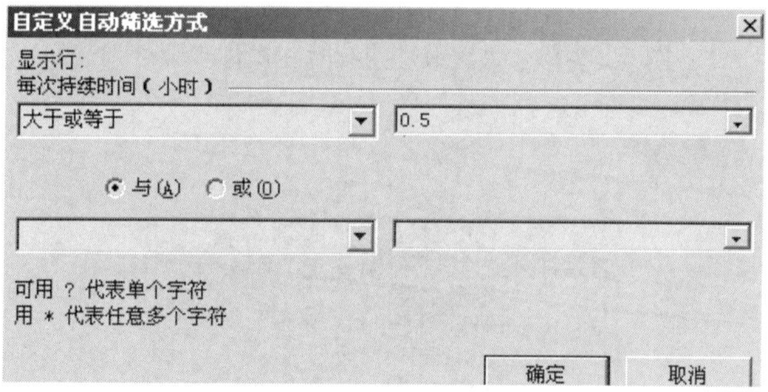

图 3-2-7-12　每次锻炼持续时间操作步骤之五

（4）构成比计算：参见第三部分有关章节。每次锻炼持续时间大于 30 分钟（0.5 小时）的居民占全体居民的 38%。

4. 锻炼方式分析方法与步骤　同锻炼频率，汇总结果见图 3-2-7-14，可见骑自行车和快走是居民最常用的锻炼方式。需要注意的是：排序变量、“分类字段”及“选定汇总项”都要选“锻炼方式”；“分类汇总”对话框的“汇总方式”下拉选项中，一定要选择“计数”。

二、利用居民健康档案信息分析居民饮食习惯

在 Excel 文件中，用“自动筛选”、“数据透视表”或“分类汇总”功能均可完成例 2-8-2。“自动筛选”、“数据透视表”的操作方法与步骤详见第三部分相关章节。“分

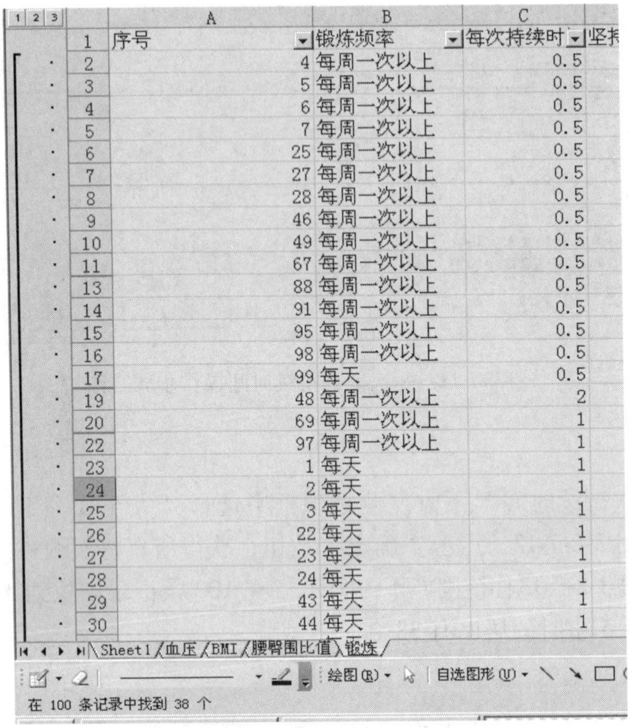

	A 序号	B 锻炼频率	C 每次持续时
2	4	每周一次以上	0.5
3	5	每周一次以上	0.5
4	6	每周一次以上	0.5
5	7	每周一次以上	0.5
6	25	每周一次以上	0.5
7	27	每周一次以上	0.5
8	28	每周一次以上	0.5
9	46	每周一次以上	0.5
10	49	每周一次以上	0.5
11	67	每周一次以上	0.5
13	88	每周一次以上	0.5
14	91	每周一次以上	0.5
15	95	每周一次以上	0.5
16	98	每周一次以上	0.5
17	99	每天	0.5
19	48	每周一次以上	2
20	69	每周一次以上	1
22	97	每周一次以上	1
23	1	每天	1
24	2	每天	1
25	3	每天	1
26	22	每天	1
27	23	每天	1
28	24	每天	1
29	43	每天	1
30	44	每天	1

图 3-2-7-13　每次锻炼持续时间操作步骤之六

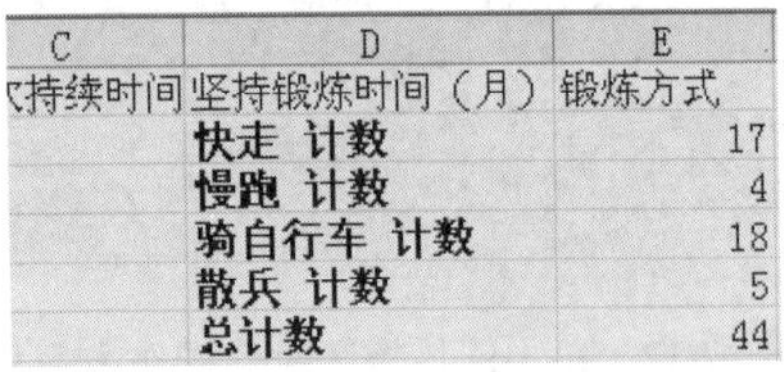

C 次持续时间	D 坚持锻炼时间（月）	E 锻炼方式
	快走 计数	17
	慢跑 计数	4
	骑自行车 计数	18
	散兵 计数	5
	总计数	44

图 3-2-7-14　锻炼方式分析结果

类汇总”参见本节。

三、利用居民健康档案信息分析居民吸烟情况

例 2-8-3 的完成方法与步骤如下：

1. 吸烟状况及其比例　吸烟状况包括从不吸烟、已戒烟、吸烟三种情况，虽然“自动筛选”、“数据透视表”或“分类汇总”三种方法均可实现本操作，对本例而言，“自动筛选”是最省时、省力的方法。

（1）点击菜单栏的“数据”按钮，弹出可选数据菜单，见图 3-2-7-2。点击“筛选”，选择“自动筛选”（图 3-2-7-8），屏幕显示如图 3-2-7-15。

（2）点击变量“吸烟状况”右侧的，弹出“自动筛选”功能的可选项，见图3-2-7-16。分别点击“从不吸烟”、“戒烟”、“吸烟”，屏幕分别显示相应筛选结果界面，各界面左下角显示相应筛选结果，见图3-2-7-17、图3-2-7-18、图3-2-7-19。

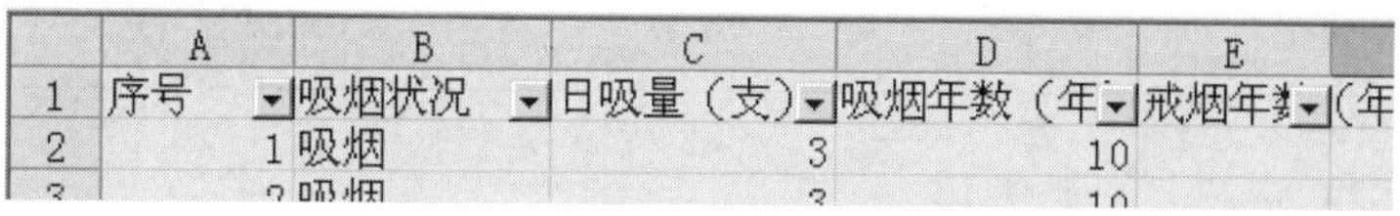

图3-2-7-15　吸烟状况操作步骤之一

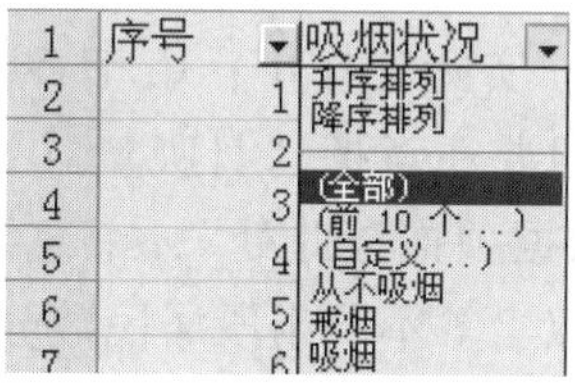

图3-2-7-16　吸烟状况操作步骤之二

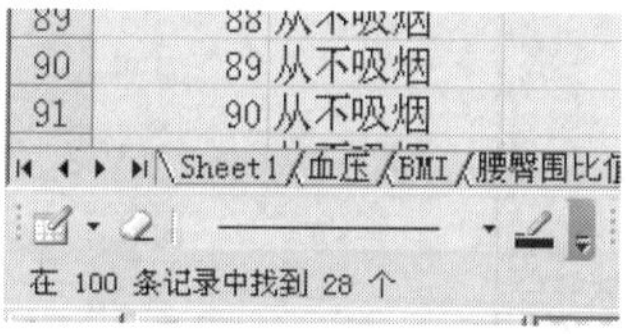

图3-2-7-17　吸烟状况操作步骤之三

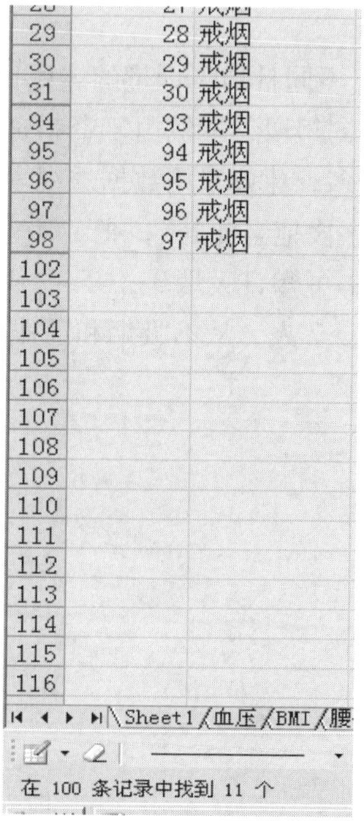

图3-2-7-18　吸烟状况操作步骤之四

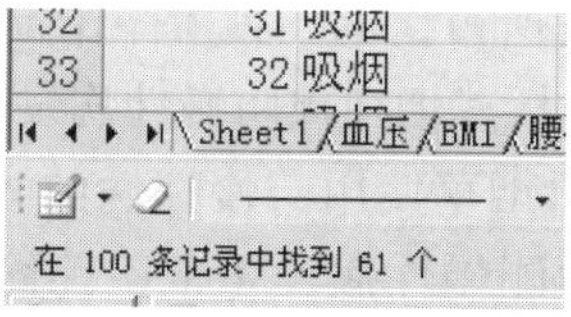

图3-2-7-19　吸烟状况操作步骤之五

（3）根据不同烟草使用状况居民数，计算其相应构成比，构成比的计算参见第三部分相关章节。不同烟草使用状况居民的比例见表 3-2-7-1。

表 3-2-7-1　不同烟草使用状况居民的构成情况

吸烟状况	居民数	构成比（%）
吸烟	61	61
戒烟	11	11
从不吸烟	28	28
合计	100	100

2. 不同日均吸烟量的居民比例　先将吸烟量分为 0～、5～、10～、20～、30 支及以上等不同组段，本例由于资料资料整齐，不再细分。实际工作中，由于日吸烟量分类范围较多，建议采用数据透视表功能完成此操作。但要注意把“日吸量（支）”拖入“将行字段拖至此处”，把“吸烟状态”拖入“将数据项拖至此处”，汇总结果见图 3-2-7-20；可知日吸烟 0～、5～、10～、20～、30 支及以上等不同组段居民数分别为 8、9、10、27、7 人，从不吸烟和已戒烟的居民有 39 人。

计数项:吸烟状况	
日吸量（支）	汇总
3	8
5	9
10	10
20	27
30	7
(空白)	39
总计	100

图 3-2-7-20　吸烟状况操作步骤之六

3. 戒烟时长（年）分析　该指标主要用于评估戒烟效果。基本分析包括人均戒烟时长（年）及不同时长戒烟居民所占比例。具体操作方法与步骤参见第三部有关章节。如果观察时间足够长，可用于分析戒烟在预防慢性病发生发展中的作用。

4. 如果资料较多，可以分析烟草使用与慢性病的相关关系，特别是烟草使用量与慢性病发生的剂量反应关系，预测慢性病发生危险。简单相关分析和剂量反应关系均可在 Excel 文件中完成。

四、利用居民健康档案信息分析居民饮酒情况

例 2-8-4 的完成方法与步骤如下：

1. 饮酒频率及其比例　先用数据透视表功能统计不同酒精摄入水平的居民数，然后计算相应构成比。操作方法与步骤参见第三部分相关章节。计算结果见表 3-2-7-2。

表 3-2-7-2　辖区居民酒精摄入频率

饮酒频率	居民数	构成比（%）
从不	6	6
偶尔	12	12
经常	53	53
每天	29	29
合计	100	100

2. 日饮酒量（两）及不同摄入量的居民比例　“日饮酒量”应折合相当于白酒“××两”，白酒 1 两折合葡萄酒 4 两、黄酒半斤、啤酒 1 瓶、果酒 4 两。

可以估算辖区人均酒精日摄入量及不同摄入量水平的居民构成。本例，首先计算人均酒精日摄入量。最简单的方法是用 Excel 中的平均数函数“AVERAGE”完成计算。其操作方法与步骤如下：在 C102 单元格输入函数公式“=AVERAGE（C2：C101）”，回车，该单元格显示数字“3. 22561”即为辖区居民人均酒精日摄入量，见图 3-2-7-21。

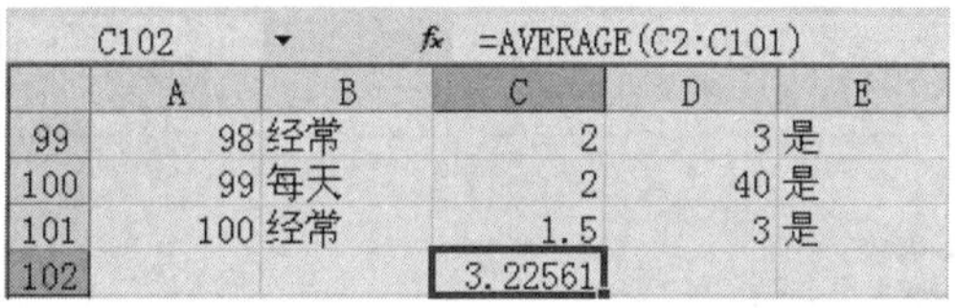

图 3-2-7-21　辖区居民人均酒精日摄入量计算方法与结果

接着，统计不同摄入水平的居民数。需要注意的是要先确定摄入水平分组（划分组段）。本例，按照 0～、1～、2～、3～、4～、5 两及以上分组。采用自动筛选中的“自定义”功能完成。

（1）点击菜单栏的“数据”按钮，弹出可选数据菜单，见图 3-2-7-2。点击“筛选”，选择“自动筛选”（图 3-2-7-8），屏幕显示如图 3-2-7-22。

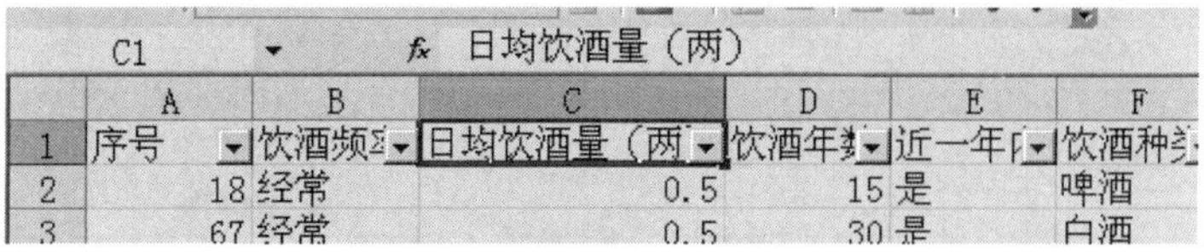

图 3-2-7-22　饮酒量分组操作步骤之一

（2）点击“日均饮酒量”变量右侧的▼，弹出自动筛选的可选项，见图 3-2-7-23。点击“自定义”，弹出“自定义自动筛选方式”对话框（图 3-2-7-24），该对话框

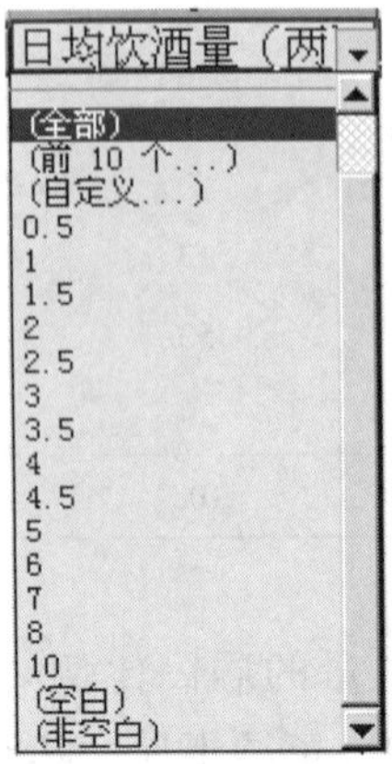

图 3-2-7-23　饮酒量分组操作步骤之二

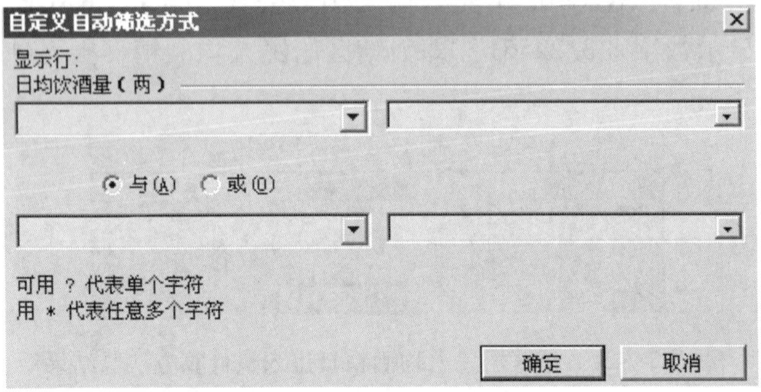

图 3-2-7-24　饮酒量分组操作步骤之三

中有左上、右上、左下、右下四个可选的下拉选项。

（3）点击图 3-2-7-24 左上侧下拉菜单，选择其中的“小于”，在右上侧框中输入“1”，点击“确定”，见图 3-2-7-25，找到日均饮酒量不足 1 两的居民及其居民数，见图 3-2-7-26，在该图左下角有一行“在 100 条记录中找到 2 个”，说明 0~组计数为 2。

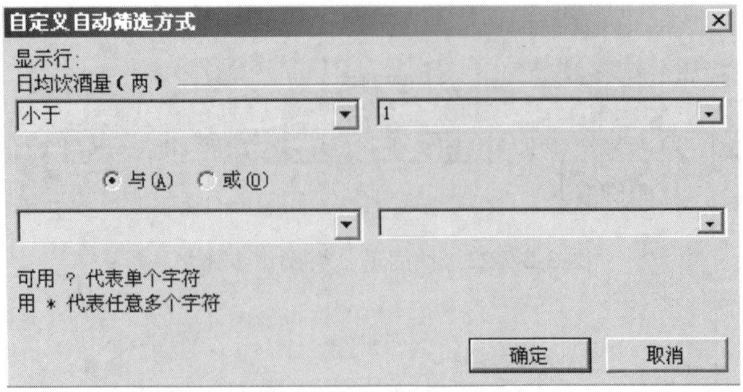

图 3-2-7-25　饮酒量分组操作步骤之四

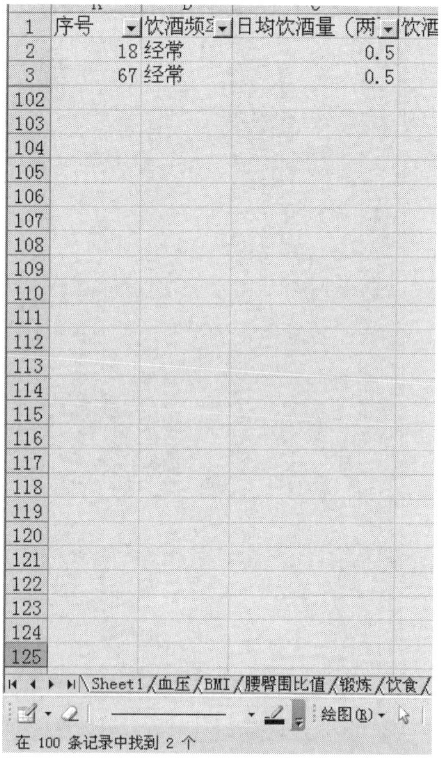

图 3-2-7-26　饮酒量分组操作步骤之五

（4）点击图 3-2-7-24 左上侧下拉菜单，选择其中的“大于或等于”，在右上侧框中输入“1”，在左下侧框中选择“小于”，在右下侧框中输入“2”，见图 3-2-7-27；点击确定，找到日均饮酒量等于或超过 1 两却不足 2 两的居民及其居民数，见图 3-2-7-28；在该图左下角有一行“在 100 条记录中找到 9 个”，说明 1～组有 9 名居民，该组段计数为 9。

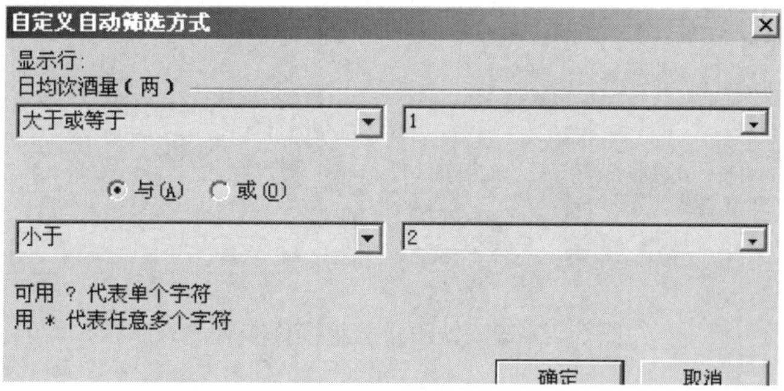

图 3-2-7-27　饮酒量分组操作步骤之六

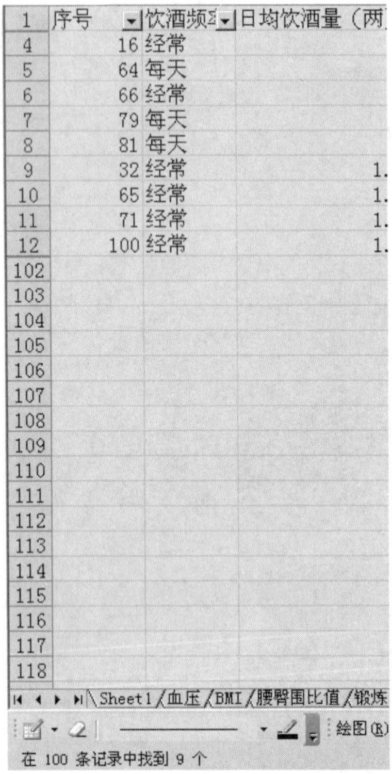

图 3-2-7-28　饮酒量分组操作步骤之七

（5）参照（4）的操作方法，依次获得 2~、3~、4~、5 两及以上各组段的计数结果分别为 31、14、11、15。需要注意的是在筛选 5 两及以上组段计数时，图 3-2-7-24 中的左下侧框与右下侧框均为空白，见图 3-2-7-29。

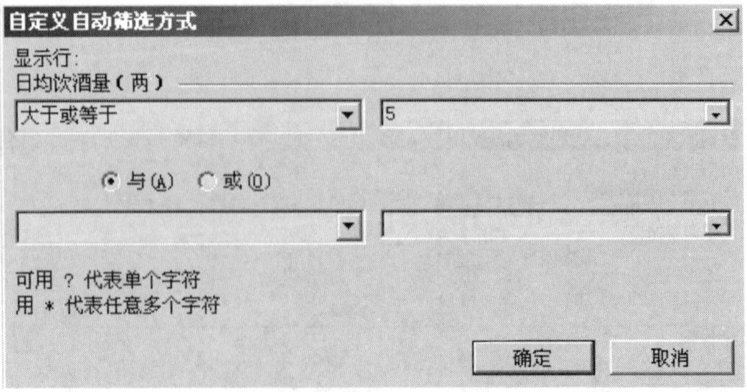

图 3-2-7-29　饮酒量分组操作步骤之八

（6）将从不饮酒与偶尔饮酒者的日均饮酒量划到 0~组，则 0~组共有 20 人。各组饮酒量见表 3-2-7-3。

表 3-2-7-3　不同饮酒量分组居民构成情况

饮酒量分组（两）	居民数	构成比（%）
0~	20	20
1~	9	9
2~	31	31
3~	14	14
4~	11	11
≥5	15	15
合计	100	100

3. 近一年内醉酒情况　这种“是否”类型的分析用自动筛选即可完成。

（1）同“日饮酒量（两）及不同摄入量的居民比例”分析第一步。

（2）点击“近一年内是否曾醉酒”变量右侧的，弹出自动筛选可选项，见图 3-2-7-30。

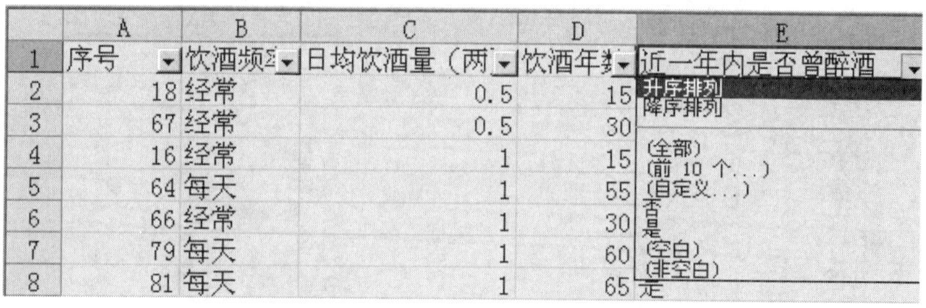

图 3-2-7-30　醉酒分析步骤之一

（3）分别选择“是”、“否”，筛选出曾醉酒居民（74 人）和未曾醉酒居民（8 人），见图 3-2-7-31、图 3-2-7-32 的左下角显示“在 100 条记录中找到 74 个”、“在 100 条记录中找到 8 个”。

（4）计算醉酒情况构成比，构成比的计算不再赘述。结果分别是 74%、8%。

4. 是否戒酒及戒酒时长（月）　该指标主要用于评估戒酒效果。基本分析包括人均戒酒时长（月）及不同时长戒酒居民所占比例。具体操作方法与步骤参见第三部分相关章节。如果观察时间足够长，可用于分析戒酒在预防慢性病发生发展中的作用。

5. 如果资料较多，可以分析酒精摄入与慢性病的相关关系，特别是剂量反应关系，预测慢性病发生危险。

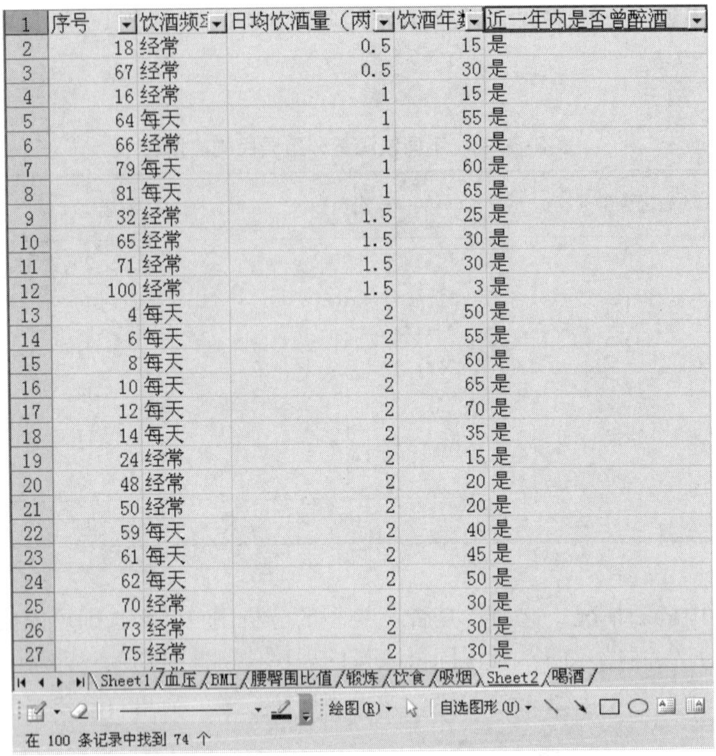

	序号	饮酒频	日均饮酒量（两	饮酒年	近一年内是否曾醉酒
2	18	经常	0.5	15	是
3	67	经常	0.5	30	是
4	16	经常	1	15	是
5	64	每天	1	55	是
6	66	经常	1	30	是
7	79	每天	1	60	是
8	81	每天	1	65	是
9	32	经常	1.5	25	是
10	65	经常	1.5	30	是
11	71	经常	1.5	30	是
12	100	经常	1.5	3	是
13	4	每天	2	50	是
14	6	每天	2	55	是
15	8	每天	2	60	是
16	10	每天	2	65	是
17	12	每天	2	70	是
18	14	每天	2	35	是
19	24	经常	2	15	是
20	48	经常	2	20	是
21	50	经常	2	20	是
22	59	每天	2	40	是
23	61	每天	2	45	是
24	62	每天	2	50	是
25	70	经常	2	30	是
26	73	经常	2	30	是
27	75	经常	2	30	是

图 3-2-7-31　醉酒分析步骤之二

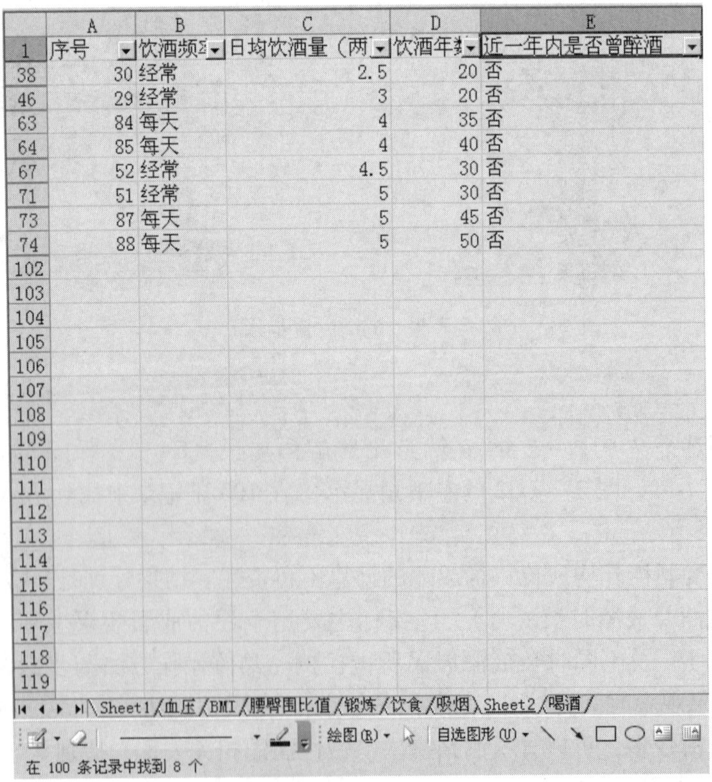

	A 序号	B 饮酒频	C 日均饮酒量（两	D 饮酒年	E 近一年内是否曾醉酒
38	30	经常	2.5	20	否
46	29	经常	3	20	否
63	84	每天	4	35	否
64	85	每天	4	40	否
67	52	经常	4.5	30	否
71	51	经常	5	30	否
73	87	每天	5	45	否
74	88	每天	5	50	否

图 3-2-7-32　醉酒分析步骤之三

第八节　借助 Excel 软件完成居民死亡原因分析

一、资料整理

打开文件“居民死亡信息. xls”，见图 3-2-8-1，将数据库中的报告卡 ID、报告地区编码等与分析无关的个人识别信息删除，保留性别、年龄、婚姻状况、主要职业及工种、文化程度、死亡时间、死亡地点、根本死亡原因等信息。

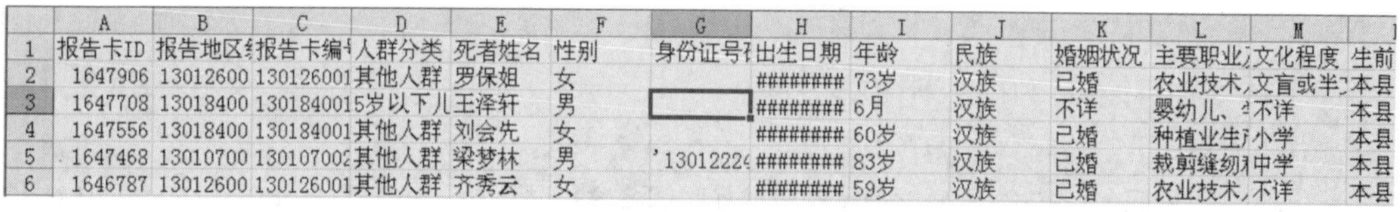

	A	B	C	D	E	F	G	H	I	J	K	L	M	
1	报告卡ID	报告地区纟	报告卡编号	人群分类	死者姓名	性别	身份证号码	出生日期	年龄	民族	婚姻状况	主要职业	文化程度	生前
2	1647906	13012600	130126001	其他人群	罗保姐	女		########	73岁	汉族	已婚	农业技术	文盲或半	本县
3	1647708	13018400	130184001	5岁以下儿	王泽轩	男		########	6月	汉族	不详	婴幼儿、	不详	本县
4	1647556	13018400	130184001	其他人群	刘会先	女		########	60岁	汉族	已婚	种植业生	小学	本县
5	1647468	13010700	130107002	其他人群	梁梦林	男	'1301222	########	83岁	汉族	已婚	裁剪缝纫	中学	本县
6	1646787	13012600	130126001	其他人群	齐秀云	女		########	59岁	汉族	已婚	农业技术	不详	本县

图 3-2-8-1　某乡镇 2007 年居民死亡信息数据库

二、计算居民死亡率

本例同时演示辖区居民死亡率、性别死亡专率、年龄别死亡率的操作方法与具体步骤。

1. 打开文件“居民死亡信息. xls”，查看居民死亡数，居民死亡数等于=文件中的数据行数-1（因为第一行显示的是姓名、性别、职业、居住地址等变量名称，不是具体个案信息，故减去此行），为 237-1=236（例）。

2. 清点不同性别、年龄组居民死亡数，计算死亡率与构成比。分类汇总、筛选、数据透视表功能均可完成该操作，习惯上以筛选功能完成。

首先，点击菜单栏的“数据”按钮，弹出可选数据菜单，见图 3-2-8-2；点击“筛选”，选择“自动筛选”（图 3-2-8-3），数据库显示如图 3-2-8-4。

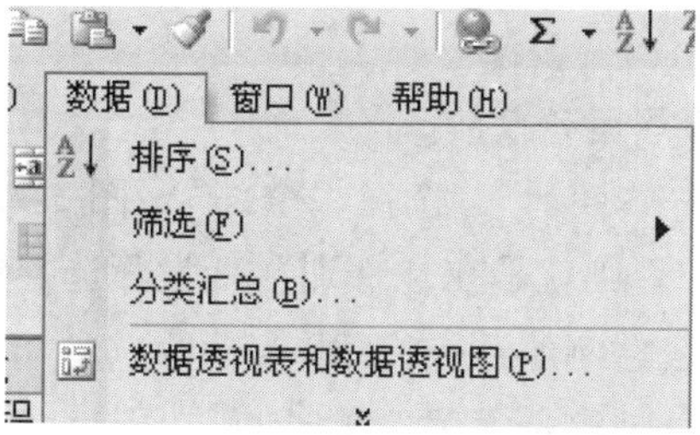

图 3-2-8-2　清点居民死亡数筛选操作步骤之一

接着，分别清点不同性别死亡居民数。点击变量“性别”后的▾，弹出“自动筛选”功能的可选项，见图 3-2-8-5。分别点击“男”、“女”，得到相应筛选结果，男女

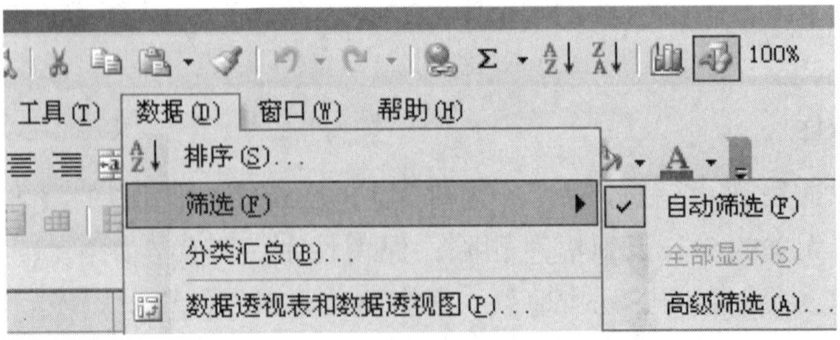

图 3-2-8-3　清点居民死亡数筛选操作步骤之二

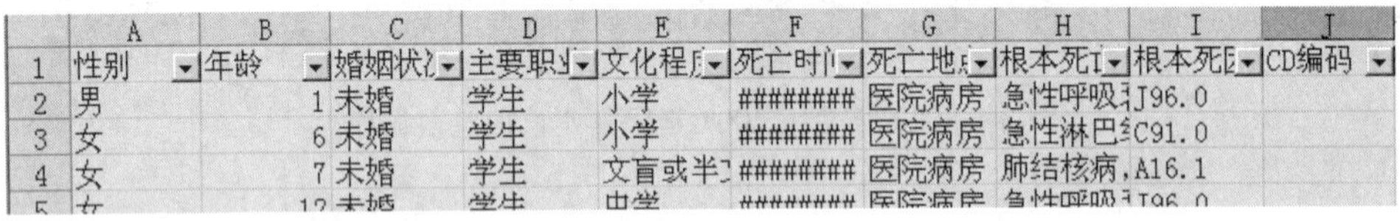

图 3-2-8-4　清点居民死亡数筛选操作步骤之三

死亡居民数分别为 137、99 人，见图 3-2-8-6、3-2-8-7 左下角显示“在 236 条记录中找到 137 个”、“在 236 条记录中找到 99 个”。

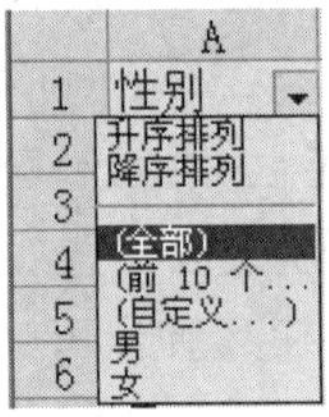

图 3-2-8-5　清点居民死亡数筛选操作
步骤之四

然后，筛选不同年龄组居民死亡数。

（1）注意，必须先点击“性别”，选择“全部”（图 3-2-8-8），恢复到“性别”变量筛选前的屏幕显示状态，否则就是在“性别”变量筛选的基础上进行年龄组的筛选！

（2）点击“年龄”变量右侧的，弹出自动筛选的可选项，见图 3-2-8-9。点击“自定义”，弹出“自定义自动筛选方式”对话框（图 3-2-8-10），该对话框中有左上、右上、左下、右下四个下拉选项。

（3）点击图 3-2-8-10 左上侧下拉菜单，选择其中的“小于”，在右上侧框中输入“1”，点击“确定”，见图 3-2-8-11；找到 1 岁以下婴幼儿死亡数“6”，见图 3-2-8-12；在该图左下角有一行“在 236 条记录中找到 6 个”，说明 0~岁组计数为 6。

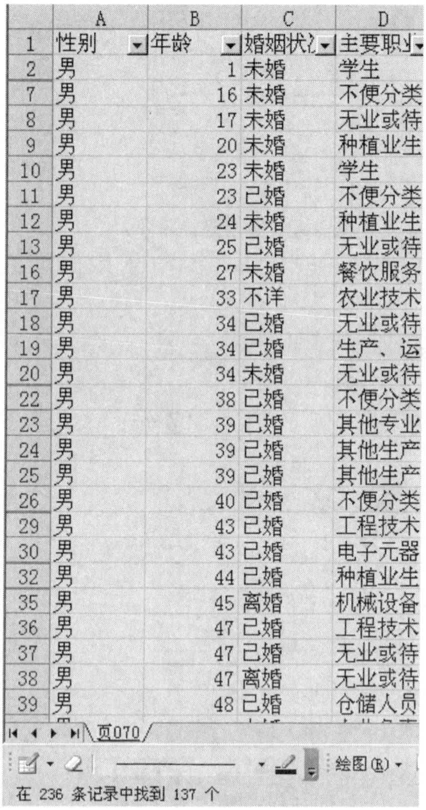

	A	B	C	D
1	性别	年龄	婚姻状	主要职
2	男	1	未婚	学生
7	男	16	未婚	不便分类
8	男	17	未婚	无业或待
9	男	20	未婚	种植业生
10	男	23	未婚	学生
11	男	23	已婚	不便分类
12	男	24	未婚	种植业生
13	男	25	已婚	无业或待
16	男	27	未婚	餐饮服务
17	男	33	不详	农业技术
18	男	34	已婚	无业或待
19	男	34	已婚	生产、运
20	男	34	未婚	无业或待
22	男	38	已婚	不便分类
23	男	39	已婚	其他专业
24	男	39	已婚	其他生产
25	男	39	已婚	其他生产
26	男	40	已婚	不便分类
29	男	43	已婚	工程技术
30	男	43	已婚	电子元器
32	男	44	已婚	种植业生
35	男	45	离婚	机械设备
36	男	47	已婚	工程技术
37	男	47	已婚	无业或待
38	男	47	离婚	无业或待
39	男	48	已婚	仓储人员

图 3-2-8-6 清点居民死亡数筛选操作步骤之五

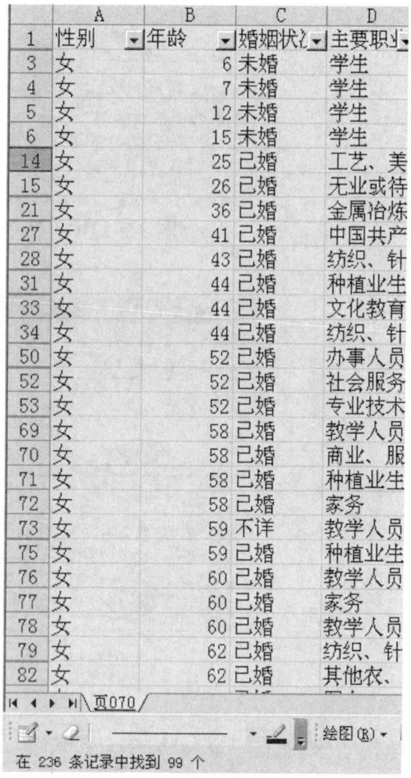

	A	B	C	D
1	性别	年龄	婚姻状	主要职
3	女	6	未婚	学生
4	女	7	未婚	学生
5	女	12	未婚	学生
6	女	15	未婚	学生
14	女	25	已婚	工艺、美
15	女	26	已婚	无业或待
21	女	36	已婚	金属冶炼
27	女	41	已婚	中国共产
28	女	43	已婚	纺织、针
31	女	44	已婚	种植业生
33	女	44	已婚	文化教育
34	女	44	已婚	纺织、针
50	女	52	已婚	办事人员
52	女	52	已婚	社会服务
53	女	52	已婚	专业技术
69	女	58	已婚	教学人员
70	女	58	已婚	商业、服
71	女	58	已婚	种植业生
72	女	58	已婚	家务
73	女	59	不详	教学人员
75	女	59	已婚	种植业生
76	女	60	已婚	教学人员
77	女	60	已婚	家务
78	女	60	已婚	教学人员
79	女	62	已婚	纺织、针
82	女	62	已婚	其他农、

图 3-2-8-7 清点居民死亡数筛选操作步骤之六

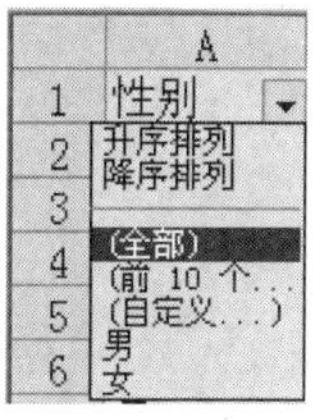

图 3-2-8-8 清点居民死亡数筛选操作步骤之七

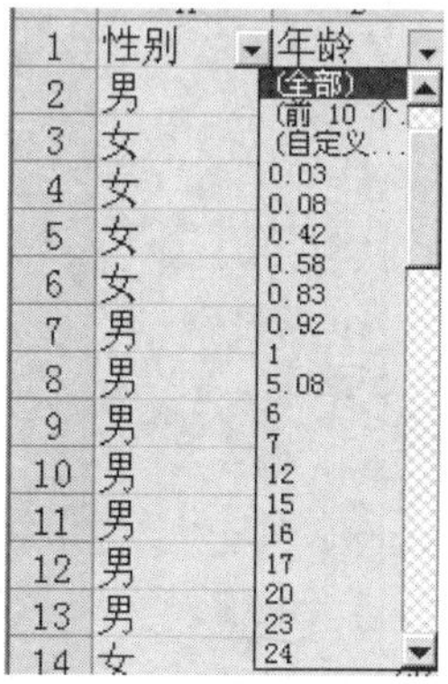

图 3-2-8-9 清点居民死亡数筛选操作步骤之八

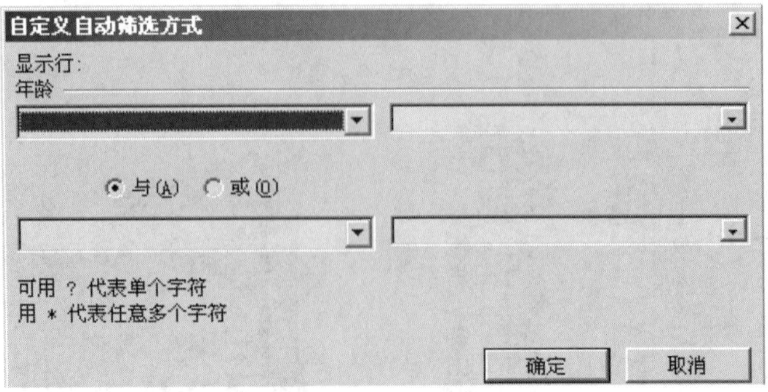

图 3-2-8-10　清点居民死亡数筛选操作步骤之九

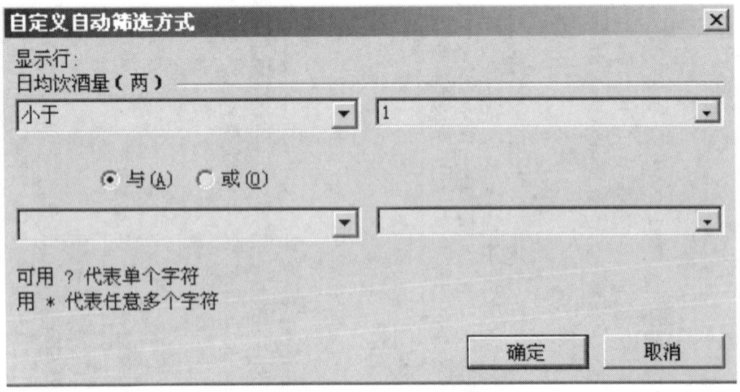

图 3-2-8-11　清点居民死亡数筛选操作步骤之十

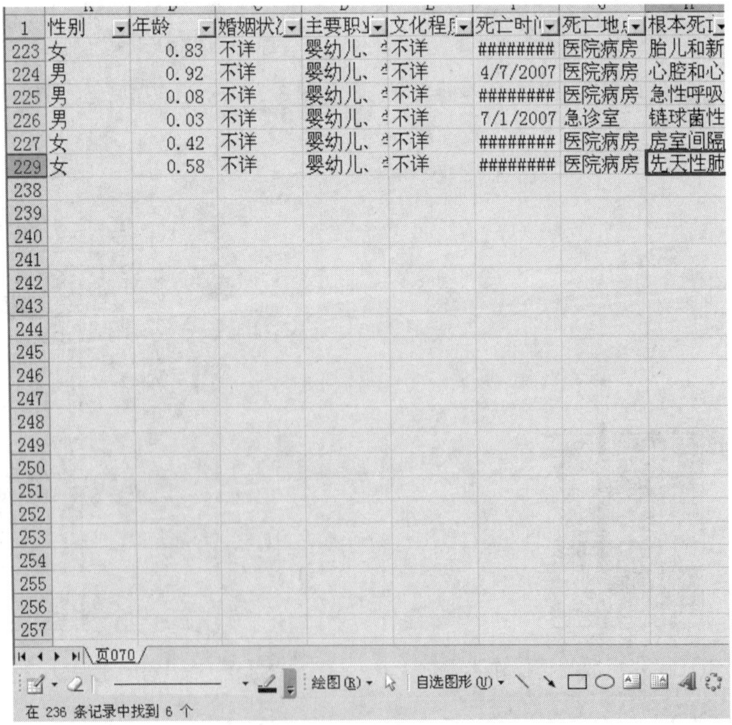
性别 年龄 婚姻状 主要职 文化程 死亡时 死亡地 根本死
223 女 0.83 不详 婴幼儿、 不详 ######## 医院病房 胎儿和新
224 男 0.92 不详 婴幼儿、 不详 4/7/2007 医院病房 心腔和心
225 男 0.08 不详 婴幼儿、 不详 ######## 医院病房 急性呼吸
226 男 0.03 不详 婴幼儿、 不详 7/1/2007 急诊室 链球菌性
227 女 0.42 不详 婴幼儿、 不详 ######## 医院病房 房室间隔
229 女 0.58 不详 婴幼儿、 不详 ######## 医院病房 先天性肺
页070
绘图(R)
自选图形(U)
在 236 条记录中找到 6 个

图 3-2-8-12　清点居民死亡数筛选操作步骤之十一

（4）点击图 3-2-8-11 左上侧下拉菜单，选择其中的“大于或等于”，在右上侧框中输入“1”，在左下侧框中选择“小于”，在右下侧框中输入“5”，见图 3-2-8-13；点击确定，找到 1～岁组死亡居民数，见图 3-2-8-14；在该图左下角有一行“在 236 条记录中找到 1 个”，说明 1～岁组有死亡居民 1 名，该组段计数为 1。

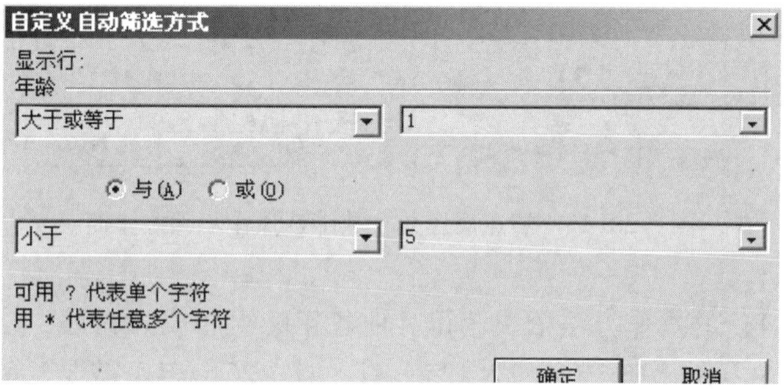

图 3-2-8-13　清点居民死亡数筛选操作步骤之十二

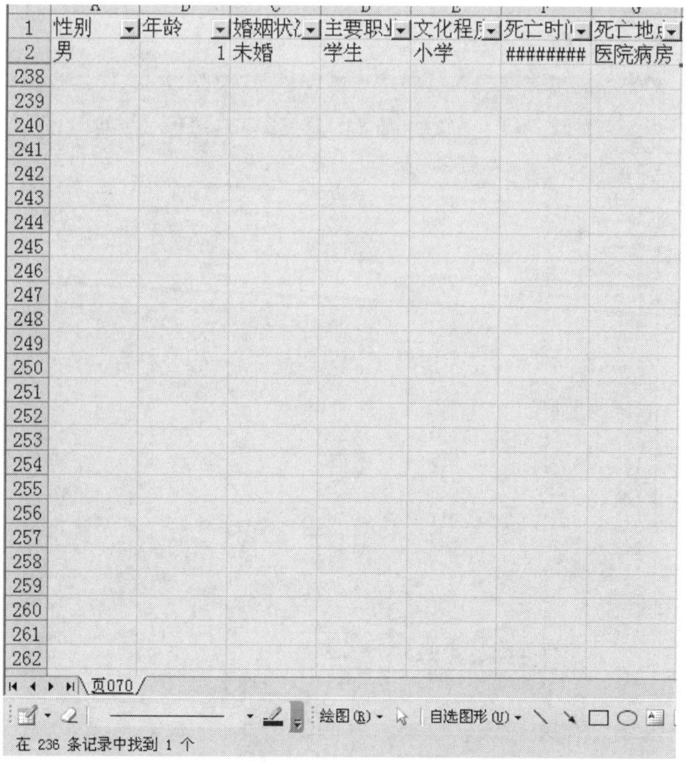

图 3-2-8-14　清点居民死亡数筛选操作步骤之十三

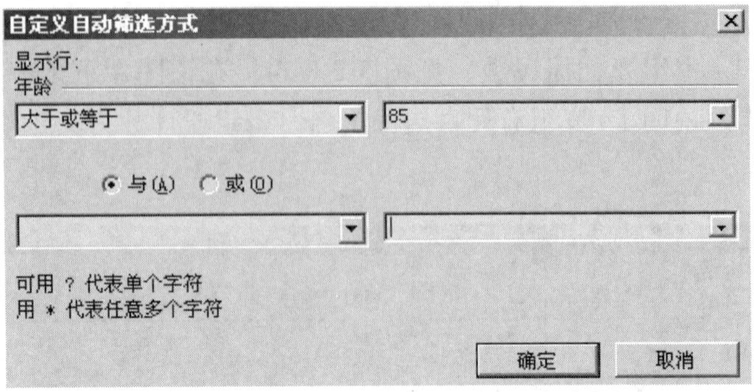

图 3-2-8-15　清点居民死亡数筛选操作步骤之十四

（5）参照（4）的操作方法依次获得其他各年龄组居民死亡数，结果分别为 3、1、3、4、4、4、5、9、10、15、16、17、25、37、37、25、14。需要注意的是在筛选 85 岁及以上组段计数时，“自定义自动筛选方式”对话框左下侧框与右下侧框均为空白，见图 3-2-8-15。

（6）计算死亡专率（/10 万）：把不同年龄组、不同性别的居民死亡数及对应的辖区常住人口数按照图 3-2-8-16 的样式录入 Excel 文件。

	A	B	C	D	E
1	年龄组（岁）	死亡数	居民数	死亡率（/10万）	构成比(%)
2	0-	6	290		
3	1-	1	1521		
4	5-	3	1980		
5	10-	1	1767		
6	15-	3	1821		
7	20-	4	1909		
8	25-	4	1881		
9	30-	4	2012		
10	35-	5	2199		
11	40-	9	2110		
12	45-	10	2192		
13	50-	15	2133		
14	55-	16	2208		
15	60-	17	2099		
16	65-	25	1927		
17	70-	37	1395		
18	75-	37	1299		
19	80-	25	752		
20	85岁以上	14	392		
21	合计	236	31887		
22	男	137	17065		
23	女	99	14822		

图 3-2-8-16　某乡镇居民死亡结果

	A	B	C	D
1	年龄组（岁）	死亡数	居民数	死亡率（/10万）
2	0-	6	290	2068.965517
3	1-	1	1521	65.74621959
4	5-	3	1980	151.5151515
5	10-	1	1767	56.59309564
6	15-	3	1821	164.7446458
7	20-	4	1909	209.5337873
8	25-	4	1881	212.6528442
9	30-	4	2012	198.8071571
10	35-	5	2199	227.37608
11	40-	9	2110	426.5402844
12	45-	10	2192	456.2043796
13	50-	15	2133	703.2348805
14	55-	16	2208	724.6376812
15	60-	17	2099	809.9094807
16	65-	25	1927	1297.353399
17	70-	37	1395	2652.329749
18	75-	37	1299	2848.344881
19	80-	25	752	3324.468085
20	85岁以上	14	392	3571.428571
21	合计	236	31887	740.1135259
22	男	137	17065	802.8127747
23	女	99	14822	667.9260559

图 3-2-8-17　某乡镇居民死亡率

在单元格 D2 输入公式“= B2/C2 * 100000”，回车，D2 单元格显示为“2068. 965517”，得到 0~岁组居民死亡率为 2068. 965517/10 万；选中 D2 单元格，按住鼠标左键，下拉至 D23，得到不同年龄组居民死亡专率（见 D2~D20 单元格）、居民死亡率（见 D21 单元格）及不同性别居民死亡专率（见 D22、D23 单元格），见图 3-2-8-17。

（7）计算构成比：在单元格 E2 输入公式“=B2/236 * 100”，回车；E2 单元格显示为“2. 542372881”，得到 0~岁组死亡人数占全部死亡居民的比例为 2. 54%；选中 E2 单元格，按住鼠标左键，下拉至 E23，得到不同年龄组居民死亡构成比（E2~E20 单元格）、不同性别居民死亡构成比（E22、E23 单元格），见图 3-2-8-18。

（8）计算不同性别居民死亡数之比、死亡率之比。在单元格 B24 输入公式“= B22/B23”，回车，B2 单元格显示为“1. 383838”，得到死亡居民男女比例为 1. 38 ∶ 1；选中 B24 单元格，按住鼠标左键，右拉至 D24，得到男女居民死亡率之比 1. 20 ∶ 1（D24 单元格的“1. 20194858”），见图 3-2-8-19。由此，可见绝对数之比与相对数之比有区别，便于比较，最好采用相对数之比。

三、死亡特征分析

包括年龄、性别、职业、死亡时间、死亡地点等。其中年龄、性别特点的有关分析已在死亡专率分析中完成。

（一）人群特征分析

	A	B	C	D	E
1	年龄组（岁）	死亡数	居民数	死亡率（/10万）	构成比(%)
2	0-	6	290	2068.965517	2.542372881
3	1-	1	1521	65.74621959	0.423728814
4	5-	3	1980	151.5151515	1.271186441
5	10-	1	1767	56.59309564	0.423728814
6	15-	3	1821	164.7446458	1.271186441
7	20-	4	1909	209.5337873	1.694915254
8	25-	4	1881	212.6528442	1.694915254
9	30-	4	2012	198.8071571	1.694915254
10	35-	5	2199	227.37608	2.118644068
11	40-	9	2110	426.5402844	3.813559322
12	45-	10	2192	456.2043796	4.237288136
13	50-	15	2133	703.2348805	6.355932203
14	55-	16	2208	724.6376812	6.779661017
15	60-	17	2099	809.9094807	7.203389831
16	65-	25	1927	1297.353399	10.59322034
17	70-	37	1395	2652.329749	15.6779661
18	75-	37	1299	2848.344881	15.6779661
19	80-	25	752	3324.468085	10.59322034
20	85岁以上	14	392	3571.428571	5.93220339
21	合计	236	31887	740.1135259	100
22	男	137	17065	802.8127747	58.05084746
23	女	99	14822	667.9260559	41.94915254

图 3-2-8-18　某乡镇居民死亡构成比

1. 采用统计图表示不同年龄组居民死亡率特点　尽管图 3-2-8-19 所示表格已经清楚展示了死亡的年龄特点，但为了直观显示其年龄趋势，建议用统计图的形式展示。绘制方法与步骤详见本节第四部分绘制统计图。绘制的直条图（图 3-2-8-20）显示该辖

	A	B	C	D	E
1	年龄组（岁）	死亡数	居民数	死亡率（/10万）	构成比(%)
2	0-	6	290	2068.965517	2.542372881
3	1-	1	1521	65.74621959	0.423728814
4	5-	3	1980	151.5151515	1.271186441
5	10-	1	1767	56.59309564	0.423728814
6	15-	3	1821	164.7446458	1.271186441
7	20-	4	1909	209.5337873	1.694915254
8	25-	4	1881	212.6528442	1.694915254
9	30-	4	2012	198.8071571	1.694915254
10	35-	5	2199	227.37608	2.118644068
11	40-	9	2110	426.5402844	3.813559322
12	45-	10	2192	456.2043796	4.237288136
13	50-	15	2133	703.2348805	6.355932203
14	55-	16	2208	724.6376812	6.779661017
15	60-	17	2099	809.9094807	7.203389831
16	65-	25	1927	1297.353399	10.59322034
17	70-	37	1395	2652.329749	15.6779661
18	75-	37	1299	2848.344881	15.6779661
19	80-	25	752	3324.468085	10.59322034
20	85岁以上	14	392	3571.428571	5.93220339
21	合计	236	31887	740.1135259	100
22	男	137	17065	802.8127747	58.05084746
23	女	99	14822	667.9260559	41.94915254
24		1.383838	1.151329	1.20194858	

图 3-2-8-19　某乡镇居民性别死亡构成情况

区 1 岁以下婴幼儿和 65 岁及以上老年人的死亡率相对高于其他年龄组，呈现“两头高、中间低”的特点，类似“鱼钩状”。

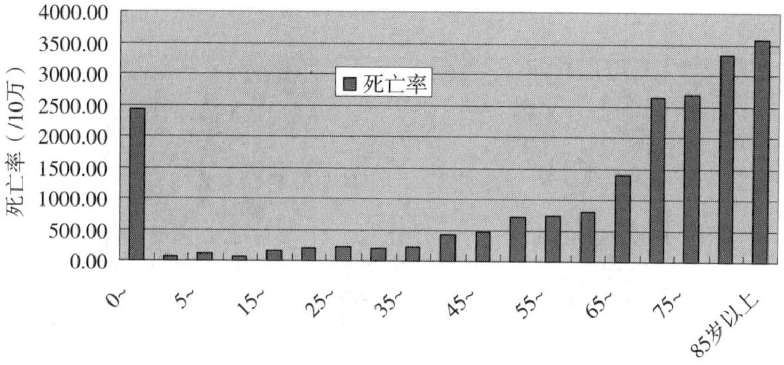

图 3-2-8-20　某乡镇居民年龄别死亡率

2. 性别特点　见本节死亡专率部分。

3. 职业特点　在 Excel 文件中，可在“筛选”功能、建立透视表、分类汇总等基础上实现构成比的计算。对于类似职业这种分类较多的变量，建议在建立透视表的基础上计算，其优点是省时、省力、方便、快捷。本例仅演示在建立数据透视表的基础上完成。

第一步，选中该工作表中有数据的任一单元格，点击菜单栏的“数据”，弹出“数据”的可选功能，见图 3-2-8-21。

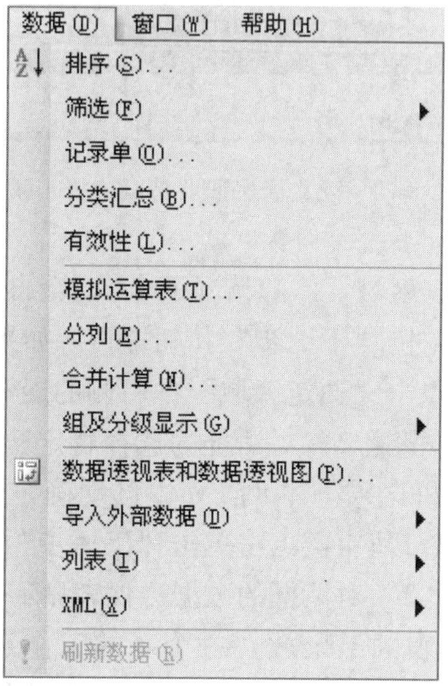

图 3-2-8-21　死亡居民职业特点分析步骤之一

第二步，选择“数据”菜单中的“数据透视表和数据透视图”子菜单，进入数据透视表向导，弹出“数据透视表和数据透视图向导——3步骤之1”对话框（图3-2-8-22）。

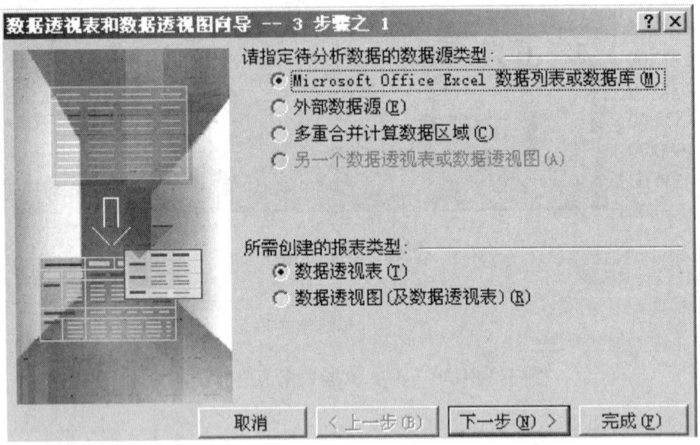

图3-2-8-22　死亡居民职业特点分析步骤之二

第三步，选择“Microsoft Excel 数据列表或数据库”为数据源，所需创建的报表类型为“数据透视表”；单击“下一步”；弹出“数据透视表和数据透视图向导——3步骤之2”对话框（图3-2-8-23）。

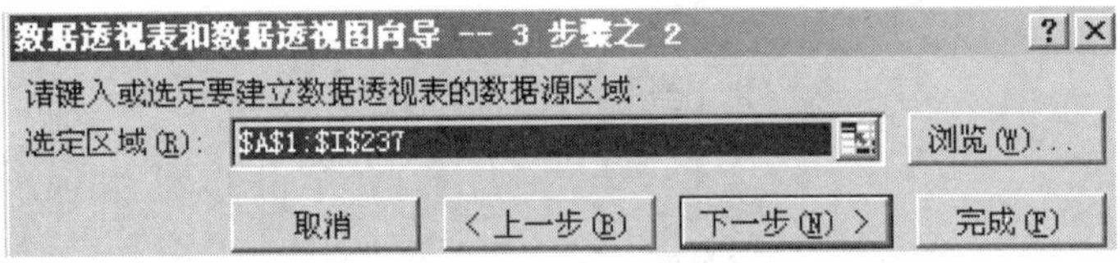

图3-2-8-23　死亡居民职业特点分析步骤之三

第四步，选择待分析数据区域。一般情况下Excel会自动根据当前光标所在单元格确定待分析数据区域，直接单击“下一步”按钮即可。如果Excel自动确定待分析数据区域不是实际分析区域，则点击“选定区域”框右侧的展开按钮，弹出“数据透视表和数据透视图向导——3步骤之2”对话框的选择特定区域数据操作界面（图3-2-8-24），根据需要选择数据分析区域。本例Excel自动确定的数据区域“A1：I237”就是实际需分析区域，故直接点击单击“下一步”按钮；弹出“数据透视表和数据透视图向导——3步骤之3”对话框的数据透视表显示位置界面（图3-2-8-25）。选择“新建工作表”则将数据表的结果放在一个新的工作表中；选择“现有工作表”，则将结果放在当前工作表中，此时需要指定一个空白位置放置数据表。本例，选择“现有工作表”为显示位置，之后点击“现有工作表”下方数据区域框右侧的展开按钮，弹出“数据透视表和数据透视图向导——3 步骤之 3”对话框的选择特定放置区域操作界面（图 3-2-8-26）；选择该工作表的一个空白单元格，图 3-2-8-27 显示位置区域为“页 070！ K6”，即第 11 列第 6 行的单元格 K6；点击“完成”按钮；在当前工作表中出现了图 3-2-8-28 所示的数据透视表结构。

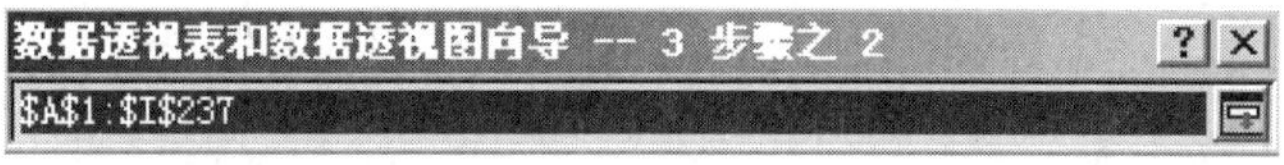

图 3-2-8-24　死亡居民职业特点分析步骤之四

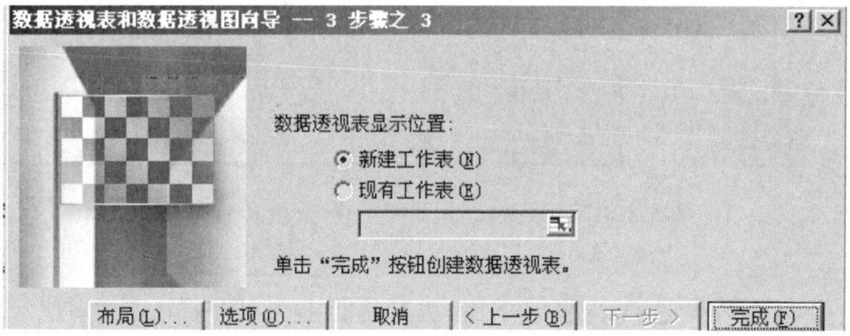

图 3-2-8-25　死亡居民职业特点分析步骤之五

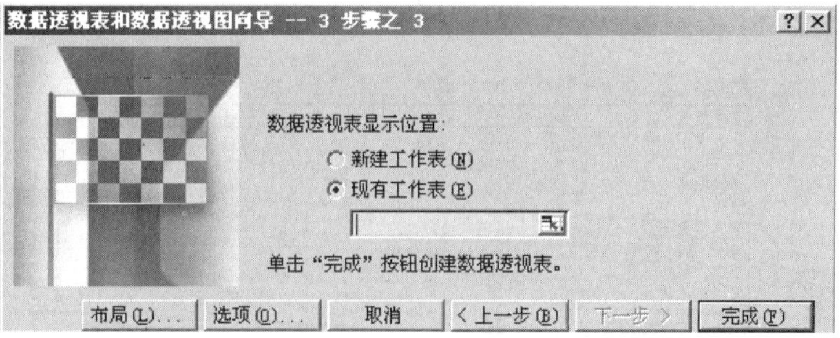

图 3-2-8-26　死亡居民职业特点分析步骤之六

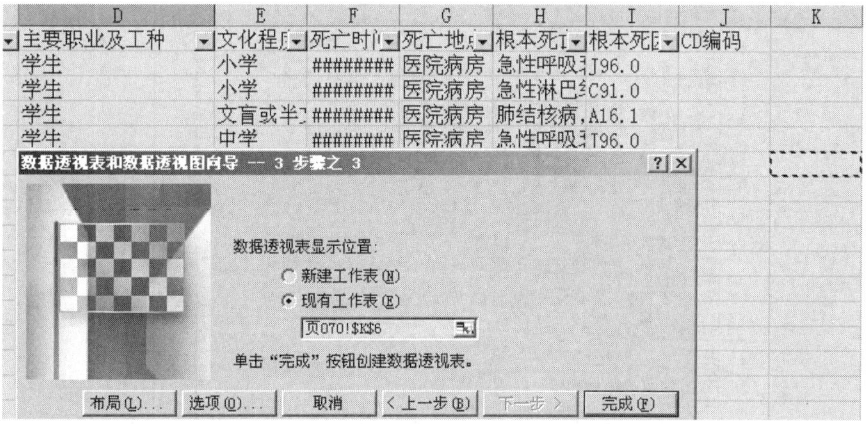

图 3-2-8-27　死亡居民职业特点分析步骤之七

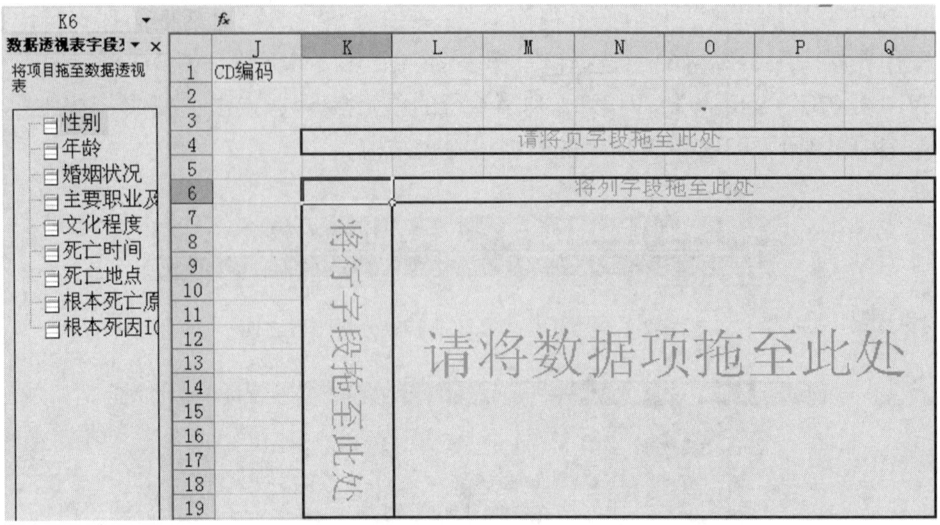

图 3-2-8-28　死亡居民职业特点分析步骤之八

第五步，将右侧数据透视表字段中的“主要职业及工种”、“性别”分别拖至透视表结构中的“将行字段拖至此处”、“将数据项拖至此处”（拖至数据项区域的变量也可以是“性别”之外的其他非数字型变量）；得出职业汇总表，见图 3-2-8-29。

计数项:性别	
主要职业及工种	汇总
安全保卫和消防人员(公安、消防)	1
裁剪缝纫和皮革、毛皮制品加工制作人员	1
餐饮服务人员	1
仓储人员	2
电力设备安装、运行、检修及供电人员	6
电子元器件与设备制造、装配调试及维修人员	1
纺织、针织、印染人员	8
工程技术人员	11
工程施工人员	1
国家机关、党群组织、企业、事业单位负责人	3
化工产品生产人员	2
机械设备修理人员	1
机械制造加工人员	2
家务	18
建筑材料生产加工人员	1
金融业务人员(银行人员)	3
军人	6
勘测及矿物开采人员	1
科学研究人员	4
粮油、食品、饮料生产加工及饲料生产加工人员	3
木材加工、人造板生产及木材制品制作人员、制浆、造纸和纸制品生	1
农、林、牧、渔、水利业生产人员	81
其他农、林、牧、渔、水利业生产人员	6
其他生产、运输设备操作人员及有关人员(民工)	5
其他专业技术人员	2
企业负责人	1
商业、服务业人员	2
生产、运输设备操作人员及有关人员	13
事业单位负责人	2
卫生专业技术人员(医务人员、医生、护士)	2
无业或待业	26
橡胶和塑料制品生产人员	1
行政办公人员(干部)	3
印刷人员	1
婴幼儿、学龄前儿童	8
运输服务人员	1

图 3-2-8-29　死亡居民职业特点分析步骤之九

第六步，将汇总结果复制到 N1～O52 单元格，在单元格 P1 输入“构成比（%）”，准备计算职业构成比。有两种方法可实现此操作，一种是在单元格 P2 直接输入公式“=N2/236*100”，回车，P2 显示“0.423729”；选中单元格 P2，按住鼠标左键下拉至 P52，单元格 P2～P51 显示数值为各种职业人群死亡数占全部死亡人口数的构成比，见图 3-2-8-30；单元格 P52 显示为 100%，是上述所有职业构成比之和。需注意的是，不可在透视表结果上直接计算，而是要用复制到其他区域的数据进行计算，否则会导致公式循环引用，而无法获得结果。

职业	死亡数	构成比（%）
安全保卫和消防人员(公安、消防)	1	0.423729
裁剪缝纫和皮革、毛皮制品加工制作人员	1	0.423729
餐饮服务人员	1	0.423729
仓储人员	2	0.847458
电力设备安装、运行、检修及供电人员	6	2.542373
电子元器件与设备制造、装配调试及维修人	1	0.423729
纺织、针织、印染人员	8	3.389831
工程技术人员	11	4.661017
工程施工人员	1	0.423729
国家机关、党群组织、企业、事业单位负责	3	1.271186
化工产品生产人员	2	0.847458
机械设备修理人员	1	0.423729
机械制造加工人员	2	0.847458
家务	18	7.627119
建筑材料生产加工人员	1	0.423729
金融业务人员(银行人员)	3	1.271186
军人	6	2.542373
勘测及矿物开采人员	1	0.423729
科学研究人员	4	1.694915
粮油、食品、饮料生产加工及饲料生产加工	3	1.271186
木材加工、人造板生产及木材制品制作人员	1	0.423729
农、林、牧、渔、水利业生产人员	81	34.32203
其他农、林、牧、渔、水利业生产人员	6	2.542373
其他生产、运输设备操作人员及有关人员(自	5	2.118644
其他专业技术人员	2	0.847458
企业负责人	1	0.423729
商业、服务业人员	2	0.847458
生产、运输设备操作人员及有关人员	13	5.508475
事业单位负责人	2	0.847458
卫生专业技术人员(医务人员、医生、护士)	2	0.847458
无业或待业	26	11.01695
橡胶和塑料制品生产人员	1	0.423729
行政办公人员(干部)	3	1.271186
印刷人员	1	0.423729

图 3-2-8-30　死亡居民职业特点分析步骤之十

第七步，对构成比按照由大到小的顺序排序，以迅速发现主要死亡职业人群。选择 B 列，点击菜单栏的“数据”按钮，弹出可选数据菜单，见图 3-2-8-31。点击“排序”，弹出“排序”对话框（图 3-2-8-32）。在“主要关键字”下拉选项中，选择“构成比（%）”，单击其右侧的“降序”，在“我的数据区域”单击“有标题行”，点击“确定”按钮，则对不同职业死亡人数构成比按照降序排序，见图 3-2-8-33。可以看出该辖区 2007 年死亡人口的职业以农、林、牧、渔、水利业生产人员、无业或待业、家务等为多。

（二）时间特征分析　在 Excel 中按月分析居民死亡的时间特征时，需先将具体时间转化为月形式，然后通过透视表汇总每月居民死亡数，并用统计图展示时间分布

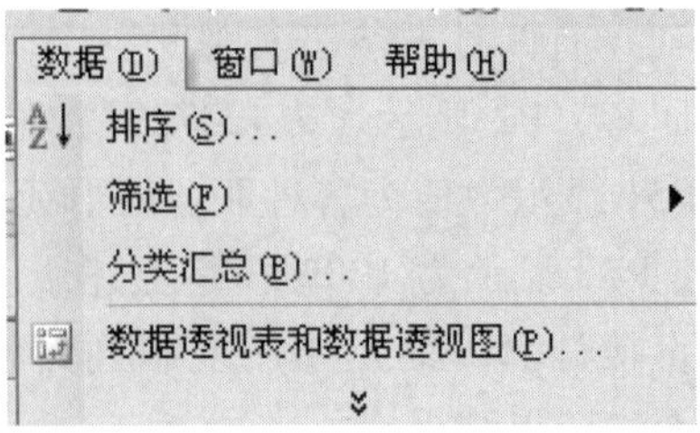

图 3-2-8-31　死亡居民职业特点分析步骤之十一

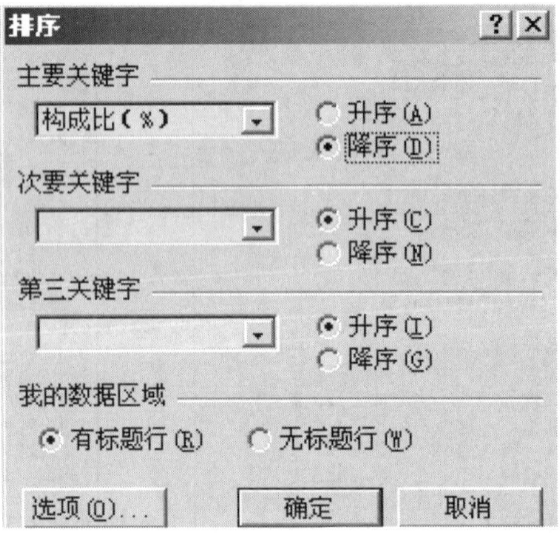

图 3-2-8-32　死亡居民职业特点分析步骤之十二

情况。

第一步，将具体时间转化为月形式，即从具体死亡时间中提取月份。在第 10 列第 1 行单元格 J1 输入“死亡月份”，在第 2 行单元格 J2 输入月函数公式“= MONTH（F2）”，回车；单元格 J2 显示为“11”，见图 3-2-8-34，表示 1 号居民于 11 月份死亡。选中单元格 J2，按住鼠标左键下拉至单元格 J237，获得居民死亡月份，见图 3-2-8-35。

第二步，建立透视表。选择“数据”菜单中的“数据透视表和数据透视图”子菜单，进入数据透视表向导，弹出“数据透视表和数据透视图向导——3 步骤之 1”对话框（图 3-2-8-36）。选择“Microsoft Excel 数据列表或数据库”为数据源，所需创建的报表类型为“数据透视表”，单击“下一步”；弹出“数据透视表和数据透视图向导——3 步骤之 2”对话框（图 3-2-8-37）。接着选择待分析数据区域，一般情况下 Excel 会自动根据当前光标位置确定待分析数据区域，直接单击“下一步”按钮即可。如果 Excel 自动确定的区域不是实际分析区域，则点击“选定区域”框右侧的展开按钮，弹出“数据透视表和数据透视图向导——3 步骤之 2”对话框的选择特定区域数据操作界面。本例，直接单击“下一步”按钮，弹出“数据透视表和数据透视图向导——3 步骤之 3”对话框（图 3-2-8-38）。选择“现有工作表”，见图 3-2-8-39，将结果放在当前工作表中。点击当前工作表中任一空白单元格，图 3-2-8-40 显示位置区域为“页 070！＄K＄4”（即第 11 列第 4 行的单元格 K4）。点击“完成”按钮，在当前工作表中出现了图 3-2-8-41 所示数据透视表结构。将右侧数据透视表字段中的“死亡月份”、“性别（其他文本型字段变量也可以）”分别拖至透视表结构中的“将行字段拖至此处”、“将数据项拖至此处”；得出各月份死亡人数汇总表，见图 3-2-8-42。该表清楚描述了居民死亡的时间分布特点，1 年四季均有居民死亡，但 1 月、10~12 月气温低的季节较高。

N	O	P
职业	死亡数	构成比（%）
农、林、牧、渔、水利业生产人员	81	34.32203
无业或待业	26	11.01695
家务	18	7.627119
生产、运输设备操作人员及有关人	13	5.508475
工程技术人员	11	4.661017
纺织、针织、印染人员	8	3.389831
婴幼儿、学龄前儿童	8	3.389831
电力设备安装、运行、检修及供电	6	2.542373
军人	6	2.542373
其他农、林、牧、渔、水利业生产	6	2.542373
其他生产、运输设备操作人员及有	5	2.118644
专业技术人员	5	2.118644
科学研究人员	4	1.694915
国家机关、党群组织、企业、事业	3	1.271186
金融业务人员(银行人员)	3	1.271186
粮油、食品、饮料生产加工及饲料	3	1.271186
行政办公人员(干部)	3	1.271186
仓储人员	2	0.847458
化工产品生产人员	2	0.847458
机械制造加工人员	2	0.847458
其他专业技术人员	2	0.847458
商业、服务业人员	2	0.847458
事业单位负责人	2	0.847458
卫生专业技术人员(医务人员、医生	2	0.847458
安全保卫和消防人员(公安、消防)	1	0.423729
裁剪缝纫和皮革、毛皮制品加工制	1	0.423729
餐饮服务人员	1	0.423729
电子元器件与设备制造、装配调试	1	0.423729

图 3-2-8-33　死亡居民职业特点分析步骤之十三

J2　　fx =MONTH(F2)

	A	B	C	D	E	F	G	H	I	J
1	性别	年龄	婚姻状	主要职业及工种	文化程	死亡时间	死亡地	根本死	根本死	死亡月份
2	男	1	未婚	学生	小学	22/11/2007	医院病房	急性呼吸	J96.0	11

图 3-2-8-34　居民死亡时间分析步骤之一

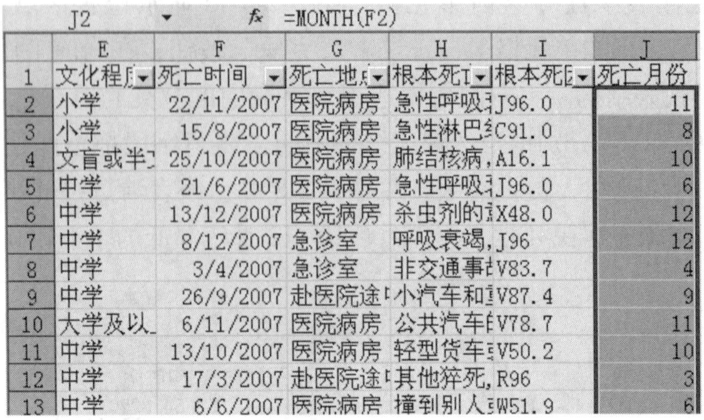

J2 =MONTH(F2)

	E	F	G	H	I	J
1	文化程	死亡时间	死亡地	根本死	根本死	死亡月份
2	小学	22/11/2007	医院病房	急性呼吸	J96.0	11
3	小学	15/8/2007	医院病房	急性淋巴	C91.0	8
4	文盲或半	25/10/2007	医院病房	肺结核病,	A16.1	10
5	中学	21/6/2007	医院病房	急性呼吸	J96.0	6
6	中学	13/12/2007	医院病房	杀虫剂的	X48.0	12
7	中学	8/12/2007	急诊室	呼吸衰竭,	J96	12
8	中学	3/4/2007	急诊室	非交通事	V83.7	4
9	中学	26/9/2007	赴医院途	小汽车和	V87.4	9
10	大学及以	6/11/2007	医院病房	公共汽车	V78.7	11
11	中学	13/10/2007	医院病房	轻型货车	V50.2	10
12	中学	17/3/2007	赴医院途	其他猝死,	R96	3
13	中学	6/6/2007	医院病房	撞到别人	W51.9	6

图 3-2-8-35　居民死亡时间分析步骤之二

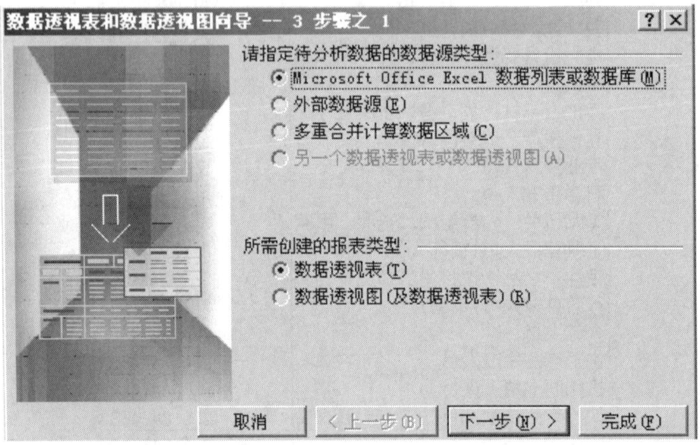

图 3-2-8-36　居民死亡时间分析步骤之三

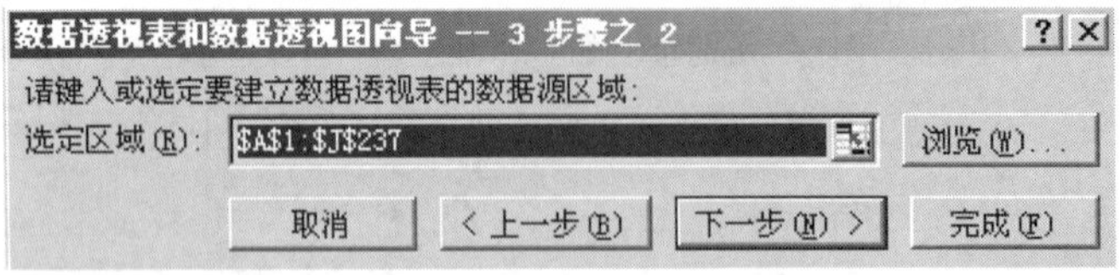

图 3-2-8-37　居民死亡时间分析步骤之四

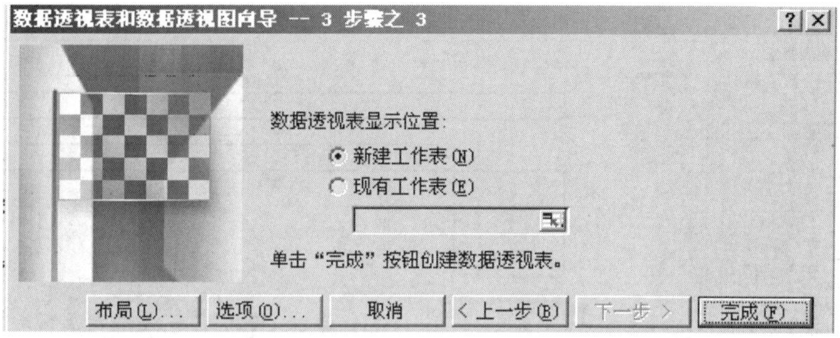

图 3-2-8-38 居民死亡时间分析步骤之五

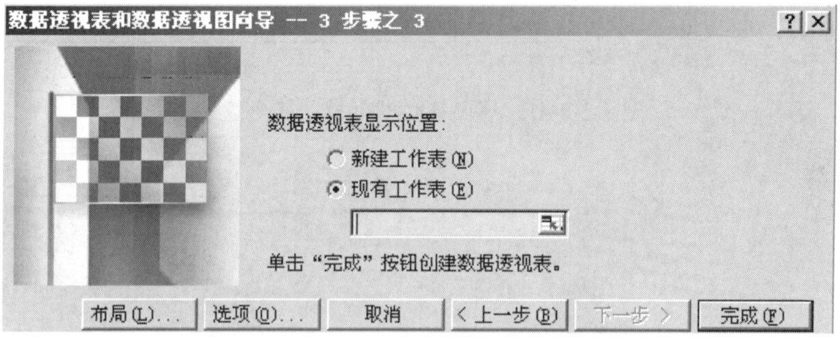

图 3-2-8-39 居民死亡时间分析步骤之六

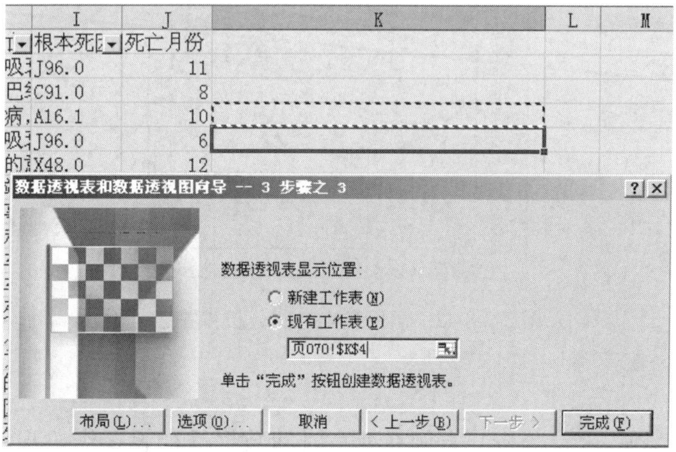

图 3-2-8-40 居民死亡时间分析步骤之七

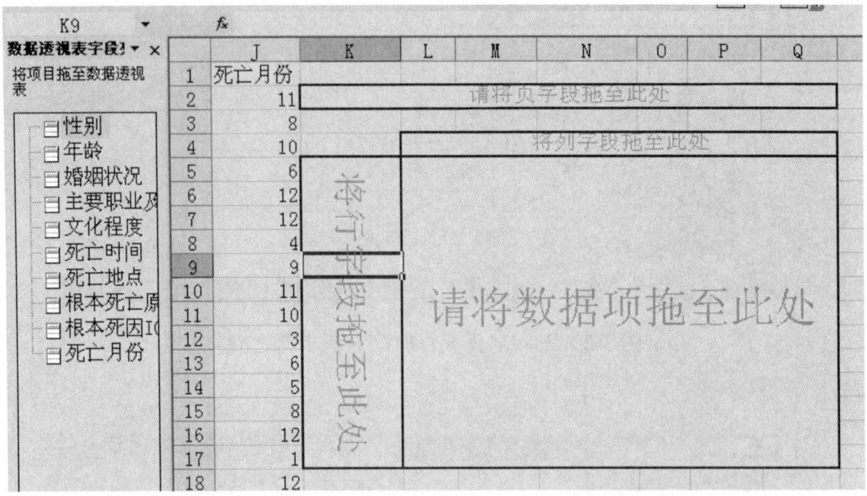

图 3-2-8-41　居民死亡时间分析步骤之八

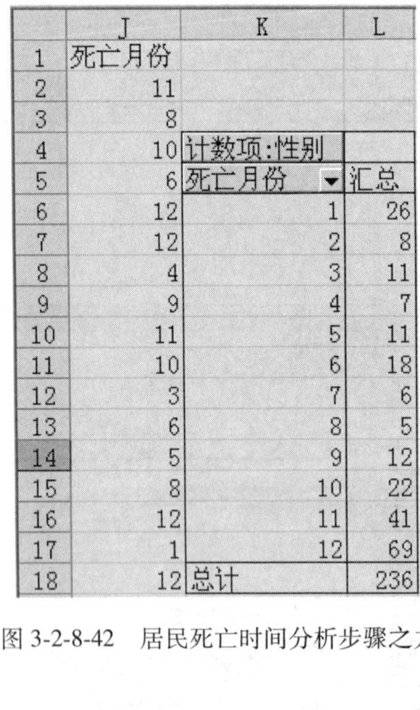

	J	K	L
1	死亡月份		
2	11		
3	8		
4	10	计数项:性别	
5	6	死亡月份	汇总
6	12	1	26
7	12	2	8
8	4	3	11
9	9	4	7
10	11	5	11
11	10	6	18
12	3	7	6
13	6	8	5
14	5	9	12
15	8	10	22
16	12	11	41
17	1	12	69
18	12	总计	236

图 3-2-8-42　居民死亡时间分析步骤之九

（三）死亡场所/地点分析　本例在死亡时间数据透视表操作的基础上完成，选中图 3-2-8-42 数据透视表中的“死亡月份”，将其拖至左侧的数据透视表字段，将数据透视表字段中的“死亡地点”拖至透视表结构中的“将行字段拖至此处”，其他保持不变，获得居民死亡地点统计结果，见图 3-2-8-43，可见该乡镇居民死亡地点以医院病房为主。

除用统计表展示死亡地点分析结果外，还可用统计图描述其结果。常用统计图有

计数项:性别	
死亡地点	汇总
不详	1
赴医院途中	11
急诊室	35
家中	24
医院病房	165
总计	236

图 3-2-8-43 居民死亡场所分析步骤之一

圆图、条图等。本例绘制的直条图见图 3-2-8-44，绘制过程参见死亡居民职业分布分析。

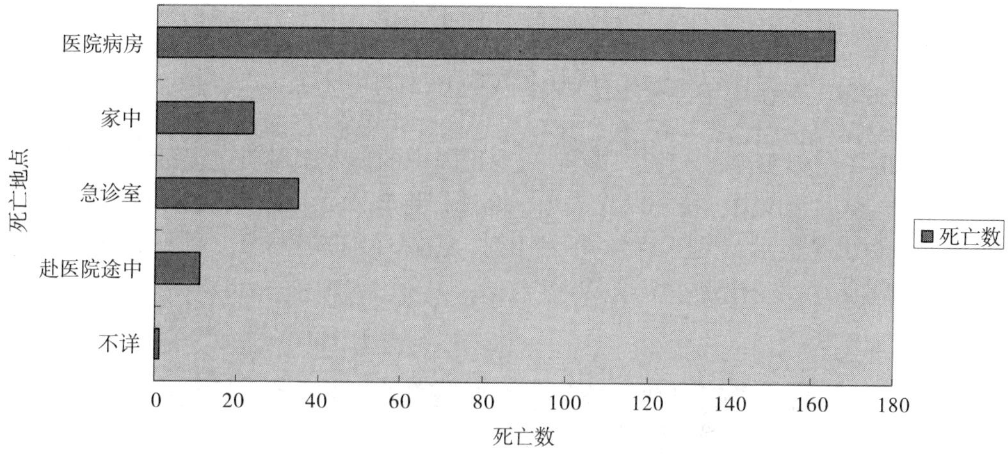

图×× 2007年某乡镇居民死亡地点分布

图 3-2-8-44 居民死亡地点分析步骤之二

四、死亡原因与死因顺位

（一）计算不同死亡原因的死亡率 导出来的居民死亡个案信息中，同一类根本死因编码下还会有不同的分级编码，为详细分析某类疾病中具体某种疾病的死亡情况提供了依据。本例，死亡人数较少，故只按照心脑血管病、肿瘤、伤害等大类分析居民死亡原因。按类分析时，需将具体死因合并归类，然后计算各类死因专率。合并方法在“替换”功能的基础上，利用“数据透视表”功能完成。

1. 选中根本死因 ICD-10 编码所在列，本例为 I 列。点击菜单栏的“编辑”，弹出“编辑”的可选功能，见图 3-2-8-45。点击“替换”，弹出“查找和替换”对话框（图 3-2-8-46）。在“查找内容”框内输入“A＊”，在“替换为”框内输入“A”，见图 3-

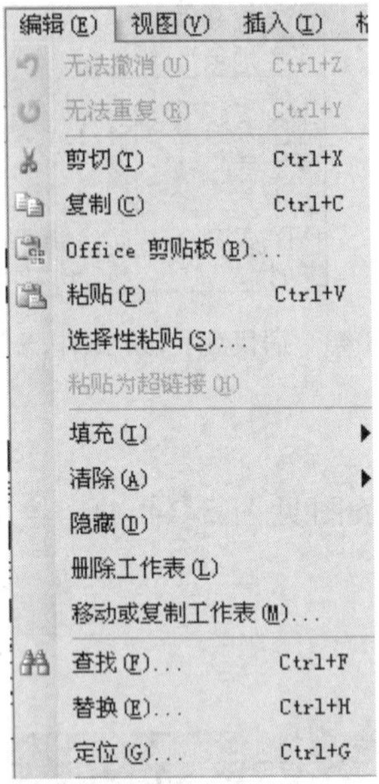

图 3-2-8-45　不同死因死亡专率分析步骤之一

2-8-47，点击“全部替换”按钮，则将 A 类死因中的所有具体死亡原因（如 A16. 1、A16. 2，等）归并至该类，统一以 A 表示；同法，将 B-Z 类中的所有具体死亡原因归并至其大类，以 B-Z 表示，见图 3-2-8-48 的 I 列。需解释一下“＊”，＊是一个常用通配符，在模糊搜索中用于代替一个或多个字符。

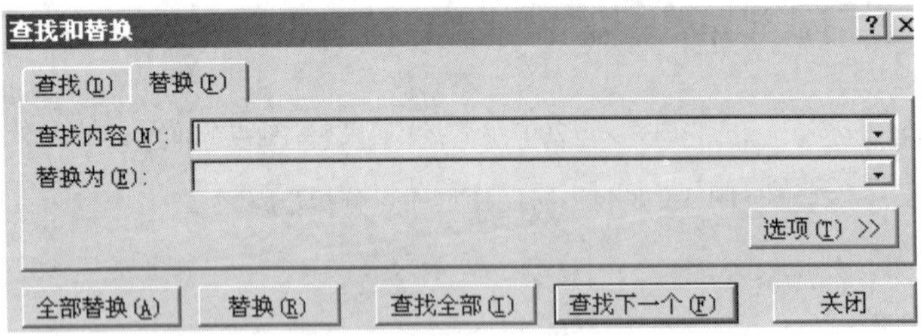

图 3-2-8-46　不同死因死亡专率分析步骤之二

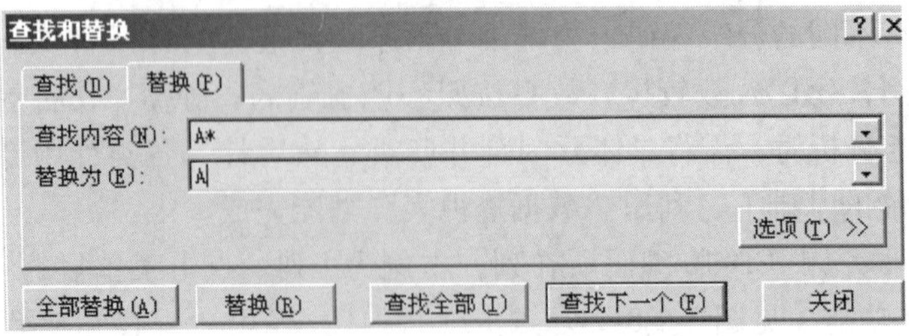

图 3-2-8-47　不同死因死亡专率分析步骤之三

	F	G	H	I
1	死亡时间	死亡地	根本死亡原因	根本死因ICD-10编
2	22/11/2007	医院病房	急性呼吸衰竭	J
3	15/8/2007	医院病房	急性淋巴细胞白血	C
4	25/10/2007	医院病房	肺结核病，未做	A
5	21/6/2007	医院病房	急性呼吸衰竭	J
6	13/12/2007	医院病房	杀虫剂的意外中	X
7	8/12/2007	急诊室	呼吸衰竭，不可	J
8	3/4/2007	急诊室	非交通事故中专	V
9	26/9/2007	赴医院途	小汽车和重型运	V
10	6/11/2007	医院病房	公共汽车的车辆	V
11	13/10/2007	医院病房	轻型货车或篷车的	V
12	17/3/2007	赴医院途	其他猝死,原因不	R
13	6/6/2007	医院病房	撞到别人或意外	W
14	27/5/2007	赴医院途	被描述为心脏性	I
15	27/8/2007	急诊室	未特指的细菌性	A
16	1/12/2007	急诊室	其他原因不明确	R
17	5/1/2007	家中	其他猝死,原因不	R

图 3-2-8-48　不同死因死亡专率分析步骤之四

2. 将替换后的根本死因 ICD-10 编码数据列复制到一个新的工作区域，消除其在 Excel 文件中的原始记忆，以便汇总分析。本例复制到另外一个工作表的 A 列，为了统计死因 A-Z 类的居民死亡数，在 B 列第 1 个单元格 B1，输入“死亡数”，B2-B237 单元格均录入“1”，见图 3-2-8-49。

	A	B
1	根本死因ICD-10	死亡数
3	J	1
4	X	1
5	J	1
6	V	1
7	V	1
8	V	1
9	V	1
10	R	1

图 3-2-8-49　不同死因死亡专率分析步骤之五

3. 汇总 A-Z 类的死亡人数　采用数据透视表功能完成，结果见图 3-2-8-50，具体完成方法与步骤参见本节职业分布、时间分布特征分析部分。

4. 计算各类死因的死亡专率　将汇总结果复制空白区域，本例为单元格 H2～I19，在 H1、I1、J1 单元格依次输入“根本死因 ICD-10”、“死亡数”、“死亡率（/10 万）”，在 J2 单元格输入“=I2/31887＊100000”，回车，J2 显示为“15.68037131”，见图 3-2-8-51；选中 J2，按住鼠标左键下拉至 J19，得到不同死亡原因的死亡专率（J2～J18 单元格）及居民死亡率（J19 单元格），见图 3-2-8-52。

（二）死因顺位　在 Excel 文件中通过“排序”功能完成。

1. 选择死亡率（/10 万）所作的 J 列，点击菜单栏的“数据”按钮，弹出可选数

根本死因ICD-10	汇总
A	5
B	1
C	43
D	8
E	7
G	1
I	85
J	29
K	4
N	1
P	4
Q	2
R	33
V	8
W	2
X	1
Y	2
总计	236

图 3-2-8-50　不同死因死亡专率分析步骤之六

H	I	J
根本死因ICD-10	死亡数	死亡率（/10万）
A	5	15.68037131
B	1	
C	43	
D	8	
E	7	
G	1	
I	85	
J	29	
K	4	
N	1	
P	4	
Q	2	
R	33	
V	8	
W	2	
X	1	
Y	2	
合计	236	

图 3-2-8-51　不同死因死亡专率分析步骤之七

据菜单，点击其中的“排序”，弹出“排序”对话框（图 3-2-8-53）；在“主要关键字”下拉选项中，选择“死亡率（/10 万）”，单击其右侧的“降序”，在“我的数据区域”单击“有标题行”，点击“确定”按钮，则对各死因按照死亡率数值大小，由大到小的顺序排序，结果见图 3-2-8-54。

2. 描述死因顺位分析结果　将 ICD-10 编码还原为其指代的死因类别，剔除原因不明的死因，以统计表的形式展示其结果。本例死亡率居于前五位的死因顺位见表 3-2-8-

H	I	J
根本死因ICD-10	死亡数	死亡率（/10万）
A	5	15.68037131
B	1	3.136074262
C	43	134.8511933
D	8	25.0885941
E	7	21.95251984
G	1	3.136074262
I	85	266.5663123
J	29	90.9461536
K	4	12.54429705
N	1	3.136074262
P	4	12.54429705
Q	2	6.272148524
R	33	103.4904507
V	8	25.0885941
W	2	6.272148524
X	1	3.136074262
Y	2	6.272148524
合计	236	740.1135259

图 3-2-8-52　不同死因死亡专率分析步骤之八

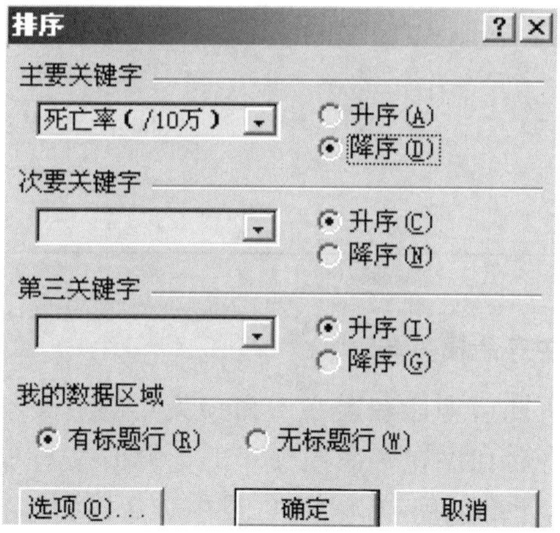

图 3-2-8-53　死因顺位分析操作步骤之一

1。可以发现表 3-2-8-1 描述的前五位死因与图 3-2-8-54 显示的有所不同，在图 3-2-8-54 中，第 3 位是编码 R 对应的死因，第 5 位是编码 D 对应的死因，而这两类对应的是各种诊断不明、未特指、猝死等根本原因不明的死亡，将其剔除，获得根本死因明确的居民死因顺位，即表 3-2-8-1 所示结果。

H	I	J
根本死因ICD-10	死亡数	死亡率（/10万）
合计	236	740.1135259
I	85	266.5663123
C	43	134.8511933
R	33	103.4904507
J	29	90.9461536
D	8	25.0885941
V	8	25.0885941
E	7	21.95251984
K	4	12.54429705
P	4	12.54429705
Q	2	6.272148524
W	2	6.272148524
Y	2	6.272148524
A	5	15.68037131
B	1	3.136074262
G	1	3.136074262
N	1	3.136074262
X	1	3.136074262

图 3-2-8-54　死因顺位分析操作步骤之二

表 3-2-8-1　某乡镇 2007 年居民死因顺位

根本死因	死亡数	死亡率（/10 万）	顺位
恶性肿瘤（I）	85	266.57	1
心脑血管病（C）	43	134.85	2
呼吸系统疾病（J）	29	90.95	3
损伤和中毒（V）	8	25.09	4
内分泌、营养和代谢疾病（E）	7	21.95	5

五、期望寿命和潜在寿命损失年

本例资料较少，分析期望寿命和潜在寿命损失年的意义不大。若分析，参见第三部分第二章第一节期望寿命和潜在寿命损失年的计算方法与步骤。最简单的方法就是将例 2-1-8 期望寿命指标计算过程和例 2-1-7 潜在寿命损失年指标计算过程作为模板，用该乡镇不同年龄组人口数及死亡数替代期望寿命指标计算中的数据，其他数据格保持不变（注意：千万不要改动，否则模板就变了！），则自动获得辖区居民期望寿命；用不同年龄组的期望寿命及死亡数替代潜在寿命损失年指标计算中的数据，其他数据格保持不变（注意：千万不要改动，否则模板就变了！），自动获得辖区居民潜在寿命损失年。

六、居民死亡特点统计图的绘制

（一）绘制居民死亡年龄分布图

1. 选中单元格 A1～A20（年龄组）、D1～D20（死亡率），点击菜单栏的“插入”，弹出“插入”可选项，见图 3-2-8-55，点击“图表”，弹出“图表向导-4 步骤之 1-图表类型”对话框（图 3-2-8-56）。

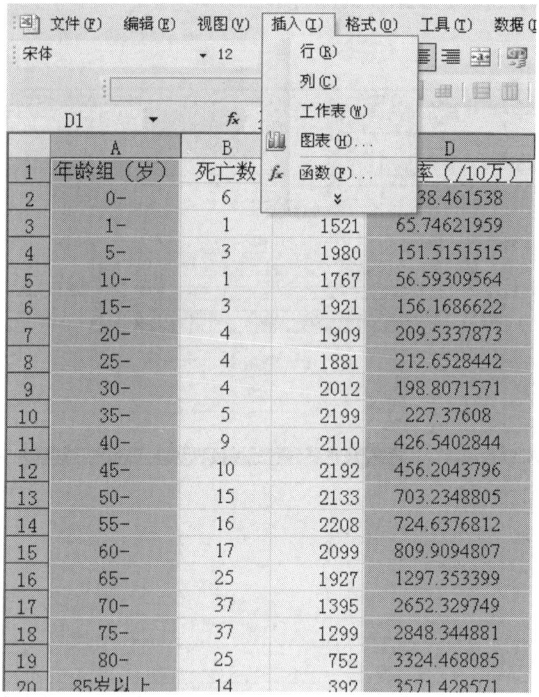

图 3-2-8-55　统计图展示死亡居民年龄特点步骤之一

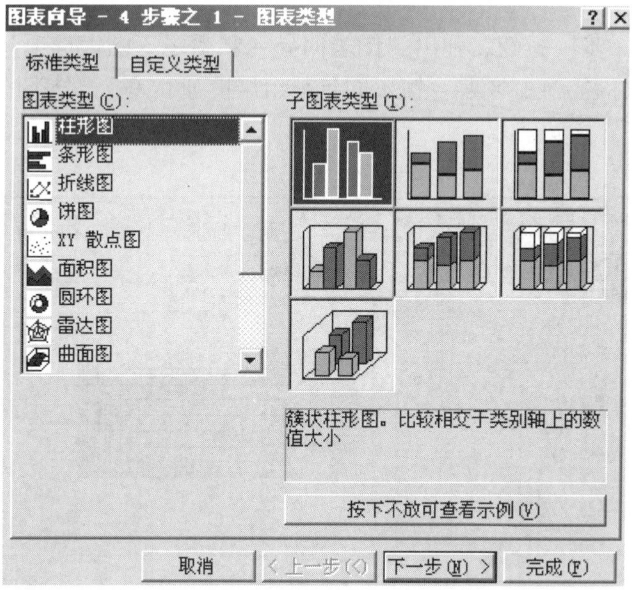

图 3-2-8-56　统计图展示死亡居民年龄特点步骤之二

2. 选择“子图表类型”中左上角的“簇状柱形图”，点击“下一步”按钮，弹出“图表向导-4 步骤之 2-图表源数据”对话框（图 3-2-8-57）。

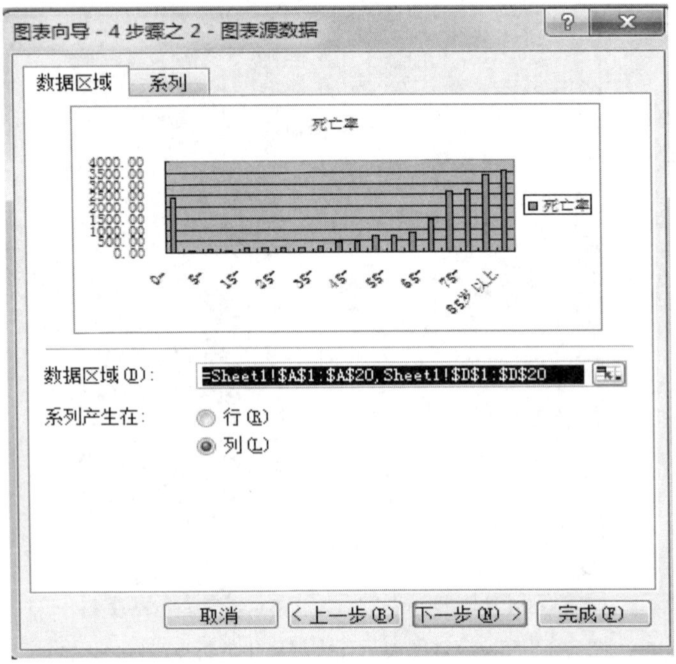

图 3-2-8-57　统计图展示死亡居民年龄特点步骤之三

3. 点击“下一步”按钮，弹出“图表向导-4 步骤之 3-图表选项”对话框（图 3-2-8-58）。输入图表标题“图×× 某乡镇不同年龄组居民死亡率”、分类（X）轴“年龄组

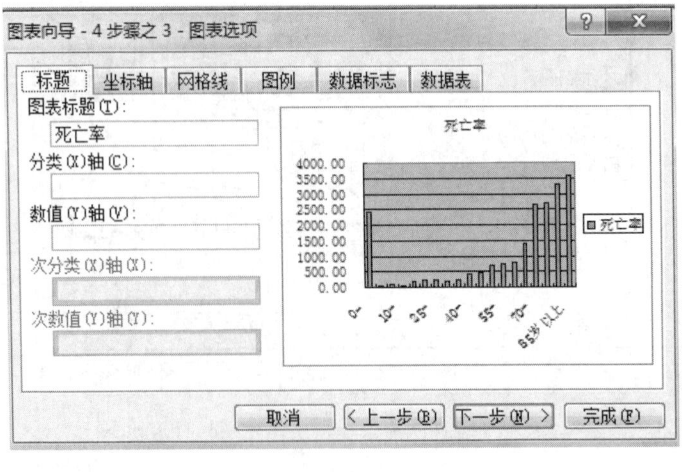

图 3-2-8-58　统计图展示死亡居民年龄特点步骤之四

（岁）”、数值（Y）轴“死亡率（/10 万）”，见图 3-2-8-59。

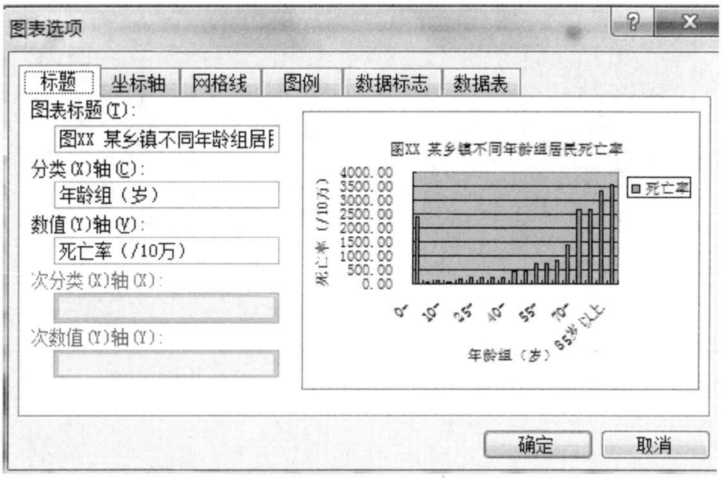

图 3-2-8-59　统计图展示死亡居民年龄特点步骤之五

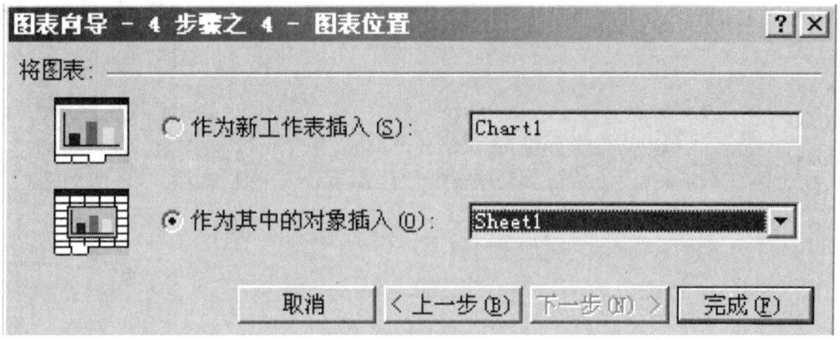

图 3-2-8-60　统计图展示死亡居民年龄特点步骤之六

4. 点击“下一步”按钮，弹出“图表向导-4 步骤之 4-图表位置”对话框（图 3-2-8-60）。点击“完成”按钮，系统默认“作为其中的对象插入当前工作表（Sheet1）”，获得该辖区不同年龄组居民死亡率直条图（图 3-2-8-61）。选中图题，并拖至图下方，获得符合统计图绘制原则的居民年龄别死亡率分布图（图 3-2-8-62）。

（二）绘制死亡居民职业分布图　可以采用圆图、直条图等统计图展示其分布情况。本例演示直条图的绘制。对于死亡人数很少的职业，可以合并计为“其他”。

1. 将死亡数不足 10 例的职业及主要工种合并为其他，累计死亡人数为 100 人。

2. 将死亡数 10 例及以上各职业、其他职业及其对应死亡数放置在单元格 R1～S7。选中单元格 R1～S7，点击菜单栏的“插入”，弹出“插入”可选项，见图 3-2-8-63，点击“图表”，弹出“图表向导-4 步骤之 1-图表类型”对话框（图 3-2-8-64）。

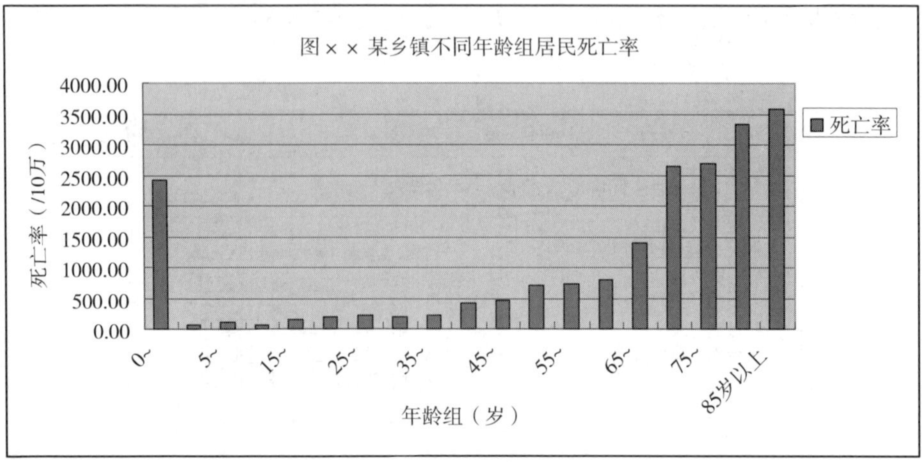

图 3-2-8-61　统计图展示死亡居民年龄特点步骤之七

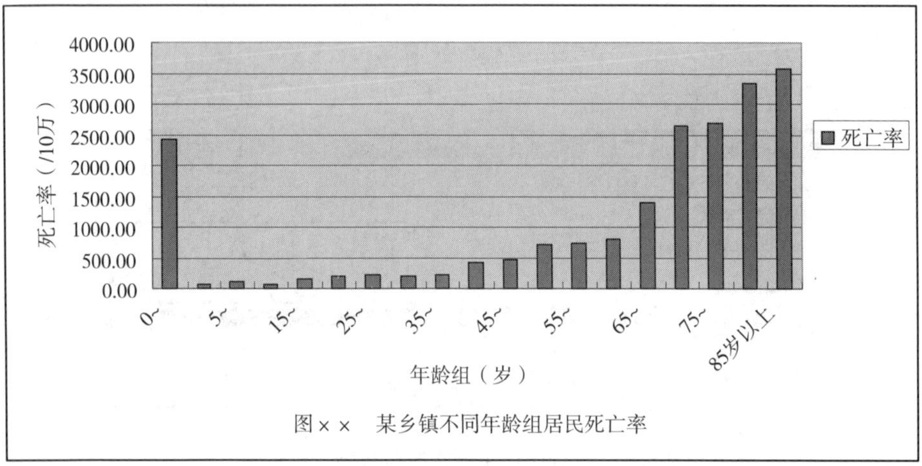

图 3-2-8-62　统计图展示死亡居民年龄特点步骤之八

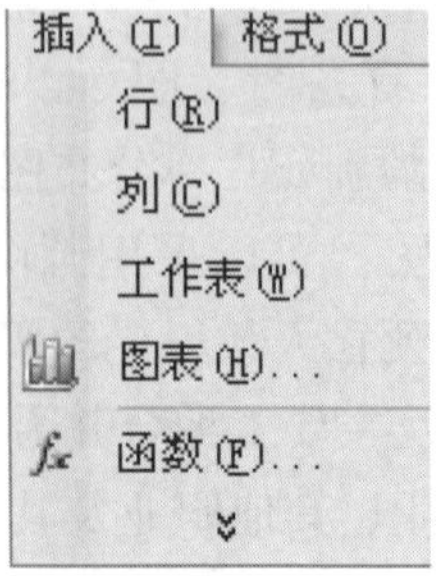

图 3-2-8-63　绘制死亡居民职业分布图步骤之一

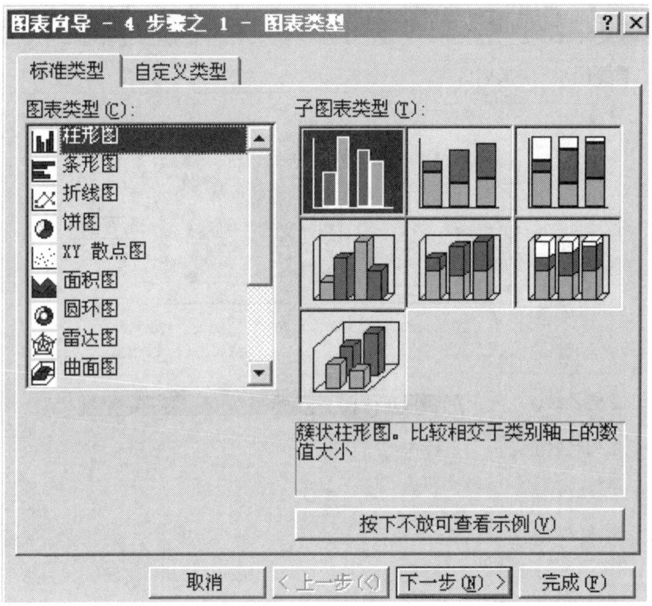

图 3-2-8-64　绘制死亡居民职业分布图步骤之二

3. 依次选择“条形图”、“子图表类型”中左上角的“簇状条形图”（图 3-2-8-65）。点击“下一步”按钮，弹出“图表向导-4 步骤之 2-图表源数据”对话框（图 3-2-8-66）。

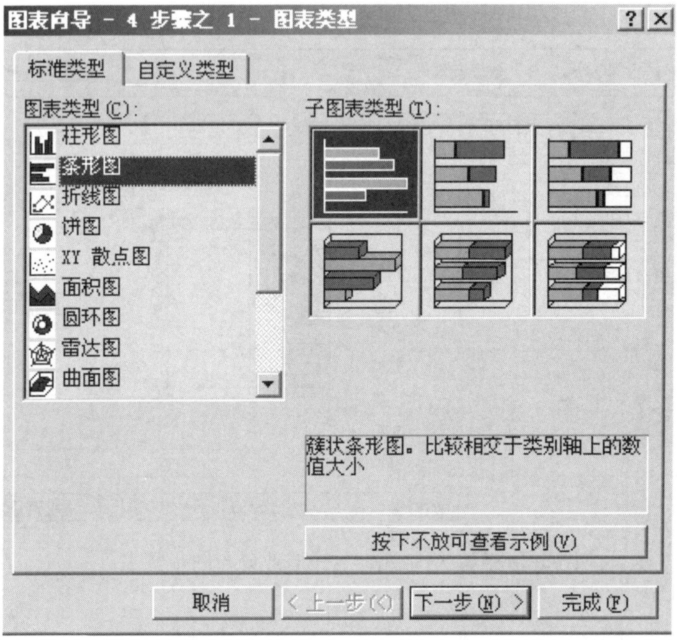

图 3-2-8-65　绘制死亡居民职业分布图步骤之三

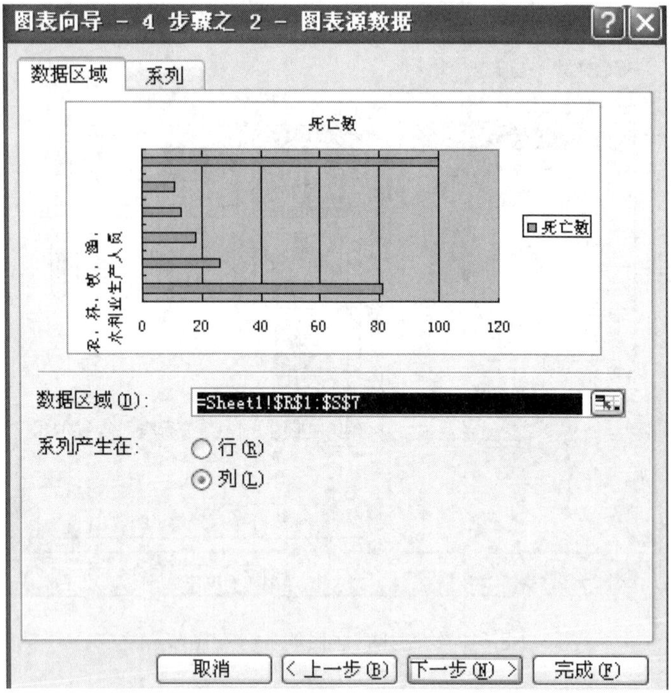

图 3-2-8-66　绘制死亡居民职业分布图步骤之四

4. 点击“下一步”按钮，弹出“图表向导-4 步骤之 3-图表选项”对话框（图 3-2-8-67）。

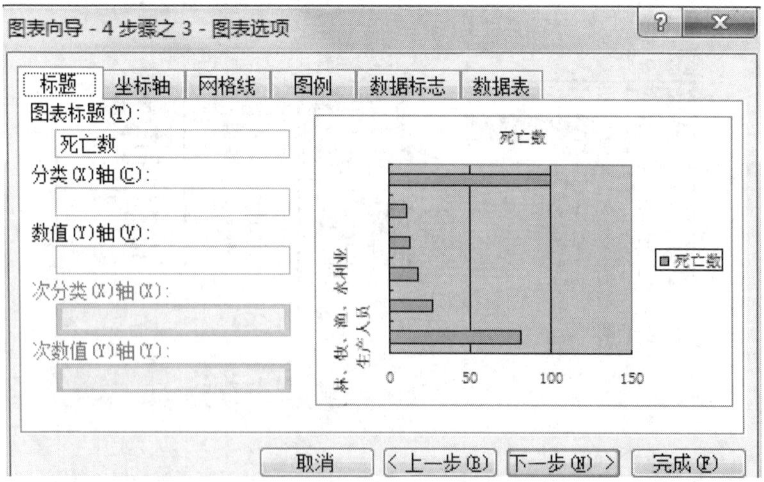

图 3-2-8-67　绘制死亡居民职业分布图步骤之五

5. 输入图表标题“图××　某乡镇死亡居民职业分布”、分类（X）轴“职业”、数值（Y）轴“死亡数”，见图 3-2-8-68；点击“网格线”按钮，弹出网格线对话框（图

3-2-8-69），点击“主要网格线”，见图 3-2-8-70。点击“下一步”按钮，弹出“图表向导-4 步骤之 4-图表位置”对话框（图 3-2-8-71）。点击“完成”按钮，系统默认“作为其中的对象插入当前工作表，获得该辖区不同年龄组居民死亡率直条图（图 3-2-8-72）。该图直观显示了该辖区死亡居民的职业构成情况。但该图为系统默认统计图，需选中图题，将之拖至图下方，得到符合绘图原则的分布图（图 3-2-8-73）。

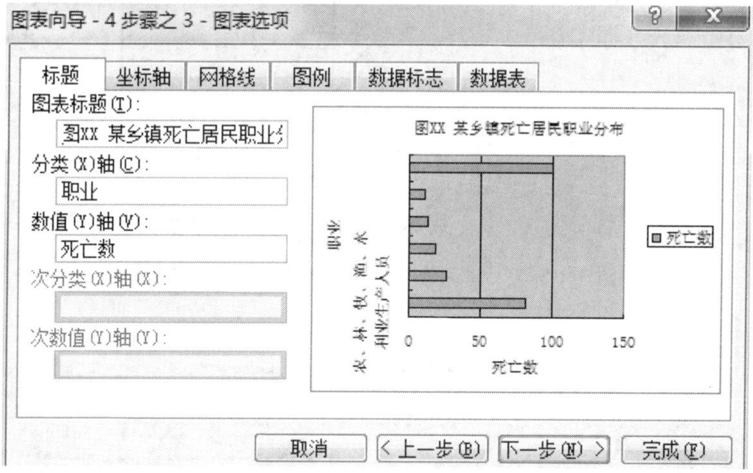

图 3-2-8-68　绘制死亡居民职业分布图步骤之六

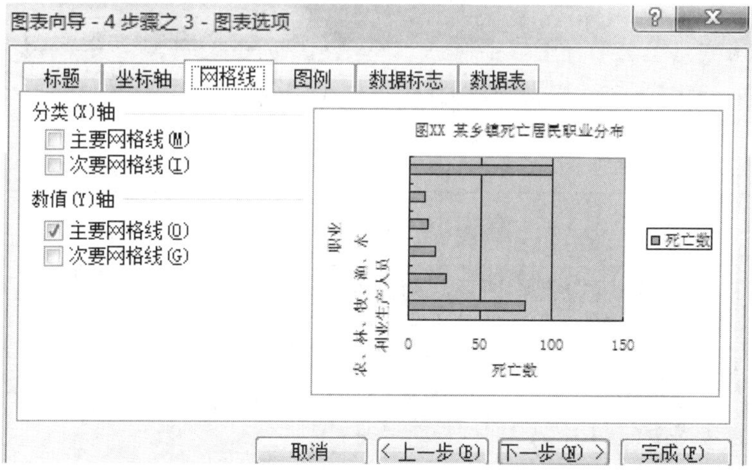

图 3-2-8-69　绘制死亡居民职业分布图步骤之七

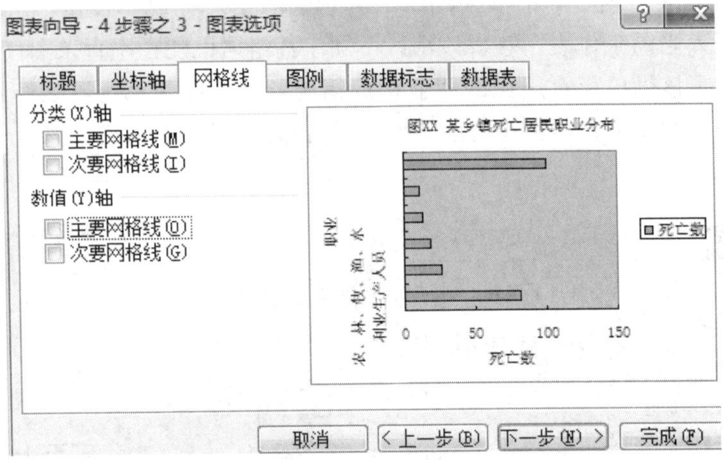

图 3-2-8-70　绘制死亡居民职业分布图步骤之八

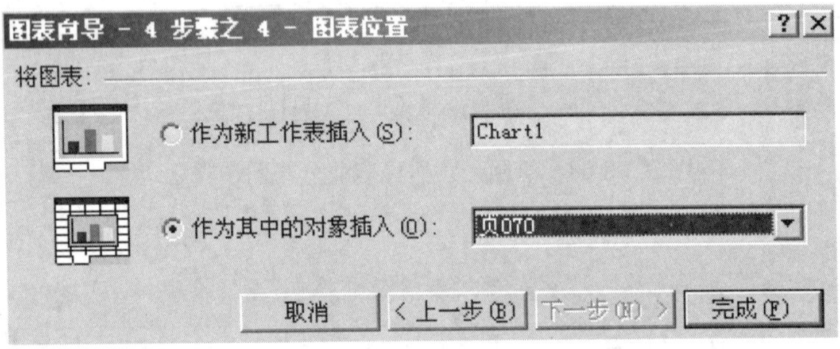

图 3-2-8-71　绘制死亡居民职业分布图步骤之九

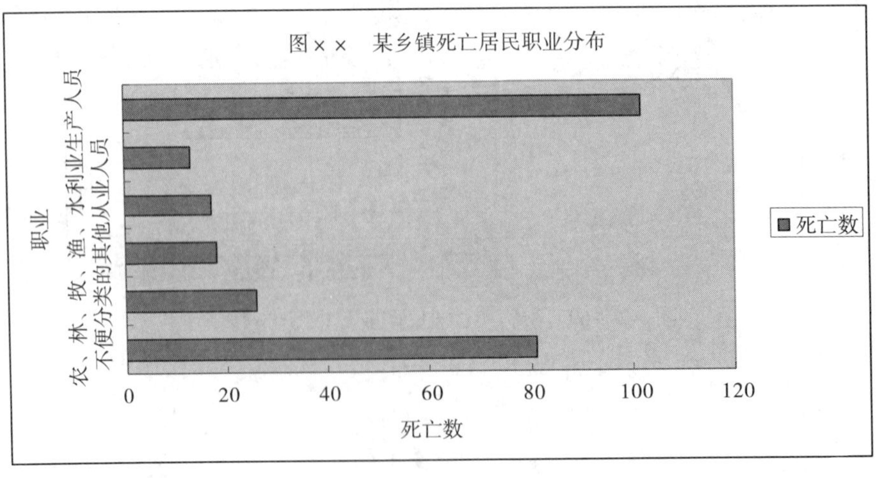

图 3-2-8-72　绘制死亡居民职业分布图步骤之十

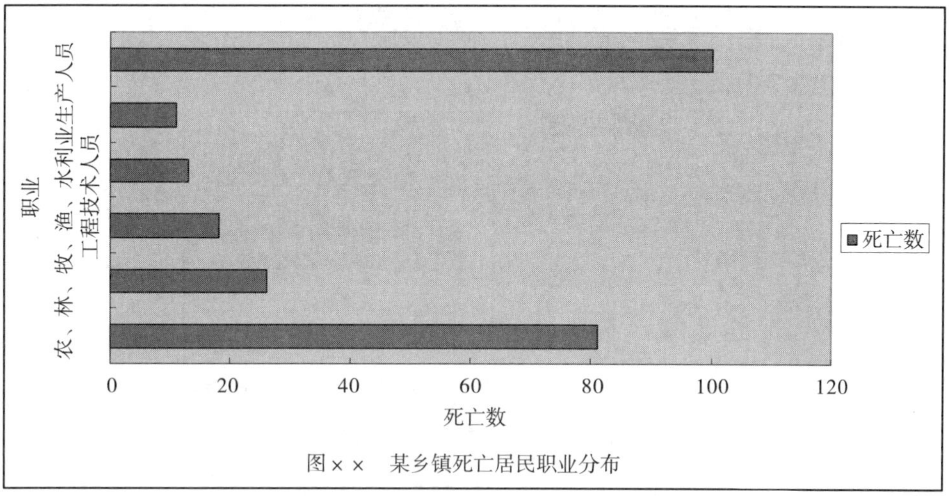

图 3-2-8-73　绘制死亡居民职业分布图步骤之十一

（三）绘制居民死亡时间分布图　为了直观显示疾病的时间特征，通常以统计图的形式展示其时间分布特征。其中，直方图、直条图最常用。本例采用条图表达时间特征。

1. 将统计表的内容复制到另外一个空白区域。本例复制到单元格 K21～L33。

2. 选中单元格 K21～L33，点击菜单栏的“插入”，见图 3-2-8-74。点击“图表”，弹出“图表向导-4 步骤之 1-图表类型”对话框（图 3-2-8-75）。

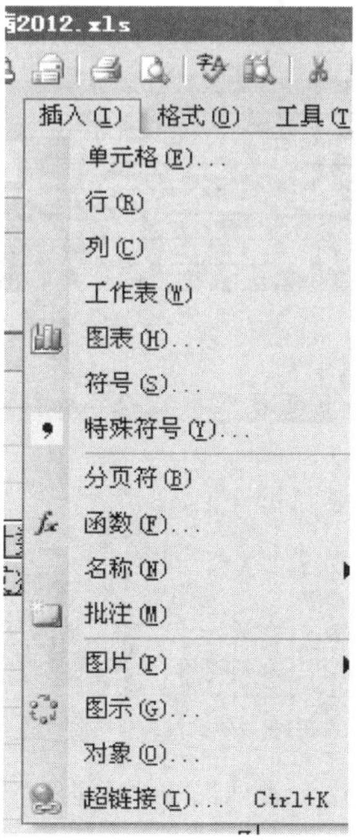

图 3-2-8-74　绘制居民死亡时间分布图步骤之一

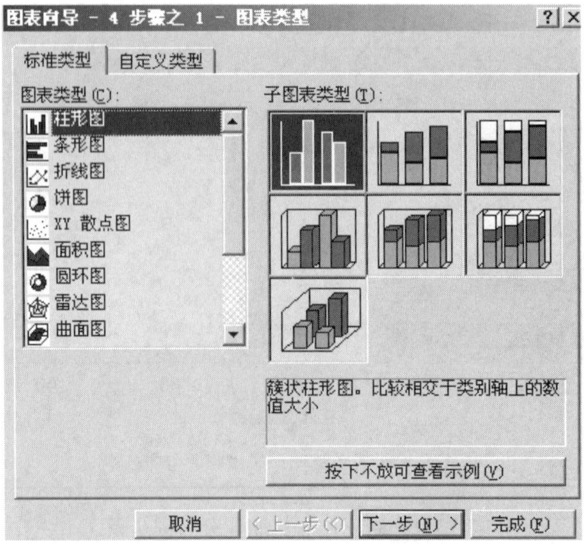

图 3-2-8-75　绘制居民死亡时间分布图步骤之二

3. 选择左侧“图表类型”选项框中的“柱形图”后，在右侧“子图表类型”选择左上角的“簇状柱形图”。点击“下一步”按钮，弹出“图表向导-4 步骤之 2-图表数据源”对话框，数据区域框内显示区域为单元格 K21～L33（图 3-2-8-76）。

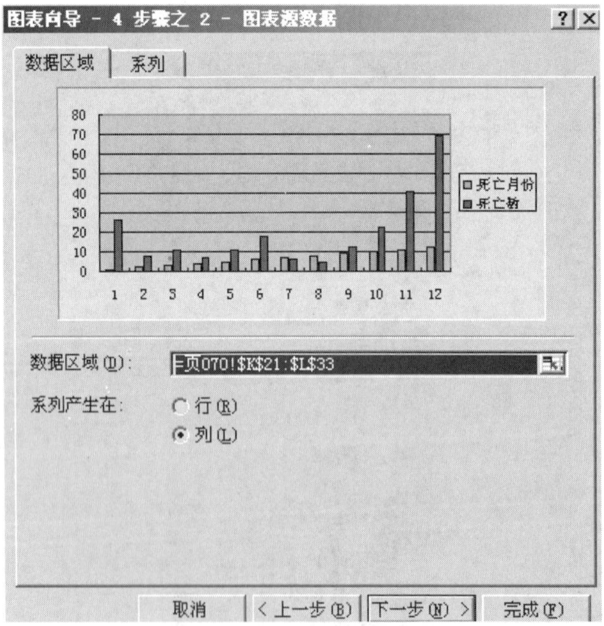

图 3-2-8-76　绘制居民死亡时间分布图步骤之三

4. 点击“系列”，弹出“系列”对话框（图 3-2-8-77），选中“系列”下方框内的“死亡月份”，点击其下方的“删除”按钮，屏幕显示见图 3-2-8-78。

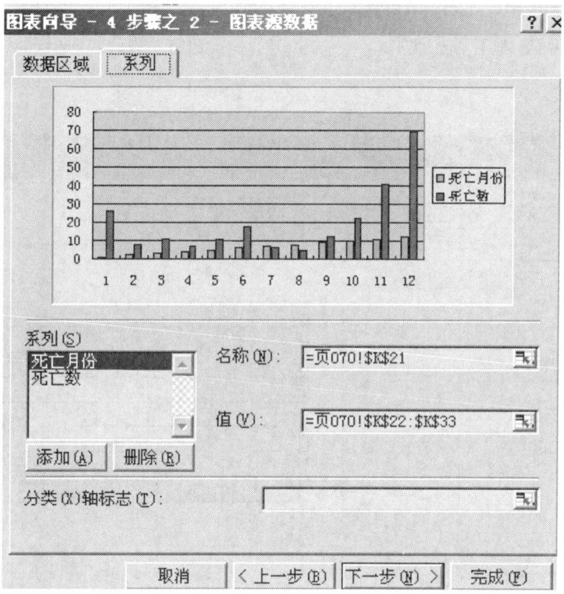

图 3-2-8-77　绘制居民死亡时间分布图步骤之四

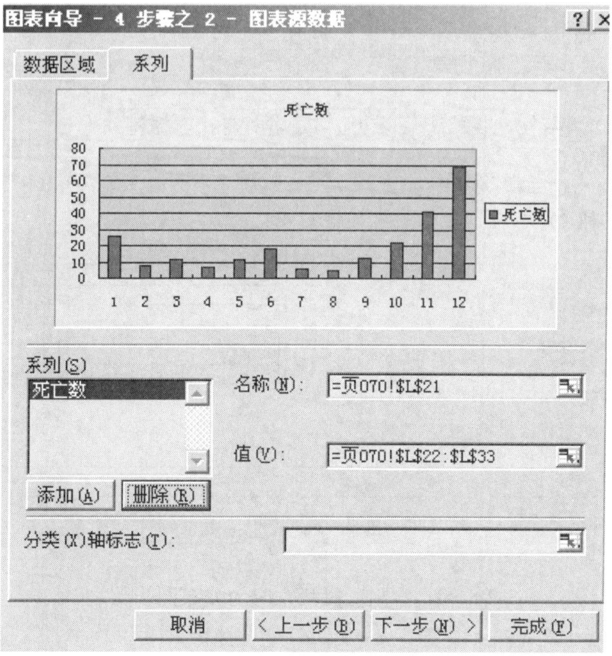

图 3-2-8-78　绘制居民死亡时间分布图步骤之五

5. 点击“下一步”按钮，弹出“图表向导-4 步骤之 3-图表选项”对话框（图 3-2-8-79）。分别在标题界面的“图表标题”、“分类（X）轴”、“数值（Y）轴”输入“图×× 2007 年某乡镇居民死亡月分布”、“月份”、“死亡数”，见图 3-2-8-80。

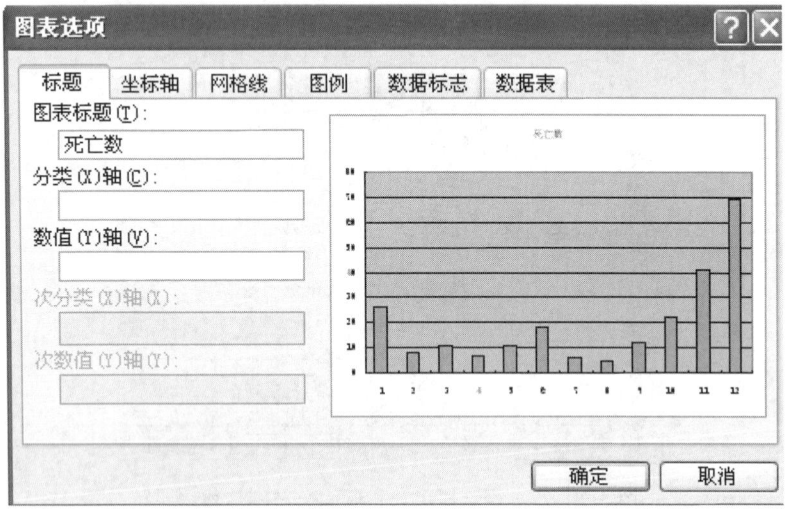

图 3-2-8-79　绘制居民死亡时间分布图步骤之六

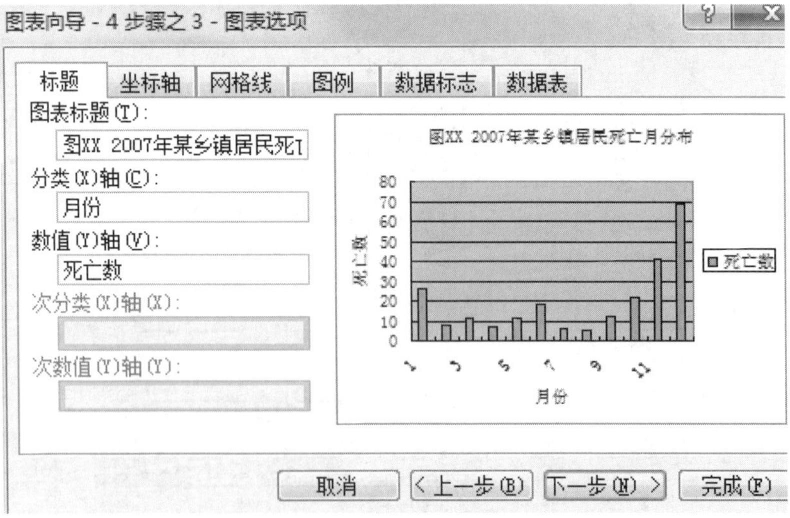

图 3-2-8-80　绘制居民死亡时间分布图步骤之七

6. 点击按钮“下一步”，弹出“图表向导-4 步骤之 4-图表位置”对话框（图 3-2-8-81），选择“作为其中的对象插入”，则该图插入当前工作表的指定位置。点击“完成”按钮，则在当前工作表中出现了系统默认的该乡镇居民死亡时间分布条图（图 3-2-8-82）。为了使该图符合统计图绘制要求，将图题选中后拖至图下方（图 3-2-8-83）。该图直观展示了该乡镇 2007 年居民死亡的时间分布特点，1 年四季均有居民死亡，但 1 月、10～12 月的死亡数明显高于其他月份，季节性明显。

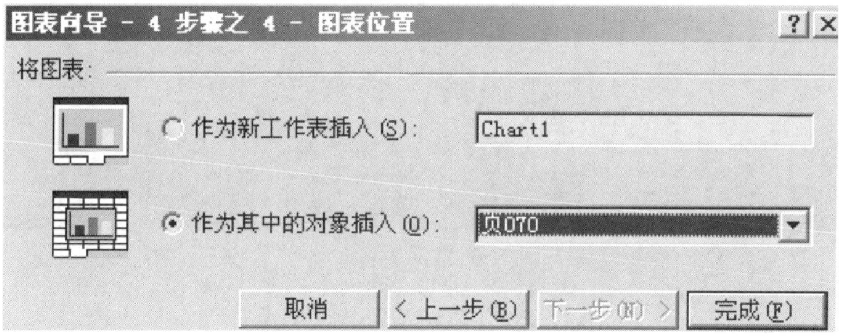

图 3-2-8-81　绘制居民死亡时间分布图步骤之八

（四）绘制居民死亡场所/地点分布图　常用统计图有圆图、条图等。本例为直条图（图 3-2-8-84），其绘制过程参见死亡居民职业分布图。

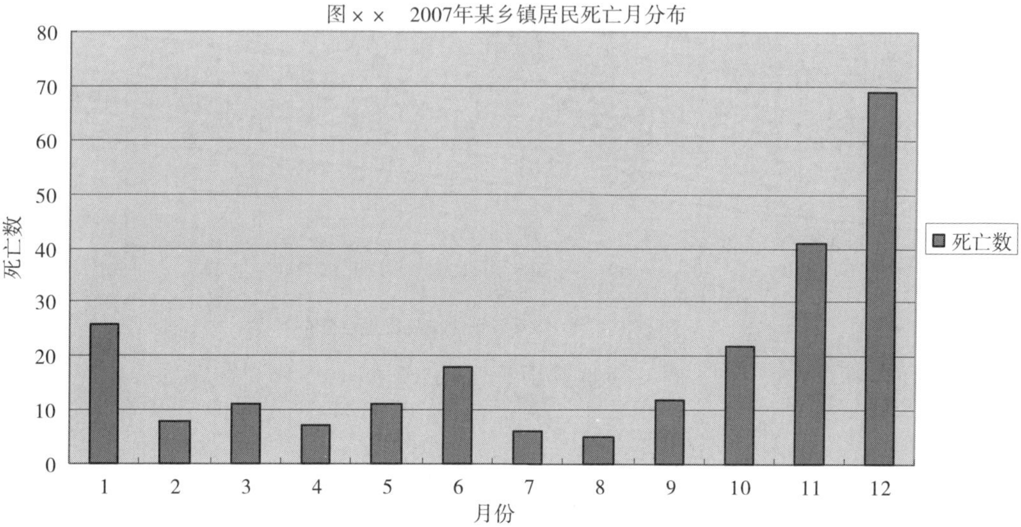

图 3-2-8-82　绘制居民死亡时间分布图步骤之九

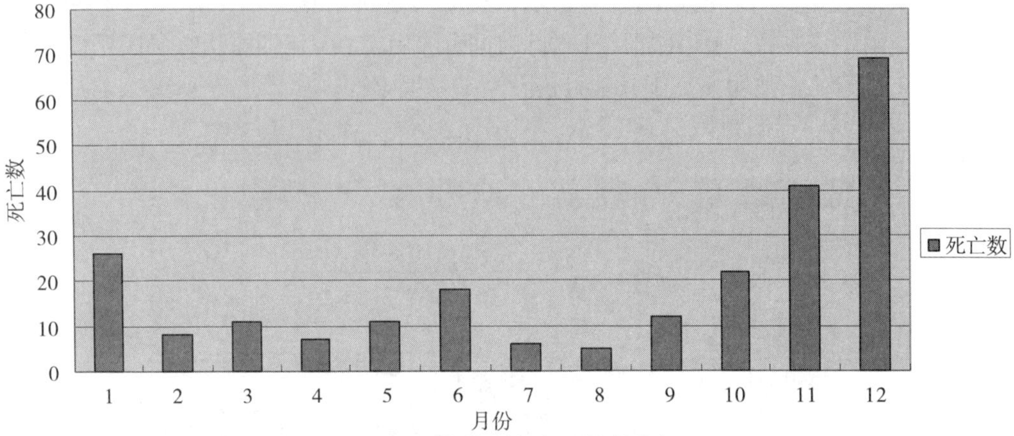

图×× 2007年某乡镇居民死亡月分布

图 3-2-8-83 绘制居民死亡时间分布图步骤之十

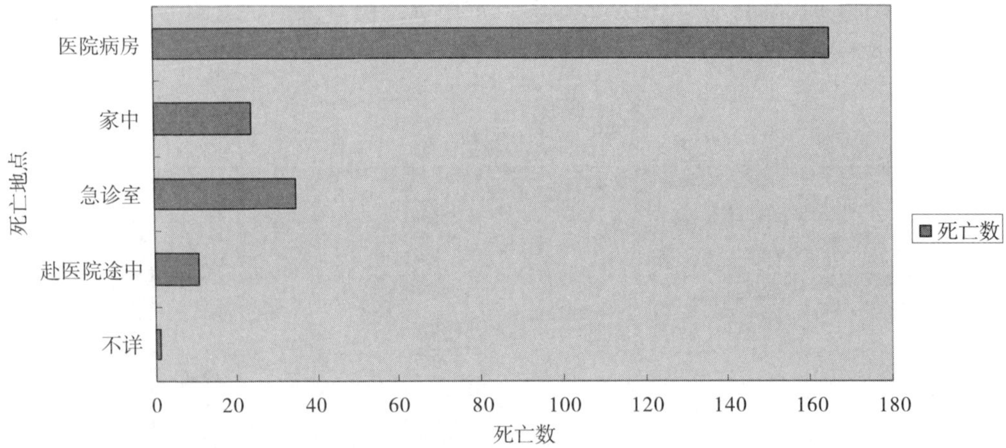

图×× 2007年某乡镇居民死亡地点分布

图 3-2-8-84 居民死亡地点分布图

第三章　其他统计分析软件简介

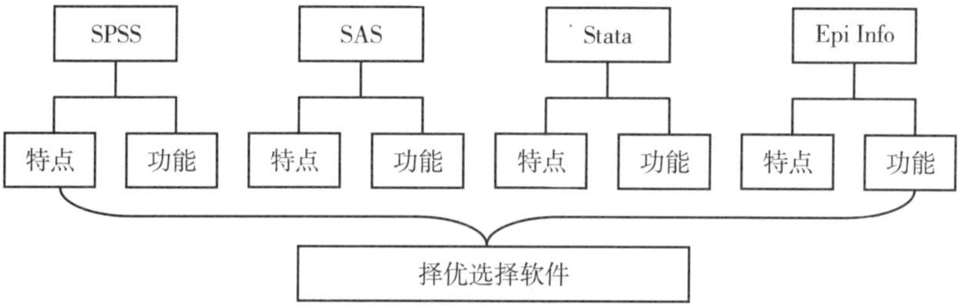

其他统计分析软件简介示意图

Excel 软件的统计功能虽然较为强大，却对多因素分析等复杂统计分析束手无策。这里简单介绍几种常用的、功能强大的专用统计软件。

一、SPSS

SPSS 是世界上最早采用图形菜单驱动界面的统计软件，最突出的特点就是操作界面极为友好。将几乎所有的功能都以统一、规范的界面展现出来，使用 Windows 的窗口方式展示各种管理和分析数据方法，对话框展出各功能选择项。用户只要掌握一定的 Windows 操作技能，粗通统计分析原理，就可使用该软件为特定的信息相关工作服务。

SPSS 采用类似 Excel 表格的方式输入与管理数据，数据接口较为通用，能方便的从其他数据库中读入数据。统计过程包括常用的、较为成熟的统计过程，完全可以满足非统计专业人士的工作需要。对于熟悉老版本编程运行方式的用户，SPSS 还特别设计了语法生成窗口，用户只需在菜单中选好各个选项，按“粘贴”按钮就可以自动生成标准的 SPSS 程序。

SPSS for Windows 是一个组合式软件包，集数据整理、分析功能于一身。用户可以根据实际需要和计算机的功能选择模块，以降低对系统硬盘容量的要求，有利于推广应用。基本功能包括数据管理、统计分析、图表分析、输出管理等。统计分析过程包括描述性统计、均值比较、一般线性模型、相关分析、回归分析、对数线性模型、聚类分析、数据简化、生存分析、时间序列分析、多重响应等几大类，每类中又有多个统计过程，比如回归分析中又分线性回归分析、曲线估计、Logistic 回归、Probit 回归、加权估计、两阶段最小二乘法、非线性回归等多个统计过程，而且每个过程中又允许用户选择不同的方法及参数。

SPSS 有专门的绘图系统，可以生成数十种基本图和交互图。基本图包括条形图、线图、面积图、饼图、高低图、帕累托图、控制图、箱图、误差条图、散点图、直方图、P-P 概率图、Q-Q 概率图、序列图和时间序列图等，有的基本图中又可进一步细分。交互图比基本图漂亮，可有不同风格的二维、三维图，有条形交互图、点形交互图、线形交互图、带形交互图、饼形交互图、箱形交互图、误差条形交互图、直方交互图和散点交互图等。图形生成后，可以进行编辑。

在 SPSS 的数据编辑器窗口中，不仅可以对打开的数据文件进行增加、删除、复制、剪切和粘贴等常规操作，还可对文件中的数据进行排序、转置、拆分、聚合、加权等操作，对多个数据文件可以根据变量或个案进行合并。可以根据需要把将要分析的变量集中到一个集合中，打开时只要指定打开该集合即可，而不必打开整个数据文件。

利用 SPSS 可以生成数十种风格的表格，根据功能又可有一般表、多响应表和频数表等。利用专门的编辑窗口或直接在查看器中可以编辑所生成的表格。在 SPSS 的高版本中，统计结果多被归纳为表格和/或图形的形式。

SPSS 能打开 Excel、dBase、Foxbase、Lotus 1-2-3、Access、文本编辑器等生成的数据文件。SPSS 生成的图形可以保存为多种图形格式。

统计功能是 SPSS 的核心部分，几乎可以完成所有的数理统计任务。基本统计功能包括样本数据的描述和预处理、假设检验（包括参数检验、非参数检验及其他检验）、方差分析（包括一般的方差分析和多元方差分析）、列联表、相关分析、回归分析、对数线性分析、聚类分析、判别分析、因子分析、对应分析、时间序列分析、可靠性分析等。

SPSS 致力于简便易行（其口号是“真正统计，确实简单”），并且取得了成功。由于缺少稳健和调查的方法，随着时间推移你会对它丧失兴趣。

二、SAS

SAS 是一个组合数据管理和分析软件系统，由多个功能模块组合而成，基本部分是 BASE SAS 模块。BASE SAS 模块是 SAS 系统的核心，承担着主要的数据管理任务，并管理用户使用环境，进行用户语言的处理，调用其他 SAS 模块和产品。也就是说，SAS 系统的运行，首先必须启动 BASE SAS 模块，它除了本身所具有数据管理、程序设计及描述统计计算功能以外，还是 SAS 系统的中央调度室。它除可单独存在外，也可与其他产品或模块共同构成一个完整的系统。各模块的安装及更新都可通过其安装程序非常方便地进行。SAS 系统具有灵活的功能扩展接口和强大的功能模块，在 BASE SAS 的基础上，还可以增加如下不同模块而增加不同功能：SAS/STAT（统计分析模块）、SAS/GRAPH（绘图模块）、SAS/QC（质量控制模块）、SAS/ETS（经济计量学和时间序列分析模块）、SAS/OR（运筹学模块）、SAS/IML（交互式矩阵程序设计语言模块）、SAS/FSP（快速数据处理的交互式菜单系统模块）、SAS/AF（交互式全屏幕软件应用系统模块）等。SAS 有一个智能型绘图系统，不仅能绘各种统计图，还能绘出地图。SAS 提供多个统计过程，每个过程均含有极丰富的任选项。用户还可以通过对数据集的一连串加工，实现更为复杂的统计分析。此外，SAS 还提供了各类概率分析函数、分位数函数、样本统计函数和随机数生成函数，使用户能方便地实现特殊统计要求。

基础模块（BASE）具有以下功能：进行数据存储、调入、追加、拷贝和文件处理；编写报告、打印图表；进行数据排序、分类等操作；完成一些基本统计数计算（如平均数和相关系数）；与一些软件包（dBASE、LOTUS 等）及大型机进行数据交换和通讯。

统计模块（STAT）提供一些高度可靠、完整的统计分析过程。主要有方差分析、线性相关和回归分析及非参数检验等共计 26 个过程。每个过程有多种不同算法和选项，从而使 SAS 系统成为一个全面、细致、科学的统计分析方法集。STAT 模块为 SAS 系统的核心和精华。

矩阵运算模块（IML）是一种交互式矩阵语言。可直接进行矩阵运算（加法、乘法、求逆、计算特征值和特征向量等），适用于高级统计、工程运算和数学分析。

绘图模块（GRAPH）能在计算机的绘图设备上绘制图形。可制作三维图形、地图和幻灯等。

全屏幕操作模块（FSP）为一交互式全屏幕软件。可以建立、修改和浏览 SAS 数据集中的观察值，定义用户屏幕等。

SAS 是由大型机系统发展而来，其核心操作方式就是程序驱动，经过多年的发展，现已成为一套完整的计算机语言，其用户界面也充分体现了这一特点：采用多文档界面，用户在 PGM 视窗中输入程序，分析结果以文本的形式在 OUTPUT 视窗中输出。使用程序方式，用户可以完成所有需要做的工作，包括统计分析、预测、建模和模拟抽样等。但是，这使得初学者在使用 SAS 时必须要学习 SAS 语言，入门比较困难。SAS 的 Windows 版本根据不同的用户群开发了几种图形操作界面，这些图形操作界面各有特点，使用时非常方便。但是由于国内介绍他们的文献不多，并且也不是 SAS 推广的重点，因此还不为绝大多数人所了解。

三、Stata

Stata 是一套数据管理、分析、绘制专业图表的完整的、整合性统计软件。新版本采用最具亲和力的窗口接口，使用者自行建立程序时，软件能提供具有直接命令式的语法。Stata 提供完整的使用手册，包含统计样本建立、解释、模型与语法、文献等。还可以透过网络实时更新最新功能。

Stata 的统计功能很强，除了传统的统计分析方法外，还收集了近 20 年发展起来的新方法，如 Cox 比例风险回归、指数与 Weibull 回归、多类结果与有序结果的 logistic 回归、Poisson 回归、负二项回归及广义负二项回归、随机效应模型等。具体说，Stata 具有数值变量资料的一般分析、分类资料的一般分析、等级资料的一般分析、相关与回归分析、质量控制等其他方法。

Stata 主要提供直方图（histogram）、条形图（bar）、百分条图（oneway）、百分圆图（pie）、散点图（twoway）、散点图矩阵（matrix）、星形图（star）、分位数图等八种基本图形的制作。这些图形的巧妙应用，可以满足绝大多数用户的统计作图要求。在有些非绘图命令中，也提供了专门绘制某种图形的功能，如在生存分析中，提供了绘制生存曲线图，回归分析中提供了残差图等。

Stata 提供了多元统计分析中所需的矩阵基本运算，如矩阵的加、积、逆、Cholesky 分解、Kronecker 内积等；还提供了一些高级运算，如特征根、特征向量、奇异值分解等；在执行完某些统计分析命令后，还提供了一些系统矩阵，如估计系数向量、估计系数的协方差矩阵等。

Stata 是一个统计分析软件，具有很强的程序语言功能，这给用户提供了一个广阔的开发应用的天地，用户可以充分发挥自己的聪明才智，熟练应用各种技巧，真正做到随心所欲。

Stata 的统计分析能力远远超过了 SPSS，在许多方面也超过了 SAS。由于 Stata 在分析时是将数据全部读入内存，在计算全部完成后才和磁盘交换数据，因此计算速度极快（一般来说，SAS 的运算速度要比 SPSS 至少快一个数量级，而 Stata 的某些模块和执行同样功能的 SAS 模块比，其速度又比 SAS 快将近一个数量级！）。

Stata 也是采用命令行方式来操作，但使用上远比 SAS 简单。其生存数据分析、纵向数据（重复测量数据）分析等模块的功能甚至超过了 SAS。

四、Epi Info

Epi Info 是美国 CDC（疾病控制中心）和 WHO 联合研制的流行病学工作专用软件包，能够便捷地制作适用于公共卫生和医学专业的各种调查表、定制数据输入文件、分析数据、疾病监测等。流行病学常用分析、表格、统计图、疾病分布地图等只须使用一些简单的命令如 FREQ（频数）、TABLES（表）、GRAPH（图）和 MAP（地图）就可以完成。2000 版改用 VB 6 重写了全部程序，增加了支持的数据文件种类，自身的数据文件从以前的. REC 格式变成了. MDB 格式，虽向下兼容但需转换。还提供了 WWW 浏览器，支持 HTML 文本，Epi Map 还支持 ArcView GIS。各版本的 EPI 软件包都可从 CDC 官方站点免费下载（http：//www. cdc. gov/epo/epi/epiinfo. htm）。具体功能如下：

1. 创建调查表　采样 Programs \ Make View 功能，选 File \ Make New View 选项。分别给定数据库名和表名后，在空白窗口处定义字段。除了对字段名、类型、字体等进行定义，还可对它在输入数据时的有效性设置规则。这些规则会以. CHK 文件（核查文件）保存。如果调查表较长，可增加页面。同时它也提供命令方式建库。

2. 输入数据　调查表建好后，通过 Enter Data 输入数据。如果已经在其他软件中建有数据库，则可在 Visual Data 中转换、编辑。

3. 查看与统计　通过 Analyze Data 功能对数据进行查看、编辑和统计分析。在 Analysis 窗口中显示了 Epi Info 的全部命令。选择 READ 命令，在弹出的对话框中确定数据库及其中的表，运行 LIST 命令对话框设置过滤，右上方 OUT 窗口即显示表内容。也可以用 SORT 命令排序，DEFINE 设置新字段，并用 ASSIGN 赋值。如果进行统计，只需接着选取统计命令并设置对话框就能在 OUT 窗口看到结果了。对于熟悉其命令的用户可在 Program Editor 中直接用命令操作。

4. 做统计图　在 Analysis 窗口中选取 Statistics \ Graph 可以做统计图。作图对话框十分接近我们平常对做图的理解，X、Y 轴都很好设定，表的类型也较多。

5. 做交叉表与分层分析　在流行病学工作中最常用的就是 2×2 表的分析，此外还经常用到分层分析，通用统计软件包虽然能对其作分析但很麻烦，用 Epi Info 则非常方便。选取 Analysis 窗口 Statistics 下的 Tables 命令，分别在 Exposure Variable（暴露变量）和 Outcome Variable（结局变量）中选择所定字段。如果有混杂因素需做分层分析则在 Stratify by 中选中该字段，如是配对设计则还需选中 Matched Analysis 复选框。输出结果中包括了调整前后各层以及总的 OR 值、RR 值、M-H Chi square、Fisher 确切概率值。

6. 实用工具

（1）Epi Info 整合了统计地图软件 Epi Map，自带美国、墨西哥的行政区图，同时提供自制边界图工具。在 Analysis 窗口选 Statistics \ Map，选取预先准备的 Shape File（边界文件）和 Data Variable（数据变量）即可完成统计地图的绘制，进而分析地理与疾病的关系。

（2）流行病学研究中经常会有一些经过加工的数据，直接用统计命令不好计算，用计算器手算又麻烦，Epi Info 提供了针对这类数据的计算器。它们的界面就像已整理好的分析表格，使用方便。

（3）Epi Info 附带了一个营养状况分析器，即 Programs \ Nutrition 模块。根据年龄、身高、体重、头围等指标计算 BMI、HT/AGE、MUAC/AGE 等反映营养状况的指标，并根据 CDC 和 WHO1977/1985 的标准进行判别。如果需要，还可用图表示具体某人在普通人群中所处的水平。

Epi Info 的功能很多，但有一个缺陷就是对中文的兼容性不好，常有乱码，不过对于医学工作者而言，到哪找这么好的免费工具?

总之，每个软件都有其独到之处，也难免有其软肋所在。总的来说，上诉软件都是能够用于多种统计分析的一组工具。通过 Stat/Transfer 可以在数秒或数分钟内实现不同数据文件的转换。因此，可根据处理问题的性质来选择不同的软件。举例来说，如果想通过混合模型进行分析，可以选择 SAS；进行 logistic 回归则选择 Stata；若要进行方差分析，选择 SPSS；如果做交叉表与分层分析，用 Epi Info。假如经常从事统计分析，强烈建议把上述软件收集到工具包，便于数据处理。

参 考 文 献

[1] 国家基本公共卫生服务规范（2011 年）. 卫妇社发〔2011〕38 号. http://www.nhfpc.gov.cn/zhuzhan/wsbmgz/201304/cb5978bb42814451a26e5c97dd855254.shtml.

[2] 国家传染病疫情报告管理规范. 卫办疾控发［2006］92 号. http://www.chinacdc.cn/jdydc/200606/t20060606_ 32179.htm.

[3] 国家突发公共卫生事件相关信息报告管理工作规范（试行）. 卫办应急发［2005］288 号.

[4] 国家食源性疾病监测工作实施方案. 卫监督食便函［2010］360 号.

[5] 全国伤害监测方案. 卫办疾控发［2005］189 号. http://wenku.baidu.com/view/667330f9910ef12d2af9e7fc.html.

[6] 居民死亡原因监测方案. 卫办疾控发［2004］93 号.

[7] 李立明. 流行病学. 第 5 版. 北京：人民卫生出版社，2004.

[8] 杨树勤. 卫生统计学. 第 3 版. 北京：人民卫生出版社，1997.

[9] 林飞. Excel 在统计中的应用. http://www.riskage.com.

[10] 王全意. 疾病监测信息报告管理系统数据分析手册. 北京：中国协和医科大学出版社，2009.

[11] 闫纯锴，周吉坤. 重大传染病监测与预警. 北京：北京大学医学出版社，2005.

[12] 郭建花. 河北省卫生人力资源开发研究. 河北医科大学，2003.

[13] 冯素青，蔡建宁，郭建花，等. 石家庄市居民恶性肿瘤死因及减寿分析. 中国慢性病预防与控制，2011，19（6）：621-623.

[14] 郭建花，杨慧敏，冯素青，等. 石家庄市居民死亡原因调查与卫生服务策略探讨. 河北医药，2012，34（18）：2841-2843.

[15] 王庆昌，李欣. 圆形分布分析的 EXCEL 实现. 中国卫生统计，2006，23（3）：448-449.

[16] 李秀央，李振洪，蔡雪霞. 用 EXCEL 实现灰色数列模型 GM（1，1）的预测. 数理医药学杂志，2000，13（4）：296-297.

[17] 徐枫，傅人姣，姚宗蓓，等. 上海市卢湾区社区卫生服务改革示范社区诊断报告. 上海预防医学，2009，21（8）：411-413.

附录 1 Excel 统计函数一览表

函数名称	函数功能
AVEDEV	返回一组数据与其均值的绝对偏差的平均值，用于评测这组数据的离散度
AVERAGE	返回指定序列算术平均值。AVERAGEA 计算参数清单中数值的算数平均值。不仅数字，而且文本和逻辑值（如 TRUE 和 FALSE）也计算在内
BETADIST	返回 Beta 分布累积函数的函数值。Beta 分布累积函数通常用于研究样本集合中某些事物的发生和变化情况
BETAINV	返回 beta 分布累积函数的逆函数值。即，如果 probability＝BETADIST（x，…），则 BETAINV（probability，…）＝x。beta 分布累积函数可用于项目设计，在给定期望的完成时间和变化参数后，模拟可能的完成时间
BINOMDIST	返回一元二项式分布的概率值。函数 BINOMDIST 适用于固定次数的独立实验，实验的结果只包含成功或失败两种情况，且成功的概率在实验期间固定不变。例如，函数 BINOMDIST 可以计算三个婴儿中两个是男孩的概率
CHIDIST	返回 χ^2 分布的单尾概率。χ^2 分布与 χ^2 检验相关。使用 χ^2 检验可以比较观察值和期望值。例如，某项遗传学实验假设下一代植物将呈现出某一组颜色。使用此函数比较观测结果和期望值，可以确定初始假设是否有效
CHIINV	返回 χ^2 分布单尾概率的逆函数。如果 probability＝CHIDIST（x，…），则 CHIINV（probability，…）＝x。使用此函数比较观测结果和期望值，可以确定初始假设是否有效
CHITEST	返回独立性检验值。函数 CHITEST 返回 χ^2 分布的统计值及相应的自由度。可以使用 χ^2 检验确定假设值是否被实验所证实
CONFIDENCE	返回总体平均值的置信区间。置信区间是样本平均值任意一侧的区域。例如，如果通过邮购的方式订购产品，依照给定的置信度，可以确定最早及最晚到货的时间
CORREL	返回单元格区域 array1 和 array2 之间的相关系数。使用相关系数可以确定两种属性之间的关系。例如，可以检测某地的平均温度和空调使用情况之间的关系
COUNT	返回参数的个数。利用函数 COUNT 可以计算数组或单元格区域中数字项的个数
COUNTA	返回参数组中非空值的数目。利用函数 COUNTA 可以计算数组或单元格区域中数据项的个数
COVAR	返回协方差，即每对数据点的偏差乘积的平均数，利用协方差可以决定两个数据集之间的关系。例如，可利用它来检验教育程度与收入档次之间的关系
CRITBINOM	返回使累积二项式分布大于等于临界值的最小值。此函数可以用于质量检验。例如，使用函数 CRITBINOM 来决定最多允许出现多少个有缺陷的部件，才可以保证当整个产品在离开装配线时检验合格
DEVSQ	返回数据点与各自样本均值偏差的平方和
EXPONDIST	返回指数分布。使用函数 EXPONDIST 可以建立事件之间的时间间隔模型，例如，在计算银行自动提款机支付一次现金所花费的时间时，可通过函数 EXPONDIST，确定这一过程最长持续一分钟的发生概率

续 表

函数名称	函数功能
FDIST	返回 F 概率分布。使用此函数可以确定两个数据系列是否存在变化程度上的不同。例如，分析进入高校的男生、女生的考试分数，确定女生分数的变化程度是否与男生不同
FINV	返回 F 概率分布的逆函数值。如果 p=FDIST（x，…），则 FINV（p，…）=x。在 F 检验中，可以使用 F 分布比较两个数据集的变化程度。例如，可以分析美国、加拿大的收入分布，判断两个国家是否有相似的收入变化程度
FISHER	返回点 x 的 Fisher 变换。该变换生成一个近似正态分布而非偏斜的函数。使用此函数可以完成相关系数的假设检验
FISHERINV	返回 Fisher 变换的逆函数值。使用此变换可以分析数据区域或数组之间的相关性。如果 y=FISHER（x），则 FISHERINV（y）=x
FORECAST	根据给定的数据计算或预测未来值。此预测值为基于一系列已知的 x 值推导出的 y 值。以数组或数据区域的形式给定 x 值和 y 值后，返回基于 x 的线性回归预测值。使用此函数可以对未来销售额、库存需求或消费趋势进行预测
FREQUENCY	以一列垂直数组返回某个区域中数据的频率分布。例如，使用函数 FREQUENCY 可以计算在给定的值集和接收区间内，每个区间内的数据数目。由于函数 FREQUENCY 返回一个数组，必须以数组公式的形式输入
FTEST	返回 F 检验的结果。F 检验返回的是当数组 1 和数组 2 的方差无明显差异时的单尾概率。可以使用此函数来判断两个样本的方差是否不同。例如，给定公立和私立学校的测试成绩，可以检验各学校间的差别程度
GAMMADIST	返回 γ 分布。可以使用此函数来研究具有偏态分布的变量。伽马分布通常用于排队分析
GAMMAINV	返回 γ 分布的累积函数的逆函数。如果 P=GAMMADIST（x，…），则 GAMMAINV（p，…）=x。使用此函数可以研究出现分布偏斜的变量
GAMMALN	返回伽马函数的自然对数，Γ（x）
GEOMEAN	返回正数数组或数据区域的几何平均值。例如，可以使用函数计算可变复利的平均增长率
GROWTH	根据给定的数据预测指数增长值。根据已知的 x 值和 y 值，函数 GROWTH 返回一组新的 x 值对应的 y 值。可以使用 GROWTH 工作表函数来拟合满足给定 x 值和 y 值的指数曲线
HARMEAN	返回数据集合的调和平均值。调和平均值与倒数的算术平均值互为倒数
HYPGEOMDIST	返回超几何分布。给定样本容量、样本总体容量和样本总体中成功的次数，函数 HYPGEOMDIST 返回样本取得给定成功次数的概率。使用函数 HYPGEOMDIST 可以解决有限总体的问题，其中每个观察值或者为成功或者为失败，且给定样本区间的所有子集有相等的发生概率
INTERCEPT	利用已知的 x 值和 y 值计算直线与 y 轴的截距。截距为穿过 known_ x 组和 known_ y 组数据点的线性回归线与 y 交点。当已知自变量为零时，利用截距可以决定因变量的值。例如，当所有的数据点都是在室温或更高的温度下取得的，可以用函数 INTERCEPT 预测在 0℃时金属的电阻
KURT	返回数据集的峰值。峰值反映与正态分布相比某一分布的尖锐度或平坦度。正峰值表示相对尖锐的分布。负峰值表示相对平坦的分布
LARGE	返回数据集里第 k 个最大值。使用此函数可以根据相对标准来选择数值。例如，可以使用函数 LARGE 得到第一名、第二名或第三名的得分
LINEST	使用最小二乘法计算对已知数据进行最佳直线拟合，并返回描述此直线的数组。因为此函数返回数值数组，故必须以数组公式的形式输入

续　表

函数名称	函数功能
LOGEST	在回归分析中，计算最符合观测数据组的指数回归拟合曲线，并返回描述该曲线的数组。由于这个函数返回一个数组，必须以数组公式输入
LOGINV	返回 x 的对数正态分布累积函数的逆函数，此处的 ln（x）是含有 mean（平均数）与 standard-dev（标准差）参数的正态分布。如果 p=LOGNORMDIST（x，…）那么 LOGINV（p，…）=x。使用对数正态分布可以分析经过对数变换的数据
LOGNORMDIST	返回 x 的对数正态分布的累积函数，其中 ln（x）是服从参数为 mean 和 standard_ dev 的正态分布。使用此函数可以分析经过对数变换的数据
MAX	返回数据集中的最大数值
MAXA	返回参数清单中的最大数值。文本值和逻辑值（如 TRUE 和 FALSE）也作为数字来计算。函数 MAXA 与 MINA 函数相似
MEDIAN	返回给定数值集合的中位数。中位数是在一组数据中居于中间的数，换句话说，在这组数据中，有一半的数据比它大，有一半的数据比它小
MIN	返回参数清单中的最小数值。文本值和逻辑值（如 TRUE 和 FALSE）也作为数字来计算
MODE	返回在某一数组或数据区域中出现频率最多的数值。跟 MEDIAN 一样，MODE 也是一个位置测量函数
NEGBINOMDIST	返回负二项式分布。当成功概率为常数 probability_ s 时，函数 NEGBINOMDIST 返回在到达 number_ s 次成功之前，出现 number_ f 次失败的概率。此函数与二项式分布相似，只是它的成功次数固定，试验总数为变量。与二项分布类似的是，试验次数被假设为自变量
NORMDIST	返回给定平均值和标准偏差的正态分布的累积函数。此函数在统计方面应用范围广泛（包括假设检验）
NORMINV	返回给定平均值和标准偏差的正态分布的累积函数的逆函数
NORMSDIST	返回标准正态分布的累积函数，该分布的平均值为 0，标准偏差为 1。可以使用该函数代替标准正态曲线面积表
NORMSINV	返回标准正态分布累积函数的逆函数。该分布的平均值为 0，标准偏差为 1
PEARSON	返回 Pearson（皮尔逊）乘积矩相关系数 r，这是一个范围在-1.0 到 1.0 之间（包括-1.0 和 1.0 在内）的无量纲指数，反映了两个数据集合之间的线性相关程度
PERCENTILE	返回数值区域的 K 百分比数值点。可以使用此函数来建立接受阀值。例如，可以确定得分排名在 90 个百分点以上的检测候选人
PERCENTRANK	返回特定数值在一个数据集中的百分比排位。此函数可用于查看特定数据在数据集中所处的位置。例如，可以使用函数 PERCENTRANK 计算某个特定的能力测试得分在所有的能力测试得分中的位置
PERMUT	返回从给定数目的对象集合中选取的若干对象的排列数。排列可以为有内部顺序的对象或为事件的任意集合或子集。排列与组合不同，组合的内部顺序无意义。此函数可用于彩票计算中奖的概率
POISSON	返回泊松分布。泊松分布通常用于预测一段时间内事件发生的次数，比如一分钟内通过收费站的轿车的数量
PROB	返回一概率事件组中落在指定区域内的事件所对应的概率之和。如果没有给出 upper_ limit，则返回 x_ range 内的值等于 lower_ limit 的概率
QUARTILE	返回数据集的四分位数。四分位数通常用于在销售额和测量值数据集中对总体进行分组。例如，可以使用函数 QUARTILE 求得总体中前 25%的收入值

续 表

函数名称	函数功能
RANK	返回一个数值在一组数值中的排位。数值的排位是与数据清单中其他数值的相对大小（如果数据清单已经排过序了，则数值的排位就是它当前的位置）
RSQ	返回根据 known_ y′s 和 known_ x′s 中数据点计算得出的 Pearson 乘积矩相关系数的平方。详细内容，则参阅函数 REARSON。*R* 平方值可以解释为 *y* 方差与 *x* 方差的比例
SKEW	返回分布的偏斜度。偏斜度反映以平均值为中心的分布的不对称程度。正偏斜度表示不对称边的分布更趋向正值。负偏斜度表示不对称边的分布更趋向负值
SLOPE	返回根据 known_ y′s 和 known_ x′s 中的数据点拟合的线性回归直线的斜率。斜率为直线上任意两点的垂直距离与水平距离的比值，也就是回归直线的变化率
SMALL	返回数据集中第 *k* 个最小值。使用此函数可以返回数据集中特定位置上的数值
STANDARDIZE	返回以 mean 为平均值，以 standard-dev 为标准偏差的分布的正态化数值
STDEV	估算样本的标准偏差。标准偏差反映相对于平均值（mean）的离散程度
STDEVA	估算基于给定样本的标准偏差。标准偏差反映数值相对于平均值（mean）的离散程度。文本值和逻辑值（如 TRUE 或 FALSE）也将计算在内
STDEVP	返回以参数形式给出的整个样本总体的标准偏差。标准偏差反映相对于平均值（mean）的离散程度
STDEVPA	计算样本总体的标准偏差。标准偏差反映数值相对于平均值（mean）的离散程度
STEYX	返回通过线性回归法计算 *y* 预测值时所产生的标准误差。标准误差用来度量根据单个 *x* 变量计算出的 *y* 预测值的误差量
TDIST	返回学生氏-*t* 分布。*t* 分布用于小样本数据集合的假设检验。使用此函数可以代替 *t* 分布的临界值表
TINV	返回指定自由度的学生氏-*t* 分布的逆函数
TREND	返回一条线性回归拟合线的一组纵坐标值（*y* 值）。即找到适合给定的数组 known_ y′s 和 known_ x′s 的直线（用最小二乘法），并返回指定数组 new_ x′s 值在直线上对应的 *y* 值
TRIMMEAN	返回数据集的内部平均值。函数 TRIMMEAN 先从数据集的头部和尾部除去一定百分比的数据点，然后再求平均值。当希望在分析中剔除一部分数据的计算时，可以使用此函数
TTEST	返回与学生氏-*t* 检验相关的概率。可以使用函数 TTEST 判断两个样本是否可能来自两个具有相同均值的总体
VAR	估算样本方差
VARA	估算基于给定样本的方差。不仅数字，文本值和逻辑值（如 TRUE 和 FALSE）也将计算在内
VARP	计算样本总体的方差
VARPA	计算样本总体的方差。不仅数字，文本值和逻辑值（如 TRUE 和 FALSE）也将计算在内
WEIBULL	返回韦伯分布。使用此函数可以进行可靠性分析，比如计算设备的平均故障时间
ZTEST	返回 *z* 检验的双尾 *P* 值。*Z* 检验根据数据集或数组生成 *x* 的标准得分，并返回正态分布的双尾概率。可以使用此函数返回从某总体中抽取特定观测值的似然估计

附录 2　Excel 数据分析工具一览表

“F-检验：双样本方差分析”分析工具	此分析工具可以进行双样本 F-检验，用来比较两个样本总体的方差。例如，可以对参加游泳比赛的两个队的时间记分进行 F-检验，查看二者的样本方差是否不同
“t-检验：成对双样本均值分析”分析工具	此分析工具及其公式可以进行成对双样本学生氏 t-检验，用来确定样本均值是否不等。此 t-检验并不假设两个总体的方差是相等的。当样本中出现自然配对的观察值时，可以使用此成对检验，例如对一个样本组进行了两次检验，抽取实验前的一次和实验后的一次
“t-检验：双样本等方差假设”分析工具	此分析工具可以进行双样本学生氏 t-检验。此 t-检验先假设两个数据集的平均值相等，故也称作齐次方差 t-检验。可以使用 t-检验来确定两个样本均值实际上是否相等
“t-检验：双样本异方差假设”分析工具	此分析工具及其公式可以进行双样本学生氏 t-检验。此 t-检验先假设两个数据集的方差不等，故也称作异方差 t-检验。可以使用 t-检验来确定两个样本均值实际上是否相等。当进行分析的样本组不同时，可使用此检验。如果某一样本组在某次处理前后都进行了检验，则应使用“成对检验”
“Z-检验：双样本均值分析”分析工具	此分析工具可以进行方差已知的双样本均值 Z-检验。此工具用于检验两个总体均值之间存在差异的假设。例如，可以使用此检验来确定两种汽车模型性能之间的差异情况
“抽样分析”分析工具	此分析工具以输入区域为总体构造总体的一个样本。当总体太大而不能进行处理或绘制时，可以选用具有代表性的样本。如果确认输入区域中的数据是周期性的，还可以对一个周期中特定时间段中的数值进行采样。例如，如果输入区域包含季度销售量数据，以四为周期进行取样，将在输出区域中生成某个季度的样本
“傅立叶分析”分析工具	此分析工具可以解决线性系统问题，并能通过快速傅立叶变换（FFT）分析周期性的数据。此工具也支持逆变换，即通过对变换后的数据的逆变换返回初始数据
“回归分析”分析工具	此工具通过对一组观察值使用“最小二乘法”直线拟合，进行线形回归分析。本工具可用来分析单个因变量是如何受一个或几个自变量影响的。例如，观察某个运动员的运动成绩与一系列统计因素的关系，如年龄、身高和体重等。在操作时，可以基于一组已知的体能统计数据，并辅以适当加权，对尚未进行过测试的运动员的表现作出预测
“描述统计”分析工具	此分析工具用于生成对输入区域中数据的单变量分析，提供有关数据趋中性和易变性的信息
“排位和百分比排位”分析工具	此分析工具可以产生一个数据列表，在其中罗列给定数据集中各个数值的大小次序排位和相应的百分比排位。用来分析数据集中各数值间的相互位置关系

续　表

"随机数发生器"分析工具	此分析工具可以按照用户选定的分布类型，在工作表的特定区域中生成一系列独立随机数字。可以通过概率分布来表示主体的总体特征。例如，可以使用正态分布来表示人体身高的总体特征，或者使用双值输出的伯努利分布来表示掷币实验结果的总体特征
"相关系数"分析工具	此分析工具及其公式可用于判断两组数据集（可以使用不同的度量单位）之间的关系。可以使用"相关系数"分析工具来确定两个区域中数据的变化是否相关，即一个集合的较大数据是否与另一个集合的较大数据相对应（正相关）；或者一个集合的较小数据是否与另一个集合的较小数据相对应（负相关）；还是两个集合中的数据互不相关（相关性为零）
"协方差"分析工具	此分析工具及其公式用于返回各数据点的一对均值偏差之间的乘积的平均值。协方差是测量两组数据相关性的量度。可以使用协方差工具来确定两个区域中数据的变化是否相关，即一个集合的较大数据是否与另一个集合的较大数据相对应（正协方差）；或者一个集合的较小数据是否与另一个集合的较小数据相对应（负协方差）；还是两个集合中的数据互不相关（协方差为零）
"移动平均"分析工具	此分析工具及其公式可以基于特定的过去某段时期中变量的均值，对未来值进行预测。移动平均值提供了由所有历史数据的简单的平均值所代表的趋势信息。使用此工具可以预测销售量、库存或其他趋势
"直方图"分析工具	在给定工作表中数据单元格区域和接收区间的情况下，计算数据的个别和累积频率，用于统计有限集中某个数值元素的出现次数。例如，在一个有 20 名学生的班级里，可以确定以字母打分（如 A、B 等）所得分数的分布情况。直方图表会给出字母得分的边界，以及在最低边界与当前边界之间某一得分出现的次数。出现频率最多的某个得分即为数据组中的众数
"指数平滑"分析工具	此分析工具及其公式基于前期预测值导出相应的新预测值，并修正前期预测值的误差。此工具将使用平滑常数 a，其大小决定了本次预测对前期预测误差的修正程度
"Anova：单因素方差分析"分析工具	此分析工具通过简单的方差分析（Anova），对两个以上样本均值进行相等性假设检验（抽样取自具有相同均值的样本空间）。此方法是对双均值检验（如 t-检验）的扩充
"Anova：可重复双因素分析"分析工具	此分析工具是对单因素 Anova 分析的扩展，即每一组数据包含不止一个样本
"Anova：无重复双因素分析"分析工具	此分析工具通过双因素 Anova 分析（但每组数据只包含一个样本），对两个以上样本均值进行相等性假设检验（抽样取自具有相同均值的样本空间）。此方法是对双均值检验（如 t-检验）的扩充